腹部救急疾患の画像診断とインターベンション

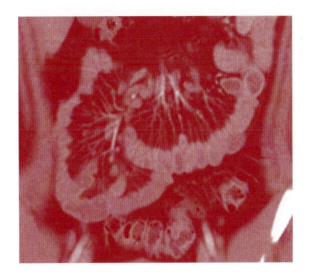

編集

水沼仁孝
那須赤十字病院副院長・放射線科部長

古川　顕
首都大学東京健康福祉学部放射線学科・
大学院人間健康科学研究科教授

MEDICAL VIEW

本書では，厳密な指示・副作用・投薬スケジュール等について記載されていますが，これらは変更される可能性があります．本書で言及されている薬品については，製品に添付されている製造者による情報を十分にご参照ください．

Diagnostic Imaging and Interventional Therapy of Abdominal Emergencies
(ISBN978-4-7583-1605-7 C3047)

Editor: Kimiyoshi Mizunuma
　　　　Akira Furukawa

2018. 3. 1　1st ed

©MEDICAL VIEW, 2018
Printed and Bound in Japan

Medical View Co., Ltd.
2-30 Ichigayahonmuracho, Shinjyukuku, Tokyo, 162-0845, Japan
E-mail　ed @ medicalview.co.jp

序

　腹部救急疾患(外傷,急性腹症,腹部出血疾患など)は迅速な診断・治療が行われない場合,生命を損なう可能性の高い疾患を含んでおり,医療訴訟に持ち込まれることも多い。初学者が専門的鍛錬を開始する大学病院は臓器別組織で悪性疾患診療が中心となっていること,腹部救急疾患に遭遇する機会が圧倒的に多い地域中核病院でも系統的な教育につながっていないという現状が存在する。日本腹部救急医学会は外科医,救急医,放射線科医,集中治療医,内科医などが一堂に会し,専門的領域を乗り越えて横断的に討論する場になっており,2016年より認定医制度が開始された。今回,それに合わせ,腹部救急疾患の診療を系統的にまとめる試みとして本書を企画した。腹部救急疾患を迅速に診断し,適確な治療に結びつけることを念頭に画像診断,そしてその後に展開される治療のなかで近年進捗著しいインターベンション治療(カテーテル治療,経皮的ドレナージ,内視鏡治療)にフォーカスを当てたものとなっている。

編集

水沼仁孝　　　　　古川　顕

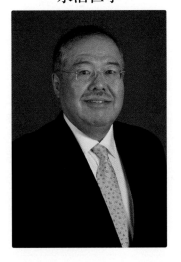
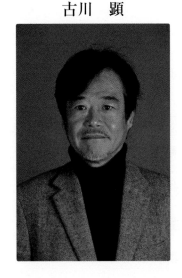

目次

序論

腹部救急疾患の画像診断プロトコール　　水沼仁孝　15
腹部救急疾患における画像診断の進め方　　水沼仁孝　23

疾患各論

1 腸閉塞症

総論……………………………………………………………古川　顕　30
小腸閉塞症
　絞扼性腸閉塞症・Closed-loop obstruction ……………古川　顕　32
　単純性腸閉塞症……………………………………………古川　顕　36
特殊な腸閉塞症
　胆石イレウス………………………………………………古川　顕　38
　食餌性小腸閉塞症…………………………………………古川　顕　40
　上腸間膜動脈症候群………………………………………古川　顕　42
　抗凝固療法中に発症する小腸閉塞症……………………古川　顕　44
　被囊性腹膜硬化症…………………………………………古川　顕　46
大腸閉塞症
　大腸癌………………………………………………………古川　顕　48
　閉塞性大腸炎………………………………………………古川　顕　50
　宿便イレウス………………………………………………古川　顕　51
イレウス，偽性腸閉塞症……………………………………古川　顕　52

2 腸重積症

総論……………………………………………………………野坂俊介　54
Peutz-Jegher症候群 …………………………………………野坂俊介　56
悪性リンパ腫…………………………………………………野坂俊介　58
Ball valve症候群 ……………………………………………野坂俊介　60

3 Meckel憩室関連疾患　　野坂俊介　61

4 輸入脚症候群　　井本勝治　63

5 急性胃拡張　　山崎道夫／山本敦子／金﨑周造／麓　佳奈子　65

6 捻転

胃軸捻転………………………………………………………谷掛雅人　67

脾臓捻転	谷掛雅人	69
大網捻転/大網梗塞	谷掛雅人	71
胆嚢捻転	谷掛雅人	73
結腸軸捻転（S状結腸捻転，盲腸捻転）	谷掛雅人	75
小腸軸捻転	谷掛雅人	79
卵管，子宮の捻転	又吉　隆	81
精巣捻転	野坂俊介	83

7 ヘルニア

総論	井上明星	85
内ヘルニア		
右傍十二指腸ヘルニア	井上明星	87
左傍十二指腸ヘルニア	井上明星	88
Winslow孔ヘルニア	井上明星	89
大網裂孔ヘルニア	井上明星	90
横行結腸間膜ヘルニア	井上明星	91
肝鎌状靭帯裂孔ヘルニア	三木明寛	92
傍盲腸ヘルニア	井上明星	93
小腸間膜裂孔ヘルニア	井上明星	94
S状結腸間膜窩ヘルニア	井上明星	95
子宮広間膜ヘルニア	井上明星	96
外ヘルニア	井上明星／水沼仁孝	97
鼠径ヘルニア	井上明星	98
大腿ヘルニア	井上明星	99
腹壁ヘルニア，Spiegelヘルニア，白線ヘルニア	井上明星	100
腰ヘルニア	井上明星	101
腹壁瘢痕ヘルニア	井上明星	102
閉鎖孔ヘルニア	井上明星	103
Petersenヘルニア	井上明星	104
先天性横隔膜ヘルニア	井上明星	106
外傷性横隔膜ヘルニア	井上明星	108
食道裂孔ヘルニア	井上明星	110

8 腹膜炎

総論	上田浩之	112
特発性腹膜炎	上田浩之	113
尿漏出による腹膜炎（膀胱破裂，偽性腎不全）	上田浩之	114
腹部放線菌症	栗林英人	115
肝嚢胞破裂	上田浩之	116

9 腸間膜脂肪織炎とmisty mesentery

山崎道夫／山本敦子／井本勝治　117

10 腹部コンパートメント症候群

井上明星　119

11 結腸腹膜垂炎
山崎道夫／山本敦子／井本勝治　121

12 腸炎・腸管感染症

胃十二指腸炎，急性胃粘膜病変 ……………………………… 市場文功　123

特殊な胃腸炎
　サイトメガロウイルス腸炎 ……………………………… 市場文功　125
　ヒスタミン中毒腸炎 …………………………………… 市場文功　126
　血管炎・膠原病腸病変：全身性エリテマトーデスによるループス腸炎　市場文功　127
　腸管型Behçet病 ………………………………………… 市場文功　128

炎症性腸疾患
　Crohn病 ………………………………………………… 佐藤滋高　129
　潰瘍性大腸炎 ………………………… 倉田直樹／水沼仁孝／土屋洋輔　131
　腸結核 …………………………………………………… 佐藤滋高　133

中毒性巨大結腸症 ……………………………………………… 佐藤滋高　135

感染性大腸炎
　エルシニア腸炎 …………………………………………… 松木　充　137
　腸管出血性大腸菌感染 …………………………………… 松木　充　139
　好中球減少性腸炎 ………………………………………… 松木　充　140
　MRSA腸炎 ………………………………………………… 松木　充　141
　劇症型アメーバ大腸炎 …………………………………… 松木　充　142

薬剤関連大腸炎
　Clostridium difficile 腸炎 …………………………… 松木　充／藤本順平　143
　抗菌薬起因性急性出血性大腸炎 ………………………… 松木　充／藤本順平　145
　膠原線維性大腸炎 ………………………………………… 松木　充　146

Complicated Appendicitis・虫垂炎（妊婦含む） ……………… 水沼仁孝　148

憩室炎とその合併症 ……………………………… 山崎道夫／山本敦子／井本勝治　152

寄生虫，旋尾線虫 ………………………… 山崎道夫／井本勝治／森　正幸　154

13 消化管穿孔

上部消化管
　特発性食道破裂 …………………………………………… 水沼仁孝　156
　特発性胃破裂 ……………………………………… 羽生信義／高野靖大　158
　吻合部潰瘍穿孔 …………………………………………… 三森教雄　159
　胃癌穿孔 …………………………………………………… 船曳知弘　160
　十二指腸潰瘍穿孔 ………………………………………… 船曳知弘　161
　十二指腸憩室穿孔 ……………………… 深澤貴子／落合秀人／鈴木昌八　163

下部消化管
　特発性大腸穿孔 …………………………………… 武井洋平／中島康雄　164
　大腸憩室穿孔 ……………………………………… 武井洋平／中島康雄　166

薬剤関連
　ベバシズマブ（アバスチン®）による消化管穿孔 ………… 田中絵里子　168
　ポリスチレンスルホン酸（高K血症治療薬）による穿孔 … 田中絵里子　169

バリウム腹膜炎	田中絵里子	170
NSAIDs潰瘍による胃潰瘍穿孔	田中絵里子	171

14 腸管気腫症　　宗像浩司　172

15 異物　　亀井誠二　174

16 腸管虚血

上腸間膜動脈解離	金﨑周造／麓佳奈子	180
上腸間膜動脈血栓症・塞栓症（閉塞症）	金﨑周造／麓佳奈子	181
上腸間膜静脈・門脈血栓症	金﨑周造／廣瀬朋宏	182
特発性腸間膜静脈硬化症	金﨑周造／川上光一	183
虚血性大腸炎，閉塞性大腸炎	金﨑周造／麓佳奈子	184
非閉塞性腸間膜虚血	金﨑周造／麓佳奈子	185

17 腸管アミロイドーシス　　大田信一　186

18 腹部臓器虚血

腹腔動脈解離	福田哲也	188
感染性心内膜炎の腹部合併症	福田哲也	189
心房細動の腹部合併症	福田哲也	190
大動脈解離の腹部合併症	水沼仁孝	191
糖尿病性ケトアシドーシスに関連した腹部大動脈閉塞	橋本善隆／市場文功	192
HELLP症候群	福田哲也	193

19 消化管出血

上部消化管出血	井上明星	194
胆道出血	井上明星	196
膵管出血	井上明星	197
大腸憩室出血	井上明星	198
血管形成異常	井上明星	199
消化管間質腫瘍	井上明星	200
サラサラ薬（抗凝固薬，抗血小板薬）に関する出血・血腫 　－抗凝固薬よる小腸壁血腫	井上明星	201
急性出血性直腸潰瘍	井上明星	202
門脈圧亢進症に起因する出血	井上明星	203

20 腹部内臓動脈瘤破裂

正中弓状靱帯関連内臓動脈瘤	井上政則／中塚誠之	204
胃大網動脈瘤（特発性大網出血）	竹ノ下尚子／金城忠志／田島廣之	206
腹腔動脈瘤（破裂）	三浦弘志	208
脾動脈瘤破裂（胃穿破と胃破裂による腹膜炎を併発）	三浦弘志	210
分節性動脈中膜融解（SAM）	近藤浩史	212

Ehlers-Danlos症候群(脾動脈瘤破裂)	三浦弘志	214
内腸骨動脈瘤(破裂)	三浦弘志	215

21 腸骨動静脈瘻　　　　　　　　　　　　　　　　　　井上明星　216

22 胸腹部造影(非心臓)CTで偶然に発見される急性心筋梗塞　植田琢也　218

23 腹部大動脈瘤の切迫破裂　　　　　　　　　　　　　植田琢也　220

24 高安動脈炎/大動脈炎症候群　　　　　　　　　　　水沼仁孝　222

25 感染性動脈瘤　　　　　　　　　　　　　　　　　　植田琢也　224

26 大動脈十二指腸瘻　　　　　　　　　　　　　　　　植田琢也　226

27 腫瘍出血

肝細胞癌の破裂	喜馬真希／乾　貴則／三浦寛司	228
非外傷性脾破裂	林　奈津子／三浦寛司	229
腎血管筋脂肪腫(AML)破裂	浅井俊輔／三浦寛司	230
神経線維腫症1型の出血	林　奈津子／三浦寛司	231

28 特発性後腹膜出血　　　　　　　　　　　　　　　　谷掛雅人　232

29 特発性(非外傷性)腹直筋血腫　　　　　　　　　　谷掛雅人　233

30 急性肝不全　　　　　　　　　　　　　　　　　　　井上和明　234

31 閉塞性黄疸・胆道系炎症性疾患

IgG4関連硬化性胆管炎	川上光一	236
黄色肉芽腫性胆嚢炎	川上光一	237
胆嚢穿孔	川上光一	238
壊死性胆嚢炎	川上光一	239
気腫性胆嚢炎	川上光一	240
Mirizzi症候群	川上光一	241
薬剤性胆汁うっ滞	川上光一	242

32 急性膵炎

診断

Groove pancreatitis	大田信一	243
異所性膵の膵炎	大田信一	244
IgG4関連膵炎	大田信一	245
高Ca血症による急性膵炎(副甲状腺機能亢進症, 多発性骨髄腫)	大田信一	246
膵炎合併症(仮性動脈瘤破裂)	大田信一	247

治療

急性膵炎の治療	大田信一	248

33 産婦人科救急疾患

骨盤内炎症性疾患，卵巣卵管膿瘍	上田浩之	249
Fitz-Hugh-Curtis 症候群	上田浩之	250
骨盤放線菌症 (IUD)	栗林英人	251
子宮・卵管留膿腫	上田浩之	252
子宮留血腫，子宮・膣・腎の複合奇形	上田浩之	253
異所性妊娠流産・破裂 (所謂，子宮外妊娠)	上田浩之	254
子宮破裂	上田浩之	256
子宮仮性動脈瘤	上田浩之	257
子宮筋腫赤色変性	上田浩之	258
有茎性漿膜下子宮筋腫捻転	上田浩之	259
子宮内反症	上田浩之	260
卵巣過剰刺激症候群	上田浩之	261
卵巣広汎性浮腫，卵巣軸捻転症 (正常卵巣捻転)	上田浩之	262
卵巣出血	上田浩之	263
卵巣腫瘍捻転	上田浩之	264
内膜症性嚢胞破裂	上田浩之	266
卵巣腫瘍破裂		
卵巣顆粒膜細胞腫破裂	上田浩之	267
卵巣腫瘍破裂による化学性腹膜炎	上田浩之	268
骨盤うっ血症候群	上田浩之	269

34 尿路結石・泌尿器系救急疾患

水腎症をみたら	髙橋 哲	271
急性腎盂腎炎	山内哲司／高濱潤子／髙橋 哲／吉川公彦	273
Acute Lobar Nephronia		
急性巣状細菌性腎炎 (Acute focal bacterial nephritis；AFBN)		
	山内哲司／高濱潤子／髙橋 哲／吉川公彦	274
黄色肉芽腫性腎炎	髙橋 哲	275
腎梗塞	髙橋 哲	277
運動後急性腎不全	坪山尚寛／國富裕樹／髙橋 哲	279
非外傷性腎出血		
腎血管筋脂肪腫 (angiomyolipoma；AML) 破裂などによる腎周囲・後腹膜出血		
	山内哲司／高濱潤子／髙橋 哲／吉川公彦	280
腎動静脈奇形 (arteriovenous malformation) などによる血尿		
	山内哲司／高濱潤子／髙橋 哲／吉川公彦	281
尿管結石	野沢陽介	282
尿膜管膿瘍	髙橋 哲	284
Fournier 壊疽 (筋膜炎)	山内哲司／高濱潤子／髙橋 哲／吉川公彦	285
ウレアーゼ産生菌による膀胱炎に合併した高アンモニア血症	髙橋 哲	286

35 術後合併症

- 膵頭十二指腸切除後出血 …………………………………… 三浦弘志／水沼仁孝　287
- 胃癌術後出血 …………………………………………………… 三浦弘志／水沼仁孝　289
- 胃瘻造設時の医原性大腸穿通・瘻孔形成 ……………………………… 三浦弘志　291
- 腹腔鏡下胆嚢摘出術時の動脈損傷による仮性瘤……………… 三浦弘志／水沼仁孝　292
- S状結腸ポリペクトミー後の出血 ……………………………… 三浦弘志／水沼仁孝　294
- 経皮経肝胆道ドレナージ(PTBD)および内視鏡的逆行性胆道ドレナージ(ERBD)
　　術後の胆道出血 …………………………………………… 三浦弘志／水沼仁孝　296
- 医原性十二指腸損傷 ……………………………………………………… 船曳知弘　298
- 腎切石術後の腎動静脈瘻 ………………………………………………… 三浦弘志　300
- 小腸内視鏡に伴う合併症 ………………………………………………… 辻川知之　301
- 大腸切除後の縫合不全による膿瘍形成 ………………………………… 三浦弘志　303
- 生体肝移植術後合併症；術後吻合部狭窄に対するIVR ……………… 柴田登志也　305
- 婦人科術後合併症 ………………………………………………………… 三浦剛史　307
- 医原性尿管損傷 …………………………………………………………… 三浦弘志　309
- 股関節インプラント手術 ………………………………………………… 中間楽平　310

36 外傷（診断）

- 肝損傷 ……………………………………………………………………… 樫見文枝　312
- 脾損傷・遅発性脾破裂 …………………………………………………… 原口貴史　314
- 胆道損傷 …………………………………………………………………… 樫見文枝　316
- 膵損傷 ……………………………………………………………………… 原口貴史　318
- 腎損傷 ……………………………………………………………………… 森本公平　320
- 副腎損傷 …………………………………………………………………… 森本公平　322
- 膀胱損傷・偽性腎不全 …………………………………………………… 森本公平　324
- 十二指腸損傷 ……………………………………………………………… 船曳知弘　326
- 小腸損傷 …………………………………………………………………… 船曳知弘　328
- 腸間膜損傷 ………………………………………………………………… 船曳知弘　330
- 腹部穿通性損傷 …………………………………………………………… 船曳知弘　332
- 腹腔内動脈損傷 …………………………………………………………… 橋本一樹　334
- 横隔膜損傷 ………………………………………………………………… 原口貴史　336
- 骨盤骨折 …………………………………………………………………… 橋本一樹　338
- 筋損傷 ……………………………………………………………………… 稲岡　努　340

インターベンション治療（低侵襲治療）

血管系IVR

- 実質臓器損傷に対する経皮的止血術 …………………………………… 山本真由　344
- 骨盤損傷に対する経皮的止血術 ………………………………………… 山本真由　346
- 消化管出血に対する経皮的止血術 ……………………………………… 井上明星　348

腸間膜虚血に対するインターベンション治療	金﨑周造／山﨑道夫／井本勝治	350
内臓動脈瘤破裂に対する経皮的止血術	西田典史	352
産婦人科緊急出血に対する経皮的止血術	ウッドハムス玲子	354
腫瘍出血に対する経皮的止血術	穴井　洋	356
破裂胃静脈瘤に対するB-RTO（バルーン閉塞下逆行性経静脈的塞栓術）	西田典史	358
破裂性腹部大動脈瘤に対するステントグラフト挿入術	福島宗一郎／金岡祐司／大木隆生	360
大動脈解離の腹部合併症に対するステントグラフト治療	福田哲也	362

非血管系IVR

ロングチューブ挿入	谷掛雅人／早川克己	364
経皮的膿瘍ドレナージ	水沼仁孝	366
経皮経肝胆道ドレナージ	水沼仁孝	372
バリウムパッキング	藤塚進司／土屋洋輔／水沼仁孝	376

内視鏡的インターベンション

総論	前谷　容	378
食道静脈瘤に対する内視鏡的硬化療法	引地拓人／渡辺　晃／小原勝敏	380
胃静脈瘤に対する内視鏡的塞栓療法	中村真一／岸野真衣子	382
内視鏡的止血術	小林祥司／佐藤　公	384
内視鏡的逆行性胆道ドレナージ	露口利夫	386
内視鏡的逆行性膵管ドレナージ	岡野直樹／伊藤　謙／五十嵐良典	388
上部消化管ステント留置	前谷　容	390
経肛門イレウス管留置	小泉浩一	392
大腸ステント留置	斉田芳久	394
大腸憩室出血に対する止血術	奈良坂俊明／圷　大輔／溝上裕士	396

適切な診断のために押さえておきたい知識

初療診察時, 超音波で押さえるべき所見	白川崇子／古川　顕／太田智行	400
イオン性ヨード造影剤（ガストログラフィン, ウログラフィン）の危険性：ガドリニウム造影剤の危険性を含めて	早川克己	402
救急における小児と女性の医療被ばく	宮嵜　治	404
腹痛で医療訴訟となった疾患の紹介	和田慎司／藤塚進司／水沼仁孝	406
発症状況から想定すべき疾患	三浦剛史	410

執筆者一覧

編集

水沼仁孝	那須赤十字病院副院長・放射線科部長
古川　顕	首都大学東京健康福祉学部放射線学科／大学院人間健康科学研究科教授

執筆（掲載順）

水沼仁孝	那須赤十字病院副院長・放射線科部長
古川　顕	首都大学東京健康福祉学部放射線学科／大学院人間健康科学研究科教授
野坂俊介	国立成育医療研究センター放射線診療部部長
井本勝治	公立甲賀病院放射線科部長
山崎道夫	公立甲賀病院放射線診断主任部長
山本敦子	公立甲賀病院放射線科副部長
金﨑周造	康生会武田病院放射線科部長
麓　佳奈子	康生会武田病院放射線科
谷掛雅人	京都市立病院放射線診断科副部長
又吉　隆	那覇市立病院放射線科総括科部長
井上明星	東近江総合医療センター放射線科
三木明寛	高松赤十字病院消化器外科
上田浩之	神戸市立医療センター中央市民病院放射線診断科医長・IVRセンター長
栗林英人	東京慈恵会医科大学放射線医学講座
市場文功	市立大津市民病院放射線診療部長
佐藤滋高	滋賀医科大学放射線医学講座
倉田直樹	東京慈恵会医科大学附属柏病院放射線部
土屋洋輔	那須赤十字病院放射線科
松木　充	近畿大学医学部放射線医学教室放射線診断学部門准教授
藤本順平	大津赤十字病院放射線科
森　正幸	洛和会丸太町病院放射線科部長
羽生信義	町田市民病院副院長・外科部長
高野靖大	町田市民病院外科
三森教雄	東京慈恵会医科大学外科学講座（消化管外科）教授
船曳知弘	済生会横浜市東部病院救急科部長
深澤貴子	磐田市立総合病院外科科長
落合秀人	磐田市立総合病院第2医療部長・消化器外科部長・救命救急副センター長
鈴木昌八	磐田市立総合病院 病院長
武井洋平	聖マリアンナ医科大学放射線医学教室
中島康雄	聖マリアンナ医科大学放射線医学教室教授
田中絵里子	昭和大学藤が丘病院放射線科
宗像浩司	東京慈恵会医科大学附属第三病院放射線科
亀井誠二	JA愛知厚生連海南病院放射線診断科代表部長
廣瀬朋宏	大阪府済生会野江病院放射線診断科副部長
川上光一	医仁会武田総合病院放射線科部長

大田信一	滋賀医科大学附属病院放射線科講師
福田哲也	国立循環器病研究センター放射線部部長
橋本善隆	京都府立医科大学大学院医学研究科内分泌・代謝内科
井上政則	慶應義塾大学医学部放射線科学教室
中塚誠之	慶應義塾大学医学部放射線科学教室専任講師
竹ノ下尚子	日本医科大学武蔵小杉病院血管内・低侵襲治療センター
金城忠志	日本医科大学武蔵小杉病院血管内・低侵襲治療センター
田島廣之	日本医科大学武蔵小杉病院院長・教授
三浦弘志	日野市立病院放射線科部長・診療技術部長
近藤浩史	帝京大学医学部放射線科学講座教授
植田琢也	東北大学医学部放射線診断科准教授
喜馬真希	京都第二赤十字病院放射線診断科医長
乾　貴則	京都第二赤十字病院放射線診断科
三浦寛司	京都府立医科大学大学院医学研究科放射線診断治療学
林　奈津子	JR大阪鉄道病院放射線科医長
浅井俊輔	済生会滋賀県病院放射線科医長
井上和明	昭和大学藤が丘病院消化器内科准教授
高橋　哲	愛仁会高槻病院イメージングリサーチセンター部長
山内哲司	奈良県立医科大学放射線科助教
高濱潤子	奈良県立医科大学放射線科准教授
吉川公彦	奈良県立医科大学放射線科教授
坪山尚寛	国立病院機構大阪医療センター放射線診断科
國富裕樹	大阪府立病院機構　大阪急性期・総合医療センター画像診断科医長
野沢陽介	東京慈恵会医科大学放射線医学講座
三浦弘志	日野市立病院放射線科部長・診療技術部長
辻川知之	滋賀医科大学総合内科学講座（地域医療支援）教授／ 国立病院機構東近江総合医療センター副院長
柴田登志也	京都医療科学大学医療科学部教授
三浦剛史	聖マリアンナ医科大学放射線医学講座
中間楽平	済生会宇都宮病院放射線科
樫見文枝	北里大学医学部救命救急医学
原口貴史	聖マリアンナ医科大学救急医学講座
森本公平	国立病院機構災害医療センター放射線診断科医長
橋本一樹	Dotter Interventional Insitute
稲岡　努	東邦大学佐倉病院放射線科准教授
山本真由	帝京大学医学部放射線科学講座講師
西田典史	大阪府済生会中津病院放射線診断科部長
ウッドハムス玲子	北里大学医学部放射線科学画像診断学講師
穴井　洋	市立奈良病院放射線科部長
福島宗一郎	東京慈恵会医科大学外科学講座血管外科分野
金岡祐司	東京慈恵会医科大学外科学講座血管外科分野准教授

大木隆生	東京慈恵会医科大学外科学講座血管外科分野教授
早川克己	京都第一赤十字病院放射線診断科
藤塚進司	聖マリアンナ医科大学放射線医学講座
前谷　容	東邦大学医療センター大橋病院消化器内科教授
引地拓人	福島県立医科大学附属病院内視鏡診療部部長・准教授
渡辺　晃	福島県立医科大学附属病院内視鏡診療部副部長
小原勝敏	福島県立医科大学消化器内視鏡先端医療支援講座教授
中村真一	東京女子医科大学消化器内視鏡科教授
岸野真衣子	東京女子医科大学消化器内視鏡科講師
小林祥司	山梨大学医学部内科学講座第一教室
佐藤　公	山梨大学医学部内科学講座第一教室准教授
露口利夫	千葉大学医学部附属病院内視鏡センター長
岡野直樹	東邦大学医療センター大森病院消化器内科
伊藤　謙	東邦大学医療センター大森病院消化器内科
五十嵐良典	東邦大学医療センター大森病院消化器内科教授
小泉浩一	がん・感染症センター都立駒込病院消化器内科部長
斉田芳久	東邦大学医療センター大橋病院外科教授
奈良坂俊明	筑波大学附属病院光学医療診療部講師
圷　大輔	筑波大学医学医療系消化器内科
溝上裕士	筑波大学附属病院光学医療診療部病院教授
白川崇子	首都大学東京大学院人間健康科学研究科教授
太田智行	東京慈恵会医科大学放射線医学講座講師
宮嵜　治	国立成育医療研究センター放射線診療部
和田慎司	国立がん研究センター中央病院放射線診断科

「内視鏡インターベンション」編集協力

前谷　容	東邦大学医療センター大橋病院消化器内科教授

腹部救急疾患の画像診断プロトコール

　プロトコールとは探索対象疾患を診断するに十分な情報が表された（つまり，見落としのない）画像を撮像するための条件を具現化したものであり，対象疾患，使用機器の性能に左右され，さらに診療時間帯に求められる検査件数を受諾できる検査時間に収めることが求められる。画像は濃度（密度）分解能と空間分解能が求められ，スライス厚を厚くすると前者が向上し，後者が劣化する。薄くするとその逆となり，さらにCTでは管球負荷がかかり，冷却時間が延長，検査時間が延長する。MRもスキャンを繰り返し，収集情報を増やすことにより画質は向上するが検査時間は長くなる。本稿では64スライス以上のCTとマルチチャンネルの1.5T-MRIを念頭に展開するが，その前に留意すべき点について述べる。

● 造影CTは診断確度を高める

　急性腹症の疾患別割合は，非特異的腹痛が33％，急性虫垂炎23.3％，胆道疾患8.8％など（表1）とされているが，当院における急性腹症CT有所見症例の割合は2005年が82.6％，2015年79.1％と約8割となっており，その内訳は腸炎・虫垂炎・憩室炎21％，腸閉塞症18％，胆道系炎症疾患7％，婦人科疾患6％，消化管出血2％，その他（尿路結石，消化管穿孔，急性膵炎など）となっている（表2）。腸管の虚血・層構造の把握，出血点の同定，膵壊死は造影CTにより初めて診断され，非造影CTではこれら疾患の陰性的中率は著しく低下する。

● 造影CTの代替画像診断はMR

　腹部単純撮影は腹部救急疾患の感受性が低いこと，超音波の胆嚢疾患に対する感受性はきわめて高いものの，他の腹部疾患についてはばらつきが大きく，陰性的中率は必ずしも高くないこと，CTは陽性的中率が高く，再現性に優れる点で他を優っている点から腹部救急疾患の画像診断の主役となっている。CTは造影剤使用により診断率が高まるが，生理的に腎機能が低下していく高齢者，腎不全症例，ヨードアレルギー症例に対しては非造影での検査となり，その有効性は限られたものとなる。そのような症例に対し代替的に用

表1　急性腹症の疾患別の症例数と割合

1. 非特異的腹痛		33.0%
2. 急性虫垂炎		23.3
3. 胆道疾患		8.8
4. 腸閉塞		5.2
5. 婦人科疾患		4.7
6. 急性膵炎		3.9
7. 急性胃腸炎		3.0
8. 消化性潰瘍		2.8

(Miettinen P, et al. Acute abdominal pain in adults. Ann Chir Gynaecol 1996; 85: 5-9. より引用)

表2　急性腹症CT有所見例

	2005～2006年	(%)	2015～2016年	(%)
腸炎・虫垂炎・憩室炎	121	29.9	55	21.1
腸閉塞症	72	17.8	46	17.6
胆道系炎症性疾患	30	7.4	17	6.5
婦人科系			15	5.7
閉塞性黄疸	11	2.7		
消化管出血	8	2.0	5	1.9
その他（尿路結石，消化管穿孔，急性膵炎など）	167	41.2	133	51.0

大田原赤十字病院：2005/09～2006/08　82.6%（409/495）
那須赤十字病院　：2015/07～2016/06　79.1%（261/330）

いられるのがMRである．CTに比べ，その陽性的中率はやや劣るものの，肝胆膵疾患，腸管・腎の炎症，婦人科疾患においては非造影MRにて診断に足る情報を得ることができる．

● 診療放射線技師のトレーニング

　CT，MRなど救急の画像診断を24時間実践可能とするには，診療放射線技師のトレーニング，救急チームとの連携が不可欠である．当院では診療放射線技師に対し，3領域［画像診断，interventional radiology（IVR）・XTV，核・治療］のジョブトレーニングを入職後3年で行い，その後，2年ごとに，3部門をローテーションするシステムを敷いている．その間に自分の専門領域（モダリティに拘らず，被ばく管理や電子情報管理なども含め）を定め，入職10年目に1人前のスタッフとなる．CT，MR，IVRができなければ，日当直業務に入ることはできず，手取り給料はかなり減少する（これが飴と鞭になっている）．日当直業務担当者全員が常に同じ業務がこなせるようSyngoシステムという各モダリティ共通の操作システムを採用している．プロトコール変更が生じた場合には当直者研修を必ず行っている．

　高頻度で造影CTが行われるため，救急外来では造影可能な留置針と耐圧エクステンションチューブが初療段階で留置される．救急患者のバイタル管理，体温管理も救急チーム（救急センターの医師と看護師）により行われるので，技師1人でも撮影に専念することができる．

　病院組織が大きくなるとモダリティごとに技師が割り振られ，日勤帯に他のモダリティを操作することがほとんどなくなるため，日当直に当たる技師全員が救急の画像診断モダリティを操作できる施設はかなり限られている．法律的に診療放射線技師は幅広い領域のモダリティを扱うことができるにもかかわらず，三次救急を担当する大きな医療機関でその特権を十二分に発揮できる体制が取れないことは口惜しいばかりである．プロフェッショナルオートノミーが発揮されないのは日本文化の短所であろうか．

● CTプロトコール

非外傷腹部救急疾患CTプロトコール

　現在，高エネルギー外傷の場合には外傷パンスキャン（後述）が行われ，そのなかで腹部臓器損傷の評価も行われる．外傷以外の腹部救急疾患の場合には横隔膜上縁から恥骨結合下端までの所謂全腹部がスキャン範囲となる．原則として造影前（非造影，non-contrast scan，pre-contrast scan），造影早期相（非イオン性300mgI造影剤100mL／30秒，肘静脈より注入開始50秒後：動脈・門脈相），後期相（同150秒後：平衡相）が撮像される．詳しい再構成画像の作成方法は表3の通りである（図1）．ワークステーション（WS）には動脈相1mm厚／ピッチ横断像をストア，出血している場合のナビゲーション画像となるmaximum intensity projection（MIP）画像やvolume rendering（VR）画像がすぐ得られるようにしておく．また，通常のスライス厚で虫垂同定が困難な場合には，1mm厚での多断面再構成（multiplanar reconstruction；MPR）画像で見ることもできる（図2）．

外傷パンスキャン

　頭頚部，躯幹ときには下肢の損傷を1回の検査で，複数領域の損傷を評価し，その重症度判定から治療戦略を構築する．血管損傷の検出に優れ，IVRを含めた早期止血治療に繋げ

ることができ，予測死亡率低下に貢献している。

　はじめに非造影にて頭頸部をスキャン，次に動脈相でWillis動脈輪から大腿近位1/3までをスキャン，最後に平衡相で胸郭入口部から大腿近位1/3までをスキャンする（図3）。下肢に大きな損傷がある場合，技師/医師の判断で動脈相を下肢まで拡げ，血管損傷の有無を評価する（図4）。骨・関節損傷の場合には整形外科にVR画像やMPR画像を提供する（図5）。

　画像の評価は一番初めにコンソールモニター上で，横断像（実質条件）を中心に行い，その後，読影コンソールにて再構成画像を読影する。再構成画像される画像を表4，図6，7に示す。平衡相は横断像軟部組織条件のみ。

●CTの歴史

　CTが日本にはじめて導入されたのは1975年であるが，基幹病院に導入されるようになったのは1980年代である。当初のスキャン時間は1スライス当たり9秒，救急に用いられるようになったのは1980年代終わりであり，1スライス当たりのスキャン時間は4秒，ただし，連続撮影は不可能で管球冷却時間を考

表3　急性腹症パターンプロトコール（那須赤十字病院）

スキャン範囲	横隔膜上縁から恥骨結合下端まで				
撮影相	非造影				
	動脈相（造影早期相）	注入開始50秒後			
	平衡相（造影後期相）	注入開始150秒後			
造影剤注入方法	20G留置針にて肘静脈より非イオン性造影剤300mgI・100mL/30秒				
再構成画像（非造影，動脈相，平衡相，空気条件）	横断像	3mm厚/ピッチ			
	冠状断像	5mm厚/ピッチ			
	動脈相1mm厚/ピッチ横断像をワークステーションにストア				
部位/撮影時相		非造影	動脈相	平衡相	空気条件
	肝・脾のみ	40/	6～70/	60/180	0/1,000
	膵～腎	40/	6～70/	60/220	0/1,000
	上記より尾側	40/	40/	40/300	0/1,000

(WL/WW)

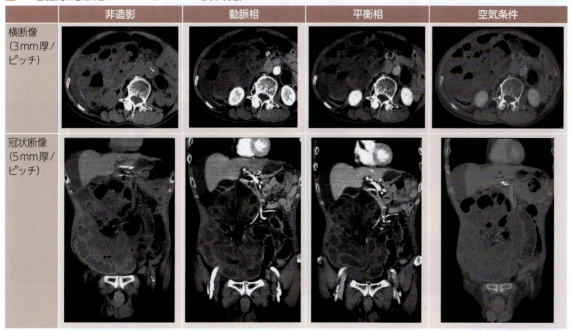

図1　腹部救急疾患CTプロトコール（非外傷）

症例は絞扼性小腸閉塞症，拡張腸管がまったく染まらない。

慮した連続スキャンは30秒に1スライスと検査時間が長く，外傷における出血点同定が可能となったのはヘリカルスキャンで全腹部を繰り返しスキャンできるようになった1994年以降である（スライス時間1秒）。1998年，マルチスライスCT時代を迎えるが，その本格的な稼働は2003年11月の北米放射線学会での64スライスCTの発表に始まる。外傷パンスキャンというプロトコールはこの64スライスCTを用いてほぼ全身のスキャンを行い，1回の検査で複数箇所の損傷を検出し，いち早く救命に繋げるというコンセプトで作成された（2004年）。ただ，2010年ごろまでは64スライスCTであっても管球容量が少な

図2　Dieulafoy潰瘍（80歳台，男性）

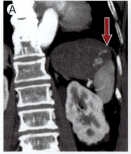
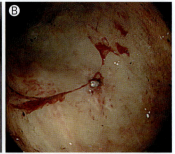

前日より全身脱力，5回吐血し，動けなくなる。狭心症でバイアスピリン内服中。
1mm厚でのMPR画像で作成された冠状断像（A）：胃穹隆部大彎から造影剤の血管外漏出所見を認める。
内視鏡像（B）：CTで指摘された部位に出血部あり，クリップにて止血された。

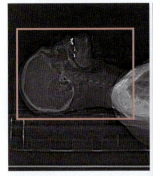
非造影：頭頸部

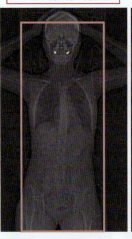
動脈相：Willis動脈輪〜胸腹部

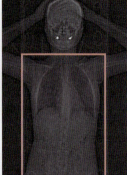
平衡相：胸腹部

図3　外傷パンスキャンのプロトコール（スキャン範囲）

救急センターで，肘静脈に20G留置針および耐圧延長チューブにて血管確保。
非造影で頭頂部から胸郭入口部までスキャン（頭頸部），動脈相は300mgI・100mL／3mL／秒にて注入開始から25秒後にWillis動脈輪から大腿部近位1／3までスキャン。平衡相は注入開始から150秒後に胸郭入口部から大腿部近位1／3までスキャンする。下肢に骨折がある場合は技師の判断で動脈相撮影時に骨折範囲を含めるよう延長する。

図4　下肢まで撮像する場合：右大腿骨骨幹部骨折症例（40歳台，女性）

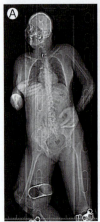
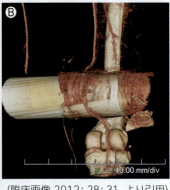
（臨床画像 2012；28：31．より引用）

トポグラム（A），動脈相VR像（B）：ガードレールのパイプが大腿動脈を損傷していないことがわかる。

図5　手足が折れていたら

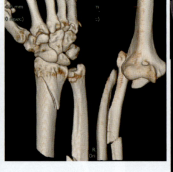
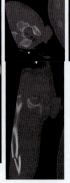
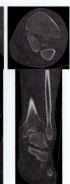

手足の骨折があったらVR像，MPR像を作成する。

表4 外傷全身CT 再構成画像プロトコール

撮影範囲	撮影条件 (Siemens Somatom Sensation Cardiac 64)	造影とスキャンタイミング	再構成画像				
			条件	作成優先度	画像スライス厚/間隔	平均スライス数	WL/WW
頭〜胸郭入口部	トポグラム: 120kV 35mA		脳実質・頸部軟部組織(横断像)	1	5/5mm	70	(脳)35/80〜40/300(脳底・頸部)
	スキャン: 120kV 400mA 1秒/回転	(−)	頭蓋骨・顔面骨・頸椎(横断像)	2	2/1mm	350	600/3,200
			頭蓋骨・顔面骨・頸椎(矢状断像)	6	2/2mm	110	600/3,200
			頭蓋骨・顔面骨・頸椎(冠状断像)	7	2/2mm	80	600/3,200
			頭蓋骨VRT(4方向)	13	頭蓋骨外観4方向	4	
Willis動脈輪〜大腿近位1/3	トポグラム: 120kV 35mA						
	スキャン: 120kV 468mA 0.5秒/回転	動脈相 (注入開始25秒後)	軟部組織条件(横断像)	3	3/3mm	300	40/300
			空気条件(横断像)	4	3/3mm	300	−450/1,700
			血管・脊椎条件(矢状断像)	9	3/3mm	120	60/500
			血管・脊椎条件(冠状断像)	10	3/3mm	90	60/500
			肺野MIP(冠状断像)	8	10/5mm	20	400/2,000
			頭頸部MIP(冠状断像)	11	10/5mm	40	150/600
			頭頸部MIP(矢状断像)	12	10/5mm	30	150/600
(撮影範囲に四肢骨折がある場合)			骨条件(軸位)	13	2/2mm		400/2,000
			骨条件(冠状断像)	14	2/2mm		400/2,000
			骨条件(矢状断像)	15	2/2mm		400/2,000
胸郭入口部〜大腿近位1/3	スキャン: 120kV 468mA 0.5秒/回転	平衡相 (同50秒後)	軟部組織条件(横断像)	3	3/3mm	300	40/300

く,冷却能力が劣っていたため,外傷パンスキャンを行えない機種が存在した。64スライスCTは大量の画像を生み出すため,フィルム運用は不可能であり,フィルムレス,所謂PACS(picture archiving and communication system)運用が不可欠となった。

● MRプロトコール

腹部救急におけるMRはCTの代替画像診断となる

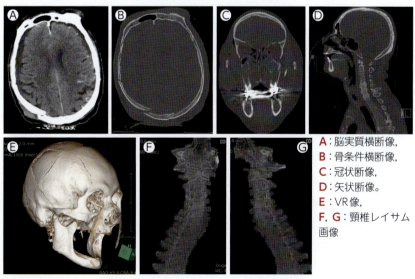

図6 外傷パンスキャン頭頸部(非造影)の再構成画像

A:脳実質横断像,
B:骨条件横断像,
C:冠状断像,
D:矢状断像。
E:VR像,
F,G:頸椎レイサム画像

ので異所性妊娠を除き,基本的に非造影となっている。膵胆疾患,婦人科疾患,骨軟部炎症疾患では第1選択で行われる場合もある。ペースメーカー,ポータブル低圧持続吸引シ

図7 外傷パンスキャン動脈相の再構成画像

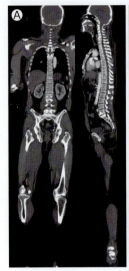
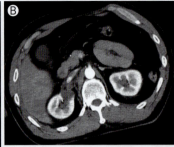
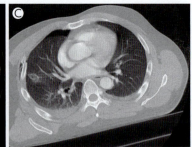
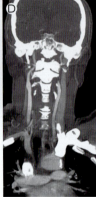
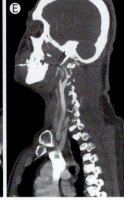
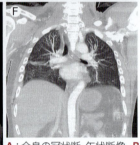

A：全身の冠状断・矢状断像，**B**：横断像，**C**：空気条件，**D**, **E**：頸動脈を観察するためのMIP冠状断像・矢状断像，**F**：肺挫傷を見るためのMIP冠状断像

ステムJ-VAC®，入れ墨，人工弁，人工内耳／人工耳小骨，神経刺激装置，除細動装置，骨成長刺激装置，注入ポンプ，磁石着脱義眼・義歯などを使用しているものは施行できない。また，脳動脈瘤クリップ・コイル，グラフトマーカー／ACロケーター（シリコン＋塩酸バリウム），消化管吻合器，止血クリップ，胆管ステント，VPシャント，CVポートなどはアーチファクトとなるので注意が必要である。

表5 腹部救急用MRプロトコール

MRCP	上腹部T2fs/DWI/Ax＋MRCP 3D＋FISP/Co
非造影腎・副腎パターン	上腹部T2/T1DIXON/DWI/Ax＋T2/Co
腸閉塞パターン	全腹T2fs/DWI＋true FISP/Co＋4D（1分×5回）
婦人科パターン	T2/Ax, Sg＋T1 DIXON /DWI/Ax
妊婦：急性虫垂炎	婦人科パターン＋STIR/Ax, Co
外妊パターン（造影）	婦人科パターン＋ダイナミック造影/Ax, Co, Sg＋T2/Co
腸腰筋膿瘍	T1/2/STIR/Sg＋T2/Ax＋STIR/Co, Ax

T1：T1強調画像
T1DIXON：脂肪の存在鑑別に使用される。同位相，逆位相，水，脂肪画像の4つの画像が同時に撮影できる。同位相と比較し，逆位相で信号低下すれば，脂肪の存在が示唆される。
T2：T2強調画像　T2fs：脂肪抑制T2強調画像　DWI：拡散強調画像
(true) FISP：true fast imaging with steady precession
STIR：short T1 Inversion Recovery
MRCP：MR cholangiopancreatography
Ax：横断像　Co：冠状断像　Sg：矢状断像

当院で施行している腹部救急用MRプロトコールを**表5**に示す。

膵胆疾患

急性胆囊炎，膿瘍の鑑別，胆囊周囲炎，総胆管結石に有効。ガドキセト酸ナトリウム（Gd-EOB-DTPA）を有効成分とするMRI用肝臓造影剤を用い，胆囊管機能や外傷性胆汁漏出の検出にも用いられている。

腎盂腎炎

拡散強調画像にて円錐状に高信号を呈する腎盂腎炎像が描出される。

腸閉塞

FISP脂肪抑制画像にて壊死に陥った腸管は高信号を呈する（図8）。

婦人科疾患

骨盤感染症，出血性卵巣囊胞，赤色変性子宮筋腫，卵巣捻転，異所性妊娠，妊婦における急性虫垂炎で有効である。

●MRIにてよく用いられる画像シークエンス

T1強調画像・T2強調画像・脂肪抑制画像

MR画像は水素の原子核スピン運動に一定方向の磁場をかけ，コマの首振り運動のような運動をさせ，そこに特定周波数の電磁波パルスをかけると回転数が変化し，終わると元の状態に戻る。この戻り方の違いを，パルスシークエンスを変えることで画像化する。元の状態に戻るときのz方向が戻る過程を縦緩和（T1緩和），xy方向が戻る過程を横緩和（T2）といい，T1強調画像とは縦緩和によってコントラストがついた核磁化分布を画像にしたもの，T2強調画像とは横緩和による画像を指す。

T1強調画像で白く映し出されるものは脂肪，亜急性期出血（メトヘモグロビン），造影剤，鉄・銅の沈着物，メラニン，黒く映し出されるものは水である。T2強調画像で白く映し出されるものは水，血液，脂肪，黒くなるのは血腫，石灰化，繊維組織，メラニンなどである。（ウィキペディア核磁気共鳴画像法より抜粋）

脂肪抑制画像にはいくつかの作成方法がある。MRでは水（H_2O）に共鳴周波数を合わせて撮像を行っている。脂肪のプロトン（H_1）は水より3.5ppm（ppm:100万分の1単位）低い周波数となっており，この差を利用して脂肪抑制画像を作成するもの【選択的脂肪抑制法：Chem SAT, Fat Sat, SPIR】，両者の緩和時間の差を利用して作成する方法【非選択的脂肪抑制法：STIR】，位相分散の差を利用するもの【水選択励起法：Water Excitation】，【水／脂肪信号相殺法：DIXON, IDEAL/FLEX】などがある。（第34回長野県MR研究会Ⅱ MRI脂肪抑制画像の方法と種類）

FLAIR（fluid attenuated inversion recovery）

髄液信号を抑制する撮影法，T2強調画像にて髄液と区別し難い高信号病変（脳脊髄液近傍の病変：くも膜下出血，ウエルニッケ脳症），硬膜肥厚（低髄圧症候群，肥厚性硬膜炎，癌性髄膜炎）などの診断に有効。（ウィキペディア核磁気共鳴画像法より抜粋）

拡散強調画像（diffusion weighted image；DWI）

水分子の拡散運動を画像化したもの。T2強調画像に傾斜磁場をかけて得られる。位相の異なる画像（b0, b1000）から見かけ上の拡散係数（apparent diffusion coefficient；ADC）

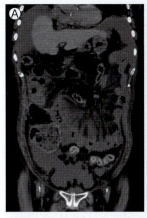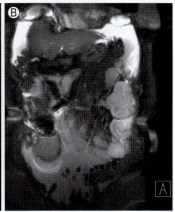

図8　腹痛　絞扼性小腸閉塞症（80歳台，女性）

非造影CT冠状断（A），非造影MRI FISP脂肪抑制画像（B）：両者ともほぼ同じレベル。左側に小腸ループの習俗が認められるMRIにて高信号を呈する小腸が比較的尾側にあり，頭側には低信号を呈する腸管が認められる。高信号を呈した腸管は壊死していた。

を求めて画像化したものを拡散係数画像(ADC map)とよぶ。細胞外液にある水分子の拡散運動が制限される場合には拡散強調画像は高信号となり，ADC mapでは低信号となる。超急性期脳梗塞の細胞浮腫，癌などの細胞密度の高い組織，粘調度の高い組織などがこれに当たる。(ウィキペディア核磁気共鳴画像法より抜粋)

MRアンギオ

血管が走行する領域の血管以外の背景組織に対し励起パルスを連続照射して低信号化し，常に流入する血液が背景組織信号より高信号となるようにし，その信号をMIPを行って3次元画像にするもので，time of flight(TOF)法とよばれる。動きのない頭部で有効であり，さらに1.5Tより3Tのほうが，描出能が向上する。造影剤を用いない方法であり，スクリーニングに有用である(篠原広行，ほか．連続講座 画像再構成：臨床医のための解説 第4回 頭部MRAの基礎－Time-of-flight(TOF)法を中心に－．断層映像研究会雑誌 2015; 42: 1-5.)。

STIR (short T1 (tau) inversion recovery)

短い反転時間を用いた反復回復(IR)法で脂肪抑制画像の一つ。浮腫，炎症，腫瘍など細胞密度が高くなる部分が高信号域として描出される。脂肪抑制されるので脂肪の多い，骨，皮下脂肪織内の病変に有効。

MRCP (MR cholangiopancreatography)

Single shot fast spine echo法を用いた水強調T2画像のことで，5cm位の厚いスライスを多方向で撮影する2D-single-slice法と薄いスライスを多層で撮影する3D-multi slice法がある。通常は後者で撮影し，MIP像を作成することが多い。水強調画像なのでMR hydrogramともよばれ，尿路に焦点を当てた検査の場合にはMR urogramもしくはMR pyelogramともよばれる。胃十二指腸内の消化液を経口の陰性造影剤で消し去る必要がある。

当院ではこれに脂肪抑制T2強調画像，拡散強調画像の軸位像，true FISP冠状断像を加え，膵胆疾患に対する第一選択の画像診断としている。急性腹症で脱水があり，造影CTをすぐ施行できない場合の代替画像診断としても用いている。

true FISP (true fast imaging with steady precession)

定常状態(SSFP)にて画像を収集するシングルショット型の高速GRE撮影法。T2強調画像の代用として用いられ，水成分や嚢胞などT2値が長いものや脂肪などが高信号となる。脂肪抑制を用いることにより血管，胆嚢，胆管の描出に適する。非常に短時間で撮影ができるメリットがある。ただし，撮像は1スライスごとであり，地場の不均一性があるとアーチファクトを引きやすく，厚いスライスの撮影ではコントラストが低下する。大動脈解離疑いで造影CTが施行できないときに有効である。

(水沼仁孝)

腹部救急疾患における画像診断の進め方

　急性腹症，血管疾患，外傷の順に診断の進め方を，CTを中心に述べる．急性腹症の場合，内科診断学的には部位別，症候別に診断を進めるが，画像診断の場合には頻度の多い虫垂炎，腸炎，腸閉塞症，胆道疾患などの順にそれらの有無をチェックする．

● 急性腹症

腸管

虫垂

　虫垂炎の診断についてはComplicated Appendicitisの項に詳述するが，虫垂の腫大がない場合でも虫垂の壁肥厚があり，周囲に腹膜炎所見がある場合には虫垂炎の穿孔を考慮する（➡P.149 図2）．

腸管壁肥厚

　胃幽門前庭部を中心とした粘膜下浮腫の場合には急性胃粘膜病変(acute gastric mucosal lesion；AGML)（➡P.124 図2）を，空腸を主体とした壁肥厚であれば，非特異的な腸炎，終末回腸を中心とした壁肥厚であれば，エルシニア腸炎を，回盲部から上行結腸方向に拡がる壁肥厚であれば感染性大腸炎，大腸粘膜の肥厚と濃度上昇を認めた場合には偽膜性腸炎，左側結腸の粘膜浮腫を中心としたものでは虚血性大腸炎を考える．

腸管拡張－絞扼性小腸閉塞症か否か

　腸管拡張を認めた場合には連続性か否かで機械性か麻痺性かを判断する．機械性の場合には閉塞部とその機転を確かめ，閉塞が2ヵ所ある両端閉塞の場合には非造影，動脈相，平衡相で比較，動脈相で腸管壁の濃度上昇が認められない場合には虚血状態を示唆するので絞扼性小腸閉塞症として緊急開腹術にもって行く（➡P.16 図1）．

消化管穿孔

　空気条件の画像で腹膜に接する消化管外空気貯留を認めたときには腹腔内遊離ガスであり，腹膜刺激症状があれば，消化管穿孔を最も考える．重症糖尿病，統合失調症，広汎性発達障害，高齢者の場合には腹膜刺激症状を呈さない場合がある．特発性腸管気腫の場合にも腹膜刺激症状のない腹腔内遊離ガス像を呈するときがある．憩室穿通の場合には消化管外空気貯留が腸間膜や後腹膜腔に留まることがある．特発性大腸穿孔の場合には便塊そのものが腹腔内に漏出するもS状結腸間膜などで被覆され，腹腔内遊離ガスを呈さない場合があり，便塊周囲に腸管壁がないことを確認することが肝要となる（図1）．

消化管出血

　非造影，動脈相，平衡相で同一レベルの画像を比較読影する（図2）．ときに肝・胆病変による胆道出血，膵病変による膵管出血(hemosuccus pancreaticus)や動脈瘤の消化管への穿破などの場合がある．ちなみにダイナミックCTのほうがdigital subtraction

図1 特発性S状結腸穿孔(60歳台,女性)

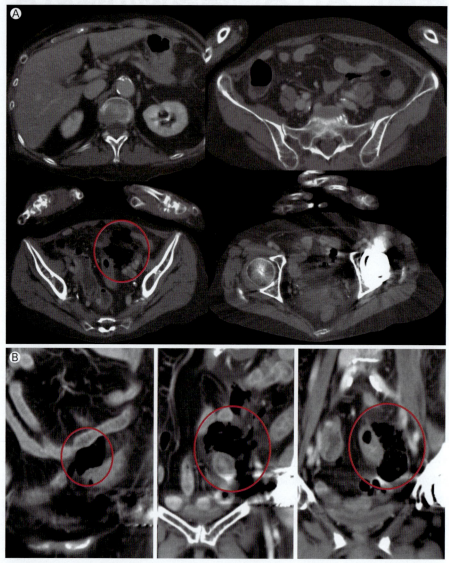

突然増悪した下腹部痛で救急搬送。
腹部造影CT平衡相横断像(A):腹腔内遊離ガスは認めない。左下の画像で左下腹部に異常な空気の集簇が認められる。便塊様だが,それを取り囲む腸管壁はない。
同,冠状断像(B):腸管の間に便塊が存在しているのがわかる。

angiography(DSA)よりも感度が高いので経カテーテル治療を試みる場合には動脈相CTのデータをナビゲーションに用いる。

腹膜・腸間膜・大網・腹膜垂

　腹膜・大網の肥厚,腸間膜脂肪織濃度の上昇と腹水貯留を認める場合には腹膜炎を考える。原因疾患として虫垂炎,消化管穿孔,癌性腹膜炎,腫瘍破裂などがある。大網の肥厚のみを右上腹部に認める場合には大網捻転・梗塞を,結腸腹膜垂の濃度上昇は腹膜垂炎を考える(図3)。

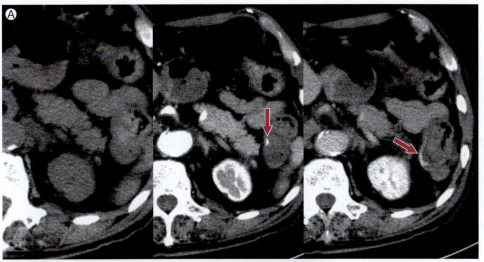

図2 下行結腸 angiodysplasia（70歳台，女性）

下血を主訴に来院。
腹部CT非造影・造影動脈相・造影平衡相横断像（A）：動脈相にて下行結腸腸間膜側に点状の造影剤血管外漏出所見を認め，平衡相では内腔に拡がっていくのがわかる。
大腸内視鏡（B）：CTにて下行結腸に出血点が認められたため，大腸内視鏡にて焼灼，止血された。

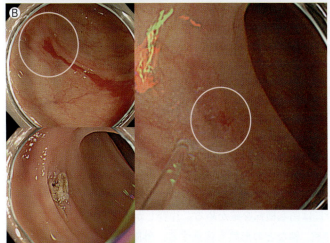

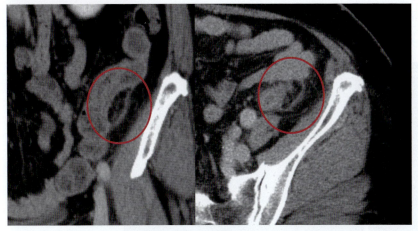

図3 結腸腹膜垂炎（70歳台，女性）

主訴：左下腹部痛。**造影CT平衡相**

　胆・膵・肝および婦人科疾患はCTより非造影MRを第一選択にしたほうがより早く診断に辿り着くことができる。

胆・膵・肝

　胆管拡張は誰でも捉えることのできる所見である。その原因が総胆管結石や膵胆道系腫瘍であることが確認できれば，診断は容易となる。これらの所見がない場合には胃切除，胆嚢摘出術の既往を確認する。

　胆嚢の短径が4cm以上となっていれば，胆嚢の緊満として胆嚢炎を診断することは容易だが，3cm前後で胆嚢周囲の炎症所見が乏しければ，診断は難しくなる。脂肪肝の存在や右胸水貯留は胆嚢炎を示唆する間接所見であり，以前の正常時のCTで胆嚢の大きさを比較するか，MRCPにて胆嚢周囲の炎症浸潤を確かめることが必要となる。

　胆管拡張があり，膵頭部に腫瘤を認め，肝臓に結節があり，MR拡散強調画像にて膵腫瘤と肝臓内結節がすべて高信号を呈していれば，膵癌による閉塞性黄疸と肝転移と診断でき，この段階で積極的外科的治療は適応外となる。閉塞性黄疸の場合，高頻度で脱水状態となっており，非造影MRでこれらが診断できる利点は大きい（図4）。

婦人科疾患

　正常卵巣や卵巣腫瘍の捻転，腫瘍破裂，筋腫の赤色変性，卵管・卵巣の水腫・炎症などすべてMRのほうがCTより容易に診断できる。原因疾患である内膜症性嚢胞や奇形腫の診断もでき，MRがCTを凌駕する領域である（図5）。

　胎嚢が強い造影効果を示すため，異所性妊娠の部位を診断するにはダイナミックスタディが必要となる。

尿路

　腎盂・尿管の拡張の有無，尿管走行に沿っての石灰化結石の有無をチェックする。尿管口付近や膀胱内もチェックする。拡張がある場合には閉塞機転を確かめる。片腎しか確認できない場合には先天性奇形の場合があるので子宮，膣などの形態も注意する。外陰，特に陰囊までスキャンしないと見過ごす場合がある。

　急性腹症のプロトコールに沿って診断が行われれば，腎・尿路疾患を見過ごすことはな

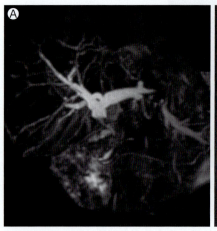 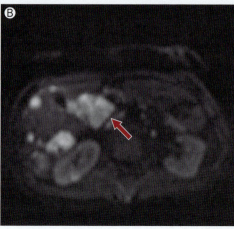

図4　膵頭部癌，多発肝転移　旁大動脈領域・左副腎・脾門部リンパ節転移（50歳台，男性）

主訴：腰痛
MRCP（A）：肝内胆管の拡張あり，中部胆管レベルに閉塞機転あり。
拡散強調画像b1000画像横断像（B）：膵頭部に高信号を呈する腫瘤あり（➡），肝内には高信号のさまざまな結節が多発。

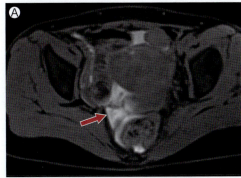
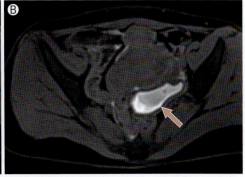
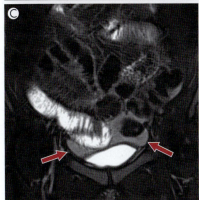

図5　左卵巣内膜症性囊胞破裂による腹膜炎（30歳台，女性）
腹痛を主訴に来院。
脂肪抑制T1強調画像横断像（A，B）：骨盤内には高信号の液体貯留が認められ（A➡），左附属器領域には内部が高信号の虚脱した囊胞構造を認める（B➡）。
STIR冠状断像（C）：信号上昇した腹水貯留のなかに拡張腸管が認められる（➡）。

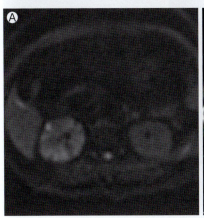
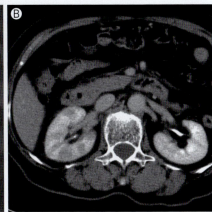

図6　右腎盂腎炎（80歳台，女性）
炎症反応高値。
MR拡散強調画像横断像（A）：右腎に楔状の高信号域を認める。
造影CT平衡相（B）：右腎には楔状の不染領域を認める。

いが，非造影では腎盂腎炎などの診断ができないため，ヨードアレルギーや脱水状態の場合には非造影MRを先行させる（図6）。前立腺炎などもMRのほうが，診断が容易である。

● 腹部出血・血管疾患

　出血点の同定には非造影・造影動脈相・造影平衡相の3相CTが必須となる。血液よりやや高濃度の軟部腫瘤や構造物を認めたとき（所謂，高濃度血腫）は近傍に出血点があることを示唆する。非閉鎖腔（遊離腔）での活動性出血は動脈相で，閉鎖腔（被膜で覆われた脾臓内など）での出血は平衡相で造影剤の血管外漏出所見を認める。血栓・塞栓の場合には末梢側での虚血性変化（腸管であれば，壁肥厚や浮腫，腎臓などの実質臓器であれば，不染領域）を認めたときは血管内腔の造影欠損を探す（図7）。いずれの疾患もinterventional radiology(IVR)による止血や血栓吸引・溶解の治療が有効であるので早期発見が臓器温存に繋がる。

● 外傷

　外傷で死に至るのは「出血」，次が「敗血症」である。従って一番はじめにチェックしなくてはならないのは「出血」，次が「消化管穿孔」である。腹腔内液体貯留の濃度が「水」（0〜20HU）より高い場合には腹腔内出血を疑う（図8）。腸液が腹腔内に漏出している場合にも濃度は上昇する。出血を認めた場合には出血点を探す。肝・脾・腎などの実質臓器の場合には近傍に高濃度血腫あり，損傷部は染まらないことが多い。出血点は1カ所とは限らないので腸間膜・腸管損傷もチェックする。腹腔内遊離ガスは消化管損傷を強く示唆するCT所見であるが，小腸損傷の場合，受傷4時間以内での発現率は低いといわれている。腹部に大きなエネルギーが加わった症例の初回CTが受傷1〜2時間後に撮影された場合には，4〜6時間後の経過観察のCT（非造影）を行わなくてはならない。腹腔内遊離ガスが発現していない場合のCT所見としては「所見なし」，「少量の腹水貯留」，「局所的な腸管壁の肥厚と異常な造影効果」がある。

（水沼仁孝）

図7　上腸間膜動脈血栓症（60歳台，男性）

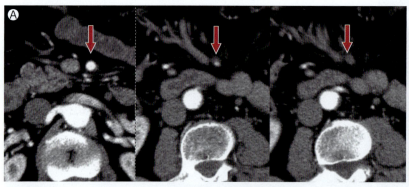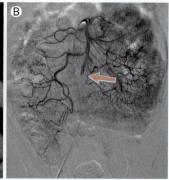

突然の腹痛。
造影CT動脈相横断像（A）：上腸間膜動脈が尾側で染まらなくなっている（➡）。
上腸間膜動脈DSA（B）：上腸間膜動脈起始部から数cm末梢で途絶している（➡）。

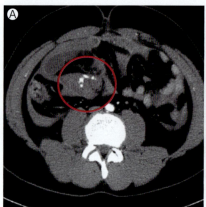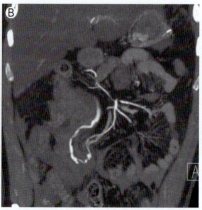

図8　腸間膜損傷（40歳台，男性）

バイクと自動車の衝突事故。
外傷パンスキャン動脈相横断像（A）：傍結腸溝には腸管内容より濃度が高い液体貯留あり。正中やや右側に高濃度血腫あり，そのなかには造影剤の血管外漏出所見を認める。
外傷パンスキャン動脈相MIP冠状断像（B）：回結腸動脈が破綻，同部から造影剤が漏出していくのがわかる。この後，経皮的止血術が施行され，救命された。

疾患各論

腸閉塞症（総論）
Bowel obstruction

> **診断のポイント** イレウスと鑑別し，閉塞部位，原因，程度，絞扼の合併を評価する。初期治療の選択には，closed-loop obstructionと絞扼の合併の有無の評価がきわめて重要である。

　腸閉塞症は急性腹症のなかでも占める割合が高く，急性虫垂炎や憩室炎と並んで日常診療で遭遇する頻度の高い疾患である。対処が遅れると重症化し，絞扼を合併すると生命の危機に至るため，急性腹症として来院した患者から本疾患を早期に正しく診断し，適切に対処することが患者の救命，早期回復に重要である。

● 腸閉塞症に関わる用語

　腸管内に腸液やガスが病的に貯留停滞する病態は，腸管内腔の狭窄・閉塞をもたらす器質的病変や蠕動運動の機能障害によってもたらされる。従来本邦では，前者は機械性イレウス，後者は機能性イレウス，そして両者のもたらす病態はイレウスと定義されてきた。しかし，実際にはさまざまな場面で，機械性イレウスを単にイレウスとする表現や，イレウスと腸閉塞を同義語として，機械性イレウスを機械性腸閉塞，機能性イレウスを機能性腸閉塞とする表現が散見される。一方，近年の英語表記では，腸管狭窄による通過障害はbowel obstruction，腸管蠕動障害による場合はileusとされ，腸管内容物が貯留停滞する病態を包括的に表現する用語はない。すなわち，日本語のイレウスと英語のileusの意味する病態は異なる。急性腹症診療ガイドライン2015では，このような日本語－英語間の語意の相違や臨床で用いられている日本語の混乱を避けるため，英語表現に沿う形で，機械性イレウスを腸閉塞症，機能性イレウスをイレウスとするよう提唱している。本書では，それにしたがって腸閉塞症とイレウスの用語を用いることとする。ただし，胆石イレウスやメコニウム（胎便性）イレウスなどは，一つの病名として従来から使用されており，誤解の可能性がないと考えられるため，病態は腸閉塞であるが例外的にイレウスの表現を用いる。こられは，英語表記でもそれぞれgallstone ileus, meconium ileusとされている。

● 腸閉塞症の形態・病態

　経口由来の水分，食物，ガスならびに消化分泌液が閉塞部の口側に貯留停滞し拡張する一方，肛門側の腸管は虚脱する。閉塞部（transition point）が存在しないイレウス（小腸・大腸のびまん性拡張）との決定的な形態的相違であり，画像診断上の重要な鑑別点である。閉塞部口側の腸管はair-fluid levelを呈して拡張するが，閉塞部が胃，十二指腸，近位空腸の場合は，虚脱腸管が大半となり，gasless abdomenを呈するので注意を要する。また，大腸閉塞症では，多量のガスと腸液で大腸が拡張するが，回盲弁に不全がない限り小腸の拡張は目立たない。また，腸閉塞はときに腸管虚血を合併して緊急手術を要する絞扼性腸閉塞症を発症する。その大半はclosed-loop obstructionの形態をとる腸閉塞に認められるが，まれに高度の腸管拡張（特に大腸閉塞）や腸重積に起因する症例も認められる。

● 腸閉塞症の分類

　腸閉塞症の分類にはさまざまなものがある。

血行動態による分類

単純性腸閉塞症(simple obstruction)：腸管虚血を伴わない腸閉塞

絞扼性腸閉塞症(strangulated obstruction)：腸管虚血を伴う腸閉塞で，複雑性腸閉塞症(complicated obstruction)ともよばれる。緊急手術を要する腸閉塞で，closed-loop obstructionで発症するが，高度の腸閉塞や腸重積においても発症する。

形態による分類

Open-ended obstruction：閉塞部は一点で，閉塞部より口側腸管は拡張し，肛門側の腸管は虚脱する最も単純な形態の腸閉塞である。口側腸管は口腔へ，虚脱腸管は肛門へ狭窄・閉塞なく開口する。

Closed-loop obstruction：消化管の離れた2点が1カ所で締め付けられ，その間の腸管が閉鎖腔(closed loop)を形成する特殊な形態の腸閉塞である。したがって，閉塞部の口側に単純性腸閉塞による拡張腸管，互いに隣接する1つ目の閉塞部と2つ目の閉塞部の間に拡張したclosed-loop，2つ目の閉塞部の肛門側に虚脱した腸管が配列する形態をとる。閉塞部では，腸管と腸間膜が締め付けられるため絞扼性腸閉塞症を発症しやすい。

部位による分類

胃排出障害：胃幽門部の狭窄・閉塞。成人では潰瘍や癌で発症する。

十二指腸閉塞症：新生児では先天的，解剖学的異常に起因するもの(十二指腸閉鎖，腸回転異常に伴うLadd靱帯による閉塞，輪状膵，十二指腸前門脈，上腸間膜動脈症候群など)が多いが，成人では悪性腫瘍(十二指腸癌，膵癌，胆道癌)に起因する。

小腸閉塞症：最も頻度が高い。癒着(腹部手術後)，ヘルニア，腫瘍，Crohn病などに起因する。

大腸閉塞症：多くは大腸癌によるが，高度の憩室炎，軸捻転などで発症する。

閉塞の程度による分類

部分閉塞症(不完全閉塞症)：内容物は停滞するが，肛門側へ通過する。軽症例ではCTでの診断が困難な場合がある。手術を要する頻度は低い。

高度閉塞症：高度の通過障害があるが，完全閉塞はない。CTで診断可能である。

完全閉塞症：CTで診断可能であり，早急に手術を必要とする場合が大半(85%以上)である。絞扼を合併する場合がある。

● 腸閉塞症の診断の進め方

①腸閉塞の存在：イレウスとの鑑別，その他の原因による腹痛との鑑別
②部位，原因の検索：transition pointの精査
③程度の評価：閉塞部より肛門側の腸管の虚脱の程度，経口造影剤の通過の有無
④絞扼の有無の評価

● 治療法

単純性腸閉塞症は，胃管留置による保存的治療が適応されるが，高度閉塞例では高率に外科手術を要する。絞扼性腸閉塞症では緊急手術を要する。単純性腸閉塞症の致死率は2〜8%とされるが，絞扼性腸閉塞症では，特に対応が遅れると20〜37%と高い。　　　(古川　顕)

◇ 参考文献

1) Furukawa A, et al. Helical CT in the diagnosis of small bowel obstruction. RadioGraphics 2001; 21: 341-55.
2) Boudiaf M, et al. CT evaluation of small bowel obstruction. RadioGraphics 2001; 21: 613-24.

1. 腸閉塞症 —小腸閉塞症

小腸閉塞症：絞扼性腸閉塞症・Closed-loop obstruction
Small bowel obstruction: Strangulated bowel obstruction, closed-loop obstruction

> **診断のポイント**　腸閉塞で拡張した腸管の中にclosed-loopがないか検索する．虚血の評価は，口側の単純性腸閉塞による拡張腸管と混同することなく，closed-loopについて行う．

CASE

症例1（図1）：60歳台，男性．既往歴：膵頭部癌に対し亜全胃温存膵頭十二指腸切除術（subtotal stomach-preserving PD；SSPD）後左下腹部に強い痛みを訴えて来院した．
症例2（図2）：10歳台，女性．腹痛を訴えて来院した．

図1

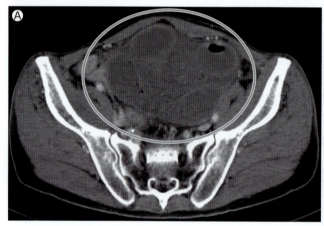
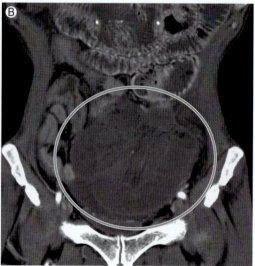

> **画像所見**　
> **腹部造影CT横断像（図1 A）**：下腹部に腸液で充満拡張する小腸が腸間膜を取り囲むように集簇（○）する様子が認められる．それらの腸管壁はやや肥厚し，増強効果が認められない．腸間膜には浮腫による濃度上昇が認められる．
> **腹部造影CT横断像（図1 B）**：下腹部に腸液で充満拡張する集簇小腸（○）が認められ，腸間膜は濃度上昇する．絞扼腸管壁の増強効果の欠如は，他の小腸ループと比較すると明瞭である．
> **腹部非造影CT水平断像（図2）**：下腹部に拡張する小腸が集簇（○）して認められる．腸間膜には浮腫による濃度上昇が認められる．Closed-loopの閉塞部には，並列して虚脱する腸管（○）が認められる．

● 疾患解説

　絞扼性腸閉塞症は，虚血を伴う腸閉塞と定義され，単純性腸閉塞症に対して複雑性腸閉塞症ともよばれる．発生頻度は腸閉塞症全体の約10％とされ，決してまれな疾患ではない．絞扼性腸閉塞症では持続性の強い腹痛が認められ，病変が進行した段階では，腸蠕動音消失，発熱，腹膜刺激症状や血液生化学検査の異常が確認されるが，早期には腹痛以外の特徴的な所見が認められず，これら臨床情報からの早期診断は困難である．絞扼性腸閉

図2

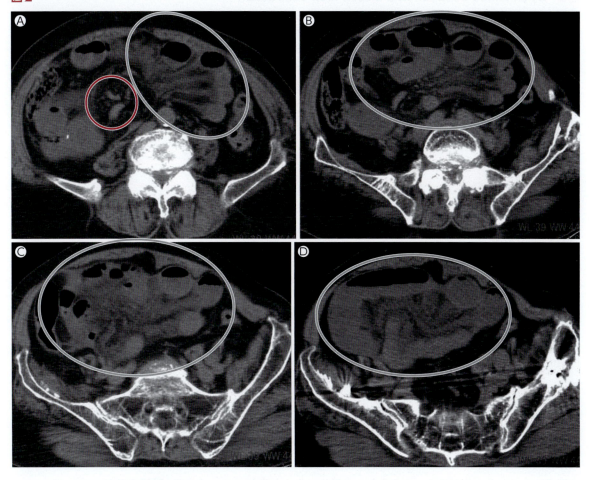

塞症の予後は，致死率が単純性腸閉塞症の3〜7％に対して20〜37％と不良であり，その主な原因は，診断の困難さに起因する治療の遅れによるものである。したがって，腸閉塞症の診療では，まず，それが単純性腸閉塞症か絞扼性腸閉塞症かを正しく判断して適切な治療に結びつけることが重要である。絞扼性腸閉塞症は高度の腸閉塞や腸重積においても発症するが，その大部分はclosed-loop obstructionに続発して発症するため，closed-loop obstructionによる腸閉塞をいかに正しく評価するかが絞扼性腸閉塞症の診断の鍵となる。

　Closed-loop obstructionは，消化管の離れた2点が1カ所で締め付けられ，その間の腸管が閉鎖腔（closed loop）を形成する特殊な形態の腸閉塞である（図3）。すなわち，closed-loop obstructionでは，閉塞部の口側に単純性腸閉塞による拡張腸管，1つ目の閉塞部とそれに隣接する2つ目の閉塞部の間に拡張したclosed-loop，2つ目の閉塞部の肛門側に虚脱した腸管が配列する形態をとる。Closed-loopは，口側の単純性腸閉塞の腸管がガスと腸液で拡張する（air-fluid levelを伴う）のに対して，腸液のみで拡張するのが特徴である。これは，後述のようにclosed-loopが静脈うっ血を伴うことによるものと考えられる。発生原因は，癒着性バンド（バンドでつくられたリングに腸管が入り込むヘルニア嵌頓）によるものが多いが，内・外ヘルニアの嵌頓によるもの，軸捻転症によるものなどが挙げられる。また，closed-loop obstructionは，必ずしも循環障害を伴う病態ではないが，閉塞部で腸管ととも

図3 Open-ended obstructionとClosed-loop obstruction

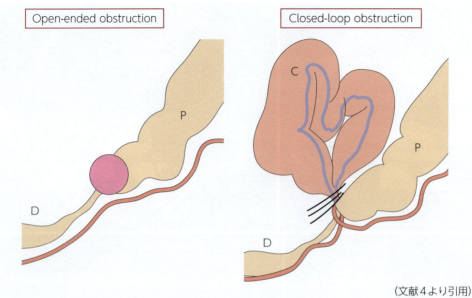

(文献4より引用)

Open-ended obstructionでは，閉塞部は1点で，閉塞機転に腸間膜血管（辺縁動・静脈）が巻き込まれないため腸管虚血は合併しにくい。Closed-loop obstructionでは，閉塞部で腸管とともに腸間膜・腸間膜血管が締め付けられて血行障害をきたし絞扼性腸閉塞症を発症しやすい。
P：近位拡張腸管，C：closed-loop，D：遠位虚脱腸管

に腸間膜・腸間膜動静脈が締め付けられるため，絞扼を合併しやすいという特徴がある。そして実際のところは，closed-loop obstructionの大半が絞扼性腸閉塞症を発症し，また，絞扼性腸閉塞症の大半がclosed-loop obstructionに起因する。循環障害は，まず低圧系の静脈が閉塞することから静脈性うっ血が先行し動脈性虚血へと進行する。その間，腸管の虚血性変化は，①循環障害なし，②器質的障害のない循環障害，③可逆性の虚血障害，④非可逆性の全層性壊死，⑤穿孔・腹膜炎へと進展する。

　絞扼性腸閉塞症の診断では，腸閉塞がclosed-loop obstructionであるという形態診断と腸管や腸間膜に認められる虚血性変化を捉えることが重要であり，その評価にはCTがきわめて有用である（図4）。CT検査では，非造影CTと造影CTを行い，造影CTでは動脈相と門脈相の2相性の撮像を行う。非造影CTは腸管壁の出血性梗塞の正しい評価に，2相性の造影CTは虚血の程度の評価に重要である。

　CTでclosed-loopは，①ほとんど腸液のみで拡張する腸管，②一断層面ではU字型，C字型の拡張腸管として描出され，閉塞部には，③隣接する虚脱腸管（隣接するbeak sign）が認められ，連続断面で拡張腸管を両方向（口側，肛門側）に追跡すると，閉塞部の③隣接する虚脱腸管に到達する。また，④closed-loopに付着する腸間膜・腸間膜血管は閉塞部に収束するように放射状・扇状を呈する。⑤軸捻転を合併している場合にはwhirl signを呈する。さらに，虚血を反映する所見としてclosed-loopには，可逆性の虚血障害の時期から，①壁肥厚，②壁浮腫・target appearance，③腸管壁増強効果減弱，④壁異常・遅延濃染などが認められ，付着腸間膜には，①うっ血性拡張静脈，②腸間膜浮腫，③腸間膜液貯留，④少量の腹水などが認められる。また，非可逆性の壊死に進行した場合には，①非造影CTでの腸管壁高吸収（出血性壊死），②腸管壁増強効果欠如，③腸管気腫，④壁外ガス・膿瘍，⑤多量の

図4 Closed-loopの確認

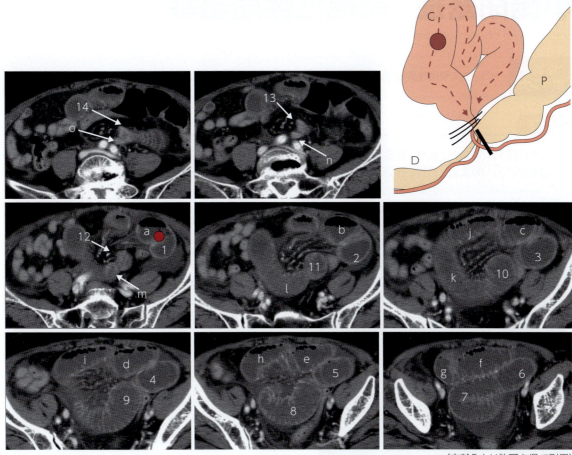

（文献5より許可を得て引用）

Closed-loopが疑われる腸管が認められる場合，その任意の点(●)から，腸管を両方向(a点→o点と1点→14点)に追跡し，絞扼点(n点と13点)の有無を確認する．絞扼点では，beak状に狭窄し並列した虚脱腸管(closed loopの近位端と遠位端に相当)が認められる．
P：近位拡張腸管，C：closed-loop，D：遠位虚脱腸管

腹水などの所見が出現する．

● 治療法

　絞扼性腸閉塞症に対しては，直ちに外科的手術を行い，虚血の解除と壊死腸管の切除を行う．最近では，腹腔鏡下手術を用いる機会が増加している．Closed-loop obstructionについても，絞扼性腸閉塞症に準じて対処する．ただし，臨床所見も加味して明らかに虚血のないものは，厳重に経過観察される場合もある．

〔古川　顕〕

◇ 参考文献
1) 松木　充，ほか．消化管 3)絞扼性腸閉塞．画像診断 2012; 32: 1417-28.
2) 古川　顕，ほか．腸管虚血の画像診断 絞扼性イレウス．画像診断 2001; 612-618.
3) 山田岳史，ほか．絞扼性腸閉塞の診断と治療 病態に基づいた造影CTによる絞扼性イレウスの早期診断．日本腹部救急医学会雑誌 2015; 35: 403-7.
4) 古川　顕，ほか．絞扼生腸閉塞．臨床放射線編集委員会，編．救急画像診断の全て．東京: 金原出版; 2015. p1712-6.
5) 古川　顕，ほか．虚血性腸疾患．救急医学 2013; 37: 1231-40.

小腸閉塞症：単純性腸閉塞症
Small bowel obstruction: Simple obstruction

> **診断のポイント**　イレウスや偽性腸閉塞症と鑑別し，絞扼の合併を否定する。閉塞部位，程度，原因を評価する。

CASE
症例1（図1）：50歳台，女性。腹痛にて来院。
症例2（図2）：60歳台，男性。膵頭部癌手術の既往。左下腹部痛を訴え来院。

図1
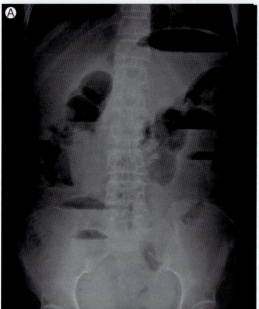

画像所見
腹部単純X線写真（立位）（図1A）：腹部にはair-fluid levelを伴う小腸ガス像が複数認められる。胃も拡張し，air-fluid levelが認められる。結腸の拡張は明らかでない。
腹部造影CT横断像（図1B～E）：小腸は腸液を貯留し拡張する。air-fluid levelも認められる。上行結腸は虚脱する（▶）。小腸に狭窄部（C➡）が認められ，その口側にintestinal fecal sign（B◯）が認められる。
診断：単純性腸閉塞症

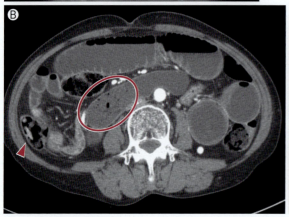
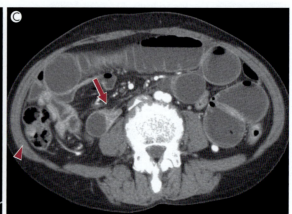

（那須赤十字病院放射線科　水沼仁孝先生のご厚意による）

● 疾患解説

　単純性腸閉塞症は虚血のない腸閉塞であり，腸閉塞症のおよそ90％を占める。Closed-loopの形成はなく，閉塞部は一点で，閉塞部の口側腸管は口腔に，肛門腸管は肛門に開口するopen-ended obstructionの形態をとる。癒着や壁外病変による圧迫，腫瘍や炎症，壁内

出血などの壁病変，経口異物，胆石，胃石や食物塊による内腔閉塞などによって発症するが，大部分は術後の癒着に起因する．腸管は閉塞による通過障害で閉塞部より口側で拡張し，肛門側では虚脱する．閉塞部は，その点で腸管径が変化するためtransition pointともよばれる．閉塞部の存在とそれによる肛門側の腸管の虚脱はイレウス（小腸から大腸まで連続して拡張する）との決定的な形態的相違点であり，両者の画像上の重要な鑑別点である．腹部単純X線写真では，ガス像・air-fluid levelの分布から両者を鑑別するが，CTでは拡張腸管と虚脱腸管を直接観察できるので評価はより確実である．

●腹部単純X線写真による腸閉塞症とイレウスの鑑別

1. 腹部単純X線写真立位でのair-fluid levelを形成するガス像の分布による鑑別診断
   ・小腸のみに分布：小腸閉塞症
   ・大腸のみに分布：大腸閉塞症（DD：Ogilvie症候群に注意）
   ・小腸・大腸に分布：イレウス（DD：回盲弁不全の大腸閉塞症に注意）
2. 小腸閉塞症におけるstrings-of-pearls、step-ladder signなど．
注）1. 大腸閉塞症とイレウスの鑑別が困難な場合は，注腸検査あるいはCTを行う．
　　2. 胃，十二指腸，近位空腸の閉塞では小腸のガス像・air-fluid levelが認められず，gasless abdomenを呈することがある．

●CTによる腸閉塞とイレウスの鑑別

腹部に認める拡張腸管とともに虚脱腸管が存在するか否かを評価する．両者の間の閉塞部（transition point）と，それより口側の拡張腸管，肛門側の虚脱腸管が確認されれば確信度が高い．簡便には，まず，終末回腸，盲腸，結腸に虚脱があれば小腸閉塞症と診断できる．それらに拡張があれば，イレウスと大腸閉塞症の可能性があるので，拡張した大腸を追跡して閉塞機転の有無を確認する．直腸の拡張・虚脱の有無は両者の簡便な鑑別に有用である．また，小腸に泡沫状のガスを伴う便様の所見が認められる場合は，intestinal fecal signと呼ばれ，そのすぐ肛門側に閉塞があることを示す所見であり有用である．

●CTによる腸閉塞の診断の次のステップ

・閉塞部位，閉塞原因を評価する．閉塞部位は，intestinal fecal signの近傍や拡張腸管，虚脱腸管を追跡して検索する．しかし，それに先立ち，まず体幹壁，鼠径部，骨盤部などを観察して外ヘルニアのないことを確認すると効率が良い．
・閉塞の程度を評価する：閉塞部より肛門側の腸管の虚脱の程度や経口造影剤，あるいは腸管内に留置されたチューブからの造影剤の閉塞部位遠への通過の有無を確認する．
・絞扼の有無の評価：絞扼性腸閉塞・closed-loop obstructionの章を参照．

●治療法

まずは，腸管内圧除去や補液などで保存的治療が試みられる．腸管内圧除去には胃管やロングチューブが用いられるが，両者の効果に差は見られない．高度・完全閉塞では，外科手術を必要とすることが多い．外科手術では，最近腹腔鏡下手術を用いられる機会が増加している．

（古川　顕）

◇文献

1) Furukawa A, et al. CT diagnosis of small bowel obstruction: scanning technique, interpretation and role in the diagnosis. Semin Ultrasound CT MR 2003; 24: 336-52.
2) 井本勝治, ほか. 消化管閉塞 1.小腸閉塞. 画像診断 2012; 32: 1391-402.

1. 腸閉塞症 ― 特殊な腸閉塞症

胆石イレウス
Gallstone ileus

診断のポイント 腸管内胆石（石灰化腫瘤）およびそれによる腸閉塞，胆嚢・胆管内ガスを確認する。さらに，胆嚢・腸管瘻孔を検索する。以前の画像での胆石の確認や，経過観察中の落下胆石の移動も参考になる。

CASE

90歳台，女性。胆嚢炎疑いで来院。主訴は，嘔気，嘔吐

図1

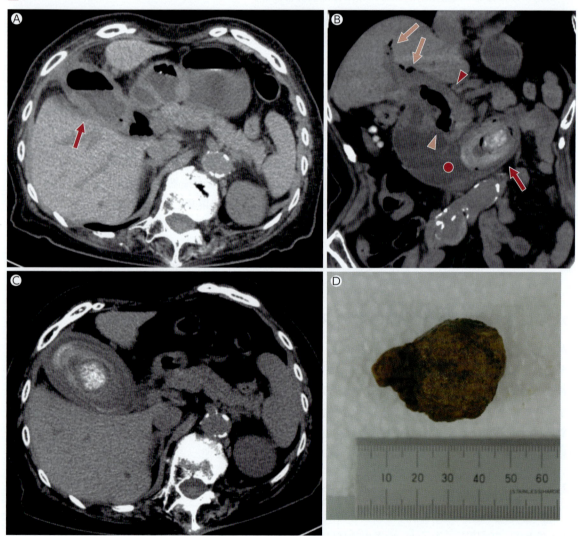

腹部非造影CT（横断像：A, 冠状断像：B）：壁肥厚を呈した胆嚢（➡）が認められ，内腔に空気が認められる。胆嚢壁に緊張がない。冠状断像（B）では，さらに胆管内の空気（➡），胆嚢の壁欠損：瘻孔部（▶），楕円形の石灰化腫瘤：落下胆石（▶），並びにその口側の拡張腸管（●）が確認できる。診断：胆石イレウス。
約2カ月前の非造影CT横断像（C）：胆嚢内には層状の石灰化構造を示す胆石が認められていた。
摘出された胆石（D）

● 疾患解説

　胆石イレウスは消化管に落石した胆石により発症する腸閉塞である。本来イレウスという表現は誤りであるが，例外的に欧米でも gallstone ileus とよばれる。胆石症の0.3～0.5%に発症するとされ，小腸閉塞症に占める割合は0.5%以下（近年の米国の統計では小腸閉塞症の0.095%）とまれな疾患で，高齢女性患者が圧倒的に多い。胆石が消化管へ至る経路は，胆嚢炎の炎症が周囲組織から消化管に波及して癒着を起こし，形成された瘻孔から排泄されるのが大半であるが，まれには総胆管から拡張したVater乳頭（特に乳頭形成術後）を経て十二指腸へ落石する場合もある。瘻孔は，十二指腸との間に形成されることが最も多いが，胃や小腸，横行結腸に形成されることもあり，胃・十二指腸へ排泄された胆石が胃排泄障害を起こす病態はBouveret症候群とよばれる。落石胆石が2～2.5cm以下であると多くは自然排泄されるが，それ以上のサイズになると胆石イレウスを発症する場合がある。閉塞部位は，回盲弁部が多いが，十二指腸から結腸のあらゆる部位での報告がみられ，憩室や腫瘍，炎症（Crohn病など）による狭窄部にも嵌頓しやすい。胆石は複数の場合（3～40%）もある。また，まれに嵌頓部における壁の圧迫や閉塞性腸炎の機序で腸管虚血や穿孔を起こす場合がある。腹痛，腹部膨満，吐き気，嘔吐など腸閉塞の症状を示すが，程度はさまざまで，また胆石の移動により，症状が間欠的に現れる場合がある。また，発症時，急性胆嚢炎が10～30%に見られ，2/3以上に胆道障害が認められる。

　診断では，画像診断が重要で，①腸閉塞，②胆道気腫，③異所性（腸管内）胆石，④経過観察中の異所性胆石の移動，の所見が重要である。これらは，腹部単純X線写真やCTで評価されるが，圧倒的にCTの診断能が高い（腹部単純X線写真：10～50% vs. 造影CT：99%）。また，CTでは，疾患の診断に加えて，瘻孔の位置や合併症の評価が可能である。

● 治療法

　治療は基本的に外科手術が選択される。手術では，胆石摘出による腸閉塞の解除と胆嚢摘出・内胆汁瘻閉鎖術を一期的に行うか，二期的に行うか，あるいは，胆嚢摘出・内胆汁瘻閉鎖術を行わないか，依然考え方が分かれるところである。一般には，全身状態が比較的良好で，急性胆嚢炎合併例や残存胆石がある場合は一期的手術に，全身状態が悪くリスクが高い場合には二期的手術あるいは胆石摘出による腸閉塞の解除術のみが行われる。近年は予後が改善し，致死率は7%以下とされる。

〔古川　顕〕

◇ 文献

1) Nuño-Guzmán CM, et al. Gallstone ileus, clinical presentation, diagnostic and treatment approach. World J Gastrointest Surg 2016; 8 65-76.

1. 腸閉塞症 ― 特殊な腸閉塞症

食餌性腸閉塞症
Bowel obstruction caused by food impaction

診断のポイント　腸閉塞部に泡沫状の気泡を含んだ塊状物（bubbly mass and impaction像）あるいは低吸収や高吸収の塊を発見する。食餌性腸閉塞が疑われる場合は，2〜3日前の食餌既往や食事習慣を十分問診する。

CASE

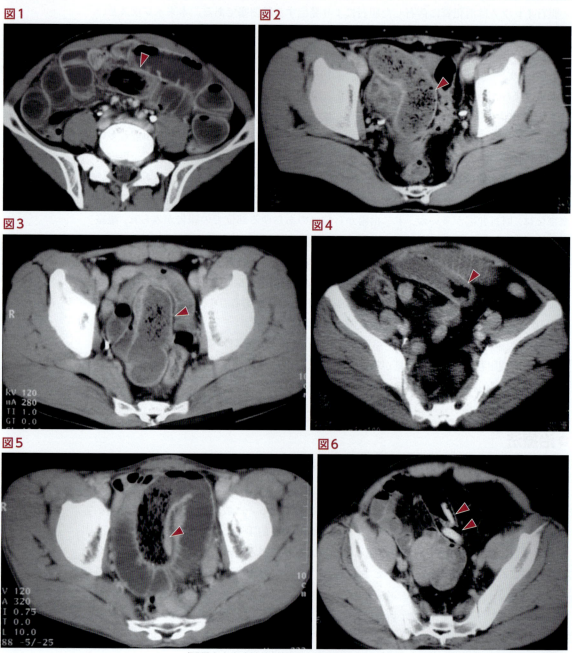

（那須赤十字病院放射線科 水沼仁孝先生のご厚意による，文献1より許可を得て引用）

画像所見 **さまざまな食物塊による食餌性腸閉塞症の造影CT平衡相**：小腸閉塞症の所見と閉塞部にさまざまな所見を呈する食物塊（▶）が認められる。烏賊：低吸収の塊（図1▶），糸蒟蒻：bubbly mass and impaction像（図2▶），松前漬け：bubbly mass and impaction像（図3▶），椎茸：低吸収の塊（図4▶），蒟蒻：bubbly mass and impaction像（図5▶），餅：高吸収の塊（図6▶）

● 疾患解説

　食餌性腸閉塞は日常摂取する食物が原因で発症する腸閉塞症であり，欧米ではfood bolus bowel obstructionなどと表現される．本症に対して，しばしば食餌性イレウスという表現が用いられるがこれは適切ではない．発症頻度は腸閉塞の0.3〜3.0%とまれな疾患である．原因となる食物は，餅や果肉，種子，ごぼう，昆布などが報告される．これらは咀嚼や消化が困難なもの，水分によって膨張しやすいものであることが特徴で，歯牙欠損，早食い丸呑みの食事習慣，胃切除，認知症，精神障害などが誘引とされる．閉塞部位は，腸管径が小さい，可動性が小さい，蠕動が弱い，回盲弁による停滞など理由から遠位・終末回腸に多いが，さまざまな部位で発症しうる．画像診断はCTが有用で，小腸の拡張や液貯留などの小腸閉塞症の所見に加え，閉塞部に泡沫状の気泡（gas bubble）を含んだ塊状物を認める所見：bubbly mass and impactionが本疾患に特徴的であるとされる．ただし，腸閉塞の際に認められるintestinal fecal signとの識別には注意を要する．また，食物の種類によっては低吸収を示すものや，餅のように高吸収の固形物として認められるものもある．しかし，画像所見のみからの術前診断は容易ではなく，上記の所見から本疾患が疑われる場合は，食餌既往（2〜3日前）や食事習慣を十分調査することが重要である．

● 治療法

　ロングチューブ留置により改善する場合があるが，保存的療法が無効の場合は手術を要する．停滞した食物塊が水分を含んで増大し病態を悪化させる場合があるため，保存的療法を選択した場合には経過の観察が重要である．手術では，milking，腸切開，腸切除が状況に合わせて選択される．

（古川　顕）

◇ 文献

1) 植月勇雄，ほか. CT所見と対面調査による食餌性小腸閉塞症の診断と治療. 日本画像医学会雑誌 2003; 22: 150-6.
2) 川野洋治，ほか. 食餌性イレウスの例のCT像 Bubbly mass and impaction. 臨床放射線 2006; 51: 1081-8.
3) 濱口　純，ほか. 昆布による食餌性イレウスの1例. 日臨外会誌 2013; 74: 1876-81.
4) 山崎良定，ほか. 餅による食餌性イレウスの2例. 臨外会誌 2004; 65: 2362-7.

上腸間膜動脈症候群
Superior mesenteric artery sundrome

 診断のポイント 臨床所見と画像所見から診断する。腹部CT横断像では，腹部大動脈・上腸間膜動脈間のスペースが非常に小さく，矢状断像では両者の作る角が小さい。多くは痩せ型で皮下脂肪並びに内臓脂肪は少ない。

CASE

11歳，女児。嘔吐，脱水にて紹介。

図1

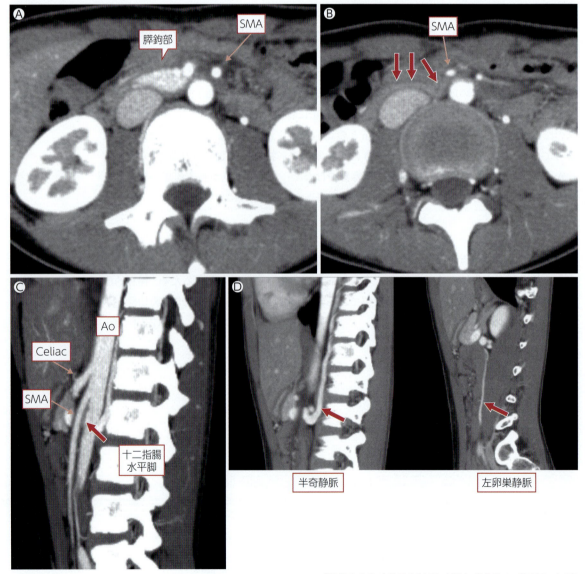

(那須赤十字病院放射線科 水沼仁孝先生のご厚意による)

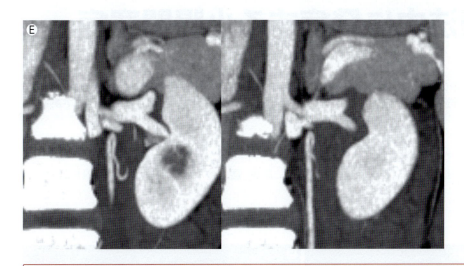

>
> **腹部造影CT動脈相横断像(A, B)**:大動脈-上腸間膜動脈間距離が非常に小さく,**矢状断像(C)**:上腸間膜動脈/大動脈角が非常に小さい。十二指腸水平脚は,両者に挟まれるようにその間隙を通過する(B, C➡)。皮下脂肪並びに内臓脂肪は少ない。SMA:上腸間膜動脈,Celiac:腹腔動脈,Ao:大動脈。
> **造影CT動脈相MIP矢状断像(D),冠状断像(E)**:左腎静脈も大動脈と上腸間膜動脈に圧迫され狭窄し,左腎静脈の血流は半奇静脈および左卵巣静脈に逆流している(Nutcracker syndrome)。

● 疾患解説

上腸間膜動脈症候群あるいはSMA症候群は,十二指腸の水平脚(3rd portion)が腹部大動脈と上腸間膜動脈に挟まれる形で圧迫され,通過障害をきたす病態である。上部消化管造影の0.013〜0.78%の症例で本疾患を示唆する所見が認められたと報告されるように頻度は低い。好発年齢は10〜30歳と比較的若年者に多く見られ,女性に多い(男女比2:1)。上腸間膜動脈の腹部大動脈からの分岐角度(上腸間膜動脈/大動脈角)が小さいことが重要な病因であり,やせ型体型,極度の前弯症,内臓下垂症,思春期の急激な身長の増加,急激なやせ,側弯症術後(脊柱の延長による上腸間膜動脈/大動脈角の減少)などが危険因子とされる。診断には画像診断が重要であり,バリウム検査では,十二指腸水平脚での通過障害と口側の胃・十二指腸の拡張が認められる。CTではそれらに加えて,上腸間膜動脈/大動脈角(<22°:正常では25〜60°)や大動脈-上腸間膜動脈間距離(<8〜10mm:正常では10〜28mm)などの診断基準に関わる情報が得られる。また,その他の原因の除外も画像診断の重要な役割である。

● 治療法

保存的治療が基本でやせを改善することが重要である。必要に応じて,胃管チューブ留置,閉塞部以遠へのチューブ留置,メトクロプラミド(プリンペラン®)投与が有用である。難治症例に対しては,十二指腸-空腸吻合や胃空腸吻合,十二指腸受動術などが行われる。

(古川 顕)

◇ 文献

1) Salem A, et al. Superior mesenteric artery syndrome: A diagnosis to be kept in mind(Case report and literature review). Int J Surg Case Rep 2017; 34: 84-6.

1. 腸閉塞症 —特殊な腸閉塞症

抗凝固療法中に発症する小腸閉塞症
Small bowel obstruction due to the intramural hematoma during anticoagulant therapy

診断のポイント 凝固療法中の患者に急性腹症を認めた場合には，本疾患の可能性を考慮し，疑われた場合にはCT（非造影CTを省略しない）を行う．CT所見では，高吸収の腸壁肥厚が特徴的である．

CASE

50歳代台，男性．心房細動にてワルファリンを服薬中．腹痛，腰痛のため鎮痛薬の投与を受けていたところ，腹痛が増強し，黒色便を認めた．

図1

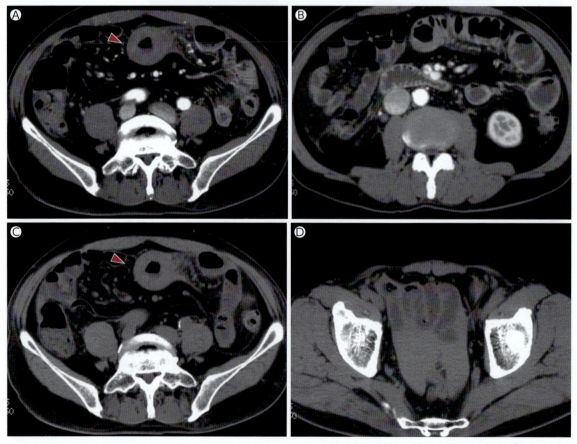

(公立甲賀病院放射線科 山崎道夫先生のご厚意による)

画像所見
腹部造影CT平衡相横断像（A, B）：空腸壁の肥厚（A▶）とそれより口側の腸管の拡張が認められる．
非造影CT横断像（C, D）：肥厚した空腸壁はやや高い吸収値を呈し（C▶），また，骨盤腔には高吸収の腹水を認めた．
診断：抗凝固療法中に発症した空腸壁内血腫による腸閉塞，血性腹水．ワルファリンの投与量を調節し，INRを補正することで改善した．

● 疾患解説

　ワルファリンなどを用いた抗凝固療法のまれな合併症として消化管壁内血腫が挙げられる。程度はさまざまであるが，消化管閉塞を起こして急性腹症として発症する場合がある。出血は壁内の小血管からの緩徐な出血であり粘膜下血腫を起こす。高度の場合は，それに加えて，管腔内出血，腹腔内出血，後腹膜出血をきたす場合もある。外傷性の消化管壁内血腫が十二指腸に限局性に認められるのに対して，本疾患では空腸に発症することが多く，回腸，十二指腸がこれに続き，罹患範囲がより広範である。診断にはCTが有用であり，①全周性の壁肥厚，②肥厚壁が非造影CTで高吸収（30〜80HU）を呈する，③内腔狭窄・消化管閉塞，④肥厚壁は造影効果を示さない，⑤高吸収腹水，などが特徴的所見である。肥厚壁が高吸収を呈するのは発症後10日程度であるので，その時期に非造影CTを撮像することが重要である。多くの症例では，数週後に壁肥厚は消失するので，それ以上持続する場合には他の疾患の可能性を考慮する必要がある。

　まれな疾患ではあるが，長期抗凝固療法を継続している患者に急性腹症を認めた場合には，壁内血腫による腸閉塞の可能性を考慮し，疑われた場合にはCT（非造影CTおよび造影CT）を施行することが重要である。早期に発見し対処できれば，保存的治療で予後は良好である。

● 治療法

　抗凝固薬の投薬中止と凝固系の補正（新鮮凍結血漿，ビタミンK投与）を行う。消化管出血が高度である場合や消化管虚血・穿孔を伴った場合には手術が必要である。

〈古川　顕〉

◇ 参考文献

1) Altinkaya N, et al. Small bowel obstruction caused by intramural hematoma secondary to warfarin therapy: a report of two cases. Turk J Gastroenterol 2011; 22: 199-202.
2) Abbas MA, et al. Spontaneous intramural small-bowel hematoma: imaging findings and outcome. AJR Am J Roentgenol 2002; 179: 1389-94.
3) Hafner C, et al. Anticoagulant ileus. JAMA 1961; 182: 947-9.

1. 腸閉塞症 — 特殊な腸閉塞症

被囊性腹膜硬化症
Encapsulated peritoneal sclerosis(EPS)
(硬化性腹膜炎 Sclerosing peritonitis)

診断のポイント 腹膜透析患者の腹膜肥厚，被囊性腸管と腸閉塞，被包化腹水に注意する。腹膜透析患者以外にも発症することがある。

CASE

80歳台，男性。繰り返す腸閉塞症状を主訴に来院。腸間膜脂肪織炎の診断にて半年前から3カ月間ステロイド治療を受けていた。腹膜透析の既往はない。

図1

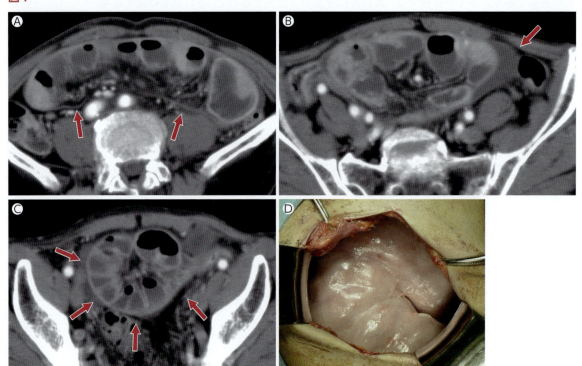

(滋賀医科大学放射線科 佐藤滋高先生，大田信一先生のご厚意による)

画像所見 腹部造影CT動脈相横断像(A～C)：拡張腸管が認められる。頭側のスライス(A➡)では拡張腸管を取り巻く被膜様構造が見られ(A➡)，下腹部では腸管が被囊化されて正中に集簇する(C➡)。少量の腹水は癒着を伴い被包化される(B➡)。**手術所見**(D)：小腸が一塊となり，白色調の肥厚した被膜に繭状に覆われる。
診断：特発性被囊性腹膜硬化症(idiopathic or primary encapsulated peritoneal sclerosis；EPS)

● 疾患解説

被囊性腹膜硬化症(EPS)はびまん性に肥厚した腹膜の広範な癒着により，持続的・間欠的に反復する腸閉塞を発症する疾患である。腹膜透析や腹膜炎により過剰分泌されたフィ

ブリンが腹膜表面に沈着し，繊維性の皮膜を形成して硬化性腹膜炎をきたす．原因は，腹膜透析による頻度が高いが，その他，薬剤性，シャントチューブ留置（脳室腹膜，腹腔静脈），婦人科系疾患，腫瘍，SLE，肝硬変，サルコイドーシスなどによるものが知られている．発生頻度は，腹膜透析患者の1.7％，5年以上の長期腹膜透析患者の8.0％とされる．予後不良の疾患であり，致死率は56％に及ぶ．

　造影CTでは，病変の進行とともに増悪する腹膜の肥厚や石灰化が観察される．また，小腸ループは肥厚した腹膜に被嚢化されて（cocooning）腸閉塞を起こして拡張し，それらはしばしば腹部の中央に位置する．びまん性の臓側腹膜（漿膜）の炎症は消化管壁に及び壁肥厚を誘発する．腹水は腹膜や腸管の癒着に伴い被包化され，病変の進行とともに増量する．超音波では網目状，スポンジ状変化として認められる．

●治療法

　診断と同時に時期を逃さずステロイド治療を開始する．初期にはステロイドパルス療法が推奨されている．手術療法の絶対適応は，大量出血・穿孔・腸管壊死とされ，その他については慎重に対処することが推奨されている．しかし，保存的療法に抵抗するものに対して手術が適応される機会が近年増加傾向にあり，炎症が終焉した時点で施行される．手術では，全腸管およびその他の硬化腹膜に対して癒着剥離術を行う．吻合を含む手術は縫合不全の危険性が高いため行わない．

〈古川　顕〉

◇ 文献

1) Ti JP, at al. Imaging feature of encapsulating peritoneal sclerosis in continuous ambulatory peritoneal dialysis. AJR 2010; 195: W50-4.
2) Hur J, et al. Preoperative diagnostic clues from radiologic imaging with pathologic correlation. AJR 2004; 182: 639-41.
3) 野本保夫, ほか. 硬化性被嚢性腹膜炎(sclerosing encapsulating peritonitis, SEP)診断・治療指針(案)-1997年における改訂-. 日透析医学会誌 1998; 31: 303-11.
4) 村上礼一, ほか. 腹膜透析患者における被嚢性腹膜硬化症に対する外科的治療-可及的な肥厚腹膜摘除の必要性-. 日消外会誌 2005; 38: 533-8.
5) 野中英臣, ほか. 腹膜透析患者における腹腔鏡所見: 特に被嚢性腹膜硬化症の病態. 日外科連合誌 2005; 30: 841-6.

1. 腸閉塞症 — 大腸閉塞症

大腸閉塞症：大腸癌
Large bowel obstruction: Colon cancer

> **診断のポイント**　大腸の拡張を認める場合は，肛門側へ追跡して閉塞部とその肛門側の大腸の虚脱の有無を確認する．閉塞部の病変（閉塞原因），閉塞性大腸炎の有無，盲腸の拡張程度（穿孔の危険性）を評価する．

CASE
90歳台，女性．右側腹部痛，下腹部痛を訴えて来院．排便なし．

図1

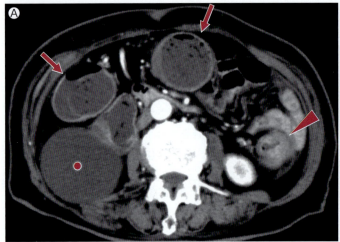
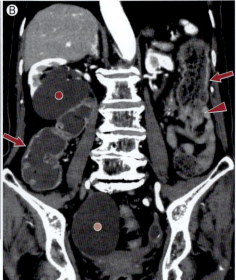

（東近江総合医療センター放射線科 井上明星先生のご厚意による）

> **画像所見**　造影CT動脈相横断像（A），冠状断像（B）：下行結腸に限局性の壁肥厚（▶）が認められ，強い内腔狭窄をきたしている．同病変より口側の大腸は盲腸にかけて，糞便，腸液，ガスにより拡張する．●：腎嚢胞，●：右卵巣嚢胞．
> 診断：下行結腸癌による大腸閉塞症．

● 疾患解説

　急性の大腸閉塞は緊急対処を要する病態であり，放置すると口側腸管の虚血，穿孔，腹膜炎を発症し致死的である．大腸閉塞症は小腸閉塞症に比較すると発生頻度は低く，1/4～5程度とされ，高齢者に好発する．原因は，大腸癌に起因するものが最も多く60％以上を占め，高度の憩室炎，軸捻転（S状結腸＞盲腸≫横行結腸，脾弯曲部）がこれに続く．閉塞は盲腸，肝弯曲部，脾弯曲部，S状結腸，直腸などに発生するが，左側結腸の頻度が高い．これは，S状結腸から直腸にかけての腸管径が他の部位に比較して細く，内容物の便が硬いためである．大腸閉塞症では，閉塞部より口側の大腸が拡張するが，回盲弁に不全がない場合（約75％）は圧が小腸へ逃げないため特に高度となる．その際にはLa Placeの法則に従い盲腸

が最も拡張し，減圧術を施さなければ腸管虚血や穿孔を招く．一般に，盲腸径が9～12cmに達した場合や拡張が急速である場合に穿孔の危険性が高いといわれる．一方，回盲弁不全の場合には小腸の拡張を伴い，小腸閉塞症やイレウスと紛らわしい形態をとる．診断には，腹部単純写真（立位，仰臥位）やCTが用いられるが，特にCTの診断能が感度96％，特異度93％と高い．

● 大腸癌による腸閉塞

　大腸癌は大腸閉塞症をきたす原因疾患として最も頻度が高く（60％以上），S状結腸と脾弯曲部での閉塞が特に多い．高度の閉塞では，穿孔（多くは盲腸）を合併する場合があり（3％～8％），緊急手術を要する急性閉塞における致死率は10～30％とされる．CTでは，拡張腸管，閉塞部（transition point），虚脱腸管が見られ，小腸閉塞症と比較すると閉塞部は比較的容易に同定される．大腸癌は，大腸閉塞部に非対称性の罹患長の短い壁肥厚，あるいは軟部腫瘤として観察され，腫瘍の辺縁では腸管内腔に盛り上がる隆起（overhanging edge）が認められる．周辺への腫瘍浸潤がない限り，周囲脂肪織の異常所見は乏しい．これは，周囲脂肪織の濃度上昇が特徴的な憩室炎との相違点である．また，憩室炎では，罹患長が癌より長い傾向にある．周囲のリンパ節腫大（多くは1cm以上）は癌を示唆する．また，いずれの原因による場合も同様であるが，特に大腸閉塞症においては，閉塞性大腸炎の合併に注意を要する．

　重要な鑑別疾患としては，偽性腸閉塞症（intestinal pseudo-obstruction）の急性型である急性大腸偽性腸閉塞症（acute colonic pseudo-obstruction；Ogilvie症候群）が挙げられる．これらと大腸閉塞症の鑑別には，①体位変換による虚脱腸管へのガスの移動の有無の確認，②CTによる明確なtransition pointと閉塞原因の確認，③造影剤の注腸による閉塞点の確認，が重要である．また，拡張腸管にair-fluid levelを認める場合は急性の大腸閉塞症がより疑われ，一方，盲腸の拡張が大腸の他の領域に比較して軽度な場合は，大腸閉塞症は否定的とされる．

● 治療法

　外科手術による大腸癌の摘出を行う．腸管の吻合は，一期的に行う場合と，人工肛門を設けて二期的に行う場合がある．外科手術が困難な症例には，self-expanding colonic stentを留置して減圧術が行われる．self-expanding colonic stentの留置は術前の減圧処置としても行われる．穿孔，腹膜炎がある症例には緊急手術が行われる．

〔古川　顕〕

◇ 文献

1) Jaffe T, et al. Large-bowel obstruction in the adult: classic radiographc and CT findings, etiology, and mimics. Radiology 2015; 275: 651-63.
2) Taourel P, et al. Helical CT of large bowel obstruction. Abdom Imaging 2003; 28: 267-75.
3) Hayakawa K, et al. Radiological diagnosis of large-bowel obstruction: neoplastic etiology. Emergency Radiology 2013; 20: 69-76.

大腸閉塞症：閉塞性大腸炎
Large bowel obstruction: Obstructive colitis

> **診断のポイント** 大腸閉塞症では，口側の大腸壁に肥厚が認められないか観察する．閉塞性大腸炎は高度の閉塞がない場合にも発症するので注意する．

CASE
80歳台，女性．間欠性腹痛を訴え来院．1週間前から排便がない．

図1

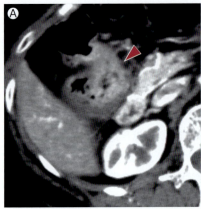 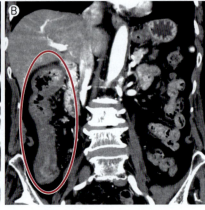

画像所見 造影CT動脈相横断像（A），冠状断像（B）：大腸肝弯曲部に壁肥厚と内腔狭窄が認められ（A▶），それより口側の上行結腸，盲腸には壁肥厚が認められる（B○）．閉塞部口側の大腸の拡張は明らかでない．診断：肝弯曲部の大腸癌および閉塞性大腸炎．

（東近江総合医療センター放射線科 井上明星先生のご厚意による）

● 疾患解説

閉塞性大腸炎は，大腸の閉塞部口側に発生する非特異的炎症性疾患である．閉塞部口側における腸管内圧上昇，腸管壁の攣縮性収縮，血管の動脈硬化性変化などによる腸管虚血と腸管内容の貯留停滞による腸内細菌増殖が本疾患の発症に関与するものと考えられている．本病変の肉眼的，組織学的所見は虚血性大腸炎と類似し，虚血障害の程度により，一過性型，狭窄型，壊死型に分類される．閉塞の原因は大腸癌が大多数で，全大腸癌の1％，大腸閉塞症を伴う大腸癌の約10％に認められるとされる．大腸閉塞の程度が高度ではない症例にも発症することに注意を要する．診断基準として，①癌などの大腸閉塞がある，②病変が閉塞の口側に限局，③閉塞部の肛門側の粘膜が正常，④組織学的に閉塞部と炎症部の間に正常粘膜領域が介在，⑤非特異的炎症であり，潰瘍性大腸炎，Crohn病，アメーバ赤痢などの所見を認めない，⑥閉塞部の除去により再発しない，ことが挙げられる．

画像診断ではCTが有用で，閉塞部の口側に低吸収やターゲット像を呈する壁肥厚が認められる．閉塞性大腸炎を見過ごして手術を行うと，縫合不全，穿孔，狭窄などの合併症を招くので，大腸癌の術前診断では閉塞性大腸炎の合併の有無を評価することが重要である．

● 治療法

大腸癌切除時に合併する閉塞性大腸炎の罹患領域を含めて切除することが重要である．

（古川 顕）

◇ 文献

1) MH Tsai, YC Yang, FJ LeuObstructive colitis proximal to partially obstructive colonic carcinoma: a case report and review of the literature. Int J Colorectal Dis 2004; 19: 268-272.
2) 岩浅武彦, ほか. 閉塞性大腸炎. 消化管症候群（下巻）別冊 日本臨床 領域別症候群 1994; 6: 645-8.
3) 青山浩幸, ほか.【大腸の非腫瘍性疾患 外科医のための診療指針】閉塞性大腸炎の病態と診断・治療. 臨床外科 1999; 54: 1567-71.

大腸閉塞症：宿便イレウス
Large bowel obstruction: Bowel obstruction caused by fecal impaction

診断のポイント 大腸閉塞症例の直腸近傍に大きな便塊を認める。閉塞の程度（完全・不完全）を評価し，穿孔・穿通，腹膜炎の合併に注意する。

CASE
80歳台，男性。朝より筋性防御を伴う腹痛と下痢が出現し来院。

図1

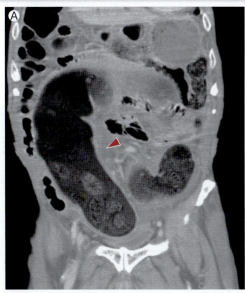
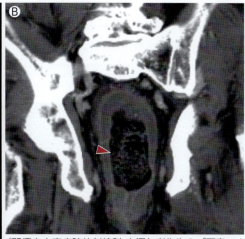

（那須赤十字病院放射線科 水沼仁孝先生のご厚意による）

画像所見 腹部造影CT平衡相空気条件冠状断像（**A**：上行結腸部肺野条件，**B**：直腸部）：直腸に多量の便塊を認め（**B** ▶），それより口側の結腸に高度の拡張を認める（上行結腸までの拡張：**A** ▶）。診断：宿便イレウス

● 疾患解説

　宿便はさまざまな原因による腸管蠕動低下，食物繊維や水分の摂取不足，麻薬鎮痛薬や抗コリン薬などの影響により，長期間排泄されずに腸管内に停留した便塊である。高齢者や精神神経疾患患者に多く見られ，直腸に好発する。宿便の重要な合併症としては，腸閉塞症，潰瘍，穿孔・穿通，腹膜炎が挙げられる。宿便による腸閉塞症は，糞便イレウスあるいは宿便イレウスと表現されるが，実際の病態はイレウスではなく腸閉塞である。症状は，腹痛，腹部膨満，嘔気，嘔吐など他の原因による腸閉塞症と同様である。CTでは，宿便がgas bubbleを伴うmassとして認められ，それより口側の腸管に拡張が認められる。ごくまれに閉塞性腸炎を合併する場合がある。穿通や穿孔が認められる場合は，消化管外の便塊（dirty mass sign）や脂肪織濃度上昇・腹水など腹膜炎の所見が認められる。また，腸閉塞が完全か不完全かの評価にはガストログラフィンによる注腸や注腸後のCT撮像が有用である。

● 治療法

　腸閉塞が軽度である場合は経口洗腸薬（ニフレックなど）の投与や浣腸を行い，宿便に指が届く場合には摘便を行う。腸閉塞が高度の場合は，経口洗腸剤の投与は禁忌であり，浣腸や摘便を行う。腸穿孔，腹膜炎を合併している場合には手術が必要である。　（古川　顕）

◇ 文献

1) Obokhare I. Fecal impaction: a cause for concern? Clin Colon Rectal Surg 2012; 25: 53-8.
2) Araghizadeh F. Fecal impaction. Clin Colon Rectal Surg 2005; 18: 116-9.

1. 腸閉塞症 — イレウス，偽性腸閉塞症

イレウス
Ileus
偽性腸閉塞症
Intestinal pseudo-obstruction

診断のポイント 小腸から大腸全体的に拡張し，閉塞部（transition point），虚脱腸管は認めない。腸穿孔や腸管虚血などイレウスの原因の診断が可能な場合がある。

CASE
70歳台，男性。横行結腸癌術後3日目。発熱，腹部膨満感，吐き気，嘔吐。

図1

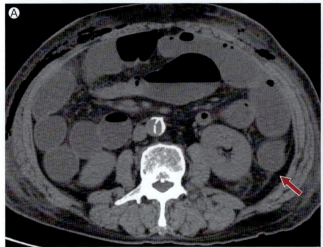
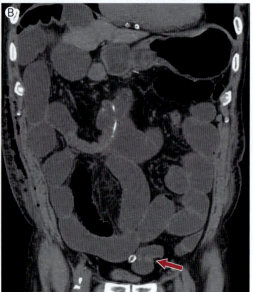

（滋賀医科大学放射線科 佐藤滋高先生，大田信一先生のご厚意による）

画像所見 腹部非造影CT横断像（A）：小腸に加えて下行結腸（➡）の拡張，**冠状断像**（B）：小腸に加えてS状結腸（➡）の拡張が見られる。小腸から大腸にかけて全体に腸管が拡張し，transition pointは認められない。診断：術後麻痺性イレウス。

● 疾患解説

　イレウスは消化管の正常な蠕動運動が障害され，内容物の運搬障害をきたして腸管に腸液やガスが貯留停滞した病態である。病態生理は複雑であるが，さまざまな原因による消化管平滑筋，腸神経系（enteric nervous system；ENS）（Auerbach神経叢，Meissne神経叢）や外因性神経（自律神経）などの複合的障害によるものと考えられる。臨床症状は腹部膨満や嘔吐，腹痛など腸閉塞と類似するが，腸管内腔の狭窄や閉塞は存在しない。大半を占める麻痺性イレウスに加えて，痙攣性イレウス，血管性イレウスなどに分類される。

麻痺性イレウスは，神経性，代謝性，薬剤性，感染性などの要因により消化管の蠕動運動が減弱・消失するもので，具体的には，消化管穿孔や腹腔内の炎症による腹膜炎，敗血症，外科手術，内分泌障害（糖尿病，副腎・甲状腺機能低下症），肺炎，外傷，心筋梗塞・心不全，麻薬性鎮痛薬，抗コリン薬などが原因として挙げられる。なかでも最も頻度が高いものは，術後の麻痺性イレウスである。腹部手術後の腸管蠕動障害（腸管麻痺）は避けられないが，術後数日（平均的な蠕動回復は，小腸：数時間，胃：1〜2日，大腸：3〜5日）以上持続する場合には病的として術後イレウスとされる。術後イレウスでは，癒着による腸閉塞症との鑑別，電解質異常の補正，鎮痛薬などの投与薬の検討が重要である。麻痺性イレウスの画像診断ではCTが有用であり，小腸から結腸，直腸にかけての腸管拡張が認められ，transition pointや肛門側の虚脱腸管を認めないのが腸閉塞との重要な鑑別点である。ただし，例外としては，膵炎や急性虫垂炎の際などに見られる限局性の腸管麻痺（限局性イレウス）が挙げられ，画像上sentinel loop signを呈する。麻痺性イレウスの画像診断においては，イレウスの存在，腸閉塞との鑑別，原因疾患の評価が重要である。

　痙攣性イレウスは，痙攣性収縮が持続し，機能的な蠕動運動が障害された状態であり，その例として，急性膵炎（colon cut off sign）やHirschsprung's disease，鉛中毒などが挙げられる。

　上腸間膜動脈閉塞症や上腸間膜静脈血栓症などでしばしば認められる腸管虚血による麻痺性イレウスは，血管性イレウスと分類される場合がある。

　イレウスの類似疾患に偽性腸閉塞症がある。急性型と慢性型に分類され，急性型はOgilvie症候群（急性大腸偽性腸閉塞症）ともよばれ，機能的な大腸通過障害から大腸拡張をきたす。手術や外傷など種々の疾患に起因する自律神経系の制御崩壊が原因と推測されている。小腸の拡張を伴わないため，大腸閉塞症との鑑別に注意が必要である。一方，慢性型は，慢性偽性腸閉塞症（chronic intestinal pseudoobstruction；CIPO）とよばれ，原発性（腸管筋系，腸管神経系の異常）と続発性（全身性硬化症，アミロイドーシス，パーキンソン病，筋ジストロフィー，ミトコンドリア脳筋症，抗精神病薬，抗うつ薬などに続発）に分類される。消化管の運動障害から，慢性，反復性の腹部膨満，嘔気嘔吐，腹痛など，腸閉塞類似の症状を呈する。

　急性型のOgilvie症候群は罹患部位が大腸に限局すること，慢性型は疾患が慢性経過である点が，急性腹症で取り扱う"イレウス"とは性格が異なる。

● 治療法

　麻痺性イレウスに対する対処は基本的に腸管内圧減圧（胃管），輸液，電解質補正，消化管蠕動抑制剤の中止など保存的であるが，原因疾患により大きく左右される。消化管穿孔や腹膜炎では外科手術を要し，腸管虚血が原因である場合は外科手術や適応があればIVR治療を行う。

〈古川　顕〉

2. 腸重積症

腸重積症（総論）
Intussusception

> **診断のポイント**　腸重積症を疑った場合の画像診断の中心は，小児は超音波検査，成人はCT検査である。

CASE ① 回結腸型腸重積症

生後11カ月，女児。1週間前から感冒症状。朝から哺乳不良，不機嫌，腹部を触るのを嫌がるといった症状。近医を受診し，浣腸で粘血便を認めたため，救急診療科紹介受診。

図1

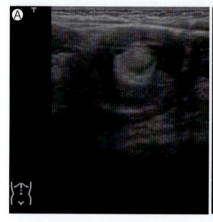

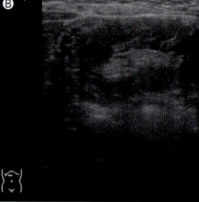

画像所見　腹部超音波検査　上腹部正中縦断像（A）：横行結腸部が短軸像として描出され，doughnut signを示す。
同，横断像（B）：横行結腸部が長軸像として描出され，pseudokidney signを示している。これらは，腸重積に典型的な超音波検査所見である。カラードプラ画像（未提示）では，重積腸管に向かう血流が確認できた。

CASE ② 脂肪腫を先進部病変とする回結腸型腸重積症

55歳，男性。5日間続く心窩部痛を主訴に救急外来受診。

図2

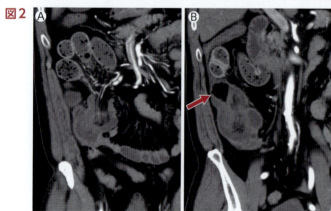

画像所見　腹部造影CT動脈相冠状断像（A，B）：上行結腸内に先進部と思われる低濃度病変を認め（B➡），回結腸型腸重積となっている。Aでは，隣接する小腸壁ならびにこれらに向かう腸間膜動脈分枝は良好に造影されている。しかし，内筒腸管の壁が肥厚し造影効果に乏しく，これらに向かう動脈分枝の造影効果は不良で，内筒腸管周囲の腸間膜脂肪織の濃度は上昇し，腸間膜浮腫を示唆する所見である。

（聖マリアンナ医科大学放射線医学講座　中島康雄先生，大出　創先生のご厚意による）

● 疾患解説

腸重積症（intussusception）とは，腸管が隣接する遠位側の腸管に入り込んだ状態で，遠位側に向かって入り込む内筒腸管をintussusceptum，腸管が入り込んでいる遠位側の外筒腸管をintussuscipiensという[1]。

小児では，回結腸型が80％以上で，大多数が明らかな先進部病変のない特発性である[2]。先行する感染による回腸リンパ濾胞の肥厚や腫大した腸間膜リンパ節が先進部となる場合もある[2]。1歳未満が半数以上を占め，3カ月未満ならびに6歳以上は少なく，男女比は2対1である[3]。約6％に先進部の器質的病変を認める[2]。Linらの先進部病変に起因した小児腸重積症65例の検討では，Meckel憩室32例（49.2％），消化管重複症14例（21.6％），良性ポリープ5例（7.7％），悪性リンパ腫4例（6.2％），腸間膜嚢腫3例（4.6％），Peutz-Jeghers症候群3例（4.6％），その他4例（6.2％）であった[4]。

成人では，消化管閉塞全体の1〜5％とまれな病態である[1]。平均年齢は50歳で，性差はない。有症状例の90％で原因となる先進部病変が存在し，10％が特発性である。先進部病変の1/3が良性腫瘍，1/3が悪性腫瘍で，残る1/3が感染，術後の癒着，Crohn病，消化管潰瘍，Meckel憩室をはじめとする先天性病変による[1]。

腸重積症でみられる腹痛は，重積により閉塞した腸管に向かう近位側腸管の持続的な蠕動収縮に起因する[1]。

治療されない場合，腸管虚血，腸管壊死，腸管穿孔ならびに腹膜炎に至る[2]。

近年，腹部CTがさまざまな適応で頻繁に行われるようになり，一過性かつ無症候性の腸重積症の頻度が増加している[1]（図3）。

画像診断検査には，腹部単純X線撮影，腹部超音波検査，腹部CTが行われるが，一般的に，小児では超音波検査が，成人では腹部CTが検査の中心となる。

● 治療法

小児の回結腸型腸重積症に対する治療の第一選択は，エアーまたは液体を用いた，透視あるいは／および超音波ガイド下高圧注腸による整復術である[2]。

成人では，先進部病変を伴っている場合が多く，通常は外科的治療が選択される[1]。

CASE①（図1）は，透視（未提示）および超音波ガイド下に高圧注腸による整復術が行われた（図4）。CASE②では緊急手術が行われた。腸重積の整復が困難であったため，回腸末端部から上行結腸が切除された。回腸遠位部の脂肪腫を先進部とする腸重積症および回腸末端の壊死が確認された。

（野坂俊介）

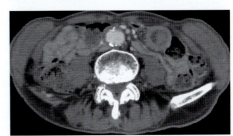

図3　偶然発見された無症候性の小腸腸重積（79歳，男性）

胃癌治療後の経過観察目的の躯幹部造影CT：大動脈左側にtarget signを認め，小腸腸重積の所見である。無症候性であり，経過観察となった。

（聖マリアンナ医科大学放射線医学講座　中島康雄先生，大出　創先生のご厚意による）

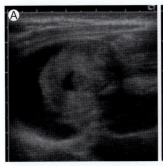 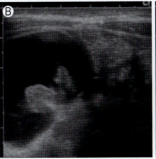 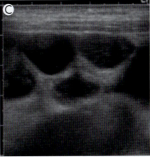

図4　透視および超音波ガイド下整復術時の超音波画像

右下腹部横断像（A），右下腹部横断像（B），下腹部正中縦断像（C）：Cでは，整復完了後，小腸に逆流した液体が確認できる。

◇ 文献

1) Marsicovetere P, et al. Intestinal Intussusception: Etiology, diagnosis, and treatment. Clin Colon Rectal Surg 2017; 30: 30-9.
2) Edwards EA, et al. Intussusception: past, present and future. Pediatr Radiol 2017; 47: 1101-8.
3) エビデンスに基づいた　小児腸重積症の診療ガイドライン．
　 http://www.convention-axcess.com/jsep/doc/annai/20121017_Guideline.pdf
4) Lin XK, et al. Clinical characteristics of intussusception secondary to pathologic lead points in children: a single-center experience with 65 cases. Pediatr Surg Int 2017; 33: 793-7.

2. 腸重積症

Peutz-Jegher症候群
Peutz-Jeghers syndrome

> **診断のポイント**　Peutz-Jegher症候群といった腸重積を合併しうる基礎疾患がある場合の急性腹痛では，迅速な画像診断がきわめて重要。

CASE

11歳，女児。Peutz-Jegher症候群と診断され経過観察中。朝から腹痛を認めるも登校。昼食後から強い下腹部痛を訴え，救急診療科へ救急搬送。基礎疾患ならびに強い腹痛，臍右側の弾性軟な腫瘤，浣腸での便潜血陽性，といった所見から腸重積症の合併を念頭に臥位腹部単純X線撮影（未提示）に続き，腹部超音波検査（図1）の依頼。精査目的に腹部CT（図2）実施。血液検査ではHb 7.2 g/dL。

図1

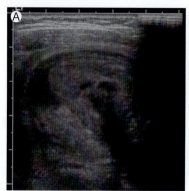 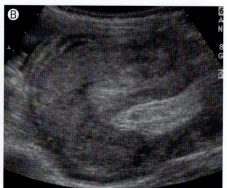

> **画像所見**
> **腹部超音波検査右側腹部横断像**（図1A）：腸管が短軸像として描出され，外筒腸管内に内筒腸管が入り込んだ所見を認め，腸重積を示唆する所見である。
> **同，縦断像**（図1B）：腸管が長軸像として描出され，重積が長い範囲にわたることがわかる。
> **非造影CT**（図2A）：腹部右側主体に外筒腸管内に腸間膜脂肪織を伴って入り込んだ内筒腸管を認める。
> **造影CT**（図2B）：外筒腸管壁の造影効果は確認できるものの，内筒腸管の造影効果は明らかでない。右側腹部には，正常な上行結腸を認め，腸重積は小腸レベルであることが示唆される。
> **造影CT冠状断像**（図2C）：内筒腸管が長い範囲にわたり造影されていない。
> **造影CT冠状断像**（図2Cの背側）（図2D）：先進部と思われる部分に均一な低吸収域を認める（➡）。この低吸収域の一部に先進部となったポリープが含まれているものと思われる。

● 疾患解説

　Peutz-Jegher症候群は，消化管の過誤腫性ポリープと粘膜皮膚色素沈着を特徴とする遺伝性疾患で，常染色体優性遺伝を示す。頻度は30,000～120,000出生に1人といわれ，性差はない[1]。腫瘍抑制遺伝子であるセリン-トレオニンキナーゼ11（*STK11*）遺伝子の変異が70～80％で認められる[2]。全体の50％は孤発の遺伝子突然変異である[1]。ほとんどの場合，ポリープによる消化管閉塞や消化管出血を示す。消化管ポリープの発生部位は多い順に小腸，結腸，胃である[2]。ポリープに起因する合併症は，腸重積（40％），腹痛（23％），下血（14％），消化管閉塞（14％），である[1]。また，本疾患において重要な事項は，消化管ならびに消化管以外の悪性腫瘍の発生である[1]。消化管以外の悪性腫瘍は，乳腺，膵臓，肺ならびに生殖器に発生する[2]。

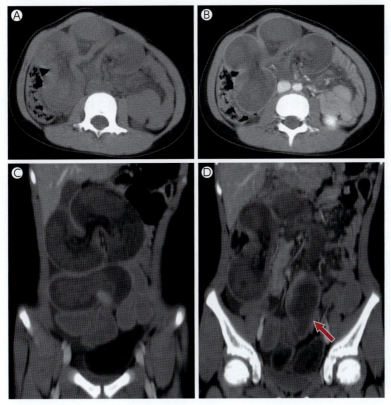

図2

　Linらによる単一医療機関での先進部病変を伴った小児腸重積65例の検討では，男児に多い傾向で，診断時平均年齢は4.9歳，40％が小腸型腸重積，80％で1回以上の再発を認めた[3]。先進部病変の内訳は，Meckel憩室が約半数であったのに対し，Peutz-Jegher症候群は5％弱であった[3]。腸重積は，全例超音波検査で診断可能であったが，先進部病変の診断ができたのは6％に過ぎず，過去の報告に比し先進部病変の診断能は低かった[3]。CTは10例に行われ，半数で先進部病変が診断可能であった[3]。WuらによるPeutz-Jegher症候群に伴う腸重積の症例報告では，今回提示した症例同様，長い範囲にわたる小腸型腸重積であった[4]。

●治療法

　診断がつけば，外科的な治療が一般的で，Linらの先進部病変を伴った腸重積65例の検討では，全例外科的な治療が行われている[3]。

　今回提示した症例は，緊急開腹術となった。Treitz靭帯から約80cmの部位に母指頭大のポリープを認め，これを先進部として約70cmにわたり腸重積となっていた。重積距離が長く，通常の徒手整復（Hutchinson手技）は不可能で，口側腸管を注意深く引き出すことで，腸重積が解除された。色調回復の悪い内筒腸管約70cmならびに口側のポリープが切除され，端々吻合が行われた。

（野坂俊介）

◇ 文献

1) Kılıç S, et al. Peutz-Jeghers syndrome: an unusual cause of recurrent intussusception in a 7-year-old boy. Turk J Pediatr 2016; 58: 535-7.
2) Shrivastava A, et al. Unusual presentation of intussusception of the small bowel with Peutz Jeghers syndrome: Report of a case. J Clin Diagn Res 2013; 7: 2296-7.
3) Lin XK, et al. Clinical characteristics of intussusception secondary to pathologic lead points in children: a single-center experience with 65 cases. Pediatr Surg Int 2017; 33: 793-7.
4) Wu L, et al. Unusual ultrasound appearance of small bowel intussusception and secondary bowel obstruction in a child with Peutz-Jeghers syndrome. Clin Imaging 2017; 43: 136-9.

2. 腸重積症

悪性リンパ腫
Malignant lymphoma

> **診断のポイント**　悪性リンパ腫を先進部とする腸重積は，通常急性腹症を契機に診断されるが，まれながら慢性経過を辿ることがある。

CASE

4歳，男児。約1ヵ月前から血便あり，前医受診し下部消化管内視鏡にて結腸肝彎曲部付近に径30mmの有茎性ポリープを認め，生検が行われた。小児外科紹介予定であったが，急性腹痛のため前医受診し，救急診療科に救急搬送。腹部超音波検査（図1）の依頼。続いて，精査目的に腹部造影CT（図2）実施。

図1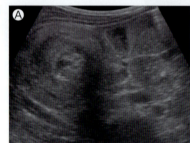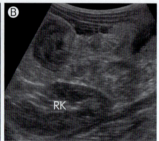

疾患解説

　提示例は，最終的に急性腹痛のため救急搬送となったが，それまでは慢性経過を示していた。先進部病変に伴った腸重積のうち，まれながら慢性経過を示す場合がある[1]。慢性経過を辿る腸重積は，2歳より年長で，典型的な腹部の疝痛，嘔吐，血便といった三徴を示さず，80％で腹痛あるいは嘔吐のみを認める[1]。消化管原発の悪性リンパ腫は，通常急性の腸重積として診断されるが，慢性経過を辿る腸重積として診断される症例も散見される[1]。

　消化管原発のリンパ腫は，全消化管悪性腫瘍の1～4％である[2]。小児では，ほとんどの場合，遠位回腸または回盲部の病変である[2]。悪性リンパ腫は，小児固形腫瘍のなかで3番目の頻度である。欧米では，非ホジキンリンパ腫は，小児リンパ腫の40～50％を占める[3]。わが国では，90％近くが非ホジキンリンパ腫という特徴がある。非ホジキンリンパ腫は，組織学的に以下の3タイプに分類される。65％を占めるB細胞性のバーキットリンパ腫ならびにびまん性大細胞型B細胞性，20％を占めるリンパ芽球性，15％を占める未分化大細胞性，である[2]。

　Linらによる単一医療機関での先進部病変を伴った小児腸重積65例の検討では，悪性リンパ腫は4例（6.2％）であった[4]。一方，腹部原発のバーキットリンパ腫の最大18％が腸重積を契機に診断される[3]。腸重積を合併したバーキットリンパ腫の80％に腹痛を認め，これに嘔気，嘔吐，便秘，下痢，全身倦怠感などの症状を伴う[2]。一方，急速な腫瘍増大のため，しばしば急性腹症として発症し，消化管閉塞や急性虫垂炎に類似する[2]。

　小腸悪性リンパ腫のCT所見は，均一あるいはやや不均一な全周性小腸壁肥厚を示す場合と，不均等な全周性小腸壁肥厚に内腔の拡張を示す場合があるといわれている[3]。小児では，腹部超音波検査が最初に行われることが多いが，これらのCT所見を反映した所見が得られる。提示例では，すでに腸重積を合併していたため，腸重積所見に加え先進部病変が描出されていた。

● 治療法

　腹部原発のバーキットリンパ腫に対する治療は，腫瘍が小さく限局している場合は完全切除も可能である[3]。しかし，このような状況はまれで，腫瘍が完全または，ほぼ完全に切除できない場合の治療の基本は，確実な組織診断のための外科的な腫瘍採取とそれに続く迅速な化学療法である[3]。

　本例は，前医での生検組織を詳細に検討した結果，バーキットリンパ腫と診断された。前医で行われた大腸内視鏡（図3A, B）では，結腸肝彎曲部に有茎性ポリープを認めたとのことであるが，続いて行われた画像診断検査所見や術中所見を考慮すると，腸重積の先進部となったポリープ（図3A）を見ていたと思われる。図3Bでは，ポリープの茎部が確認できる（図3B➡）。救急搬送後，患児の全身状態が落ち着いていたため，搬送から1週間後に開腹手術が行われた。回腸末端から10cm口側に腫瘍があり，これが先進部となり結腸肝彎曲部付近に至る腸重積が確認された。腸重積を解除し，腫瘍部分の回腸切除が行われた。回盲部には多数のリンパ節腫大が認められた。後日化学療法が開始された。　　　（野坂俊介）

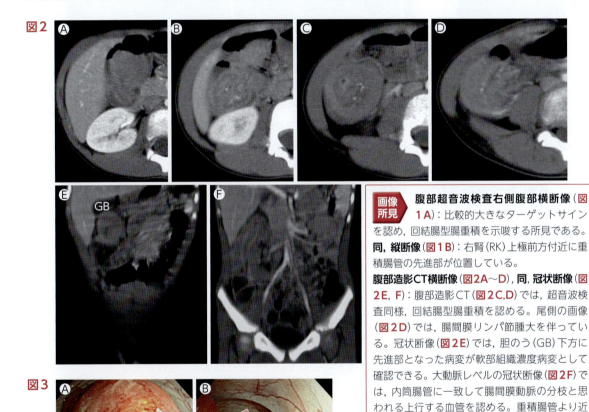

画像所見 腹部超音波検査右側腹部横断像（図1A）：比較的大きなターゲットサインを認め，回結腸型腸重積を示唆する所見である。
同，縦断像（図1B）：右腎（RK）上極前方付近に重積腸管の先進部が位置している。
腹部造影CT横断像（図2A〜D），同，冠状断像（図2E, F）：腹部造影CT（図2C,D）では，超音波検査同様，回結腸型腸重積を認める。尾側の画像（図2D）では，腸間膜リンパ節腫大を伴っている。冠状断像（図2E）では，胆のう（GB）下方に先進部となった病変が軟部組織濃度病変として確認できる。大動脈レベルの冠状断像（図2F）では，内筒腸管に一致して腸間膜動脈の分枝と思われる上行する血管を認める。重積腸管より近位の消化管に閉塞に伴った内腔の拡張は明らかでない。

◇ 文献

1) Choi SH, et al. Chronic intussusception caused by diffuse large B-cell lymphoma in a 6-year-old girl presenting with abdominal pain and constipation for 2 months. J Korean Med Sci 2016; 31: 321-5.
2) Bălănescu NR, et al. Ileocolic intussusception due to Burkitt lymphoma: a case report. J Med Life 2013; 6: 61-4.
3) Grajo JR, et al. Presentation of ileal Burkitt lymphoma in children. J Radiol Case Rep 2012; 6: 27-38.
4) Lin XK, et al. Clinical characteristics of intussusception secondary to pathologic lead points in children: a single-center experience with 65 cases. Pediatr Surg Int 2017; 33: 793-7.

2. 腸重積症

Ball valve症候群
Ball valve syndrome

診断のポイント 胃瘻バルーンカテーテル周囲からの胃内容の漏れや，嘔吐といった症状の場合に本症候群を考える。

CASE
2歳，男児。2カ月前に胃瘻造設および胃食道逆流防止術実施。1カ月前に胃瘻チューブを胃瘻バルーンカテーテルに交換。胃瘻ボタンが引き込まれる感じに加え，ボタン部分からの脇漏れが多くなった。

図1
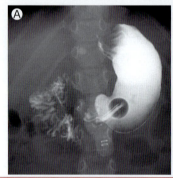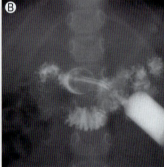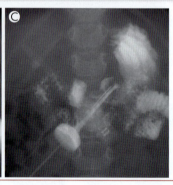

画像所見
1カ月前の胃瘻チューブから胃瘻バルーンカテーテルへ交換時の造影(A)：胃瘻バルーンカテーテルは胃体部方向に向いている。
胃瘻ボタンからの造影(B)：十二指腸球部に続いて十二指腸ループが造影され，固定用バルーンが十二指腸球部にあることから，Ball valve症候群と診断できる。
胃瘻バルーンカテーテル先端位置変更後(C)：バルーンを小さくし，胃瘻バルーンカテーテル先端を胃内に戻すことができた。

● 疾患解説

Ball valve症候群は，1946年初めて報告された。一般的に，大きな胃ポリープによる胃流出路閉塞例が報告されたのが最初といわれている[1]。わが国では，胃瘻チューブ先端のバルーンによる胃十二指腸の腸重積となった場合や，バルーンが十二指腸に迷入し胃の出口を閉塞した状態をBall valve症候群という[1]。最も簡便かつ治療に直結する診断法は，胃瘻ボタンからの造影である。

胃瘻ボタンのバルーン部分の十二指腸への迷入によりVater乳頭を閉塞し，急性膵炎を起こしたという報告もある[2]。

● 治療法

Ball valve症候群と診断がつけば，いったんバルーン内容を吸引して小さくした後に胃内に戻し，再度バルーンを適切なサイズとし，再度十二指腸側に迷入しないよう，少しきつめに腹壁側に固定する。

今回提示した症例は，シャフト長を1.7cmから1.2cmに変更し，バルーン容量を1.5mLから1.0mLとした。

(野坂俊介)

◇文献
1) Toh Yoon EW, et al. Ball Valve syndrome caused by the migration of gastrostomy catheter tip. Clin Gastroenterol Hepatol 2017; 15: e133-4.
2) Bui HD, et al. Acute pancreatitis: a complication of Foley catheter gastrostomy. J Natl Med Assoc 1986; 78: 779-81.

Meckel憩室関連疾患
Meckel's diverticulum and related disorders

> **診断のポイント** Meckel憩室の合併症としては，消化管出血，捻転や腸重積に起因する消化管閉塞症状，憩室炎があり，迅速な画像診断が重要である。

CASE

7歳，男児。3日間続く臍周囲痛，心窩部痛を主訴に紹介となった。血液検査では，WBC 21,000/μL，CRP 14.6mg/dL。

図1

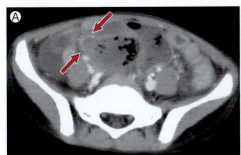
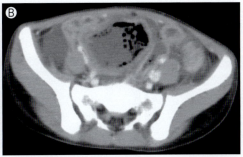
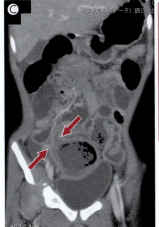

画像所見 **腹部造影CT横断像 頭側（A），尾側（B）**：単純撮影でガスレスであった部位に一致して，腸液を含んだ消化管に囲まれるように，残渣を含んだ比較的壁の厚い腔を認める。この腔は，消化管ループとの連続性があることがわかる（A➡）。
冠状断再構成画像（C）：同様に，消化管との連続性（➡）が確認された。この腔の壁は，連側する消化管と同等の性状である。
上記画像所見より，巨大Meckel憩室と診断した。

(福知山市民病院 小児外科 深田良一先生ならびに
放射線科 蘆田 浩先生のご厚意による)

● 疾患解説

臍腸管（卵黄管）は，卵黄嚢と中腸をつなぐ胎生期の組織で，通常は胎生8～9週には消失する[1]。臍腸管（卵黄管）が完全に消失しない場合，種々の病態を呈するが，最も頻度が高いのがMeckel憩室で，そのほかには臍腸管索，臍腸瘻，臍腸管嚢胞などがある[1]。

Meckel憩室は，消化管の先天異常のなかで最も頻度が高く，人口の約3％の頻度といわれている[1]。Meckel憩室は，真性憩室で，その壁は消化管の全層を有し，嚢状形状を示し，バウヒン弁から口側40～100cmの遠位回腸の腸間膜付着側の対側から発生する[2]。Meckel憩室の合併症としては，消化管出血，捻転や腸重積に起因する消化管閉塞症状，憩室炎（図2），その他まれに腫瘍の発生，が挙げられる[1]。Meckel憩室には上腸間膜動脈の終末枝である卵黄動脈による血流支配があり，このため，虫垂同様に，炎症や内腔閉塞が起こりやすい[1]。巨大Meckel憩室は，大きさが5～6cm以上の場合をいうが，腸管と交通性を

有する重複腸管が鑑別疾患となる[1]。合併症を伴っていない，無症候性のMeckel憩室を消化管透視，超音波検査，CTといった画像診断検査で描出するのは容易ではない。消化管出血は，小児では最も頻度が高い合併症で，憩室内に認める異所性胃粘膜や膵組織に起因する。憩室内の異所性胃粘膜や膵組織は半数以上に認められる[1]。消化管出血例に対する画像診断として推奨されるのは，$^{99m}TcO_4^-$による胃粘膜シンチグラフィである[1]（図2E）。消化管出血に次いで多い合併症は，消化管閉塞で，臍腸管索に関連する捻転や絞扼，Meckel憩室が先進部となる腸重積に起因する[1]。Meckel憩室が鼠径ヘルニアのヘルニア内容となった病態をLittre herniaという。Meckel憩室炎は，急性腹症を呈し，虫垂炎に類似する。有症状のMeckel憩室では，Meckel憩室炎である頻度が高い。

その他の合併症には，憩室内の結石，捻転，穿孔などがある。

合併症を伴ったMeckel憩室に対する画像診断は，患児の状況に応じて，胃粘膜シンチグラフィ，腹部超音波検査，消化管造影検査（高圧注腸といった治療目的含む），CTを適宜組み合わせて行う（図2）。

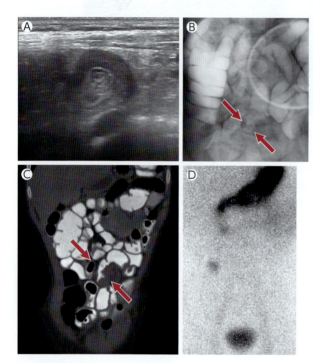

図2　Meckel憩室炎

8歳，男児。前日からの腹痛と嘔吐を主訴に救急診療科受診。臍周囲を中心に圧痛認めるも腹膜刺激症状なし。血液検査では，WBC 11,650/μL（Neu 83.8%），CRP 0.2mg/dL。診断確定に至らず，経過観察となった。経過中に腸重積が疑われ，高圧注腸実施するも腸重積は明らかでなかった。

超音波検査右下腹部縦断像（A），高圧注腸後の撮影（B），高圧注腸後の腹部CT冠状断再構成画像（C），胃粘膜シンチグラフィ（D）：初期に行ったAでは，右下腹部に限局壁肥厚を伴う消化管を認めた。Cでは，小腸ループから突出し，盲端に終わる構造があり，壁肥厚を伴っている（C➡）。臨床経過と合わせてMeckel憩室炎と診断した。高圧注腸後の撮影（B）を後方視的にみると，CT同様に小腸ループから突出し盲端に終わる憩室様構造が確認できる（B➡）。Aは壁肥厚を伴ったMeckel憩室を見ていたと思われる。後日行った胃粘膜シンチシンチグラフィ（D）では，Meckel憩室内の異所性胃粘膜に核種の集積を認める。憩室炎症状が落ち着いた時点で手術が行われた。

● 治療法

有症状のMeckel憩室に対しては，外科的切除および消化管吻合が第一選択の治療法である[3]。開腹手術が主体であるが，腹腔鏡下手術も選択される[3]。偶然発見されたMeckel憩室に対する治療は，適宜対応することになる。

本例は，巨大Meckel憩室の術前診断で開腹手術が行われた。手術にて，360°捻転を伴った巨大Meckel憩室（長軸径6cm）が確認され，捻転解除後（図3），連続する腸管とともに摘出された。憩室炎の合併も確認された。　　　　（野坂俊介）

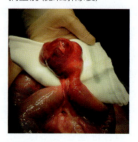

図3　手術所見
摘出前（捻転解除後）

◇ 文献

1) Bagade S, et al. Imaging of omphalomesenteric duct remnants and related pathologies in children. Curr Probl Diagn Radiol 2015; 44: 246-55.
2) Srisajjakul S, et al. Many faces of Meckel's diverticulum and its complications. Jpn J Radiol 2016; 34: 313-20.
3) Lin XK, et al. Clinical characteristics of Meckel diverticulum in children: A retrospective review of a 15-year single-center experience. Medicine (Baltimore) 2017; 96: e7760.

4. 輸入脚症候群

輸入脚症候群
Afferent loop syndrome

診断のポイント 胃や膵頭部の切除後の既往があり，画像診断により拡張した輸入脚を認めた場合，本症を疑うことが大切である。

CASE

70歳台，男性。3日前から腹痛あり徐々に増強し，その後嘔吐。救急車で来院。
30年前に胃潰瘍のため幽門側胃切除（Billroth Ⅱ法で再建）の既往あり。
採血結果：AMY 192IU/L，Bil 0.5mg/dL。37.6℃の発熱。

図1

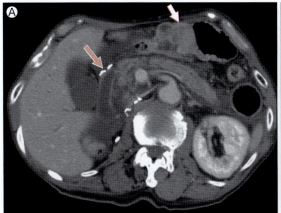
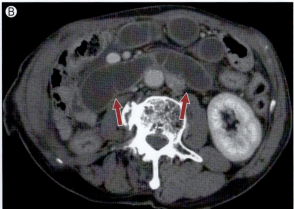
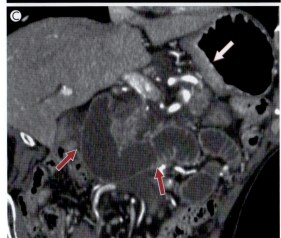

画像所見 造影CT平衡相横断像（A, B），造影CT MPR像（C）
十二指腸切除断端（A➡）から胃空腸吻合部付近までの輸入脚は拡張し（B, C➡），肝内胆管の軽度拡張と膵炎が疑われる膵周囲の液貯留が認められた。よく見ると胃空腸吻合部には不整な壁肥厚が見られ，閉塞の原因となった残胃癌も認められる（A, C⇨）。

● 疾患解説

輸入脚とは手術をした際に見られる消化管の端が行き止まりとなった盲管で，胃切除後のBillroth（B）-Ⅱ再建法やRoux-en-Y再建法（図2），膵頭十二指腸切除後のChild変法後で見られる。その輸入脚に何らかの機械的通過障害をきたし，腹痛や嘔吐などの症状がみ

られる場合に輸入脚症候群とよばれる。輸入脚症候群が起こる頻度は胃切後B-Ⅱ再建で1.00％，胃全摘Roux-en-Y再建法で0.68％と報告されている[1,2]。

通過障害が起こる原因を**表1**に挙げるが，閉塞した輸入脚内に膵液や胆汁を主体とした腸液が停滞し，拡張，伸展する。さらに内圧が上昇しても通過障害部を腸液が流れない場合は，胆管や膵管にもうっ滞や逆流が生じて胆管炎や膵炎の原因となる（**図3**）。ときには拡張した輸入脚に破裂や壊死が生じてさらに重症化することもある。

本症候群は高アミラーゼ血症を80％，黄疸を10〜20％の頻度で伴い，画像的には，B-Ⅱ再建後やRoux-en-Y再建後に大動脈前面で上腸間膜動脈と挟まれた十二指腸水平脚（輸入脚）が腸液で拡張するのが特徴である。

● 治療法

2004年の報告では輸入脚症候群の死亡率は11〜28％と高いとされているが，現在では画像診断が発達し早期に診断，治療が行われるようになっており，その率は減少している。本疾患の治療は基本的に早期の手術による閉塞の解除が原則とされている。しかし，状態の悪い患者や手術困難な場合には内視鏡的治療（ドレナージ，ステント），経皮経肝的ドレナージによる経乳頭的減圧，経皮的輸入脚直接穿刺などの非外科的治療で拡張した輸入管の減圧や狭窄解除が選択されることも多くなってきている[3]。

〈井本勝治〉

表1　輸入脚症候群の原因

①輸入脚の過長・過短　→　癒着，屈曲，捻転，腸重積
②輸出脚や横行結腸および横行結腸間膜による輸入脚の圧迫，締めつけ
③内ヘルニア（吻合部後部間隙への腸管陥入）
④潰瘍再発や残胃癌による吻合部狭窄・閉塞

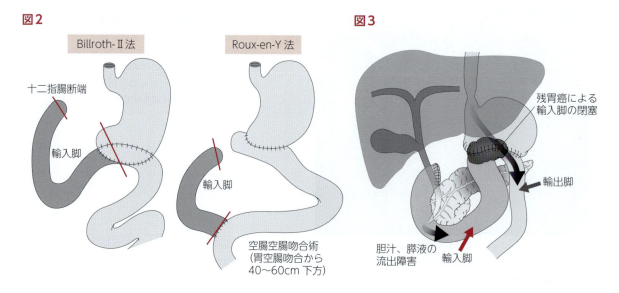

図2　Billroth-Ⅱ法／Roux-en-Y法（十二指腸断端，輸入脚，空腸空腸吻合術（胃空腸吻合から40〜60cm下方））

図3　残胃癌による輸入脚の閉塞／輸出脚／胆汁，膵液の流出障害／輸入脚

◇ 文献

1) 古田一徳, ほか. 輸入脚閉塞症の診断と治療. 日臨外医会誌 1994; 55: 2491-8.
2) 大城辰雄, ほか. 胃切除後輸入脚症候群. 別冊日本臨床 消化器症候群（上巻）第2版. 東京: 日本臨床社; 2009. p458-60.
3) 柏木秀幸, ほか. 術後の主な合併症とその対策 ダンピング・輸入脚症候群. 外科治療 2011; 104: 756-61.

5. 急性胃拡張

急性胃拡張
Acute gastric dilatation

> **診断のポイント**　急性胃拡張は一つの病態であり，機能的および器質的な原因を，画像診断を含めて鑑別診断する。

CASE

症例1（図1）：80歳台，女性。症例2（図2）：80歳台，男性。いずれも嘔吐を繰り返し受診しCT施行。

図1

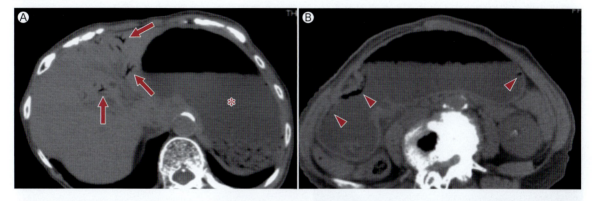

図2

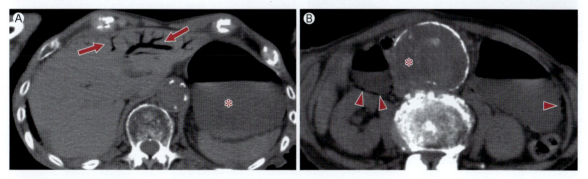

> **画像所見**　**非造影CT 空気条件**（図1A, B）：胃内腔の著明な拡張（A＊）と門脈内ガス（A➡）を認めるが，内視鏡では特に幽門部に強い狭窄は認めず，機能性の胃拡張と診断された。胃壁には空気像を認め（B▶），肝内門脈にはガス像を認める。
> **非造影CT 空気条件**（図2A, B）：著明な胃拡張（A＊）と胃壁内および門脈内にガス像（A➡）を認める。腹部大動脈に解離を伴う大動脈瘤が存在し（B＊），胃十二指腸壁にもガス像（B▶）も認める。上腸間膜動脈との間で機能的な狭窄を認めた。

疾患解説

急性胃拡張は機能的な原因と，十二指腸や幽門部といった胃排出部での器質的狭窄が原因となって生じる場合がある。

急激な胃内圧の上昇と胃壁拡張による静脈系のうっ血が血流不全を生じ，胃壁内，門脈内ガスの成因となる。胃破裂に至る症例も報告される。

機能的胃拡張では，胃壁の急激な緊張低下と運動減弱が起こり高度の拡張を示す状態である。原因として，開腹手術，麻酔薬による胃運動の抑制，低蛋白血症や電解質異常，上腸間膜動脈性十二指腸閉塞症を生じやすい解剖要因[1]，重症感染症，高度の全身衰弱，過食[2]，外傷，中枢神経障害などが挙げられる。

胃排出路の器質的狭窄もさまざまな原因があり，画像的な鑑別診断が重要である（図3，表1）[3]。

図3　症例3 脂肪抑制T2WI（50歳台，女性）

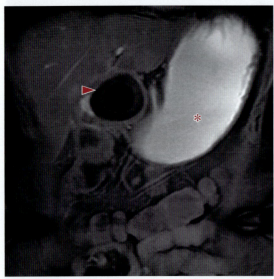

嘔気，背部痛で受診。十二指腸球部に結石と考えられる層状の低信号域（▶）を認める（径約50mm大）。胃（＊）は著明に拡張している。

表1　胃排出路の器質的狭窄の原因

悪性腫瘍	膵癌
	胆嚢癌
	幽門部胃癌
	十二指腸癌
良性疾患	胃十二指腸潰瘍
外傷，抗凝固療法	十二指腸粘膜下血腫
先天性	輪状膵
	胃軸捻転
医原性	胃瘻，消化管ステントの迷入
	胃切除後（減量手術含む）
異物	胃石
	胆石（Bouveret症候群，症例3）

治療法

治療法は原因疾患によりさまざまであるが，機能的原因による胃拡張は減圧治療による保存療法が選択される。

（山﨑道夫／山本敦子／金﨑周造／麓　佳奈子）

◇ 文献

1) 繁光　薫，ほか．上腸間膜動脈症候群に基づく急性胃拡張による広範囲胃壊死・胃破裂の1例．日本腹部救急医学会雑誌 2014; 34: 157-60.
2) 佐野達夫，ほか．過食後の急性胃拡張により胃壊死・穿孔をきたした1例．日臨外会誌 2013; 74: 2139-43.
3) Preethi G, et al. CT of Gastric Emergencies. Radiographics 2015; 35: 1909-21.

6. 捻転

胃軸捻転
Gastric volvulus

> **診断のポイント** 異常な形状の拡張した胃泡，食道裂孔ヘルニアを見た際に考慮する。
> CTにて噴門の位置，胃内のbeak signを確認し，解剖を把握することが重要。

CASE
80歳台，男性。夕食後に腹痛，腹部膨満，強い嘔気が出現し救急要請。

図1

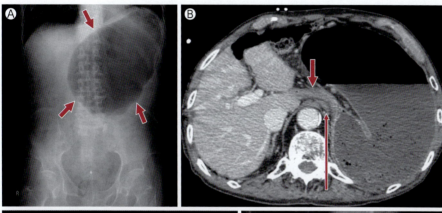

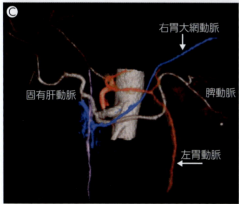

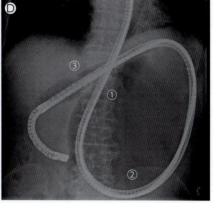

> **画像所見**
> **臥位腹部単純X線写真（A）**：左上腹部を占拠するだ円形のガス像（➡）を認める。胃のようであるが，正常の形態を示さない。
> **造影CT平衡相（B）**：拡張した胃内腔が屈曲しbeak signを形成，虚脱した前庭部（➡）へ連続する。食道はこの背側を走行する（→）。
> **CTアンギオグラフィ（C）**：左胃動脈が下垂，右胃大網動脈が左横隔膜下へ向かって走行。
> **内視鏡整復（D）**：内視鏡が逆αを描くように挿入されている。①噴門，②穹窿部，③幽門輪。

● 疾患解説

　胃軸捻転症は胃の全体，あるいはその一部が生理学的範囲を超えて捻転し，胃内容物の通過障害をきたした状態をいう。先天性，後天性さまざまな理由による固定不全が原因と

なる。臨床症状は，①吐物なき嘔吐，②上腹部痛と膨満，③胃管挿入困難がBorchardt三徴として知られている。

捻転の方向で，間膜軸性(短軸)捻転と臓器軸性(長軸)捻転に分類される。

間膜軸性捻転は，小弯と大弯を結ぶ線を中心に捻転するもので(図2)，体部の捻転軸部で通過障害を起こし，穹窿部側は液体，ガスで著明に拡張，前庭部は虚脱し左横隔膜下に圧排偏移される。

腹部単純写真では拡張した穹窿部のガスが楕円形の胃泡として認められる。前庭部側にもガスが含まれると，2つの気泡が重なるair cap signとよばれる所見を示す。CTの特徴は，①拡張した穹窿部側と虚脱した前庭部側の間に形成される狭窄像(beak sign)，②噴門が通常より低位に位置，③牽引された腹部食道と虚脱した前庭部との交差像である。ダイナミックCTによる動脈走行の描出も有用で，大弯を走行する右胃大網動脈が左横隔膜下へ向かい，左胃動脈は下降する[1]。

臓器軸性捻転は，胃の噴門から幽門にかけて結ぶ線を中心として捻転するもので(図2)，体部から前庭部が反転，挙上する。食道裂孔ヘルニアに伴うことが多く，軸捻転を伴って高度に胃が縦隔内へ脱出した状態はupside down stomachとよばれる[1]。

画像的には横隔膜上に拡張したガス像を認め，CT，消化管透視にてこれが胃の一部であること，小弯大弯の反転を証明することで診断に至る。ヘルニア門を通過する部分は両側とも狭窄をきたし，脱出部がclosed loopを形成，循環障害を伴う頻度も高く，緊急手術の可能性を念頭に置く。

● 治療法

まず胃管を挿入し減圧を図る。十分な減圧により自然整復される例もある。次に内視鏡を用いた整復が試みられる。整復が成功してもその後の再発を考慮し，固定術が推奨される。胃の循環障害が疑われる場合は緊急手術を要する[2]。　　　　　　　　　　　　(谷掛雅人)

図2　間膜軸性捻転(左)と臓器軸性捻転(右)

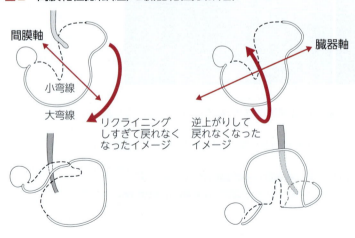

◇ 文献

1) Guniganti P, et al. CT of Gastric Emergencies. Radiographics 2015; 35: 1909-21.
2) Zuiki T, et al. The management of gastric volvulus in elderly patients. Int J Surg Case Rep 2016; 29: 88-93.

6. 捻転

脾臓捻転
Torsion of the spleen

診断のポイント 遊走脾が捻転を起こしたもの。脾臓が正常の位置に認められないことに気づくこと。位置の異常な脾臓実質の造影欠損，脾動静脈のwhirl signが有用。

CASE
30歳台，女性。腹痛。以前より胃静脈瘤を指摘されていた。前日より腹痛が増強し，救急受診。

図1

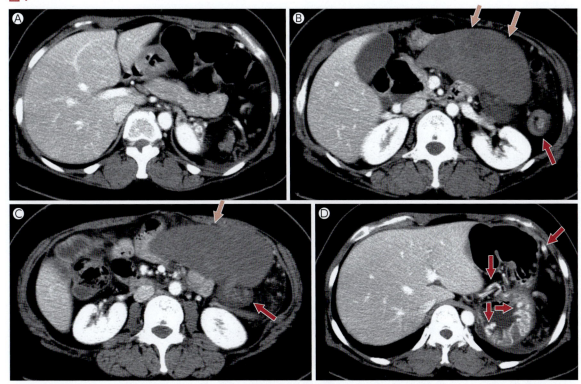

(近畿大学放射線科 松木 充先生のご厚意による)

画像所見
造影CT平衡相(A)：左上腹部，膵尾部周囲に脾臓が存在しない。
造影CT平衡相(B, C)：半月状の，造影効果の認められない腫瘤構造を認める(➡)。造影効果の低下した拡張した脈管構造がwhirl signを形成しながら膵尾部から腫瘤へと連続し，異常な位置にある脾臓であることが確認できる(➡)。
造影CT平衡相(D)：噴門部，胃壁内の血管，胃大網静脈に怒張が認められる(➡)。

● 疾患解説

脾臓は通常複数の靱帯で固定されているため，捻転することはない。これらの支持組織の先天的な形成不全や後天的な弛緩によって脾臓が過剰な可動性を有する，遊走脾とよばれる状態を背景に本症は発症する。小児および20～40歳の女性に好発するとされる。

症状は捻転の程度によって異なり，虚血を生じ急性腹症で発症する例，慢性的，断続的な腹痛を訴える例などさまざまである。また，慢性的な脾静脈の閉塞によりその側副血行路が拡張し，本例のように胃静脈瘤を合併した例が報告されている。

本症は画像にて確定診断が可能である。①遊走脾の所見：脾臓が左上腹部に認められず，腹腔内の異常な位置に存在する，②捻転の所見：脾動静脈が捻じれ像（whirl sign）を描き，膵尾と脾門の間に認められる，③脾臓の循環障害の所見，の3つがポイントとなる。

超音波では，異常な部位に位置する脾臓の腫大，内部輝度の不均一化，脾切痕の消失，カラードプラでの血流低下といった所見が認められる。CTではやはり腫大や脾切痕の消失に加え，太い脾動静脈の渦巻き像（whirl sign）が観察しやすい。膵尾部からの連続は脾臓であることの証明ともなる。造影効果は低下ないし欠損する。

捻転した脾臓が正常の位置に収まった報告もあり，血流の評価は重要である。

●治療法

虚血，壊死に陥っている場合は脾摘出術が施行される。脾臓が壊死に至っておらず機能的に問題なければ，脾臓の免疫機能を温存するために脾固定術が推奨されている。

なお，摘出した場合は，脾摘後重症感染症（overwhelming postsplenectomy infection）対策として，肺炎球菌ワクチンの接種を検討する。

（谷掛雅人）

図2　脾臓捻転と胃静脈瘤

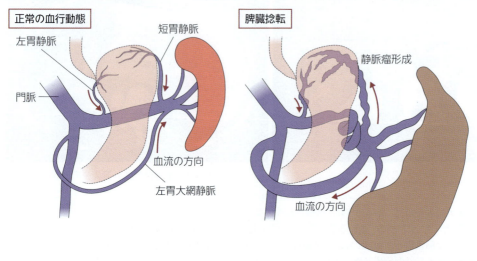

脾臓の捻転に伴い脾静脈本幹も捻じれて閉塞する。脾門部近くで脾静脈へ流入する短胃静脈，左胃大網静脈は，うっ滞した脾静脈血流の側副路となり，逆流，怒張する。短胃静脈は胃静脈瘤を形成する。

◇ 文献
1) 酒井　剛，ほか．遊走脾捻転に伴う脾静脈閉塞により胃静脈瘤をきたした1例．日臨外会誌2015; 76: 1505-8.
2) Chauhan NS, et al. Torsion of a wandering spleen presenting as acute abdomen. Pol J Radiol 2016; 81: 110-3.

6. 捻転

大網捻転 / 大網梗塞
Torsion of the greater omentum / Omental infarction

診断のポイント 脂肪織濃度の上昇と胃大網動脈大網枝を巻き込むwhirl signが特徴。まれだが，右下腹部痛の鑑別診断の一つ。

CASE

40歳台，男性。右下腹部痛，立位動作時に悪化。右鼠経ヘルニアあり。体温36.4℃，WBC 11,560/μL，CRP 7.49mg/dL。

図1

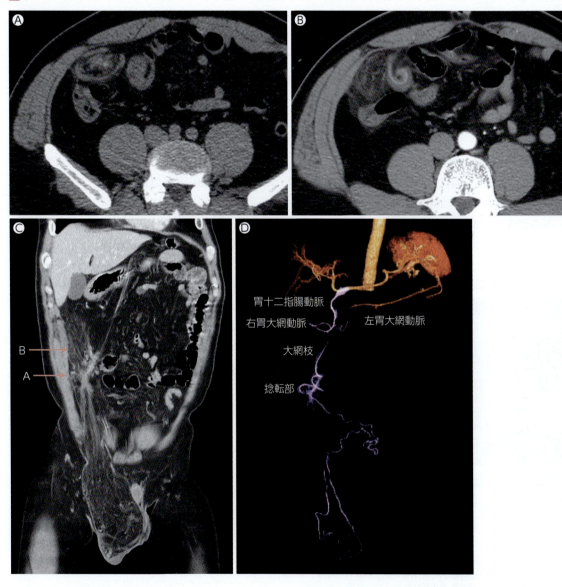

画像所見
非造影CT横断像 捻転の中心部(A)：右腹壁直下に，血管が辺縁を走行し，軟部組織濃度の腫瘤様の構造が認められる．小さな点状の高吸収は閉塞，血栓化した静脈と考えられる．
造影CT動脈相 捻転部の上部(B)：脂肪織濃度の上昇と動脈の描く渦巻き像(whirl sign)を認める．
MPVR冠状断像(C)：肝下角付近から陰嚢内にかけて(ヘルニア)，濃度の上昇した大網の広がりが観察される．濃度の高い捻転部に線状の脈管が集簇．→は図A, Bに対応する部位．
3D CTアンギオグラフィ volume rendering表示(D)：関連する動脈が右胃大網動脈から分岐する大網枝であること，2回転している様子が容易に観察できる．

● 疾患解説

　大網の虚血は，大網動静脈の血栓症，外傷，捻転，その他肥満や運動といった機序で生じ，一括して大網梗塞と称される．循環障害から炎症，壊死に陥り，腹痛や腹膜刺激症状をきたす．捻転を機序としたもの(大網捻転)は器質的な原因のない特発性と，鼠径ヘルニアや大網の癒着などに伴う続発性に分類される．後者が多く，かつ鼠経ヘルニアが高率に併存する．腹腔内の腸管，大網は反時計回りに回転するといわれており，肝下面右側に好発することから臨床的には虫垂炎などとの鑑別が問題となり，その鑑別にCTが有用である．

CT所見
　腹壁に近接する脂肪組織の濃度上昇と，その内部に認められる渦巻き像(whirl sign)が特徴である．消化管閉塞は伴わない．脂肪織濃度の上昇は周囲臓器(胆嚢，大腸憩室，虫垂)の炎症や結腸垂炎(図2)でも生じるため，まずそれらの臓器に炎症像のないことを確認する．さらに病変内部に胃大網動脈の大網枝が同定できれば，病変の首座が大網にあることを証明しうる．大網の支配血管は，胃十二指腸動脈の終末枝である右胃大網動脈，脾動脈末梢から分岐する左胃大網動脈のそれぞれから分岐する複数の大網枝である．右胃大網動脈は太く，CTでも走行を追跡しやすいため，病変部を走行する血管とこれの関与を確認すればよい．造影動脈相があれば，3D画像を作成するとより観察しやすい．

図2　(参考症例)結腸垂炎 Appendagitis

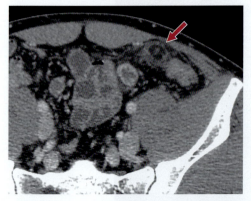

結腸垂が捻転したものと考えられており，CTでは脂肪織濃度上昇の内部に，ring状に縁取りされた卵円系の脂肪織を認める．whirl signは通常認められない．

● 治療法

　開腹手術により，捻転解除，切除されるが，近年腹腔鏡下手術による報告が増加している．保存的治療の可能性も報告されている．

（谷掛雅人）

◇ 文献
1) 豊川貴弘，ほか．続発性大網捻転症の1例．日臨外会誌 2003; 64: 1752-5．
2) 井上明星，ほか．大網の画像診断．臨床放射線 2017; 62: 417-29．
3) 坂本一喜，ほか．保存的に治療した大網捻転症の3例．日臨外会誌 2010; 71: 1883-7．

6. 捻転

胆嚢捻転
Torsion of the gallbladder

診断のポイント やせ形高齢女性において腫大した胆嚢を見た際に本症を考慮する。胆嚢壁の造影効果不良，胆嚢の位置(軸)異常がポイント。

CASE

症例1（**図1**）：80歳台，女性。BMI 14.2。腹痛，発熱
症例2（**図2**）：60歳台，男性。心窩部痛。

図1
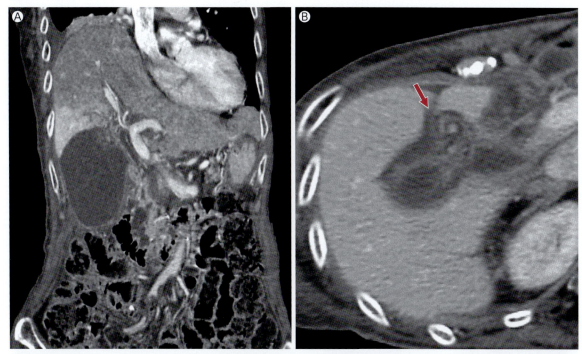

図2
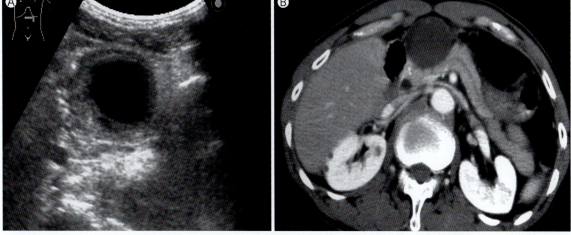

（図2は文献2より許可を得て引用）

画像所見　造影CT動脈相冠状断像(図1A), 同, 横断像(図1B):胆嚢は著明に拡張し, 尾側へ下垂している。壁は肥厚を示さず, 造影効果を認める。結石は認めない。胆嚢の接する肝実質は動脈相にて異常濃染が認められる。胆嚢頸部付近の横断像にて, whirl signを認める(➡)。
　超音波(図2A), 造影CT平衡相(図2B):心窩部に拡張, 緊満し, 壁の肥厚した胆嚢を認める。造影CTでは胆嚢壁に造影効果が認められない。

● 疾患解説

　胆嚢頸部や胆嚢管における捻転により血流が遮断され, 胆嚢の急激な壊疽性変化を起こす疾患である。肝床部との固定が不十分な遊走胆嚢を背景に, 後天性因子(内臓下垂, 亀背, 側弯, るいそうなど), 物理的要因(腹腔内圧の変化, 体位変換, 腸管蠕動, 外傷など)が加わることで発症するとされる。やせ形の高齢女性に好発する[1]。

　捻転が180°以下のものは自然解除の可能性があり不完全型, 180°以上のものはその可能性がなく, 虚血壊死が進行する完全型, と分類される。

　画像診断は超音波, CTが主に用いられるが, 本症の病態である虚血性の胆嚢炎, 捻転およびそれに伴った偏移を反映した所見を認める。まず急性胆嚢炎の所見として, 胆嚢の腫大, 緊満が見られ, ダイナミックCT動脈相では, 胆嚢床の肝実質に異常濃染を認める。肥厚した胆嚢壁は, 超音波では確認できるが, 造影CTでは虚血により胆嚢壁の造影効果が欠損すると視認できない。この所見の乖離は本症の特徴の一つである[2]。

　胆嚢の偏移, 捻転部の所見は最大の特徴である。偏移の方向は, 尾側と正中側の主に2方向がある(図3)。腫大した胆嚢の底部および頸部の位置を確認し, 軸の方向を特定することが診断に繋がる。捻転部は, CT画像の多断面再構成(MPR)画像を活用し断面を合わせることで, 胆嚢頸部や胆嚢動脈といった構造が渦巻き像(whirl sign)を形成する様子が認められる[3]。

● 治療法

　壊死性変化が急速に進行するため, 緊急摘出の適応となる。

(谷掛雅人)

図3　捻転の方向

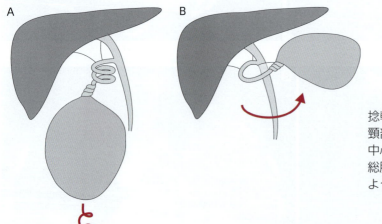

捻転の2つのtype
頸部から長軸(臓器軸)を中心に捻じれる場合(A)
総胆管の対側へ反転するように捻じれる場合(B)

◇ 文献

1) 急性胆管炎・胆嚢炎診療ガイドライン改訂出版委員会. 急性胆管炎・胆嚢炎診療ガイドライン2013. 東京: 医学図書出版株式会社; 2013.
2) 佐藤文恵, ほか. 胆管, 胆嚢. 臨床放射線 2011; 56: 465-77.
3) 吉田昌子, ほか. 胆嚢捻転症におけるCT所見の検討. 臨床放射線 2009; 54: 1643-8.

6. 捻転

結腸軸捻転（S状結腸捻転，盲腸捻転）
Colonic volvulus

> **診断の ポイント** 単純X線写真（CTスカウト像）が全体像の把握に有用．著明に拡張した腸管を見た場合，大腸捻転を考える．病態を想起してCTを読影しないと状況把握が難しい．

CASE ①

80歳台，男性．前日からの腹部膨満，腹痛，排便・排ガスなし

図1　S状結腸軸捻転

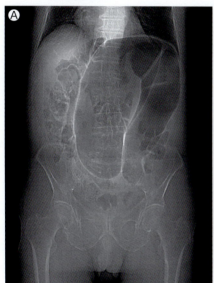
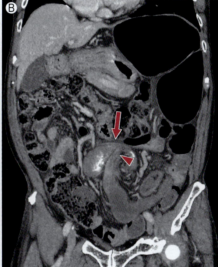
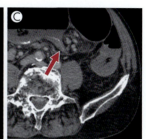

> **画像所見**　**CTスカウト像（A）**：逆U字状の，ガスで著明に拡張した消化管（coffee bean sign）を認める．横行結腸から上行結腸は糞便が貯留し拡張．
> **造影CT平衡相横断像（B），同，冠状断像（C）**：捻転部付近の断面．拡張したS状結腸の両端（➡，▶）は渦巻き像（whirl sign）を形成しながら狭窄し（beak sign），交差する．拡張したS状結腸の壁は薄く，造影効果の有無は評価困難である．

● 疾患解説

　結腸軸捻転は，S状結腸に最も頻度が高く，次いで盲腸に，ごくまれに横行結腸，結腸脾湾曲部などに認められるとされる．

● S状結腸捻転

　循環器疾患，神経疾患，精神疾患を背景にもち，身体機能の低下した患者に多く，治療阻害要因となる．高齢者や循環器疾患を有する例は死亡率が高い．
　本症の画像診断には全体像の観察できる単純X線写真が有用である．10cm以上に拡張したガス像は，胃でなければほぼ間違いなく拡張した大腸であり，同時に捻転の可能性を考える．有名なcoffee bean signは，拡張したS状結腸が，嚢状のガス像として骨盤部から

上腹部，時に横隔膜下に達して認められ，中心に隔壁を伴うものである。ハウストラは消失する。捻転部位では口側の通過障害を生じるため，下行結腸から口側は糞便を含んで拡張する。直腸は虚脱する。拡張部分に残渣をほとんど含まない点が，腫瘍などによる下部大腸閉塞との鑑別点となる[1]。

CT所見は，典型的には拡張したS状結腸の両端が狭窄像（beak sign）を示し，これらが近接，交差する。同部をMPR像で観察すると，消化管，S状結腸間膜の血管（下腸間膜動静脈の分枝）が形成したwhirl signが観察され，捻転を証明しうる[1]。壁の造影効果は虚血，viabilityの評価に用いられるが，内腔の拡張によって壁が菲薄化しており，判定に苦しむことも少なくない。

CASE②

30歳台，女性。数日前からの下腹部痛，悪心嘔吐，下腹部膨隆。

図2　盲腸軸捻転Ⅰ型

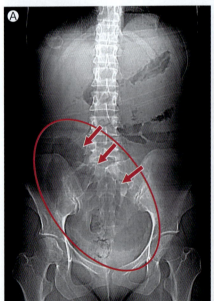
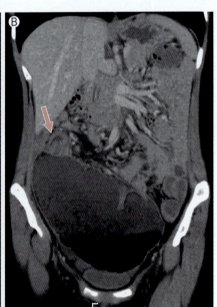
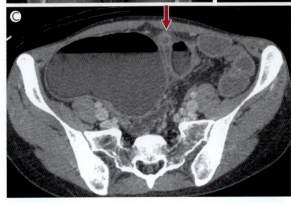

画像所見
CTスカウト像（A）：右下腹部から骨盤にかけて，嚢状のガス像を認める（○）。ハウストラの構造（➡）が確認できる。横行結腸からS状結腸はガスが消失。
造影CT平衡相冠状断像（B）：拡張腸管の先端（➡）は狭窄し，かつ，らせん状に走行し上行結腸へ連続する。同，**横断像（C）**：回盲弁が➡の位置に認められる。盲腸壁には造影効果が認められる。

CASE③

40歳台，男性。精神遅滞，発熱，食欲低下，便秘。

図3 盲腸軸捻転Ⅱ型

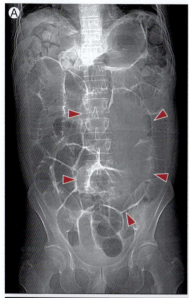
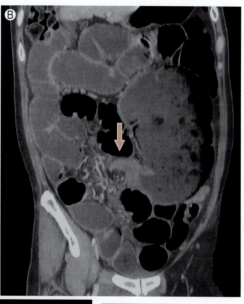
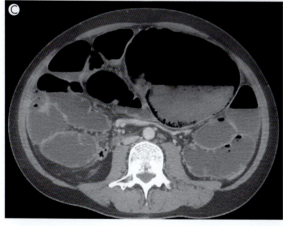

| 画像所見 | **CTスカウト像(A)**：腹部から左上腹部にかけて拡張したガスを認める(▶)。CASE②と異なり，高位に位置する。また小腸の拡張像も広い範囲で認められる。
造影CT平衡相冠状断像(B)：上行結腸への移行部はガスの尾側に認められる(➡)。渦を巻きながら狭窄する。
同，横断像(C)：拡張した腸管に壁内ガスを認め，虚血壊死が示唆される。 |

● 盲腸軸捻転

　右側結腸の固定不全（移動盲腸）を背景に，支点作用（癒着や術後の索状物），作用力（妊娠，運動など），盲腸内容の停滞といた後天的要因が加わって発症すると考えられている。実際に捻転するのは上行結腸である。捻転の状態により，Ⅰ型axial type（結腸の臓器軸を中心に捻転したもの），Ⅱ型loop type（Ⅰ型に頭側への反転が加わったもの），Ⅲ型bascule type（捻転を伴わずに頭側へ折れ曲がったもの）の3型に分類される（図4）。Ⅱ型は終末回腸や腸間膜を巻き込むため，Ⅰ型よりも重篤な虚血に陥りやすい。

　単純X線写真では，ハウストラの構造を有する囊状の拡張したガス像が，Ⅰ型では右下

腹部，Ⅱ型では正中から左上腹部に認められる。横行結腸以遠は虚脱する。また，小腸の拡張を認めることもある[2]。

CTにおいては，拡張腸管が盲腸であることを同定することが重要で，上行結腸との連続性，回盲弁や虫垂の同定が重要であるが，困難なことも多い。造影CT動脈相，CTアンギオグラフィにて拡張腸管の支配血管と上腸間膜動脈(SMA)，上腸間膜静脈(SMV)との連続性が確認できれば(回結腸動静脈)，有力な情報となる。

上行結腸へ連続する閉塞部はwhirl signを描きながら狭窄(beak sign)する[2]。壁の造影効果は虚血の評価に有用であるが，壁が菲薄化していると判断が難しい。

●治療法

S状結腸軸捻転は，初期治療として大腸内視鏡による整復が施行される。初期成功率は70〜80％と高いが，再捻転する頻度も高く，後に根治的手術が検討される。盲腸軸捻転は大腸内視鏡による整復の報告もあるものの成功率が30％程度と低く，虚血をきたしていることが多いことからも開腹手術が一般的である。

いずれにおいても臨床的，画像的に穿孔や腸管壊死が示唆される例(筋性防御や，全身状態不良，壁の造影不良，壁内ガス像など)では，早急な開腹手術が必要である[3]。　　（谷掛雅人）

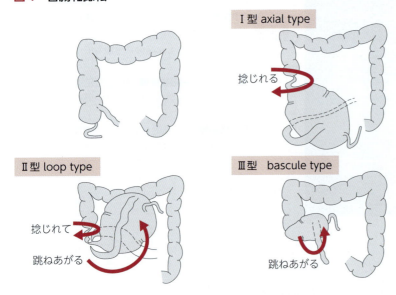

図4　盲腸軸捻転

◇ 文献
1) Levsky JM, et al. CT Findings of Sigmoid Volvulus. AJR 2010; 194: 136-43.
2) Rosenblat JM, et.al. Findings of cecal volvulus at CT. Radiology 2010; 256: 169-75.
3) Gingold D, et al. Management of colonic volvulus. Clin Colon Rectal Surg 2012; 25: 236-44.

6. 捻転

小腸軸捻転
Volvulus of the small intestine

診断のポイント 臨床所見は非特異的でCT診断が重要。上腸間膜動脈（SMA）本幹を中心とするwhirl sign，随伴する著しい腸間膜の浮腫と，その内部を走行する怒張した腸間膜静脈が特徴的。

CASE 50歳台，男性。手術既往なし。夕食後に心窩部痛，嘔気，腹部膨満出現。

図1

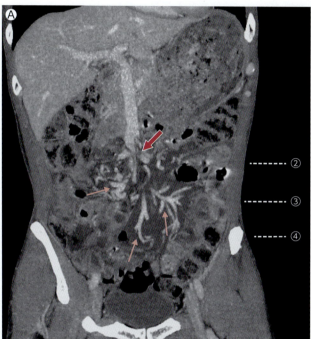
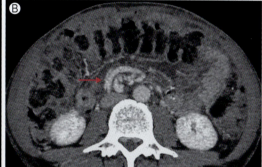
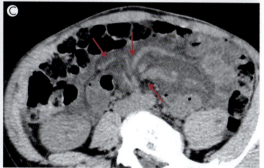
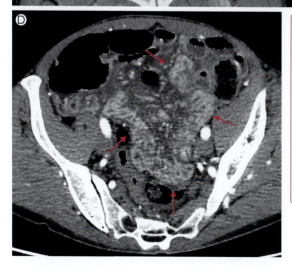

画像所見 造影CT平衡相冠状断像（A）：上腸間膜静脈が途絶（➡）。怒張した腸間膜静脈の主分枝（→）も閉塞部へ向かって先端が狭小化し途絶する。

同，横断像（B）：（図1A②）SMAを中心にwhirl sign（→）を形成。

非造影CT横断像（C）：（図1A③）：水濃度に上昇した腸間膜の内部を，怒張し，濃度の高い上腸間膜静脈が走行，集簇する（→）。

造影CT動脈相横断像（D）（図1A④）：支配領域の小腸は輪状ひだが強く造影される2層構造（→）を示す。内腔の拡張は認めない。

● 疾患解説

　本症は小腸間膜の基部，あるいは一部が捻転し，支配領域の消化管に循環障害，腸管虚血，通過障害などを起こす病態である．上腸間膜動静脈(SMA, SMV)本幹を中心に捻転するため理論的には動脈閉塞も起こしうるが，そこまで強い緊縛力が働くことはまれで，実際に目にする症例は，動脈は保たれ静脈系のみが閉塞，それにより鬱血，静脈性浮腫，低酸素障害をきたしているものである．

　原因は，先天性素因として腸回転異常(特に小児例)，後天性素因として術後の癒着，大網や間膜の欠損孔(特にRoux-en-Y吻合後)への内ヘルニア，腫瘍やMeckel憩室が原因となるものがあり，いずれの素因も欠く原発性軸捻転症もある[1]．

　臨床像は絞扼性小腸閉塞と同様で臨床所見，血液検査において特徴的な所見は乏しい．経過は急激な症状で早期にショックに陥る例から緩徐な経過をたどる例までさまざまである．

画像所見

　最も特徴を表すのが，SMA本幹を中心に腸間膜静脈，消化管が巻き込まれて形成される渦巻き像(whirl sign)である．薄いスライスのデータをモニター上において連続画像で観察すると把握しやすい．捻転軸の方向によっては横断像のみでは観察しにくく，多断面再構成(multi planar reconstruction；MPR)画像を用いて複数方向から観察を要するとよい．

　SMA本幹は連続性が確認できるが，並走するSMV本幹は捻転部位でSMA周囲を回るように走行し，狭窄，閉塞が認められる．SMVの主な分枝は渦に巻き込まれるように狭窄，途絶し，末梢側は怒張し，血液の鬱滞を反映して非造影CTでは通常よりも高吸収を示す．

　小腸間膜は健常者では脂肪濃度で認められるが，静脈，リンパ管閉塞により生じた著明な浮腫により水濃度を示す．怒張した血管が水中を走行しているように見えるのは本症の一つの特徴である．

　腸管は内腔が拡張する例，壁の肥厚する例，ほぼ変化のない例なさまざまであるが，提示画像のように粘膜面の輪状ひだ構造が異常に造影され，2層構造を示す例を経験する．腸管浮腫の一型をみているものと考えられる．そのほか，大量の腹水もしばしば認められる．

● 治療法

　早急な開腹手術，捻転の解除が必要である．壊死腸管は切除を要する．死亡率は10％程度と報告されているが，壊死を認める例で不良である．通常の絞扼性小腸閉塞と異なり，大量腸切となるため，術後の短腸症候群も問題となる[2]．

(谷掛雅人)

◇ 文献

1) Vaez-Zadeh K, et al. Volvulus of the small intestine in adults: a study of predisposing factors. Ann Surg 1969; 169: 265-71.
2) Coe TM, et al. Small bowel volvulus in the adult populace of the United States: results from a population-based study. Am J Surg 2015; 210: 201-10.

6. 捻転

卵管，子宮の捻転
Isolated fallopian tube torsion, Torsion of the uterus

> **診断のポイント** 捻転軸が螺旋状に走行するwhirlpool signは細かなスライスのページングで視認しやすい。子宮捻転は交叉する卵巣動静脈の確認が重要。

CASE①卵管単独捻転

30歳台，女性。間欠的な下腹部痛で近医を受診した。

図1
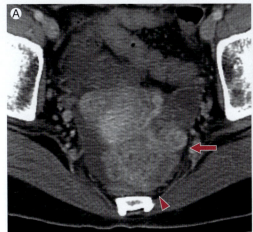
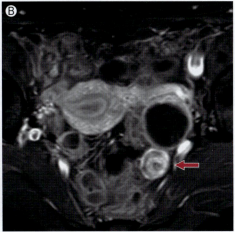

(琉球大学放射線科 伊良波裕子先生のご厚意による，文献1より許可を得て引用)

> **画像所見**
> **造影CT平衡相横断像(A)**：Douglas窩に不整な造影効果を保つ腫瘍性病変がある(▶)。子宮左側に囊胞を伴う卵巣を認める。腫瘍と卵巣の間にwhirlpool signがある(➡)。
> **MRI造影脂肪抑制T1強調横断像(B)**：whirlpool signに造影効果を認める(➡)。卵管采の腫瘍を先端とした卵管捻転の所見である。
> 病理はfemale adnexal tumor of probable Wolffian origin (FATWO) であった。

● 疾患解説（卵管捻転）

通常の卵巣捻転と異なり卵管本体のみの捻転は非常にまれである。卵管あるいは傍卵管腫瘍や卵管留水腫などを基礎とする。症状は非特異的であり他の急性腹症と区別できない。

画像診断ではCT, MRIともに捻転した構造（whirlpool sign）を検索する。

同側の正常卵巣を同定可能で卵巣捻転が除外されるが，卵管が単独で捻れる病態の知識が必要である。

CTでは捻転軸に合致する薄いスライス厚で作成した多断面再構成（MPR）画像を観察する。このMRP画像をページング（コマ送り）で観察すると螺旋状に走行するwhirlpool signの視認が容易となり，担当医や患者への説明が容易となる。

CASE ② 子宮捻転

60歳台, 女性。体動時に増悪する下腹部痛で前医を受診した。

図2

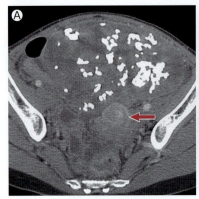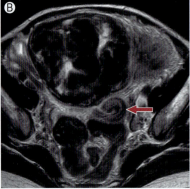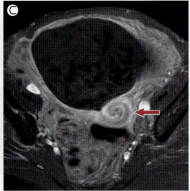

(文献2より許可を得て引用)

> **画像所見**
> **造影CT平衡相横断像 (A)**：粗雑な石灰化を含む子宮筋腫が存在する。この背側にwhirlpool signが同定される (➡)。
> **MRI T2強調横断像 (B), 造影脂肪抑制T1強調横断像 (C)**：CTで認められたwhirlpool signは多層性の造影効果を呈している (➡)。漿膜下筋腫の捻転茎としてはサイズが大きい。子宮体部本体の捻転の所見である。捻転に伴い筋腫核の造影効果が不良となっている。両側卵巣は同定できなかった。

疾患解説（子宮捻転）

　子宮本体の捻転は非常にまれな病態で, 子宮長軸が45°以上回転した状態と定義されている。妊娠中の捻転発症も報告されている。非妊娠時は基礎疾患として子宮筋腫あるいは卵巣腫瘍が存在し, これを誘因として子宮本体に捻転が起きると考えられる。捻転部位は子宮体部と頸管の間の子宮峡部に多い。画像診断は多方向からの再構成画像で子宮本体のwhirlpool signを直接観察することである。鑑別は漿膜下筋腫や卵巣腫瘍の捻転がある。子宮捻転のサイズはこの両者の捻転部位と比較して大きい。

　正常子宮が同定できないことが重要である。卵巣の位置変化に伴い交叉して走行する卵巣動静脈を確認する。

治療法

　卵管捻転, 子宮捻転ともに開腹あるは腹腔鏡下の捻転解除術, 合併腫瘍があれば腫瘍摘出が必要である。

(又吉　隆)

◇ 文献

1) Iraha Y, et al. CT and MR imaging of gynecologic emergencies. Radiographics 2017; 37 :1569-86.
2) 又吉　隆, ほか. 女性骨盤領域. 画像診断 2016; 36: 1408-18.

6. 捻転

精巣捻転
Testicular torsion

> **診断のポイント**　急性陰嚢症では，リニア型高周波探触子を用いた超音波検査による精巣のエコー輝度ならびに血流評価を迅速に行うことが重要。

CASE
14歳，男児。3時間前からの左陰嚢痛を主訴に，救急診療科受診。嘔吐など随伴症状はない。

図1
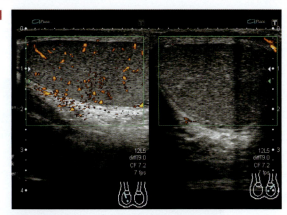

画像所見　陰嚢部超音波検査 両側精巣パワードプラ縦断像：右精巣には均一な血流を認めるが，左精巣には血流を確認できない。

● 疾患解説

　急性陰嚢症とは，急性の陰嚢痛ならびに腫脹を示す病態の総称で，血流障害や炎症に起因することが多い[1]。精巣捻転は，通常，思春期あるいは新生児期にみられ，急性陰嚢症の約1/4を占める[1]。精巣捻転の臨床症状として信頼できるのは，急性発症，嘔気，精巣の位置異常（横位），ならびに患側の精巣挙筋反射消失，である[1]。精巣鞘膜の精索への付着異常に起因するのが鞘膜内捻転で，思春期以降に好発する[2]。Bell-clapper deformity（図2B）では，正常（図2A）と比較して，精巣鞘膜が精巣に加えて精巣上体全体を覆うことで，精巣鞘膜の精索への付着部の幅が狭く，この付着部を軸とした鞘膜内捻転が起こりやすい（図2C）。

　一方，鞘状突起が精索に付着する近傍，鼠径管あるいは外鼠径輪部で精巣鞘膜ごと捻転するのが鞘膜外捻転で，新生児や停留精巣患児にみられる[2]。新生児や停留精巣患児の捻転では，精巣鞘膜と周囲陰嚢組織との固定が緩やかであることがその要因である[2]。

　超音波所見には，腫大，低エコー化，不均一エコー輝度，精索の渦巻様所見が挙げられる[1]。不均一エコー輝度を認めた場合は，精巣が不可逆的変化をきたしている場合が

図2　精巣鞘膜と精巣の解剖学的位置関係

A：正常　　　　　　　　B：Bell-clapper deformity　　　　　　　C：捻転

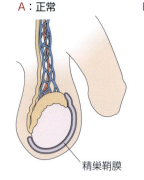 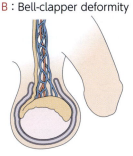 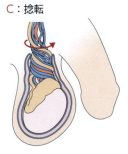

精巣鞘膜

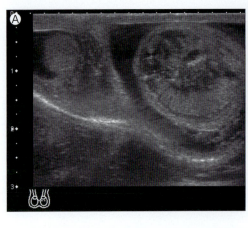

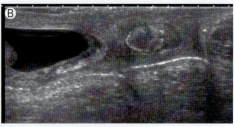

図3 新生児左精巣捻転（生後3日，男児）
両側精巣横断像（A）：精巣は腫大し不均一エコー輝度を示し，周囲に陰嚢水腫を認める。
2カ月後左精巣横断像（B）：左精巣は委縮し，辺縁に点状高エコー巣の集族を認める。健側には陰嚢水腫を認める。

多い[1]。カラードプラ超音波検査は信頼性が高く，健常精巣と比較して捻転精巣への血流欠如あるいは減少として認められる[1]。

新生児精巣捻転（図3）は，精巣捻転全体の約10％を占める[3]。新生児精巣捻転の70％以上は母体内で，残る30％は生後30日以内に生じると言われている[3]。新生児精巣捻転の10％が両側性で，通常同時性に生じる[3]。原因は不明であるが，新生児精巣捻転は，満期産，経膣分娩，骨盤位，分娩時外傷，に伴って認められる[3]。超音波検査では，虚血から梗塞の時間経過に応じた所見を呈する[4]。急性期は，捻転精巣は腫大し，不均一エコーを示し，しばしば陰嚢水腫を伴い（図3A）。カラードプラでは血流減少あるいは欠如として認められる。経時的には，捻転精巣は腫大がとれ，正常大となるが，不均一エコー輝度は持続し，辺縁に石灰化を示唆する高エコー巣が出現する。最終的には精巣委縮となる（図3B）。

精巣捻転のなかで頻度が高い鞘膜内捻転の鑑別疾患は，精巣上体炎（図4），精巣垂捻転，IgA血管炎，急性特発性陰嚢浮腫，といった病態があり，多くは保存的に治療される[1]。

図4 左精巣上体炎 両側精巣カラードプラ縦断像（7歳，男児）
腫大した左精巣上体には血流増加を認める。

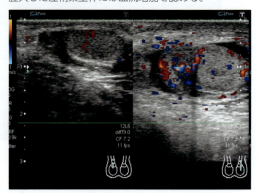

● 治療法

精巣捻転は，多くの場合，患児の尾側から見て内側（正中）に向かって捻転しているので，用手的に外側（大腿側）に回転させる[2]。成功すれば，直後から疼痛は消失し，精巣所見も正常になる[2]。用手的整復は成功すると，精巣温存の確立が高いが，そのような場合でも，両側の精巣固定術は必要である[2]。用手的整復は，患児が疼痛に耐えられれば，専門医（泌尿器科医が望ましい）が試みる価値はある[2]。

発症から手術までの時間が6時間以内であれば全例で精巣温存可能であるが，12時間以降になると精巣温存は20％以下となる[1]。

（野坂俊介）

◇ 文献

1) Alkhori NA, Barth RA. Pediatric scrotal ultrasound: review and update. Pediatr Radiol, 47(9): 1125-1133, 2017.
2) 急性陰嚢症診療ガイドライン 2014年版.
   http://www.urol.or.jp/info/guideline/data/09_acute_scrotum_2014.pdf
3) Basta AM, et al. Scrotal swelling in the neonate. J Ultrasound Med 2015; 34: 495-505.
4) Traubici J, et al. Original report. Testicular torsion in neonates and infants: sonographic features in 30 patients. AJR Am J Roentgenol 2003; 180: 1143-5.

ヘルニア（総論）
Hernia

ヘルニア(hernia)とは体内の臓器が，本来の部位から脱出した状態を意味する。医療においては脳ヘルニアや椎間板ヘルニアに対しても"ヘルニア"という用語が用いられているが，本項では腹部のヘルニアについて述べる。

腹部のヘルニアは腹膜に覆われたまま体腔外に脱出する外ヘルニアと腹膜の正常孔，陥凹または異常裂孔から脱出する内ヘルニアに大別される。いずれも腹部膨満，腹痛，嘔気嘔吐といった非特異的な消化器症状で発症するが，外ヘルニアでは腫瘤触知や局所の疼痛を契機に発症することもある。小腸をはじめとした消化管が脱出する頻度が高く，その場合，closed-loop obstructionを形成し，腸管血流障害をきたす危険な病態である。

腹部のヘルニアは以下の要素で構成される(図1)。
①ヘルニア門：腹部臓器が脱出する腹膜の裂隙
②ヘルニア内容：脱出する腹部臓器
③ヘルニア囊：ヘルニア内容を包む腹膜
④ヘルニア被膜：ヘルニア囊と皮膚の間の結合組織(外ヘルニアのみ)

● 外ヘルニア・内ヘルニア

外ヘルニアでは膨隆以外の症状を伴い，自己還納できないもの，または用手還納後も症状が持続するものを嵌頓ヘルニアという。さらに嵌頓ヘルニアのうち血流障害を伴ったものを絞扼性ヘルニアという。還納できないが，膨隆以外の症状がないものは非還納性ヘルニアとよばれる。外見上は用手還納されるが，ヘルニア内容がヘルニア囊と一緒に腹膜前腔に還納される状態を偽還納とよぶ(図2)。還納後も症状に改善を認めない場合は偽還納を考える必要がある。自己還納を繰り返すことでヘルニア門に線維化が生じることが原因と考えられている。

内ヘルニアでは体外からヘルニアによる腫瘤を触知できないため，画像診断が特に重要である。ヘルニア門によりclosed loopが形成される。本来は腸管が存在しない部分に集簇腸管(clustering)を認める。この際に脱出腸管が正常臓器を圧排する所見を伴う。ヘルニア内容を覆う構造がある場合は，脱出腸管が被包化されたような像(sac-like appearance)を認める(図3)。腸管とともに脱出した腸間膜内の血管がヘルニア門に向かって収束する

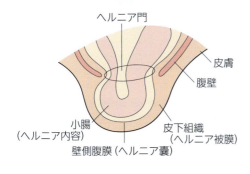

図1　ヘルニアの構成要素

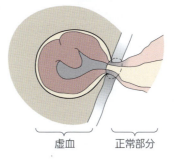

図3　sac-like appearanceのシェーマ
(井上明星，ほか. 画像診断 2016; 36: 987. より引用)

脱出腸管を覆う構造がある内ヘルニアの場合，腸管は包み込まれたような形態(sac-like appearance)を呈する。

vascular pedicleやランドマークとなる血管からヘルニア門を同定できることもある(表1)。なお内ヘルニアの名称はヘルニア門の位置に基づき決定される。

● 人名を冠したヘルニア

人名を冠したヘルニアを紹介する。

Richter型ヘルニア：腸管壁の一部のみが嵌頓したヘルニア。症状が乏しいため診断が遅れることが多い。閉鎖孔ヘルニアに代表されるヘルニア門の狭い場合に起こりやすい。

Amyandヘルニア：虫垂をヘルニア内容とした鼠径ヘルニア。

De Garengeotヘルニア：虫垂をヘルニア内容とした大腿ヘルニア。

Littréヘルニア：Meckel憩室を内容とした外ヘルニア。

Maydl'sヘルニア：W状にヘルニアを生じた状態。腹腔内の中央ループが最も絞扼される。

図2 偽還納のシェーマ
(井上明星)

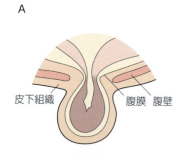
A
皮下組織　腹膜　腹壁

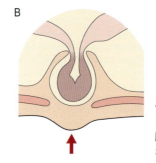
B

体外から見るとヘルニアは整復されたように見えるが、壁側腹膜による腸管狭窄は改善していない。

表1 ランドマークとなる脈管

ヘルニア名称	原因	圧排される臓器	ランドマークとなる脈管
左傍十二指腸	腹膜窩 (Landzert窩)	下行結腸：腹側	下腸間膜静脈，左結腸動脈上行枝
右傍十二指腸	腹膜窩 (Waldeyer窩)	上行結腸：腹側	上腸間膜動静脈，右結腸動静脈
Winslow孔	正常構造	胃：左側	門脈、総肝動脈、下大静脈
小腸間膜	異常裂孔	なし	空腸動静脈または回腸動静脈
横行結腸間膜	異常裂孔	胃腹側，横行結腸：尾側	中結腸動静脈
S状結腸間膜　intersigmoid	腹膜窩	S状結腸：右側	S状結腸動静脈，上直腸動静脈
intramesosigmoid	異常裂孔	S状結腸：左側(右葉欠損)，右側(左葉欠損)	
transmesosigmoid	異常裂孔	なし	
大網　transomental	異常裂孔	なし	大網動静脈
gastrocolic	異常裂孔	胃：頭側	
傍盲腸	腹膜窩	盲腸：腹側	なし
子宮広間膜	異常裂孔	子宮：ヘルニア門の対側，直腸：背側	子宮動脈および卵巣動脈の卵管枝
膀胱上窩	腹膜窩	膀胱：尾側	なし
傍直腸	腹膜窩	直腸：ヘルニア門の対側	なし

◇ 参考文献

(外ヘルニア)
1) 日本ヘルニア学会ガイドライン委員会, 編. 鼠径部ヘルニア診療ガイドライン2015. 東京: 金原出版; 2015.
2) Burkhardt JH, et al. Diagnosis of inguinal region hernias with axial CT: the lateral crescent sign and other key findings. Radiographics 2011; 31: E1-12.
3) Aguirre DA, et al. Abdominal wall hernias: imaging features, complications, and diagnostic pitfalls at multi-detector row CT. Radiographics 2005; 25: 1501-20.

(内ヘルニア)
1) Takeyama N, et al. CT of internal hernia. Radiographics 2005; 25: 997-1015.
2) Doishita S, et al. Internal hernias in the era of multidetector CT: Correlation of imaging and surgical findings. Radiographics 2016; 36: 88-106.

7. ヘルニア — 内ヘルニア

右傍十二指腸ヘルニア
Right paraduodenal hernia

診断のポイント 集簇腸管により上行結腸や上腸間膜動静脈，右結腸動静脈が腹側に圧排されている場合には右傍十二指腸ヘルニアを考慮する。

CASE

35歳，男性。徐々に増悪する腹痛。

図1

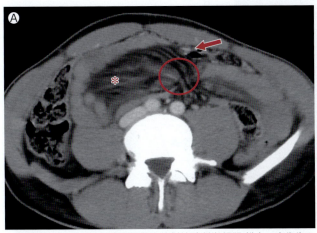
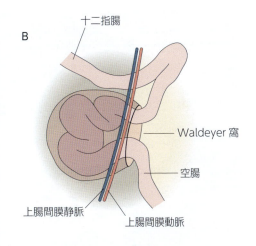

（近畿大学医学部放射線医学教室放射線診断学部門 松木 充先生のご厚意による）

（井上明星，ほか．画像診断 2016；36：988．より引用）

画像所見 造影CT平衡相横断像（A）：腹部正中から右側にsac-like appearance示す腸管，浮腫を伴う腸間膜（＊）および血管の収束像（vascular pedicle）（○）を認める。この腸間膜の腹側には回結腸動静脈（➡）を認める。
シェーマ（B）：右傍十二指腸ヘルニアでは，上腸間膜動脈（SMA），上腸間膜静脈（SMV）またはその分枝が腹側に圧排される。

● 疾患解説

　胎生期の不完全な中腸回転が原因とされ，十二指腸空腸脚が回転せず，腹部右側に取り残されたところに，正常回転した回腸結腸脚が被覆するように固定することでWaldeyer窩とよばれる腹膜陥凹を生じると考えられているが，腸回転異常を伴わない例もある。右傍十二指腸ヘルニアは小腸がWaldeyer窩に陥入する疾患である。CTではsac-like appearanceを示す集簇した小腸により，上腸間膜動静脈，右結腸動静脈が腹側に圧排される。

● 治療法

　ヘルニア解除とWaldeyer窩の閉鎖を行う。腸管壊死に陥っている場合は小腸切除も行う。

（井上明星）

7. ヘルニア ― 内ヘルニア

左傍十二指腸ヘルニア
Left paraduodenal hernia

> **診断のポイント** 集簇腸管により下行結腸，下腸間膜静脈や左結腸動脈上行枝が腹側に圧排されている場合には，左傍十二指腸ヘルニアを考慮する。

CASE

30歳台，男性。腹痛，嘔吐。

図1

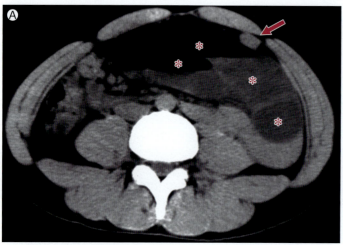

（首都大学東京健康福祉学部放射線学科 古川　顕先生のご厚意による）

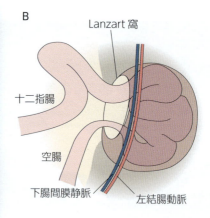

（井上明星，ほか．画像診断 2016; 36: 988. より引用）

画像所見　**非造影CT横断像（A）**：腹部正中から左側に拡張腸管（＊）を認める。拡張腸管の腹側には下行結腸を認める（➡）。
シェーマ（B）：左傍十二指腸ヘルニアでは下腸間膜静脈（IMV）と左結腸動脈上行枝（LCA）は腹側に圧排される。

● 疾患解説

　胎生期の中腸回転が終了した後，横行結腸間膜左側と下行結腸間膜起始部の合流部で下腸間膜静脈の背側に結合織が疎な部分が存在する。ここに小腸ループが陥入すると癒合不全をきたし，Landzart窩とよばれる腹膜陥凹を生じる。左傍十二指腸ヘルニアはLandzart窩に小腸が陥入する疾患である。CTではsac-like appearanceを示す集簇腸管が下行結腸および下腸間膜静脈と左結腸動脈上行枝を腹側に圧排する所見を認める。

● 治療法

　ヘルニア解除とLandzart窩の閉鎖を行う。腸管壊死に陥っている場合は小腸切除も行う。

（井上明星）

7. ヘルニア ― 内ヘルニア

Winslow孔ヘルニア
Foramen of Winslow hernia

> **診断の ポイント** 下大静脈と門脈の間(Winslow孔)と網嚢内に小腸を認めたらWinslow孔ヘルニアを考慮する。

CASE

27歳, 女性。突然の上腹部痛。

図1

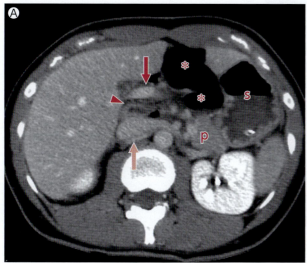
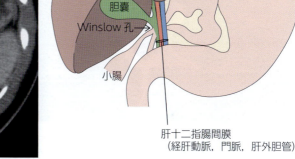

(堺市立総合医療センター放射線診断科 栗生明博先生のご厚意による)

> **画像所見** 造影CT平衡相横断像(A): 肝臓と胃(s)および膵臓(p)に囲まれる網嚢と考えられる領域に拡張した小腸(＊)を認める。開大した下大静脈(➡)と門脈(➡)の間に腸管(▶)を認めた。
> シェーマ(B): 腹腔鏡手術が行われ、Winslow孔から網嚢へ脱出する小腸を認めた。腸管は切除されることなく温存された。

疾患解説

　Winslow孔は腹側を肝十二指腸間膜(肝胃間膜小網自由縁にあたる)背側を下大静脈,頭側を肝尾状葉,尾側を十二指腸球部で形成される正常孔である。Winslow孔ヘルニアはWinslow孔から網嚢内に小腸が脱出する疾患である。

　肝十二指腸間膜内には総胆管,固有肝動脈,門脈が走行しているので,CTでは門脈と下大静脈の間がWinslow孔と判断される。Winslow孔ヘルニアでは小腸により門脈と下大静脈の間が開大する。また網嚢内には脱出した小腸を認め,胃は左側に圧排される。

治療法

　ヘルニア解除を行う。腸管壊死に陥っている場合は小腸切除も行う。　　　　(井上明星)

7. ヘルニア ─ 内ヘルニア

大網裂孔ヘルニア
Transomental hernia

> **診断のポイント** 拡張腸管を腹腔内前方に認めた場合はtransomental type，網嚢内に認めた場合はgastrocolic typeの大網裂孔ヘルニアを考慮する。

CASE
82歳，男性。腹痛。

図1

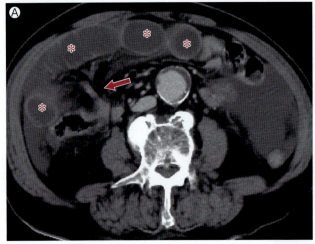

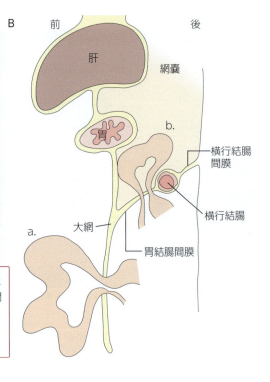

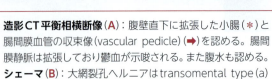

画像所見
造影CT平衡相横断像（**A**）：腹壁直下に拡張した小腸（＊）と腸間膜血管の収束像（vascular pedicle）（➡）を認める。腸間膜静脈は拡張しており鬱血が示唆される。また腹水も認める。
シェーマ（**B**）：大網裂孔ヘルニアはtransomental type（a）とgastrocolic type（b）に分類される。

● 疾患解説

　大網の欠損孔から小腸が脱出する疾患である。裂孔は大網右側に生じやすいとされ，後天的に形成されるため高齢者に好発する。大網自由縁の裂孔から腹腔内に脱出するtransomental typeと，大網上部の胃結腸間膜の裂孔から網嚢内に陥入するgastrocolic typeに分類される。画像診断上，前者では腹腔内前方に拡張腸管を認め，大網の癒着による絞扼性小腸閉塞との鑑別を要し，後者では網嚢内に拡張腸管を認めるため横行結腸間膜裂孔ヘルニアとの鑑別が問題となる。血管走行から間膜の位置を推測することで鑑別できる場合もある。

● 治療法

　ヘルニア解除に加えて裂孔の閉鎖を行う。腸管壊死に陥っている場合は小腸切除も行う。

（井上明星）

7. ヘルニア ― 内ヘルニア

横行結腸間膜ヘルニア
Transmesocolic hernia

> **診断のポイント** 網嚢内に小腸を認めたらWinslow孔ヘルニア，横行結腸間膜ヘルニア，大網裂孔ヘルニア(gastrocolic type)を考慮する。

CASE
70歳，女性。嘔気と腹痛。

図1

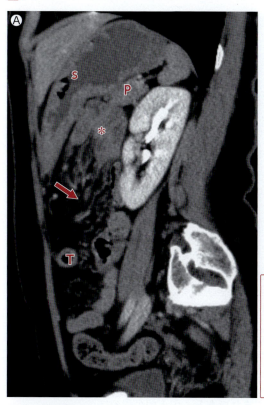
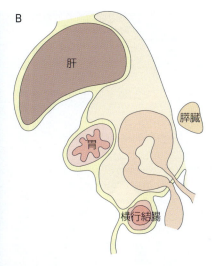

画像所見 **造影CT平衡相矢状断像（A）**：集簇した小腸(*)が胃と膵臓の間かつ横行結腸と膵臓を結ぶ直線よりも頭側に存在している。網嚢内に小腸が存在していると考えられる。腸間膜血管の収束像(vascular pedicle)を認める（➡）。手術で横行結腸間膜の裂孔から網嚢内への小腸の脱出を認めた。陥入腸管を腹腔内に整復し，横行結腸間膜の裂孔は修復された。**P**：膵臓，**S**：胃，**T**：横行結腸。**シェーマ（B）**

● 疾患解説

背側の壁側腹膜と横行結腸をつなぐ横行結腸間膜の欠損孔を介した内ヘルニアである。両葉の裂孔から網嚢内に脱出する横行結腸間膜裂孔ヘルニア(transmesenteric type)と片葉の裂孔から横行結腸間膜内に陥入する横行結腸間膜内ヘルニア(intramesenteric type)に分類される。CTでは脱出した腸管により横行結腸が腹側，尾側に圧排される。小腸および小腸間膜の血管が横行結腸間膜に収束する所見も認める。

● 治療法

ヘルニア解除に加えて裂孔の閉鎖を行う。腸管壊死に陥っている場合は小腸切除も行う。

（井上明星）

肝鎌状靱帯裂孔ヘルニア
Hiatal hernia of the falciform ligament

診断のポイント 肝腹側に閉塞起点のある小腸閉塞症では，本疾患を考慮する。CTでは，拡張腸管に縁取りされ出現し，門脈臍部へと連続する線状影の同定が重要となる。

CASE
70歳台，男性。10年前に腹腔鏡下胆嚢摘出術を施行。腹部膨満，嘔吐で受診。

図1

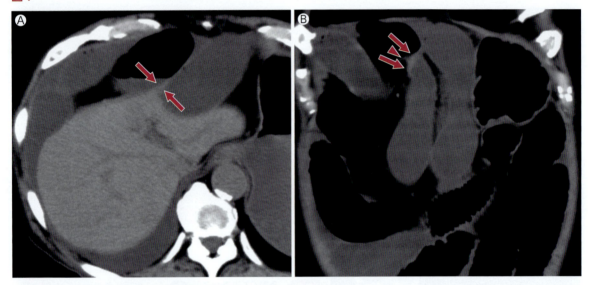

画像所見 非造影CT横断像（A），冠状断像（B）：拡張した小腸に縁取りされた線状影（➡）を肝腹側に認め，閉塞起点（▶）に一致。線状影の門脈臍部への連続性を確認し，肝鎌状靱帯裂孔ヘルニアと診断。裂孔は腹腔鏡下胆嚢摘出術のトロッカー留置部に近接し，医原性に生じた可能性が考えられた。

● 疾患解説

肝鎌状靱帯裂孔ヘルニアは内ヘルニアのなかでもきわめてまれである。先天的欠損のほか，妊娠などの腹圧上昇による裂傷，腹部手術後の医原性が原因となりうる。嵌頓臓器の9割以上が小腸である[1]。

● 治療法

絞扼性腸閉塞症のことが多く緊急手術を行う。再発予防のため肝円索を切離し，肝鎌状靱帯裂孔を開放することが望ましい[2]。

（三木明寛）

◇ 文献
1) 三木明寛, ほか. 腹腔鏡下胆嚢摘出術10年後に腹膜透析導入を契機に発症した肝鎌状間膜裂孔ヘルニアの1例. 日本消化器外科学会雑誌 2016; 49: 66-71.
2) 佐藤典宏, ほか. 妊娠後期に発症した肝鎌状間膜ヘルニアの1例. 日本外科学会雑誌 1996; 97: 787-90.

7. ヘルニア ― 内ヘルニア

傍盲腸ヘルニア
Pericecal hernia

> **診断のポイント** 盲腸周囲にsac-like appearanceを示す小腸を認めた際には傍盲腸ヘルニアを考慮する。

CASE

86歳，男性。腹痛。

図1

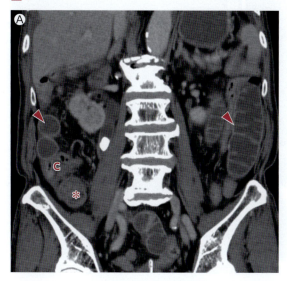
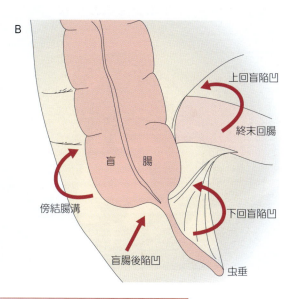

画像所見 造影CT平衡相冠状断像（A）：盲腸（C）の尾側に小さなclosed loopを形成した小腸（＊）を認める。口側の小腸には拡張を認める（▶）。術中所見では盲腸後陥凹に小腸が陥入していた。
シェーマ（B）

● 疾患解説

　胎生期の発生で回盲部腸管が右腸骨窩に移動し後腹膜と癒合，吸収されるが，その際に盲腸周囲に陥凹が生じる。陥凹部は上回盲陥凹（superior ileocecal recess），下回盲陥凹（inferior ileocecal recess），盲腸後陥凹（retrocecal recess），傍結腸溝（paracolic sulcus）の4タイプに分類されている。傍盲腸ヘルニアはこれらの陥凹に小腸が陥入する疾患である。わが国ではretrocecal recessがヘルニア門となる報告が多い。この場合，CTでは陥入腸管が盲腸背側に認められ，盲腸が腹側に偏移する。またヘルニア門は回結腸動静脈よりも背側に存在する。

● 治療法

　ヘルニア解除に加えて裂孔の開大あるいは閉鎖を行う。腸管壊死に陥っている場合は小腸切除も行う。

（井上明星）

7. ヘルニア ― 内ヘルニア

小腸間膜裂孔ヘルニア
Transmesenteric hernia

> **診断のポイント** 小児の絞扼性腸閉塞症では腸間膜裂孔ヘルニアも鑑別に考慮する。

> **CASE** 18歳,男性。嘔気と腹痛。

図1

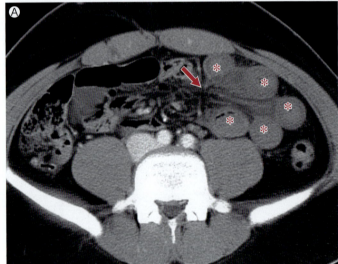
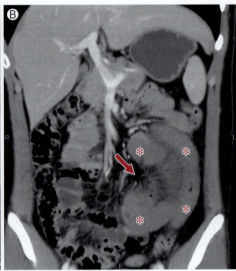

(宇治徳洲会病院放射線科 三品淳資先生のご厚意による)

> **画像所見** 造影CT平衡相横断像(A),冠状断像(B):左側腹部に造影効果の乏しい壁肥厚した小腸ループを認める(A, B＊)。腸間膜血管の収束像(vascular pedicle)も認める(A, B➡)。手術が行われ,Treitz靱帯から100cmの部位の腸間膜に5cmの異常裂孔がみられ,160cmの小腸が嵌入していた。

● 疾患解説

約35%は小児期に発症するが,胎生期の虚血により形成された腸間膜の裂孔が原因と考えられている。一方,成人発症例では手術,外傷および炎症により形成された裂孔が原因とされる。小腸間膜は小腸と壁側腹膜をつなぐ間膜でTreitz靱帯から回盲部の間に付着している。欠損孔は2～5cmとされ,Treitz靱帯と回盲部の付近に多い。小腸間膜ヘルニアは間膜の片葉にのみ裂孔を有する小腸間膜内ヘルニア(intramesenteric type)と両葉を貫通する小腸間膜裂孔ヘルニア(transmesenteric type)に分類されるが,後者の頻度が高い。小腸間膜にvascular pedicleが認められることもあるが,捻転や癒着による小腸閉塞症との鑑別は困難である。

● 治療法

ヘルニア解除に加えて裂孔の閉鎖を行う。腸管壊死に陥っている場合は小腸切除も行う。

(井上明星)

S状結腸間膜窩ヘルニア
Intersigmoid hernia

> **診断のポイント** 閉塞点がS状結腸間膜の周囲にある絞扼性小腸閉塞ではS状結腸間膜に関連した内ヘルニアを考慮する。

CASE

51歳, 男性。腹痛のため受診。

図1

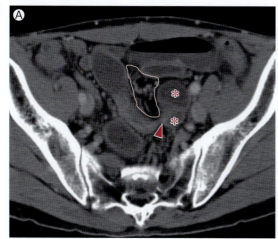
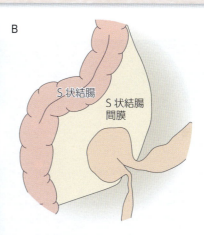

(井上明星, ほか. 画像診断 2016; 36: 993. より引用)

画像所見 **造影CT平衡相横断像 (A)**: S状結腸間膜の起始部 (線で囲われた部分) の左側に拡張した小腸 (＊) と閉塞起点 (▶) を認める。手術でS状結腸間膜窩への小腸の陥入を認めた。陥入腸管を整復し, S状結腸間膜窩は閉鎖された。
シェーマ (B)

● 疾患解説

S状結腸間膜に関連する内ヘルニアは3種類存在する。
①S状結腸間膜窩ヘルニア: S状結腸間膜の左葉と後腹膜の癒合不全により生じる腹膜陥凹であるS状結腸間膜窩に陥入する。
②S状結腸間膜内ヘルニア: S状結腸間膜の左葉または右葉のいずれかに存在する裂孔に陥入する。
③S状結腸間膜裂孔ヘルニア: S状結腸間膜の両葉に存在する裂孔に小腸が脱出する。

③では小腸は腹腔内に脱出するが, ①と②ではヘルニア内容が腹膜に覆われるためsac-like appearanceを認める。CTではいずれの病型も閉塞起点がS状結腸間膜周囲に認められる。S状結腸動静脈からS状結腸間膜の位置を同定し, 閉塞部位との位置関係を把握することが重要である。

● 治療法

ヘルニア解除に加えて裂孔の閉鎖を行う。腸管壊死に陥っている場合は小腸切除も行う。

(井上明星)

7. ヘルニア ― 内ヘルニア

子宮広間膜ヘルニア
Broad ligament hernia

診断のポイント　骨盤内の絞扼性腸閉塞症で小腸ループが子宮を圧排している場合には，子宮広間膜ヘルニアを鑑別に考慮する。

CASE
45歳，女性。腹痛と胆汁様嘔吐。腹部正中に圧痛を認める。

図1

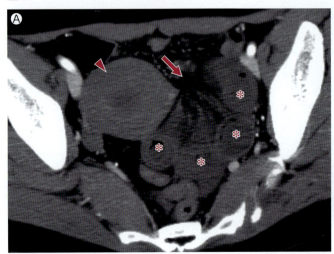
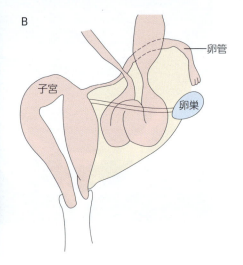

画像所見　造影CT動脈相横断像（A）：骨盤内左側に腸管壁肥厚と腸間膜浮腫を伴う造影効果の乏しい小腸ループ（＊）により，子宮は右側に圧排されている（▶）。腸間膜脂肪および血管が収束している（vascular pedicle）（→）。緊急手術では子宮広間膜の両葉に裂孔があり約20cmの小腸が嵌入していた。子宮広間膜の裂孔が修復され，腸管は温存された。
シェーマ（B）

●疾患解説

子宮広間膜の異常裂孔に小腸が陥入する疾患で50歳以上の経産婦に好発する。子宮広間膜は2枚の腹膜で構成されているが，両葉に裂孔が存在するfenestra typeと片葉にのみ裂孔が存在するpouch typeに分類されているが，前者の頻度が高い。CTでは骨盤内の拡張した集簇腸管が子宮を片側，直腸を背側～外側への圧排する所見を認める。

●治療法

ヘルニア解除に加えて裂孔の閉鎖を行う。腸管壊死に陥っている場合は小腸切除も行う。

（井上明星）

7. ヘルニア ― 外ヘルニア

外ヘルニア

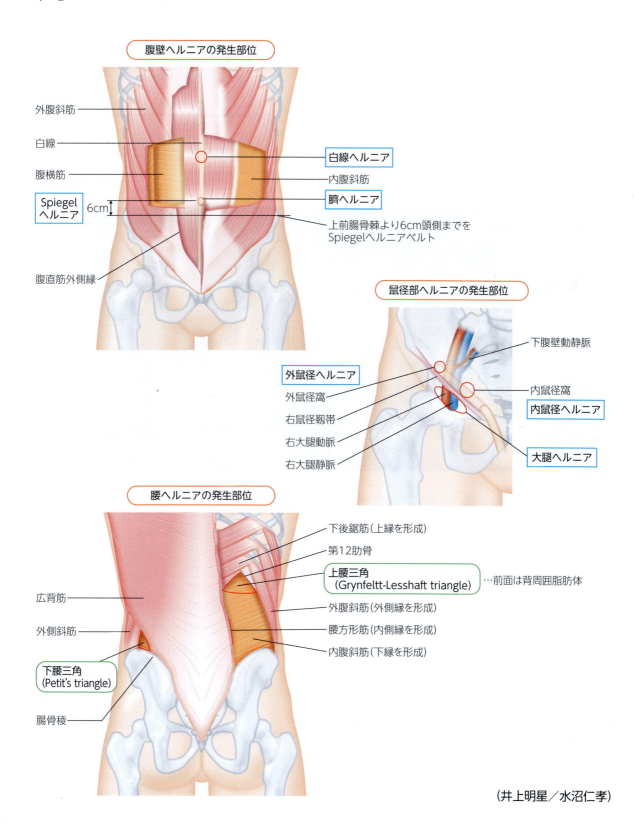

（井上明星／水沼仁孝）

7. ヘルニア — 外ヘルニア

鼠経ヘルニア
Inguinal hernia

診断のポイント 鼠径部や陰嚢の腫瘤を認めた場合には鼠径ヘルニアを考慮する。

CASE
74歳，男性。右鼠径部の腫瘤と疼痛を自覚。
以前から同様の症状があり，自己還納を行っていたが，還納できず疼痛も強いため救急受診した。

図1

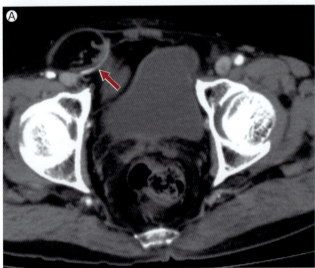
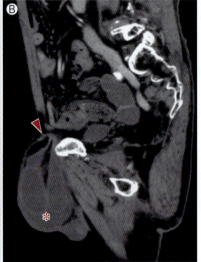

画像所見　造影CT動脈相横断像（A）：右下腹壁動脈（➡）の外側から大網と小腸が脱出していることから，外鼠径ヘルニアと診断できる。
造影CT動脈相矢状断像（B）：ヘルニア門で小腸は高度狭窄をきたしている（▶）。陰嚢内に脱出した小腸の造影効果は保たれているが，ヘルニア水（＊）を伴っている。
ヘルニア解除およびヘルニア根治術が行われた。

● 疾患解説

　外側鼠径窩から内鼠径輪，鼠径管を経て外鼠径輪に脱出する「外（間接）鼠径ヘルニア」と内側鼠径窩から外鼠径輪に脱出する「内（直接）鼠径ヘルニア」がある。術前に内・外鼠径ヘルニアの鑑別は必須ではないが，CTではヘルニア門が下腹壁動脈の外側にあれば，外鼠径ヘルニア，内側にあれば内鼠径ヘルニアと診断できる。なお，虫垂を内容とした鼠経ヘルニアはAmyandヘルニアとよばれる。

● 治療法

　陥頓症例あるいは陥頓移行の危険がある症例は手術が推奨される。そうでない症例では十分な説明のうえで経過観察も許容される。

（井上明星）

大腿ヘルニア
Femoral hernia

診断のポイント 高齢女性の鼠径部ヘルニアでは，ヘルニア内容が内側に向かず，大腿静脈，大伏在静脈と隣接することを確認する。

CASE
81歳，女性。左鼠径部の膨隆を主訴に紹介受診。

図1

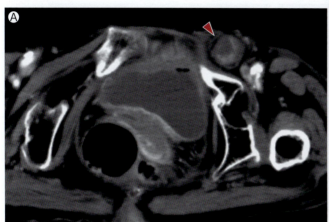
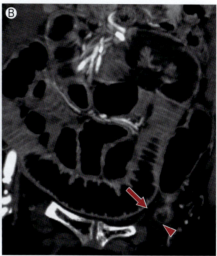

画像所見 造影CT動脈相横断像（A），造影CT動脈相冠状断像（B）：左鼠径部に大腿静脈と隣接して小腸の脱出と小腸拡張を認める（A,B）。ヘルニア門は鼠経靭帯（B➡）の背側に存在している。脱出小腸の一部で造影効果が欠損し（A,B▶），ヘルニア水もみられる。緊急手術にて約2cmの小腸に壊死を認め，ヘルニア根治術に加えて小腸切除も行われた。

● 疾患解説

　高齢女性に好発し，右側に生じる頻度がやや高い（右：左＝2：1）。大腿輪は外側を大腿静脈，腹側を鼠径靭帯，背側を恥骨筋付着部（Cooper靭帯），内側を裂孔靭帯で囲まれる孔であり，この尾側に筋膜に覆われる大腿管が連続している。大腿ヘルニアは大腿輪，大腿管から伏在裂孔を経路とする外ヘルニアである。

　CTでは，ヘルニア内容が大腿静脈および大伏在静脈と常に隣接し，鼠経ヘルニアのように内側に向かないことが特徴である。大腿静脈および大伏在静脈が圧排されることもある。冠状断像では鼠径靭帯の背側にヘルニア門が認められる。

　なお，虫垂を内容とした大腿ヘルニアはDe Garengeotヘルニアとよばれる。

● 治療法

　陥頓症例では緊急手術の適応である。非陥頓症例であっても，陥頓に移行するリスクが高いため，待機的に手術を行うことが望ましい。

（井上明星）

7. ヘルニア ─ 外ヘルニア

腹壁ヘルニア，Spiegelヘルニア，白線ヘルニア
Veutral hernia, Spiegelian hernia, Linea alba hernia

> **診断のポイント** 腹部腫瘤を触知した際にはCTで白線や半月状線などの腹壁ヘルニアの好発部位を中心に，腹壁から脂肪組織や消化管の脱出がないか確認する。

CASE
- Spiegelヘルニア（図1）：83歳，女性。右下腹部腫瘤を自覚。腹部手術歴はない。
- 白線ヘルニア（図2）：72歳，男性。腹部正中に腫瘤を自覚。腹部手術歴はない。

図1

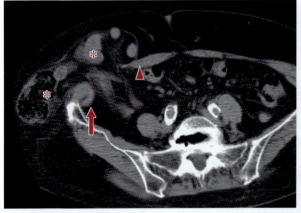

図2

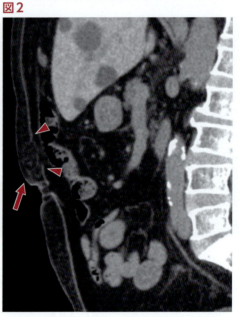

> **画像所見** 非造影CT横断像（図1）：右内外腹斜筋および腹横筋（➡）と右腹直筋（▶）の間から腸管（＊）が脱出している。
> 非造影CT矢状断像（図2）：臍上部で白線（▶）が不連続となっており，大網と考えられる脂肪組織（➡）が脱出している。

● 疾患解説

　腹壁ヘルニアとは臍・大腿および鼠径ヘルニアを除いた，前・側腹壁から脱出するヘルニアの総称である。

　Spiegelヘルニア（半月線状ヘルニア）は下腹部の腹直筋外縁において腹横筋が半月状線の外側で腱膜に移行する脆弱な部分から脱出する外ヘルニアである。両側の上前腸骨棘を結んだ線から頭側約6cmのSpiegelian hernia beltとよばれる解剖学的に脆弱な部位からの発生が多い。加齢，肥満，外傷，医原性が原因となりうる。

　白線ヘルニアは腹壁正中には左右の腹直筋鞘正中の間隙である白線から脱出するヘルニアである。

● 治療法

　嵌頓の危険性があるため原則手術が行われる。単純縫合のほかにメッシュを用いた修復術も報告されている[1,2]。

（井上明星）

◇ 参考文献
1) 長嶺弘太朗, ほか. メッシュプラグ法で修復したSpigelヘルニアの1例. 日臨外会誌 2010; 71: 569-73.
2) 山野武寿, ほか. 単孔式TEP法により修復した白線ヘルニアの1例. 日臨外会誌 2016; 77: 3030-3.

7. ヘルニア ― 外ヘルニア

腰ヘルニア
Lumber hernia

診断のポイント 上腰三角または下腰三角に腫瘤を触知した場合には腰ヘルニアを考慮しCTを撮影する。

CASE
60歳，男性。左側腹部痛。

図1

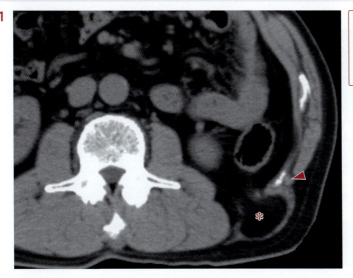

画像所見 非造影CT横断像：左第12肋骨（▶）の背側に菲薄化した左広背筋に覆われる脂肪織の脱出（＊）を認める。

（宇治徳洲会病院放射線科 三品淳資先生のご厚意による）

● 疾患解説

　腰ヘルニアは腰部における解剖学的抵抗減弱部である上腰三角（Grynfeltt-Lesshaft triangle）・下腰三角（Petit's triangle）から発生するヘルニアである。上腰三角は第12肋骨下縁，下後鋸筋下縁，内腹斜筋後縁および脊柱起立筋前縁で構成され，広背筋と腹横筋腱膜で覆われる[1]。下腰三角は腸骨稜，外腹斜筋後縁および広背筋前縁で形成され，腹横筋腱膜と内腹斜筋腱膜で覆われる[2]。加齢による筋萎縮や肥満が誘因となる。外傷性や腎摘出術や腸骨移植といった医原性にも発症しうる。初発症状としては腫瘤触知が最も多く，疼痛が次ぐ。消化管がヘルニア内容となった場合は嘔気，嘔吐をきたす。

　CTでは上腰または下腰三角部に腹腔内容の脱出を認める。

● 治療法

　一般的に増大すると修復が困難になり，嵌頓の危険性もあることから手術が行われる。

（井上明星）

◇ 参考文献
1) 内田卓之，ほか. 特発性上腰ヘルニアの1例. 日臨外会誌 2007; 68: 2388-92.
2) 関根　進，ほか. 下腰ヘルニアの1例. 日臨外会誌 2003; 64: 2046-9.

腹壁瘢痕ヘルニア
Ventral incisional hernia

> **診断のポイント** 腹部手術痕に一致した腫瘤や膨隆を認めた場合には腹壁瘢痕ヘルニアを考慮する。

CASE
77歳，女性。1週間前から右下腹部痛と便秘，3日前から嘔気があり，嘔吐するようになり来院。12歳時に傍腹直筋切開にて虫垂炎の手術歴あり。

図1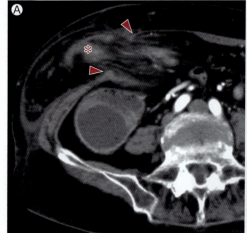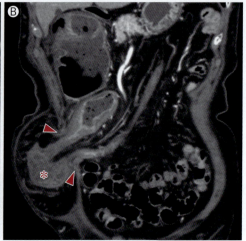

画像所見 造影CT動脈相横断像（A），同，冠状断像（B）：腹筋の欠損部（A，B▶）から横行結腸（＊）と大網の脱出を認める。ヘルニア内容の横行結腸には粘膜面の造影効果が減弱し壁肥厚を認める。血流障害を伴う絞扼性ヘルニアと考えられる。用手整復により腹痛が消失し，排便を認めた。12日後にヘルニア修復術が行われた。

● 疾患解説

腹壁瘢痕ヘルニアは開腹手術後の0.5～13.9％に認められるが，大血管術後では41％に発生すると報告されている。横切開よりも縦切開のほうが原因となりやすい。腹壁の瘢痕部であれば，どこにでも生じうる。なおストーマ近傍のヘルニアは傍ストーマヘルニアとよばれる。無症状の腹壁瘢痕ヘルニアではCT撮影時にValsalva法（いきみ）を行うことでヘルニア門およびヘルニア囊が増大するため描出能が向上する[1]。

● 治療法

一般的に増大すると修復が困難となり，嵌頓の危険性もあることから手術が行われる。

（井上明星）

◇ 文献

1) Jaffe TA, et al. MDCT of abdominal wall hernias: is there a role for valsalva's manenuver? Am J Roentgenol. 184: 847-851. 2005.

7. ヘルニア ― 外ヘルニア

閉鎖孔ヘルニア
Obturator hernia

> **診断の ポイント**　高齢経産婦の小腸閉塞症あるいは大腿内側から膝の疼痛では閉鎖孔ヘルニアを疑い，恥骨筋と外閉鎖筋の間を注意深く読影する。

CASE
77歳，女性。腹痛と嘔吐。

図1

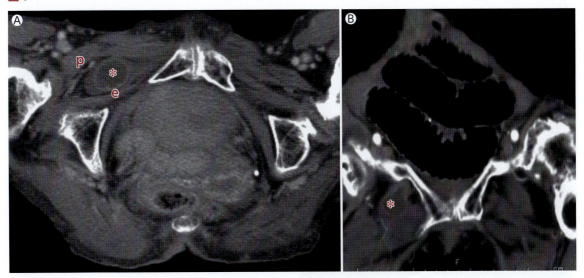

> **画像所見**　造影CT平衡相横断像（A），動脈相冠状断像（B）：右外閉鎖筋（e）と右恥骨筋（p）の間に陥入した小腸とヘルニア水を認める（A＊）。恥骨の尾側に脱出する小腸を認める（B＊）。なお口側の小腸には拡張を認める。

● 疾患解説

　高齢のやせ型の経産婦に好発する。外ヘルニアであるが，腫瘤を触知することは少ない。ヘルニア門が狭く，腸管の一部のみが陥頓状態となるRichter型ヘルニアの形態をとりやすい。なお腸管の2/3以上が嵌頓すれば腸閉塞をきたす。閉鎖孔ヘルニアでは閉鎖神経が圧迫されるため，大腿内側から膝にかけての疼痛を生じるHowship-Romberg徴候が15～50％に認められる。整形外科を初めに受診することがあり，注意が必要である。
　CTでは恥骨筋と外閉鎖筋の間に脱出した小腸を認めることが典型的であるが，外閉鎖筋の筋束間や背側に脱出することもある。

● 治療法

　ヘルニア解除に加えて裂孔の閉鎖を行う。腸管壊死に陥っている場合は小腸切除も行う。

（井上明星）

7. 術後ヘルニア

Petersenヘルニア
Petersen hernia

診断のポイント　Roux-en-Y再建術後の小腸閉塞症や反復する腹痛では関連する内ヘルニアを疑う。

CASE　84歳，男性。6年前に胃癌に対して腹腔鏡補助下幽門側胃切除術とRoux-en-Y再建術（結腸後再建）を受けた。最近になって腹痛を繰り返す。

図1

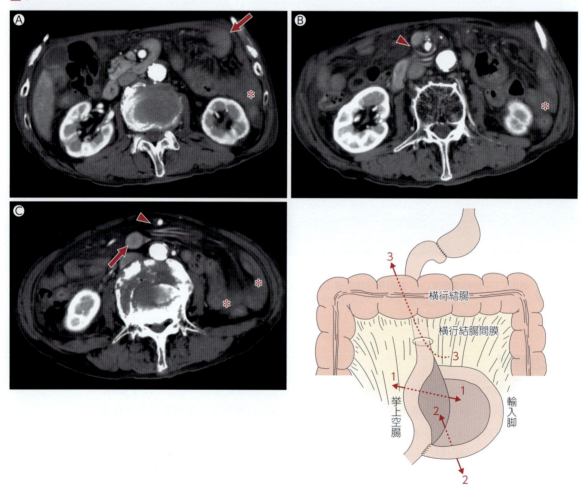

画像所見 造影CT動脈相横断像（A～C）：挙上空腸（A➡）の背側に腸間膜浮腫を伴う小腸（A～C＊）を認める。小腸間膜にはswirled mesentery（B▶）を認める。輸入脚（C➡）の腹側に血管の収束像（vascular pedicle）（C▶）を認める。手術が行われ小腸がPetersen defectを介して右から左に捻転しながら脱出していたことが確認された。
Roux-en-Y再建術後関連の内ヘルニアのシェーマ（D）：
1：Petersen hernia：挙上空腸と後腹膜の間の間隙を介した内ヘルニア，2：jejuno-jejunostomy mesenteric hernia：空腸端側吻合部の裂隙を介した内ヘルニア，3：transmesocolic hernia：横行結腸間膜通過部を介した内ヘルニア。

疾患解説

　Petersen herniaはRoux-en-Y再建後の挙上空腸と後腹膜の間のPetersen defectに小腸が脱出する内ヘルニアである。腹腔内脂肪の減少がPetersen defectの開大に関与する。Petersen defectの閉鎖は術後のPetersen herniaの予防に寄与するとされる[1]。

　ほかにもRoux-en-Y再建術に関連した内ヘルニアにはY脚吻合部に形成される裂隙を介した内ヘルニア（jejuno-jejunostomy mesenteric hernia）や結腸後再建時では挙上空腸の横行結腸間膜通過部の近傍を介したもの（transmesocolic hernia）がある[2]。前結腸再建ではjejuno-jejunostomy mesenteric hernia，後結腸再建ではtransmesocolic herniaが多い。なおPetersen herniaは挙上空腸の経路にかかわらず起こりうるが，前結腸再建が87.8％と多い。また開腹手術よりも腹腔鏡下手術のほうが癒着が少ないため，内ヘルニアが生じやすいと考えられている。

　Roux-en-Y再建術に関連した内ヘルニアの特異度の高いCT所見として，swirled mesentery（渦巻き状の腸間膜），mushroom-shaped mesenteric root（上腸間膜動脈とその分枝の間にみられるキノコ状の腸間膜）が報告されている。そのほかにhurricane eye（腸間膜が腸管に囲まれる），上腸間膜動脈背側に位置する小腸，吻合部の右側偏位も認められるとされる。Petersen herniaでは横行結腸間膜と挙上空腸がヘルニア門の辺縁を形成していることが観察できることがある[3]。一般的にヘルニア門の広いPetersen herniaでは消化管通過障害が軽度であるが，大量の小腸が脱出することにより小腸間膜の捻れと浮腫が生じやすいとされる。Jejuno-jejunostomy mesenteric herniaではヘルニア門がY脚吻合部の背側に位置するのが特徴的である。

治療法

　ヘルニア解除に加えてPetersen defectの閉鎖を行う。腸管壊死に陥っている場合は小腸切除も行う。

（井上明星）

◇参考文献
1) 堀井伸利，ほか．腹腔鏡補助下胃全摘術後にPetersen's herniaをきたした2例．日本腹部救急医学会雑誌 2017; 37: 427-30.
2) 才川大介，ほか．胃癌根治術結腸前Roux-en-Y再建後の内ヘルニア症例の検討．日臨外会誌 2014; 75: 6-11.
3) Lockhart ME, et al. Internal hernia after gastric bypass: Sensitivity and specificity of seven CT sings with surgical correlation and controls. Am J Roentgenol 2007; 188: 745-50.

7. ヘルニア

先天性横隔膜ヘルニア
Congenital diaphragmatic hernia

診断のポイント 妊婦健診の超音波検査や胎児MRI，あるいは呼吸困難症状を示す新生児の単純写真で腹部臓器の胸腔内への脱出を認めた場合に，先天性横隔膜ヘルニアを考える。

CASE
妊娠28週2日，妊婦健診の超音波検査で腹囲が小さく，左胸腔内に小腸の存在が疑われた。

図1

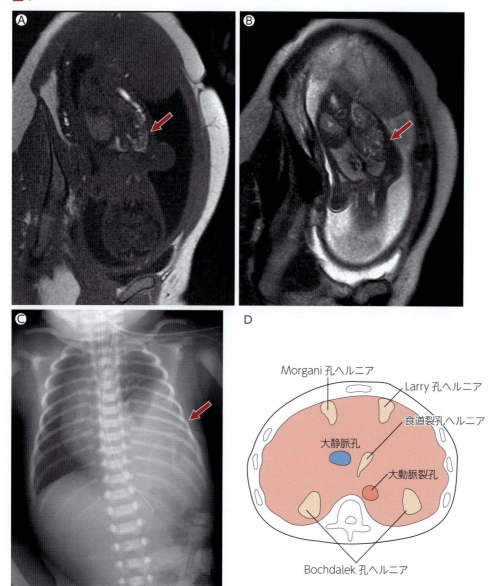

画像所見

T1強調像（GRE法）(A)：高信号に描出された胎便を含む小腸が左胸腔に脱出している（➡）。
Single shot T2強調像(B)：脱出した小腸は左肺を圧迫している（➡）。
単純X線写真（日齢1日）**(C)**：左胸腔内にガスを含む陰影が占拠しており（➡），縦隔は右側に偏位している。日齢2日目に先天性横隔膜ヘルニアに対して根治術が施行された。
シェーマ(D)

● 疾患解説

　胎生早期の横隔膜の形成不全により生じた欠損部位から，腹腔内臓器が胸腔内に脱出する疾患である。脱出臓器の圧迫による肺低形成と，それに起因する呼吸障害，肺高血圧が主たる病態である。小腸，結腸，肝臓，胃，十二指腸，脾臓，膵臓，腎臓がヘルニア内容として脱出しうる。発生頻度は2,000～5,000出生数に対して1例であり，90％が左側，10％が右側に発生する。約30～40％に合併奇形を伴う。本邦では約70％が胎児超音波検査を契機に出生前診断される[1]。

　欠損部位により以下の3つに分類される。
・胸腹膜裂孔ヘルニア（Bochdalek孔ヘルニア）
・傍胸骨裂孔ヘルニア（右側：Morgani孔ヘルニア，左側Larry孔ヘルニア）
・食道裂孔ヘルニア

　最も頻度が高いのは胸腹膜裂孔ヘルニアである。

　出生直後に死亡する重症例から出生時には無症状の軽症例までさまざまである。多くは生後24時間以内に頻呼吸，陥没呼吸，呼吸促拍，呻吟などの呼吸困難症状で発症する。乳児期以降の発症では呼吸器症状のほかに，嘔吐や腹痛などの消化器症状が主体となることもある。食道閉鎖，十二指腸閉鎖，腸回転異常などの消化器の合併奇形を10％に認める。そのほか，心血管系，泌尿生殖器系，中枢神経系にも合併奇形を伴うことがある。

　胎児MRIでは腹部臓器の胸腔内への脱出を認める。臓器単純写真では胸腔内に腸管ガス像を認めるほか，ヘルニア内容による縦隔の偏位を認める[2]。

● 治療法

　NICUで呼吸循環管理を行われ，重症例では体外式膜型人工心肺（ECMO）が導入される場合もある。呼吸循環状態が安定した後に手術が行われる。

（井上明星）

◇ 文献

1) 伊藤美春. 新生児先天性横隔膜ヘルニアの診断・管理　新生児先天性横隔膜ヘルニア診療ガイドラインの概説とともに. 日本周産期・新生児医学会雑誌. 52:1-18.2016
2) Minkner K, et al. Pre- and neonatal imaging of gastrointestinal complications in congenital diaphragmatic hernia. Abdom Radiol. 2017（Epub ahead of print）

7. ヘルニア

外傷性横隔膜ヘルニア
Traumatic diaphragmatic hernia

診断のポイント 高エネルギー外傷におけるCTの読影に際しては多断面再構成（multiplanner reconstruction；MPR）画像にて横隔膜の損傷を検索する。腹部臓器の挙上や肺との接触といった間接所見にも注意を要する。

CASE

症例1（図1）：40歳，男性。自動車を運転中に右折をしたところ対向車と衝突した。
症例2（図2）：71歳，男性。肝硬変の経過観察でCTが撮影された。

図1

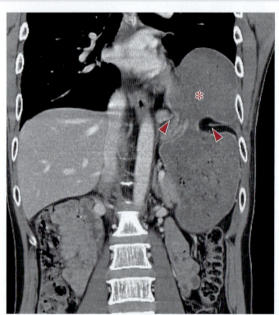

画像所見 **造影CT平衡相冠状断像**：（図1）左横隔膜の欠損部から胃穹窿部が左胸腔に脱出している（＊）。ヘルニア門では胃壁がくびれている（collar sign）（▶）。手術にて左横隔膜に裂創が確認され，修復された。
造影CT平衡相横断像（図2A），同，矢状断像（図2B）：左胸腔内に挙上した結腸と大網を認め，肺と直に接触している（＊）。肋骨に骨折後変化を認める（▶）。

(宇治徳洲会病院放射線科
三品淳資先生のご厚意による)

図2

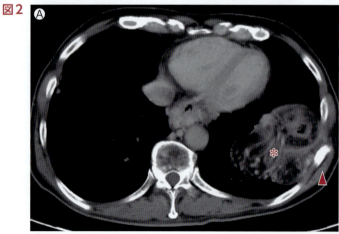
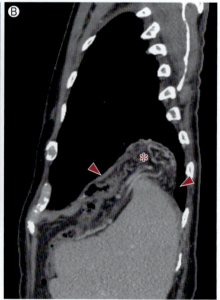

108

疾患解説

　原因は刃物や銃創による鋭的損傷と交通事故，転落外傷による鈍的損傷に大別される。鋭的損傷による裂創は1～2cmと小さいのに対し，鈍的損傷は10cm以上に達する。本稿では鈍的損傷について述べる。

　多くは左側に好発する（右：左＝1：3）。その理由として右側には肝臓が存在すること，左横隔膜は右横隔膜に比べて先天的に脆弱であることが考えられている。損傷のメカニズムとしては，側方からの外力により横隔膜の前後が短縮することで裂けるという説，受傷時の腹腔内圧上昇や声門閉鎖により，胸腔と腹腔に圧格差が生じることにより裂けるという説や骨折した肋骨により裂けるといった説が考えられている。初診時には7～66％が診断されないが，胸腔内圧は陰圧であるため多くは3年以内に遅発性にヘルニアを発症するとされる。

　CT所見は多数報告されているが，以下の4つのカテゴリーに分類されている。

①直接所見：横隔膜の区域性欠損（segmental defect）あるいは消失（absent），垂れ下がった横隔膜の断片（dangling diaphragm sign）。

②ヘルニアに関連した間接所見：腹腔臓器の胸腔内への脱出，腹部臓器の挙上，ヘルニア門でのくびれ（collar sign, hump and band sign），腹部臓器が後胸壁に接する（dependent viscera sign），腹部臓器が胸水の重力に従った分布を妨げる（sinus cutoff sign）。

③胸腔と腹腔の交通に関連した間接所見：腹腔臓器あるいは腹水が胸腔臓器や胸水と接する，腹水と胸水の併存，気腹と気胸の併存。

④その他の所見：横隔膜の肥厚，横隔膜からの造影剤の血管外漏出所見，横隔膜の造影効果の消失，肋骨骨折。

　それぞれの画像所見の詳細は参考文献[1]を参照されたい。

治療法

　陽圧換気は腹腔臓器の脱出を抑えるとされている。横隔膜裂創部の自然治癒は期待できないため，非吸収糸での直接縫合や人工材料を用いた修復を要する[2]。横隔膜損傷は強い外力が加わらなければ生じないため，肝臓，脾臓，腎臓，心臓，骨といった他臓器外傷を伴う頻度が高く，死亡率は12～42％と報告されている。そのため開腹アプローチを奨める報告が多い。

（井上明星）

◇ 文献

1) Desir A, et al. CT of blunt diaphragmatic rupture. Radiographics 2012; 32: 477-98.
2) 白子隆志, ほか. 外傷性横隔膜ヘルニア4例の検討. 日本救急医学会中部地方会誌 2014; 10: 1-4.

7. 食道裂孔ヘルニア

食道裂孔ヘルニア
Hiatal hernia

診断のポイント 胸部単純写真やCTで胃をはじめとする腹腔内臓器の食道裂孔から縦郭への脱出を同定する。強い消化器症状を伴う場合は血流障害や穿孔の可能性も考慮する。

CASE
81歳，女性。夕食後に腹痛を自覚。

図1
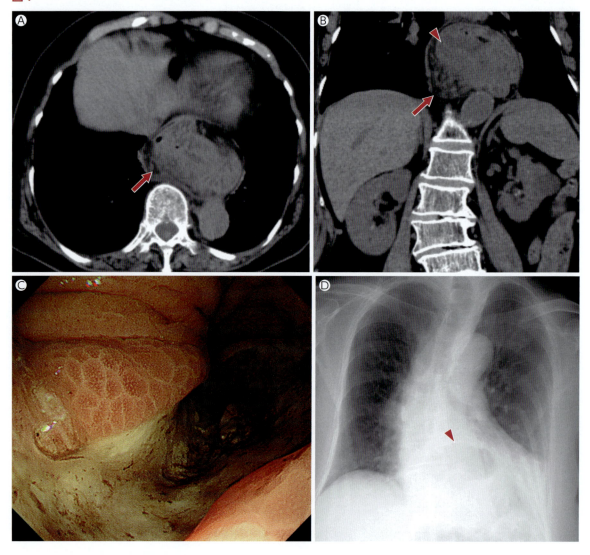

画像所見 **非造影CT横断像（A），同，冠状断像（B）**：胃食道接合部および穹窿部が縦郭内に脱出しており，混合型の食道裂孔ヘルニアと診断される。胃壁は肥厚し（B▷），胃とともに脱出している肝胃間膜の脂肪組織に濃度上昇（A，B➡）を認めることから血流障害や潰瘍が疑われる。
上部消化管内視鏡（C）：胃体上部小彎側に広範な潰瘍を認める。
胸部単純X線写真（D）：心陰影に重なり手拳状のガス像を認める（▷）。

● 疾患解説

食道裂孔をヘルニア門とする横隔膜ヘルニアであり，以下の4型に分類されている。亀背を背景に老年期の女性に好発する。

Ⅰ型：滑脱型 sliding type：食道胃接合部が食道裂孔から縦郭内に脱出する。食道裂孔ヘルニアの大部分（90％）を占める。
Ⅱ型：傍食道型 paraesophageal type：胃穹窿部や大彎側が縦郭内に脱出する。
Ⅲ型：混合型 mixed type：滑脱型と傍食道型の両者が混在する。
Ⅳ型：複合型 complex type：胃以外の臓器（大腸，大網，肝臓，脾臓など）が脱出する。

無症状のことが多いが，胃食道逆流を背景に胸やけ，腹部膨満，心窩部痛などの消化器症状の原因となりうる。ヘルニア内容が大きくなると，圧迫症状により呼吸困難，心悸亢進などの症状をきたすこともある。日常臨床で高頻度に遭遇するが，まれに急性腹症として発症する。裂孔部の圧迫による血流障害，胃内容物の長期停滞，呼吸性変動による刺激が原因で，胃粘膜のびらん，潰瘍およびそれに続発する出血や穿孔をきたすことがある[1]。胃軸捻転を合併し食道胃接合部より頭側に胃が位置するように大きく脱出するものをupside down stomachとよび，強い通過障害のため嘔気や嘔吐をきたす[2]。

画像所見は胸部単純写真では心陰影に重なる空気を含む腫瘤影を認め，左横隔膜下の胃泡が消失する。CTでは縦郭内への胃の脱出（複合型では胃以外の臓器の脱出）を認める。脱出した胃周囲の脂肪組織に濃度上昇があれば血流障害，消化管外ガスがあれば穿孔が考えられる。

● 治療法

軽症例では経過観察されることがほとんどであるが，症状が強い場合は，食道裂孔修復術（直接縫合，メッシュを用いた被覆），噴門形成術（Nissen法，Toupet法，Dor法）が行われる。腹腔鏡手術が主流であるが，血流障害や閉塞による症状が強い場合は，気腹により換気障害や循環障害を誘発する可能性があるため，開腹手術を選択すべきとされる。

（井上明星）

◇ 文献
1) 森眞二郎, ほか. 食道裂孔ヘルニアに胃潰瘍穿孔を合併し循環不全をきたした1例. 日本腹部救急医学会雑誌 2010; 30: 949-52.
2) 福田直人, ほか. Upside down stomachを呈した巨大食道裂孔ヘルニアの1例. 日本腹部救急医学会雑誌 2013; 33: 1335-9.

8. 腹膜炎

腹膜炎（総論）
Peritonitis

　腹膜炎とは感染や化学刺激などによって起こる腹膜の炎症の総称であり，特発性（原発性）−続発性（二次性）に分類されるほか，急性−慢性，限局性−汎発性などのパラメーターによっても分類される．また癌の腹腔内播種も「癌性腹膜炎」とよばれる．

　当然ながら各病態により治療法が大きく異なるため，正確な診断は重要である．症状，患者のバックグラウンド，身体所見，検査データ，画像所見など活用できる情報を総動員して診断することになる．なかでも病変の局在や広がり，性状の把握など画像診断の果たす役割は大きい．

　いずれの腹膜炎でも共通してみられることが多い画像所見としては，腹水，腹膜の肥厚，腹腔内脂肪織の混濁などが挙がるが，腹水のみしか認識できない場合などもあり注意を要する．結節や腫瘤が見られた場合は癌性をまず考える（図1）が，類似した所見を取りうる感染症として結核などを忘れてはならない．画像的な鑑別としては以下のような点に留意すればよい．

● 急性

- 原則的に原因検索が必要．画像的には腹腔内遊離ガスの有無，膿瘍の有無，腹水の性状（血性の場合，内膜症性嚢胞破裂や卵巣出血，脂肪の場合，成熟嚢胞性奇形腫の破裂など），炎症の分布（原因病変近くに所見が強いことが多い）などに注目して鑑別を進める．
- 肝硬変患者に発熱と腹水が見られた場合には特発性腹膜炎も考慮する（特発性腹膜炎の項参照）．

● 慢性

- 腹膜の結節，腫瘤，いわゆる大網ケーキなどが見られる場合はまず癌性腹膜炎を考える．腹膜原発の癌や中皮腫も癌性と同様の像を呈する．特殊なタイプとして腹膜偽粘液腫がある．
- 腹膜が強い肥厚を呈する場合は，癌性あるいは慢性感染症［結核や腹膜透析（CAPD）に関連するもの］と考える．CAPD関連では被包化が強く，いわゆる被嚢性腹膜硬化症（encapsulated peritoneal sclerosis；EPS）を起こすことがある．

（上田浩之）

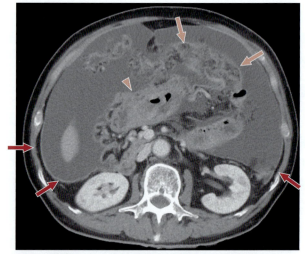

図1　胃癌による癌性腹膜炎（造影CT平衡相）
多量の腹水が認められる．腹膜は肥厚（➡），大網には濃度上昇がみられる（➡）．胃壁の肥厚もみられる（▶）．

◇ 文献

1) 北野正剛, ほか. 腹膜疾患. 内科学第9版. 東京: 朝倉書店; 2007. p910-4.

8. 腹膜炎

特発性腹膜炎
Primary spontaneous peritonitis

診断のポイント 腹水を有する肝硬変患者の発熱では本疾患を疑う。他疾患の除外が必要。

CASE
70歳台，男性。C型肝硬変で経過観察中，腹部膨満感，食思不振が出現。腹水貯留あり。入院後に発熱出現。炎症反応上昇，腹水中白血球上昇。

図1

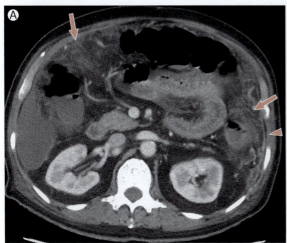
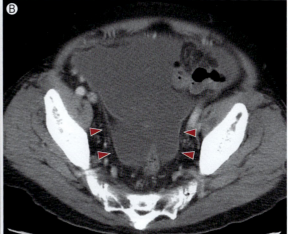

画像所見 造影CT平衡相
A：腹膜の肥厚（▶），腹腔内脂肪織の濃度上昇（➡）を認める。
B：腹膜の肥厚（▶）に加え多量の腹水も認められる。他疾患を除外したうえ，特発性腹膜炎と診断された。

● 疾患解説

　消化管など他の部位に明らかな感染源を同定できない腹膜炎。肝硬変を基礎疾患として有することが多い。

　診断は腹水穿刺，他疾患の除外により行われる。起因菌としては大腸菌，クレブシエラなど。画像診断の役割は他の感染や悪性腫瘍など他疾患の除外が第一。腹水貯留のみが認められ，腹膜の混濁は指摘できないこともある。

● 治療法

抗菌薬投与。しかし再発率は高く，予後も良好ではない。

（上田浩之）

◇ 文献
1) 北野正剛，ほか. 腹膜疾患. 内科学 第9版. 東京: 朝倉書店; 2007. p910-2.

8. 腹膜炎

尿漏出による腹膜炎(膀胱破裂, 偽性腎不全)
Urine peritonitis(Bladder rupture and pseudo-renal failure)

診断のポイント 急性腹症患者において原因不明の大量腹水をみたときには膀胱破裂も考える。

CASE
40歳台, 男性。酩酊状態で発見。腹痛, 腹膜刺激あり。

図1

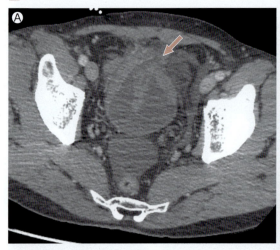
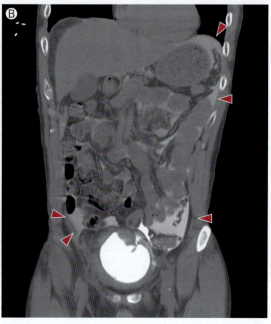

画像所見 造影CT平衡相横断像(A):腹水および膀胱壁の断裂(➡)を認める。
膀胱造影後CT冠状断再構成像(B):膀胱造影後CTでは造影剤の腹腔内漏出(▶)が認められる。

● 疾患解説

　膀胱破裂は外傷性(医原性含む)と自然破裂に大別されるが前者が多い。両者ともに大量飲酒後に起こることが知られている。破裂部位により腹腔外, 腹腔内, 混合型に分類される。自然破裂は壁の脆弱性や膀胱壁の過伸展がある場合に起こりやすい(放射線治療後, 前立腺肥大など)。

　偽性腎不全とは腹膜を介した尿の再吸収により, 見かけ上, 腎不全様の血清BUN, Crの上昇を呈することを指す。

● 治療法

　腹腔外では尿道留置カテーテル, 腹腔内, 混合型では手術修復。両者とも感染に対して抗菌薬投与。

(上田浩之)

◇ 文献
1) Dubey IB, et al. Diverse presentation of spontaneous rupture of urinary bladder: review of two cases and literature. Am J Emerg Med 2012; 30: 832. e1-3.

8. 腹膜炎

腹部放線菌症
Abdominal actinomycosis

> **診断のポイント** 悪性腫瘍を疑わせるような腹膜や筋膜を超えた浸潤性発育を示す充実性腫瘤であり，炎症所見を伴う。リンパ節腫大は目立たないことがある。

CASE

60歳台，女性。発熱，下腹部痛。WBC 26,000，CRP 21.6

図1
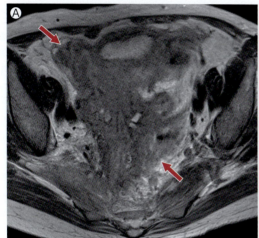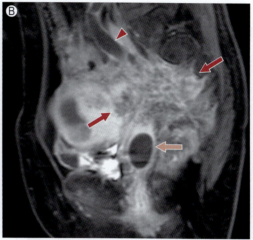

(荏原病院放射線科 井田正博先生のご厚意による)

画像所見 MRI T2強調横断像（A），造影脂肪抑制T1強調矢状断像（B）：骨盤部に広範に浸潤する腫瘤（➡）を認める。右水尿管（▶），Douglas窩膿瘍（⇨）を認める。

● 疾患解説

　放線菌症はグラム陽性桿菌である*Actinomyces israelii*による感染症である。常在菌であり，背景因子に組織損傷や免疫能低下があるとされる。腹部では，回盲部・横行結腸・骨盤部が多く，腹部手術歴や子宮内避妊具（IUD）使用歴との関連性が報告されている。周囲組織に浸潤する化膿性肉芽腫性疾患であり，悪性腫瘍との鑑別を要する。MRIでは充実成分はT2強調像で低信号を示すことが多く，造影MRIで強い造影効果を示す。

● 治療法

　術前診断可能例では，ペニシリン投与が第一となる。難治例も多く，治療抵抗性を示す場合は外科的切除が必要となる。

(栗林英人)

◇ 文献
1) Kim SH, et al. Unusual causes of tubo-ovarian abscess: CT and MR imaging findings. Radiographics 2004; 24: 1575-89.
2) 太田義人. 回盲部放線菌症の1例. 日本臨床外科学会雑誌 2004; 65: 2934-8.
3) Heo SH. Imaging of actinomycosis in various organs: a comprehensive review. Radiographics 2014; 34: 19-33.

8. 腹膜炎

肝囊胞破裂
Rupture of liver cyst

> **診断のポイント**　腹痛患者において囊胞の虚脱（緊満感のない囊胞），周囲の液貯留を見たら破裂を疑う。

CASE

60歳台，女性。突発，持続する腹痛を主訴に来院。

図1

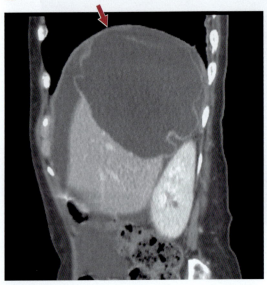

画像所見：造影CT矢状断再構成像：肝右葉ドーム下に囊胞を認める。壁は虚脱，一部断裂（），周囲に液貯留あり。破裂と診断できる。経皮的に囊胞ドレナージが施行された。経過は良好で，追加治療なしで，経過観察となった。

● 疾患解説

　肝囊胞の合併症としては出血，感染，破裂などが報告されている。破裂の原因としては外傷，炎症，医原性などが挙げられるが，原因不明の場合もある。腹水，腹膜刺激症状を呈することが多いが，後者は見られないこともある。

● 治療法

　腹腔鏡を含めた手術が行われることが多い。出血例では血管塞栓術（TAE）の報告も見られる。症例によっては本例のようにドレナージやアブレーションで対応可能かもしれない。

（上田浩之）

◇ 文献

1) Imaoka Y, et al. Elective laparoscopic deroofing to treat the spontaneous rupture of a large simple liver cyst: a case report. Surg Case Rep 2016; 2: 148.

腸間膜脂肪織炎と misty mesentery
Sclerosing panniculitis and misty mesentery

> **診断のポイント** 腸間膜脂肪織炎の診断にはmisty mesenteryを呈する他の急性疾患の除外が重要である。慢性期には腸間膜や腹膜腫瘍の鑑別が必要となる。

CASE

症例1（図1）：80歳台，女性。腹部不快感が持続している。
症例2（図2）：70歳台，男性。左上腹部痛が持続している。
いずれも血液炎症データは軽度の異常のみ。

図1
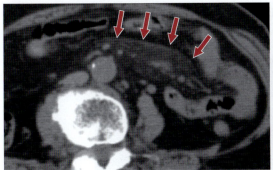

図2
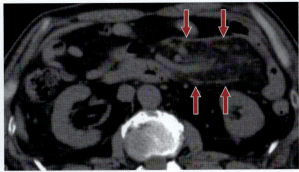

> **画像所見** 非造影CT横断像（図1, 2）：2症例とも小腸間膜内に脂肪の乱れ（濃度上昇）と被膜様線状構造（➡）を認める。

● 疾患解説

　Misty mesenteryは1996年MindelzunらによってCTでの腸間膜脂肪濃度の局所的な濃度上昇をきたす画像所見に命名された。腸間膜脂肪織炎は本所見を呈する代表的疾患であるが，腸間膜浮腫（図3），リンパうっ滞，出血，炎症性あるいは腫瘍性の浸潤（図4）でも生じ，本所見を認識した場合にさまざまな疾患の除外が重要となる[1-2]。

　腸間膜脂肪織炎はretractile mesenteritis, liposclerotic mesenteritis, mesenteric panniculitisなどさまざまな名称で報告されたが，現時点ではsclerosing panniculitisとして総称される。病理学的に何らかの炎症が腸間膜に生じて炎症細胞浸潤を惹起し，腸間膜脂肪組織の変性と壊死を繰り返し，その後線維化に置換されるという病期進行が推定される。腹部手術や外傷が先行する場合や，IgG4関連疾患を含む自己免疫機序，感染，虚血，悪性リンパ腫との関連性も考えられる症例もあるが，正確な病因は不明である。中高年の男性に好発し，臨床症状は隣接臓器（特に腸管）への炎症の波及や圧排による腹痛，発熱，嘔吐が多く，便秘，下痢，直腸出血はまれである。血液生化学所見で炎症所見を示すことが多いが，無症状の場合もある。

　腸間膜脂肪織炎は，病期進行により画像所見も変化する。急性期には腸間膜脂肪の乱れ

を中心とするmisty mesentery，炎症を起こした腸間膜脂肪が薄い被膜様構造に囲まれるpseudocapsule，小さく多数の塊状リンパ節腫大が空腸間膜中心に認めることもある。慢性期には線維化が進行し軟部腫瘤陰影を呈した場合にはカルチノイドやデスモイド，癌性腹膜炎も鑑別になる。この際には腸間膜血管が腫瘍と接している部分の脂肪が保たれているfat ring signが悪性腫瘍との鑑別に有用とする報告もあるが，悪性リンパ腫でも同様の所見を呈する場合がある[3]。

治療法

　腸間膜脂肪織炎は，ステロイドや免疫抑制剤を投与といった保存的治療で軽快し，予後は比較的良好である。ただし原因不明であり急性期から慢性期への移行の過程は不明確である。悪性腫瘍除外目的のための外科的組織診断を除き，膿瘍，血管への浸潤，腸閉塞がない限り手術適応は限られている。

　　　　　　　　　　　　　　　　　　　　　　　　　　　（山崎道夫／山本敦子／井本勝治）

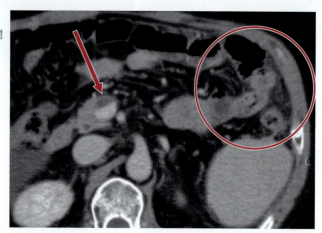

図3　腸間膜浮腫
肝硬変に伴う門脈血栓症（➡）と腸間膜のmisty mesentery（○）

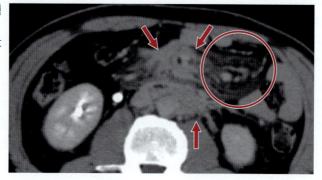

図4　生検にて濾胞性リンパ腫と診断された症例腫
後腹膜および腸間膜リンパ節腫大（➡）とmisty mesentery（○）

◇ 文献

1) Patrick DM, et al. The "Misty Mesentery": Mesenteric panniculitis and its mimics. AJR 2013; 200: W116-23.
2) 河野真理, ほか. 代表的疾患の画像診断 腹膜・腸間膜・脾　腸間膜脂肪織炎. 臨床画像 2008; 24: 911-1069.
3) Karen MH, et al. CT findings in sclerosing mesenteritis (panniculitis): Spectrum of disease. RadioGraphics 2003; 23: 1561-7.

10. 腹部コンパートメント症候群

腹部コンパートメント症候群
Abdominal compartment syndrome

> **診断の ポイント**　血管透過性亢進や腹腔内の占拠性病変が背景にあり，腹腔内圧上昇を疑った際には膀胱内圧を測定する。

CASE

60歳，女性。悪寒，戦慄。
子宮内膜癌のため準広範子宮全摘術，骨盤リンパ節郭清，傍大動脈リンパ節郭清が行われ，術後化学療法を開始したが，MRSA腸炎から腹腔内膿瘍を形成した。

図1

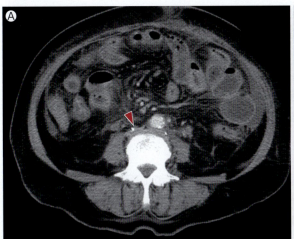
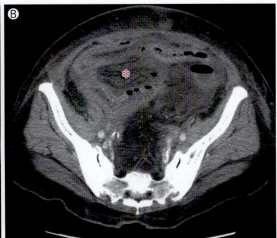
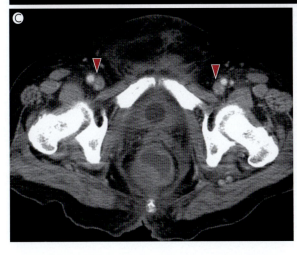

画像所見　造影CT平衡相横断像（**A～C**）：小腸の壁肥厚，腸間膜の脂肪織濃度上昇を認める（**B***）。腹膜炎を反映した所見と考えられる。下大静脈は平坦化しているが（**A▶**），鼠径靱帯よりも尾側の大腿静脈は拡張している（**C▶**）。膀胱内圧は16mmHgと上昇を認めた。血液培養からはMRSAが検出され，腹膜炎，敗血症による血管透過性亢進により腹腔内圧が上昇したと考えられた。腹膜炎に対する抗菌薬投与により，膀胱内圧は5mmHg以下に低下した。

（大津市民病院放射線科 市場文功先生のご厚意による．小林久人，監修．松木　充，市場文功，編著．大津画像カンファレンス 疾患・病態にせまる画像診断　腹部救急疾患．東京: 秀潤社; 2016. p171-3より許可を得て引用）

● 疾患解説

　腹部コンパートメント症候群(abdominal compartment syndrome；ACS)は腹腔内圧上昇により臓器不全をきたす病態である。腹腔内圧(intra-abdominal pressure；IAP)は腹腔内に穿刺針を刺入することで測定可能であるが，World Society of the Abdominal Compartment Syndromeでは仰臥位で膀胱内に25 mLの生理食塩水を注入し，中腋窩線をゼロ点して呼気終末に測定した圧をIAPと定義している。IAPの正常値は5〜7 mmHgであるが，IAP≧12 mmHgが持続あるいは反復する状態をintra-abdominal hypertension (IAH)，IAP＞20 mmHgが遷延し臓器障害が発生した状態をACSと定義している。具体的には頭蓋内圧上昇，胸腔内圧上昇による無気肺や換気量低下，下大静脈の圧迫による静脈還流障害から心拍出量低下，腹部還流圧減少と静脈還流障害による消化管粘膜障害，肝障害，腎障害などをきたす。ACSには外傷や大動脈瘤，急性膵炎により急激なIAP上昇に基づくprimary ACS，敗血症や熱傷に伴う血管透過性亢進に対する大量輸液により亜急性にIAPが上昇するsecondary ACS，過度な張力をかけてた閉腹によりIAPが上昇するrecurrent ACSがある[1]。

　CTでは下大静脈の平坦化，腎静脈の平坦化を認めるが，大腿静脈には拡張を認める。横隔膜挙上も呈するが，過去画像との比較を要する。臓器灌流低下と静脈還流障害により肝臓のモザイク状濃染，胃壁および腸管壁の造影増強を認めることもある[2]。

● 治療法

　IAPをモニタリングしながら，腸管内圧の減圧(胃管・肛門チューブ挿入，消化管運動促進薬)，腹腔内容物の排除(腹水ドレナージなど)，腹壁コンプライアンスの改善(鎮痛，沈静，Trendelenberg体位)を行い，輸液管理を最適化し，臓器灌流を保つことが推奨されている。これらの非侵襲的管理でIAPが低下しない場合は外科的腹部減圧を行う。　　　(井上明星)

◇ 文献
1) 大谷俊介, ほか. Abdominal Compartment Syndromeの病態と集中治療. 日腹部救急医会誌 2013; 33: 823-7.
2) Patel A, et al. Abdominal compartment syndrome. Am J Roentgenol 2007; 189: 1037-43.

11. 結腸腹膜垂炎

結腸腹膜垂炎
Epiploic appendagitis

診断のポイント　疼痛部位に一致する結腸の腸間膜対側に隣接する脂肪の乱れ（濃度上昇）に注意する。

CASE

症例1（図1）：50歳台，男性。左下腹部痛，圧痛を伴う。
症例2（図2）：40歳台，男性。5日間続く左下腹部痛，圧痛を伴う。血液データは軽度の炎症反応の上昇のみ。
症例3（図3）：30歳台，男性。前日より腹部圧迫感があったが，翌日右下腹部痛の圧痛も出現し，急性虫垂炎を疑われて紹介された。

図1
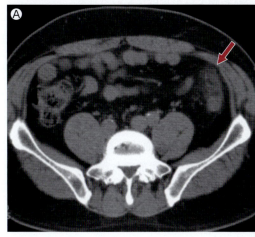
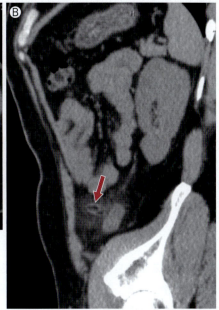

図2
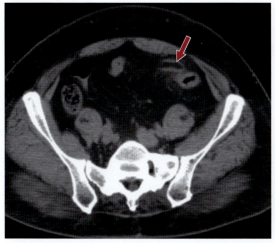

図3
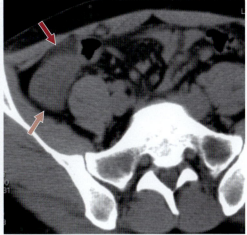

画像所見
非造影CT横断像(図1A)：下行結腸前面に境界不鮮明な脂肪の乱れ(➡)を認める。皮下脂肪は厚く肥満傾向である。
同，矢状断像(図1B)：横断像と同様の所見であるが，中心部脂肪濃度(➡)で腹膜垂の存在が確信できる。その周囲の脂肪織の乱れ(濃度上昇)が炎症を示唆する。
非造影CT横断像(図2)：S状結腸前面に中心部に脂肪を伴うリング状の構造(➡)を認める。皮下脂肪は厚く肥満傾向である。
非造影CT横断像(図3)：回盲部近くの上行結腸前面にリング状の脂肪の乱れ(濃度上昇)(➡)と，軽度の腸管壁肥厚(➡)を認めた。いずれの症例も保存的に経過観察で症状は改善した。

● 疾患解説

3本の結腸紐のなかで，自由紐と大網紐に沿って脂肪構造を主体とする腹膜側への突起を腹膜垂とよぶ。腹膜垂は直腸を除く大腸全域に認められる。横行結腸では自由紐に沿って1列に，上行結腸下行結腸では自由紐，大網紐の2列に，S状結腸では不規則に認められる。

腹膜垂の捻転や栄養血管の血栓による梗塞，直接圧排による循環障害などさまざまな原因があるが，腹膜垂には2本の栄養動脈に対し1本の静脈還流のみなので，静脈うっ血が初期の病態となる。結腸憩室炎や限局性回腸炎など他疾患の炎症に続発する症例もある。

CTでは正常腹膜垂は周囲脂肪織に紛れ同定困難であるが，腹膜垂炎では，5cm以下(典型的には1.5〜3.5cm)の脂肪濃度の卵円形病変が結腸前方に隣接し，周囲に炎症性の液貯留や腹膜肥厚を認める(hyperattenuating ring sign)のが典型である。隣接する結腸壁は軽度の肥厚までで，腸管閉塞や膿瘍形成はまれである。脂肪の中心には静脈血栓による高吸収を認める場合もある。疼痛部に一致することが確認されれば，確定診断可能である。

本症が慢性に経過した場合には，壊死の陥った腹膜垂に石灰化が起こり自然脱落して腹腔内遊離体の原因となる。

● 治療法

腹膜垂炎は自然軽快する予後良好な疾患であり，ほとんどの症例は消炎鎮痛薬の投与により10日以内で症状が消失する。このため憩室炎や虫垂炎と誤診して不必要な入院や外科手術はすべきではない。保存的加療した本症の40%は再発が疑われ，予防的な腹腔鏡手術を推奨する報告もあるが，基本的には保存療法を第一に考える。なお画像的経過観察では病変の縮小，濃度変化，形態の不整化，境界の不明瞭化は生じるが，病変そのものは比較的長期にわたり残存し，発症6カ月以内に病変は消失する。

(山崎道夫／山本敦子／井本勝治)

◇ 文献

1) Ajay KS, et al. Acute epiploic appendagitis and its mimics. RadioGraphics 2005; 25: 1521-34.
2) Rao PM, et al. Epiploic appendagitis: evolutionary changes in CT appearance. Radiology 1997; 204: 713-7.
3) Almeida AT, et al. Epiploic appendagitis: an entity frequently unknown to clinicians- diagnostic imaging, pitfalls, and lookalikes. AJR Am J Roentgenol 2009; 193: 1243-51.

胃十二指腸炎
Gastritis and duodenitis

急性胃粘膜病変
Acute gastric mucosal lesion (AGML)

> **診断のポイント**
> - 胃十二指腸炎では粘膜下の浮腫性肥厚，胃十二指腸潰瘍では粘膜の途絶と周囲の浮腫性隆起が特徴。壁肥厚部において浮腫が目立たない場合，癌の除外を要する。
> - 急性胃粘膜病変は胃前庭部の全周性浮腫性壁肥厚が特徴。

CASE ① 胃十二指腸炎

80歳台，女性。多量のタール便にて来院。特別な内服薬はなし。
異常値：Hb 6.5g/dL，WBC 9,800/μL，Alb 3.1g/dL，BUN 40mg/dL，CRP 0.74mg/dL。

図1
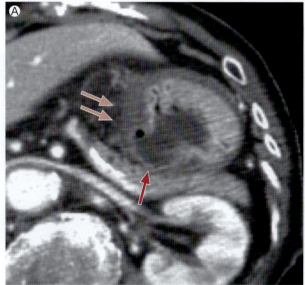
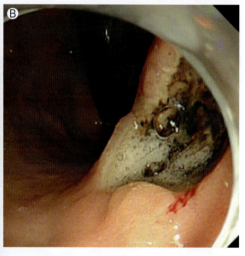

> **画像所見**
> **腹部造影CT動脈相横断像（A）**：胃体部小彎側に浮腫性壁肥厚（⇉）と粘膜の途絶像（→）が認められ，活動性胃潰瘍と考えられる。
> **上部消化管内視鏡（B）**：活動性胃潰瘍（A1 stage）と診断された。

● 疾患解説

　胃十二指腸炎の原因としてヘリコバクター・ピロリ菌の感染が有力視されている。また，シクロオキシゲナーゼ阻害薬であるNSAIDsや他の医薬品（ステロイド薬，ビスホスホネート製剤など）の長期的使用，アルコール多飲，刺激性の食餌摂取，ガストリン産生腫瘍（Zollinger-Ellison症候群）が原因になりうる。

　胃十二指腸炎において，軽度の炎症性変化である"びらん"状態では，粘膜および粘膜下の浮腫を生じ，CTにて壁に軽度の浮腫性変化を認める。より高度な炎症である"潰瘍"では，粘膜の途絶像と陥凹を生じる。造影CTでは粘膜の途絶像や浮腫性壁肥厚の描出が明瞭となる。高度な胃炎として気腫性胃炎があり，胃壁内にガスを伴うびまん性浮腫性変化を生

じる[2]。この場合，門脈内ガスを生じることがある。胃の潰瘍性病変では胃癌との鑑別が重要であり，壁肥厚部に浮腫が目立たない場合，常に癌を念頭に置く。

十二指腸球部の潰瘍は浮腫や粘膜の途絶像，変形が特徴的である。十二指腸下行脚における浮腫は球後十二指腸炎よりはgroove膵癌などの悪性腫瘍の浸潤の可能性が高く，慎重な判断が求められる。

● 治療法

NSAIDsなどの原因薬剤があれば中止する。中止できなければ，粘膜防御因子を増強させる薬剤（プロスタグランジン合成促進薬）もしくは胃酸分泌を抑制する薬剤（H_2ブロッカーやプロトンポンプ阻害薬）を併用する。

急性出血性潰瘍の場合，内視鏡的クリッピング術もしくは血管塞栓術（TAE）が選択されることがある。

ガストリン産生腫瘍の場合は腫瘍切除術が選択される。

CASE ② 急性胃粘膜病変

24歳，男性。主訴：上腹部痛。

図2
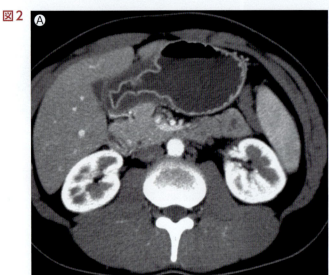
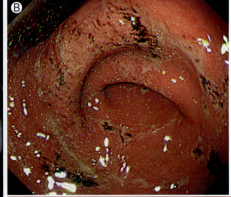

画像所見
造影CT動脈相（A）：胃前庭部の全周性浮腫性変化あり。内腔面は不整であり潰瘍病変の存在が疑われる。
胃内視鏡（B）：胃幽門前庭部全周にびらん多発，一部表面にコアグラ付着あり。

（那須赤十字病院放射線科 水沼仁孝先生のご厚意による）

● 疾患解説

上腹部痛，悪心，嘔吐や出血などで発症，内視鏡では胃前庭部を中心に発赤，びらん，浮腫，出血などの粘膜変化を認める。

AGMLの成因は，精神的ストレス（55.6％），各種薬剤（22.2％），飲食物（6.9％），内視鏡検査（GF）後のもの（3.3％），その他（4.2％），不明（7.8％）とされ，最近，薬剤によるものが増加傾向にある。また，都市部住民のほうが地方住民より発生頻度が多い。ストレスによるものは青壮年に多く，薬剤によるものは65歳以上の老年者に多く発生する。誘因薬剤はNSAIDsが72.5％と最も多く，ついで抗菌薬が17.5％，ステロイドが5.0％，その他が5.0％となっている。

（市場文功）

◇ 文献
1) Greenlaw R, et al. Gastroduodenitis. A broader concept of peptic ulcer disease. Dig Dis Sci 1980; 25: 660-72.
2) Guniganti P, et al. CT of gastric emergencies. RadioGraphics 2015; 35: 1909-21.
3) 原田一道. 急性胃粘膜病変に関する臨床的・基礎的研究. Gastroenterological Endoscopy 1995; 37: 3-17.

12. 腸炎・腸管感染症 — 特殊な胃腸炎

サイトメガロウイルス腸炎
Cytomegalovirus (CMV) enteritis

診断のポイント 免疫不全患者に生じた出血性腸炎を見たらCMV腸炎を鑑別に挙げる。

CASE
60歳台、女性。関節リウマチでプレドニゾロン服用中。発熱、腹痛で来院。

図1

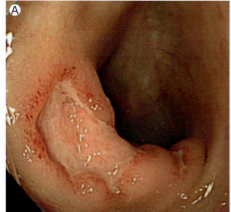
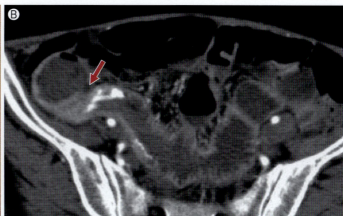

（大津赤十字病院放射線科 小林久人先生、藤本順平先生のご厚意による）

画像所見
下部消化管内視鏡(A)：回腸終末部に深掘れ潰瘍を認め、生検にてCMV腸炎と診断された。
造影CT早期相横断像(B)：入院中に大量血便を生じ、CT施行。回腸終末部に血管外漏出(➡)を認め、TAEにて止血された。

● 疾患解説

CMVは幼小児期に不顕性感染し、潜伏感染している。本症はエイズ患者、移植患者、ステロイド・抗癌剤・免疫抑制剤使用患者、膠原病、糖尿病、腎不全、敗血症、外傷など、免疫不全状態下で再活性化したCMVによる急性潰瘍性病変であり、下血・血便・下痢を主訴とする。内視鏡検査では、打ち抜き様潰瘍と周囲の正常粘膜の組合せが典型的とされる。小腸での好発部位は終末回腸であるが、大腸のどの部位にも生じうる。まれに基礎疾患のない者にも生ずる。確定診断は生検による。

● 治療法

腎機能・骨髄機能障害がなければ、ガンシクロビルを使用。消化管出血に対しては内視鏡的止血術もしくは血管塞栓術（TAE）、穿孔に対しては手術を行う。　　　　　　（市場文功）

◇ 文献
1) 大川清孝, ほか. サイトメガロウイルス腸炎. 胃と腸 2008; 43: 1653-62.
2) Baroco AL, et al. Gastrointestinal cytomegalovirus disease in the immunocompromised patient. Curr Gastroenterol Rep 2008; 10: 409-16.

ヒスタミン中毒腸炎
Scombroid poisoning

> **診断のポイント** 食餌が接触した食道・胃壁に浮腫が生じ，壁周囲の脂肪組織にも浮腫が生じる。海産食用魚の食事歴がヒントとなる。

> **CASE** 50歳台，男性。焼き魚を食べた後，胸焼けが続く。

図1

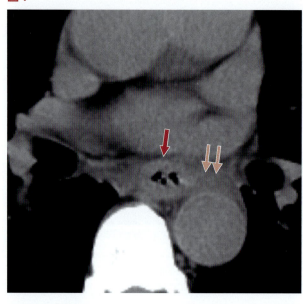

画像所見：胸部非造影CT横断像：食道壁の肥厚（➡）と食道周囲組織に広範な浮腫（）を認める。アニサキス症や好酸球性食道炎に類似する。

● 疾患解説

Scombroid（サバ科類似の魚類，マグロ，カジキ，サバ，ブリ，サンマなど）を代表とする海産食用魚が，捕獲後の運送過程で十分な冷却状態が保たれていない場合，魚の筋肉に含まれる必須アミノ酸の一つであるヒスチジンがモルガン菌によってヒスタミンへと変化し，これを摂取することで中毒症状を呈する。一度ヒスタミンに変化してしまうと加熱ではヒスタミンを無効化できない。30〜60分でアレルギー症状が発現。通常1日で回復。

● 治療法

抗ヒスタミン薬の投与。

（市場文功）

◇ 文献
1) 林　寛之. Dr.林の当直裏御法度-ER問題解決の極上Tips70. 東京：三輪書店; 2006. p103
2) 厚生労働省. ヒスタミンによる中毒について. http://www.mhlw.go.jp

血管炎・膠原病腸病変：全身性エリテマトーデスによるループス腸炎
Lupus enteritis

診断のポイント 急性腹症のCTで小腸に広範な浮腫とリング状造影効果を認めたら，ループス腸炎を疑う。

CASE
30歳台，女性。腹痛，嘔気にて来院。

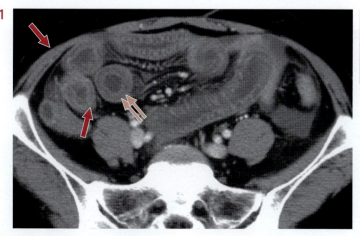

図1

画像所見：造影CT門脈相横断像：回腸に広範な浮腫と内腔拡張を認め，target sign（→）とcomb sign（⇉）を示す。

● 疾患解説

　全身性エリテマトーデス（SLE）に合併する下部消化管病変は，ループス腸炎と蛋白漏出性腸炎に分類され，ループス腸炎は小腸が主体となる虚血性腸炎型と大腸が主体となる多発潰瘍型との2つに大別される。ループス腸炎と診断された例では血清C4低値がより顕著であるという。

　虚血性腸炎型は漿膜側の血管炎による虚血と腹膜炎が主な病態である。CT所見はこの病態を反映し，腸管病変として腸管浮腫（91%），target sign（67%），腸管の拡張（24%）が，腸管外病変として腹水（78%），腸間膜血管の拡張（71%），腸間膜脂肪織の濃度上昇（71%）などを高頻度に認め，CT所見からSLEが示唆されることもある。多発潰瘍型は生検を施行しても血管炎が確認される例は少なく，慢性炎症細胞浸潤や間質の浮腫が主な特徴で，内視鏡検査で異常を認めるのは60%程度と比較的少ない。

　病変の部位としては回腸（84%）と空腸（83%）が最も多く，次いで結腸（19%），十二指腸（17%），直腸（4%）の順に多く認められる。大腸病変や膀胱尿管病変を伴っていれば再発例が多いともいわれている。鑑別としては感染性腸炎，サイトメガロウイルス感染症，小腸アニサキス症，腸結核，血管性浮腫，Crohn病，腸間膜動脈血栓症，リンパ腫などが挙げられる。

● 治療法

　ステロイド薬，免疫抑制剤投与。　　　　　　　　　　　　　　　　　　　（市場文功）

◇ 文献
1) 城 由起彦，ほか．全身性エリテマトーデス：膠原病，免疫・アレルギー性疾患．胃と腸 2003; 38: 513-9.
2) Janssens P, et al. Lupus enteritis: from clinical findings to therapeutic management. Orphanet J Rare Dis 2013; 8: 67.

腸管型 Behçet 病
Intestinal Behçet's disease

診断のポイント　回盲部付近からの出血を見たら鑑別に挙げる。

CASE
70歳台，男性。発熱，黒色便で来院。

図1

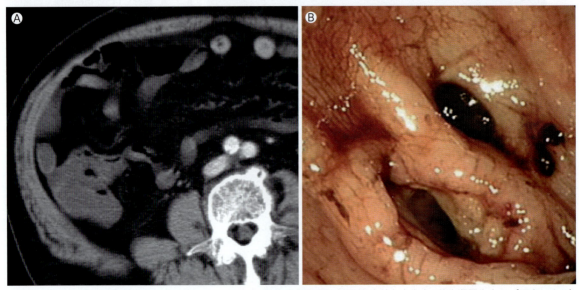

(大津赤十字病院放射線科　小林久人先生，藤本順平先生のご厚意による)

画像所見
造影CT門脈相横断像（A）：回盲部に液体貯留を認め，大腸内に固形便は見られない。回盲部付近からの出血による変化と推測される。
下部消化管内視鏡（B）：盲腸に多発潰瘍が認められ，同部からの出血も認めた。

● 疾患解説

Behçet病は口腔粘膜のアフタ性潰瘍，外陰部潰瘍，皮膚症状，眼症状を4主症状とする慢性再発性の全身性炎症性疾患である。腸管型Behçet病では，腹痛・下痢・下血などを主訴に，回盲部に生じる難治性の打ち抜き潰瘍が特徴的でバウヒン弁の変形をしばしば伴う。

● 治療法

副腎皮質ステロイド薬，5-アミノサリチル酸（5-ASA）製剤に加え，ヒト型抗TNF抗体であるアダリムマブの使用が認可された。穿孔に対しては手術を要する。　　　　（市場文功）

◇ 文献
1) 厚生労働省. 難病情報センター. http://www.nanbyou.or.jp/sikkan/108_i.htm.
2) 野上晃司, ほか. 消化管ベーチェット病の診断と治療. Gastroenterol Endosc 2012; 54: 3115-23.

12. 腸炎・腸管感染症 — 炎症性腸疾患

Crohn病
Crohn's desease

> **診断のポイント**　Crohn病は慢性疾患であるが，活動期に救急受診することがある．穿孔や腸閉塞などの緊急性を要する合併症の有無に注意する．

CASE
生来健康な20歳台，男性．3日前より微熱，突然の激しい下腹部痛と嘔吐が出現し救急受診した．腹部は板状硬で筋性防御が著明であった．

図1

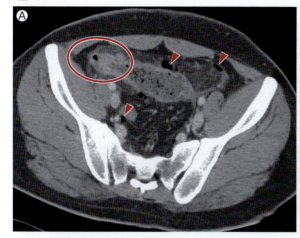

図2

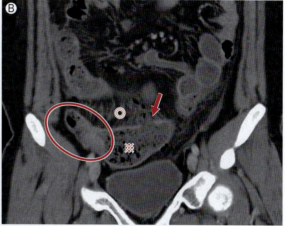

> **画像所見**　造影CT平衡相横断像（A），同，冠状断像（B）：腸管周囲に腹腔内遊離ガスを認め消化管穿孔が疑われる（▶）．遠位回腸に壁肥厚と粘膜濃染を伴った狭窄部位があり（○），周囲には腸間膜血管増生（comb sign）が認められる（◎）．活動性炎症性病変を疑う所見であり，Crohn病が疑われた．口側腸管は小腸内容が糞便様に見え（small bowel feces sign）（※），同狭窄病変により腸閉塞を起こしていることを示唆する．また，拡張腸管の一部に壁の欠損を認め（➡），その周囲には脂肪織の混濁と腹腔内遊離ガスを認める．活動期Crohn病による腸閉塞に，潰瘍性病変の増悪や腸管内圧の上昇により穿孔をきたしたと考えられる．
> 手術が施行され，回腸末端から20cmの部位に狭窄を認め，その口側に穿孔を認めた．病理検査でCrohn病と診断された．

● 疾患解説

　Crohn病は再燃・寛解を繰り返す肉芽腫性炎症性疾患で，近年潰瘍性大腸炎とともに患者数が増加している．発症年齢は10歳台後半〜20歳台後半をピークとし，高齢者での発症はまれとされる．発症には感染・免疫・遺伝子・食事・精神的要素などが関連する多因子疾患であるとされるが，明らかな病因は不明である．

　Crohn病の消化管病変は，粘膜下層のリンパ濾胞の過形成に始まり，次第に炎症が消化管全層さらに漿膜外，隣接臓器に及ぶ．形態的にはアフタ様潰瘍・縦走潰瘍・敷石状潰瘍を形成し，腸管狭窄や癒着，瘻孔形成を起こす．Crohn病は慢性に経過する疾患で，確定診断

がついている場合が多いが，今回の症例のように腸閉塞や消化管穿孔などの急性腹症を初発症状として救急受診する場合もある．

診断にはCTが有用で，低侵襲に簡便かつ短時間で行うことができ，病変の分布や腸管壁外病変の評価などに威力を発揮する．病変は区域性・全層性・非連続性で，口腔から肛門まで全消化管に病変が生じうるが，回腸末端から回盲部に好発する．活動性の高い病変では造影効果の亢進した腸管壁肥厚や内腔の狭窄化，血流増加による腸間膜血管増生（comb sign），周囲腸間膜リンパ節腫大，腸間膜線維脂肪増殖などが見られ，発症初期の粘膜病変を除くと高い診断能をもつ．

救急においてはCrohn病の活動性病変の評価に加えて，腸閉塞や腸管穿孔など緊急性の高い合併症に注意が必要であり，CTが重要な情報を提供する（図2）．狭窄による単純性腸閉塞が最も多い合併症であるが，腹腔内の癒着に伴う絞扼性腸閉塞を起こす場合もあり注意を要する．

● 治療法

病変の活動性や合併症の有無，種類からさまざまな治療選択がなされるが，線維性狭窄に対しては手術，また絞扼性腸閉塞や穿孔性腹膜炎では緊急手術を要する． （佐藤滋高）

図2 膿瘍形成例

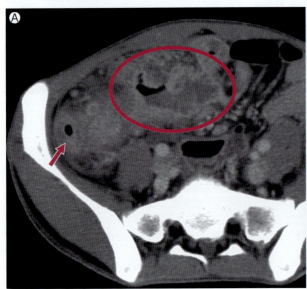
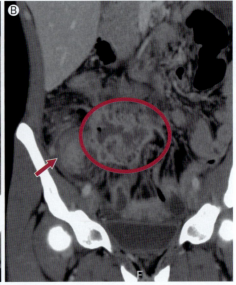

画像所見：Crohn病にて治療中の20歳台，男性．約1カ月続く下痢と腹痛あり，採血にて炎症反応高値を認めたため腹部CTが撮影された．
造影CT平衡相横断像（A），同，冠状断像（B）：上行結腸の壁肥厚と粘膜濃染を認め，Crohn病活動期と考えられる（➡）．近傍には造影される壁構造を有する液貯留腔を認め，膿瘍形成を疑う所見である（○）．膿瘍腔内にはガスを伴っており，終末回腸が穿通していた．

◇ 文献

1) Furukawa A, et al. Cross-sectional imaging in Crohn disease. RadioGraphics 2004; 24: 689-702.
2) 鈴木 達也, ほか. 炎症性腸疾患のCT診断. 画像診断 2016; 36: 1009-18.

潰瘍性大腸炎
Ulcerative colitis

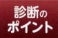 直腸から口側に連続する腸管壁肥厚や粘膜の造影効果増強を確認する。

CASE
50歳台，男性。持続する下腹部痛，下血を主訴に来院。

図1

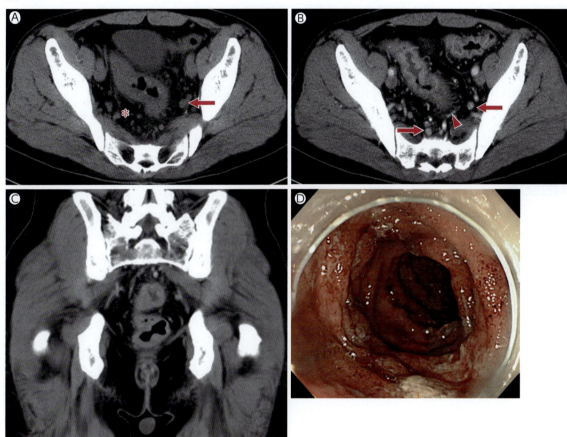

 非造影CT横断像（A），造影CT動脈相横断像（B），造影CT平衡相冠状断像（C），内視鏡検査（D）：
直腸から口側に連続性に浮腫を主体とした壁肥厚を認め，周囲の脂肪織混濁を伴っている。潰瘍性大腸炎の典型的なCT所見である。
近傍に軽度腫大したリンパ節（➡）や拡張した静脈（▶）を認める。いずれも炎症に伴う変化であり，反応性リンパ節・腸管粘膜の血流増加と考える。直腸周囲にはfibrofatty proliferationを認める（＊）。

疾患解説

　潰瘍性大腸炎は主として大腸粘膜にびらんや潰瘍形成を呈する原因不明のびまん性非特異的炎症性疾患である。発症のピークは20歳台であるが，小児から高齢者まで幅広く発症する。臨床症状は下痢，粘血便が主体で，腹痛や発熱を伴うことがある。病変は直腸から口側へ連続性に広がるのが特徴である。直腸炎型，左側大腸炎型，全大腸型などに分類される[1]。

　内視鏡所見は粘膜浮腫や粘膜の粗ぞう，血管透見像消失を認め，易出血性を伴う。また，多発性のびらん，潰瘍および偽ポリポーシスを認める(**図2**)。

　潰瘍性大腸炎の長期経過例では高率に大腸癌を合併することが知られている。累積発癌率が30年で18.4%とメタアナリシスで報告されている[2]。

　画像所見では直腸から口側に連続性の腸管壁肥厚や造影増強効果の亢進を認める。造影CTではhalo signがみられ，高吸収を示す外層，等吸収または低吸収を示す中間層，高吸収を示す内層で構成される[1]。

　中間層の等吸収は浮腫，低吸収は脂肪沈着を反映している。脂肪沈着に関してはfat halo signといわれ，慢性炎症を示唆する所見であり，Crohn病よりも潰瘍性大腸炎のほうが高頻度で見られる[3]。

　また，慢性期ではハウストラの消失，直腸周囲のfibrofatty proliferationなどが見られることもある。

治療法

　潰瘍性大腸炎治療の基本は薬物療法であり，完治が目的ではなく，炎症や炎症に伴う症状をコントロールすることを目的とする。5-アミノサリチル酸(5-ASA)製剤や副腎皮質ステロイド，免疫抑制剤などを併用して行う。ほかには血球成分吸着除去療法があり，ステロイド治療で効果が得られない場合に行う。

　　　　　　　　　　　　　　　　　　　　　　　　　　　　　　（倉田直樹／水沼仁孝／土屋洋輔）

◇ 文献

1) 鈴木達也, ほか. 炎症性腸疾患のCT診断. 画像診断 2016; 36: 1009-18.
2) 平成27年度厚生労働科学研究費補助金 難治性疾患克服研究事業. 難治性炎症性腸管障害に関する調査研究(鈴木班). 平成26年度分担研究報告書, 2016.
3) 竹内　健, ほか. CT colonographyの現状と将来. 炎症性腸疾患におけるCT colonographyの意義(解説/特集). 臨床内科 2014; 29: 1379-85.

12. 腸炎・腸管感染症 — 炎症性腸疾患

腸結核
Gastrointestinal tuberculosis

診断のポイント　遠位回腸から回盲部・上行結腸に限局性壁肥厚に伴う内腔狭窄や腸管の短縮をみたら鑑別に挙げる。

CASE
40歳台，女性。1年前から腹部膨満と腹痛を生じていたが自制内であった。検診にて便潜血陽性を指摘され来院した。

図1
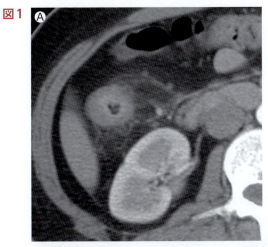
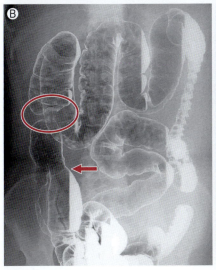
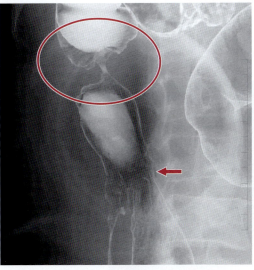

画像所見
造影CT横断像（A）：上行結腸に粘膜濃染を伴う壁肥厚と内腔の狭窄を認める。周囲に腸間膜血管拡張や脂肪織混濁を伴う。
注腸X線検査（B）：上行結腸に立ち上がり急峻な狭窄を認め，表面は不整である（○）。口側上行結腸は短縮し，ハウストラも消失する。バウヒン弁は開大している（➡）。

● 疾患解説

　結核罹患率は減少傾向にあるものの，2015年の新規登録患者は1.8万人に上る．多くは肺結核患者であるが，腸結核患者も248人が新規登録されている．腸に直接感染する一次腸結核と，活動性先行病巣をもつ二次腸結核に分類され，近年においては一次腸結核が全体の3割程度とされる．腸結核の大部分は嚥下により管内播種した結核菌が粘膜付近のリンパ節に侵入することから始まり潰瘍を形成する．腸内容物の通過が穏やかで，Payer板などリンパ組織が豊富な回盲部に好発する．病変は腸管短軸方向に走るリンパの流れに沿って広がるため結核特有の輪状潰瘍・帯状潰瘍が形成される．

　腸結核の臨床症状は，腹痛，下痢，発熱，食欲不振，体重減少など非特異的な所見で，現症から腸結核を推定することは難しい．また，自覚症状が軽微で便潜血検査が陽性となり始めて受診する患者も少なくない．そのため，活動性病変に加えて，自然治癒病変が瘢痕化した慢性経過を示唆する腸管病変を伴うことが多いことも特徴である．

　診断は生検による結核菌の証明あるいは乾酪性肉芽腫の検出によりなされるが，その感度は高くないため，内視鏡所見や画像所見が重要な役割を占める．

　腸結核の画像所見は多彩であるが，活動性病変を示唆する壁肥厚と内腔狭小化や周囲腸間膜血管拡張，脂肪織混濁に加えて，治癒瘢痕を示唆する腸管の短縮や萎縮瘢痕帯，ハウストラの消失，偽憩室，回盲弁の変形開大などが特徴的とされる．

　生物学的製剤や免疫調整薬は結核発症のハイリスク因子となっているため注意を要する．とりわけ，Crohn病など炎症性腸疾患患者では消化管病変の好発部位が重複するため，診断には画像や内視鏡，病理所見を総合した慎重な診断が求められる．

● 治療法

　抗結核薬による治療が中心となるが，他部位に比べ治療反応性は良好とされる．治療開始後に瘢痕部狭窄から腸閉塞をきたすことがあり注意を要する． 　　　　　　　　　　　（佐藤滋高）

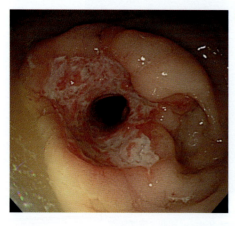

図3　下部消化管内視鏡像
（上行結腸狭窄部の輪状潰瘍）

◇ 文献

1) da Rocha EL, et al. Abdominal tuberculosis: a radiological review with emphasis on computed tomography and magnetic resonance imaging findings. Radiol Bras 2015; 48: 181-91.
2) Engin G, et al. Imaging of extrapulmonary tuberculosis. RadioGraphics 2000; 20: 471-88.
3) 小林広幸. 本邦における消化管結核の現況. 胃と腸 2017; 52: 145-56.

12. 腸炎・腸管感染症

中毒性巨大結腸症
Toxic megacolon

診断のポイント　基礎となる大腸炎の増悪中に腹部膨満や下痢の改善，精神状態の異常などが出現したときには，中毒性巨大結腸症を念頭に置き，仰臥位腹部単純X線写真を。

CASE

50歳台，男性。6年前より潰瘍性大腸炎にて近医で治療されていた。1週間前からの発熱、腹部膨満で近医を受診、抗菌薬治療開始後も炎症反応が増悪するため紹介救急受診された。

図1

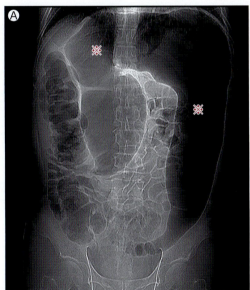
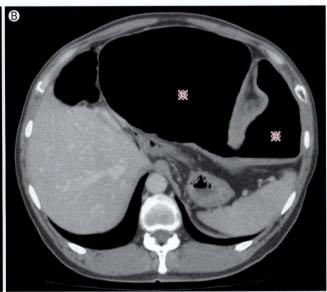
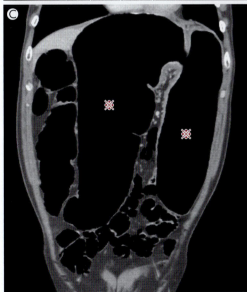

画像所見　CTスカウト像（A），造影CT平衡相横断像（B），同，冠状断像（C）：横行結腸から下行結腸を中心として結腸は広範にハウストラの消失と腸管ガス貯留を伴って著明に拡張しており（※），拡張は最大で13cmを超える。腹腔内遊離ガスや腹膜炎を疑う所見は認めなかった。
潰瘍性大腸炎の増悪による中毒性巨大結腸症と診断し，結腸亜全摘・直腸粘膜瘻造設が施行された。

● 疾患解説

　中毒性巨大結腸症は非閉塞性の結腸拡張に全身症状を伴う，炎症性腸疾患や感染性腸炎の致死的合併症として1950年に初めて報告された疾患概念である．腸管筋層までの炎症の波及と炎症細胞から産生される一酸化窒素による平滑筋弛緩作用による腸管拡張に加えて，炎症性サイトカインによる多臓器不全などの全身的な中毒症状を伴う場合を指す．潰瘍性大腸炎など炎症性腸疾患や*Clostridium difficile*腸炎など感染性腸炎のほか，Kaposi肉腫などの悪性疾患にも起こりうる．中毒症状を伴わない巨大結腸症（Ogilvie症候群，慢性巨大結腸症）と中毒性巨大結腸症では治療の緊急性が異なり注意が必要で，血便を伴うような大腸炎の増悪中に腹部膨満や下痢の改善，精神状態の異常などが出現したときには念頭に置くことが重要である．

　診断には仰臥位腹部単純X線写真が有用で，横行結腸を中心とした広範囲の結腸の異常な拡張とハウストラの消失，腸管ガスの貯留が認められる．CTでは拡張した結腸の診断はもとより，X線写真では指摘困難な腹腔内遊離ガスや腹膜炎，膿瘍形成の有無など腸管外の状態の評価に有用である．

　大腸内視鏡や注腸造影といった腸管の検査や，ブチルスコポラミン（ブスコパン®）などの腸管蠕動を抑制する薬剤は禁忌である．

● 治療法

　早期からの外科医の介入が望ましい疾患である．穿孔・腹膜炎のない全身状態の比較的安定した症例では内科治療を試みてもよいが，48〜72時間後に改善が得られなければためらわずに手術をするのが原則である．術式は救命を第一として結腸亜全摘・直腸粘膜瘻造設が標準術式である．

　何よりも重要なのは早期診断と手術のタイミングを逃さないことである．　　（佐藤滋高）

表1　中毒性巨大結腸症の診断基準

1．腹部単純X線写真での結腸の拡張所見
2．以下の項目のうち3つ以上を満たす
・38℃以上の発熱 　・脈拍120以上 　・好中球増多（>10,500/μL） 　・貧血
3．加えて以下の項目から一つ以上
・脱水 　・意識障害 　・電解質異常 　・低血圧

（文献1より引用）

◇ 文献

1) Sheth SG, et al. Toxic megacolon. Lancet 1998; 35: 509-13.

12. 腸炎・腸管感染症 — 感染性大腸炎

エルシニア腸炎
Yersinia enterocolitica

> **診断のポイント** CTにて回腸末端の限局的な壁肥厚を見た場合，エルシニア腸炎，腸炎ビブリオ腸炎，Crohn病が鑑別に挙がる．エルシニア腸炎では，腸重積，腸間膜リンパ節膿瘍を合併することがある．

CASE

10歳台，男性　主訴：右下腹部痛，WBC 9,500/μL, CRP 2.5mg/dL．

図1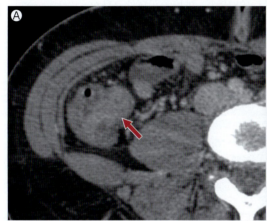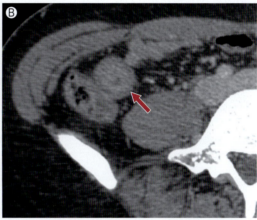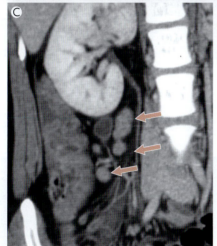

画像所見 造影CT平衡相横断像（A, B），同，冠状断像（C）：回腸末端に浮腫性壁肥厚（➡）を認め，回盲部の腸間膜リンパ節腫大（➡）が指摘される．

（京都府立病院放射線診断科 谷掛雅人先生のご厚意による）

● 疾患解説

　エルシニア腸炎は，グラム陰性通性嫌気性桿菌であるエルシニアエンテロコリチカ（*Yersinia enterocolitica*；YE）が起因菌で，汚染された食肉，特に豚肉などが感染源となり，潜伏期間は3〜7日である．エルシニア腸炎の臨床病型は，①胃腸炎型，②回盲部炎症型，③結節性紅斑型，④関節炎型，⑤敗血症型の5種類に分類される．症状は，主に発熱，下痢，腹痛などである．YEは，リンパ向性で，回腸末端のリンパ濾胞や孤立リンパ小節の集合体であるPeyer板に感染し，回腸末端炎，回盲部の腸間膜リンパ節炎を生じる．内視鏡では

回腸末端にリンパ濾胞やPeyer板の腫大による小隆起がみられ，その頂上にびらんや小潰瘍を形成する．CTでは回腸末端，回盲部の限局的壁肥厚や右側結腸優位の壁肥厚を認める（**表1**）．またPeyer板の腫大や限局性壁肥厚，腸間膜リンパ節腫大が先進部となって腸重積を合併したり（**図2**），腸間膜リンパ節膿瘍を伴うことがある．回腸末端，回盲部の限局的な壁肥厚をみた場合，鑑別として腸炎ビブリオ腸炎，Crohn病などが挙がる．サルモネラ腸炎，カンピロバクター腸炎でも回腸末端の壁肥厚がみられるが，エルシニア腸炎と比べると程度は軽く，右側結腸にも炎症波及していることが多い[1]．診断は，便培養，血清抗体価測定あるいは内視鏡による生検組織を用いた培養で行われる．

● 治療法

食事療法，対症療法が行われ，それでも症状が改善しない場合，抗菌薬が投与される．

（松木　充）

表1　主な細菌性腸炎の特徴

	感染型				生体内毒素型
	カンピロバクター	エルシニア	腸炎ビブリオ	サルモネラ	腸管出血性大腸菌
種類	グラム陰性嫌気性桿菌	グラム陰性嫌気性桿菌	グラム陰性桿菌	グラム陰性嫌気性桿菌	グラム陰性桿菌
感染経路	食肉，特に鶏肉など	食肉，特に豚肉など	生鮮海産魚介類など	鶏卵，食肉など	牛肉など
潜伏期間	2〜10日	3〜7日	6〜12時間	8時間〜2日	4〜8日
好発部位	回盲部〜右側結腸優位	回腸末端〜右側結腸優位	回腸末端〜回盲部	右側結腸優位	右側結腸優位
症状	腹痛，下痢，血便，発熱など	腹痛，下痢，発熱など	腹痛，下痢，発熱など	腹痛，下痢，発熱など	腹痛，下痢，血便
診断	便培養	ペア血清，便培養，生検培養	便培養	便培養	便培養，便中ベロ毒素の遺伝子検査
治療	対症療法，抗菌薬	対症療法，抗菌薬	対症療法，抗菌薬	対症療法，抗菌薬	対症療法，抗菌薬

図2　エルシニア腸炎に合併した腸重積（20歳台，女性）

造影CT門脈相横断像（A，B），同，冠状断像（C）

主訴：突然の腹痛．WBC 12,820/μL，CRP 0.27mg/dL．上行結腸の浮腫性壁肥厚（➡）を認め，回腸末端（▶）が内筒となる腸重積を合併する．回盲部の腸間膜リンパ節腫大（➡）を認める．

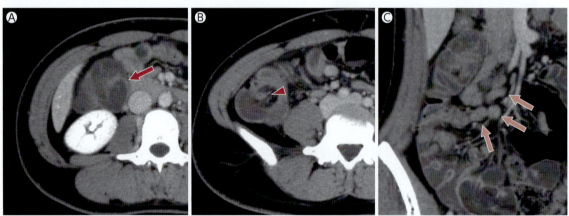

◇ 文献

1）大川清孝，ほか．感染症；細菌，寄生虫．日本内科学会雑誌 2011; 100: 71-7.

腸管出血性大腸菌感染
Hemorrhagic colitis with Escherichia coli O157

> **診断のポイント**　CTにて右側結腸優位の壁肥厚をみた場合，サルモネラ，カンピロバクター，エルシニア腸炎，腸管出血性大腸菌感染が鑑別に挙がるが，そのなかでも著明な浮腫性壁肥厚，周囲脂肪濃度上昇，液体貯留，腹水をみた場合は腸管出血性大腸菌感染を疑う。

CASE
60歳台，女性。主訴：腹痛，血性下痢。WBC 9,200/μL，CRP 1.3 mg/dL。

図1
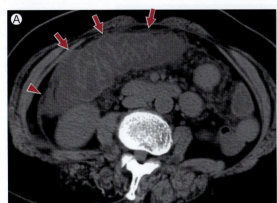
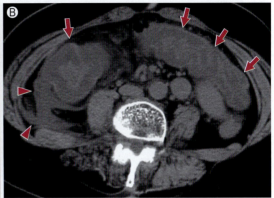

画像所見　非造影CT横断像（A，B）：上行結腸から横行結腸に著明な浮腫性壁肥厚（➡）を認め，周囲に液体貯留，腹水（▶）を伴う。

● 疾患解説

　病原性大腸菌による腸管出血性大腸炎は，菌が体内で増殖し，ベロ毒素を産生，放出する生体内毒素型である。代表的な血清型はO157（72％），O26（19％），O111（3.5％）である。主症状は，腹痛，下痢，血便で，ベロ毒素による大腸の粘膜上皮細胞の破壊が下痢を起こし，腸管血管内皮細胞の障害が腸管出血を起こす。さらに腎糸球体血管内皮細胞が傷害されると，微小血栓形成が生じ，溶血性貧血，血小板減少，急性腎不全を3主徴とする溶血性尿毒症症候群（hemolytic uremic syndrome；HUS）が起こる。また脳内にて血液脳関門を破壊し，脳浮腫やベロ毒素による直接神経細胞障害が生じると急性脳症の原因となる。CTでは，右側結腸優位の壁肥厚として描出され，鑑別にサルモネラ，カンピロバクター，エルシニア腸炎などが挙げられる（➡p.134, 表1）。しかし病原性大腸菌の場合，著明な浮腫性壁肥厚，周囲脂肪濃度上昇，液体貯留，腹水を示し，20mmを超える腸管壁肥厚は病原性大腸菌のみであったと報告されている[1]。診断は便培養，便中ベロ毒素の遺伝子検査によって行われる。

● 治療法

　対症療法が行われ，それでも症状が改善しない場合，抗菌薬が投与される。　（松木　充）

◇ 文献

1）堀木紀行，ほか．感染性腸炎のCT検査所見．日消病会誌 2002; 99: 925-34.

12. 腸炎・腸管感染症 — 感染性大腸炎

好中球減少性腸炎
Neutropenic enterocolitis

> **診断のポイント**　化学療法に伴う好中球減少中に発熱，腹痛で発症し，CTにて盲腸を中心とした壁肥厚が指摘された場合，好中球減少性腸炎を疑うべきである。

CASE

40歳台，男性。急性骨髄性白血病に対し寛解導入療法施行中に38〜39℃台の発熱，右下腹部痛が出現した。WBC 500/μL（neut 25/μL），CRP 11.6mg/dL。

図1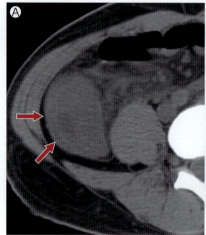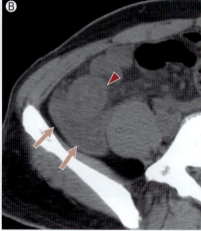

画像所見　非造影CT：上行結腸（A➡），盲腸（B➡），終末回腸（B▶）に高度な浮腫性壁肥厚を認める。

（大津市民病院放射線科 市場文功先生のご厚意による）

● 疾患解説

　好中球減少性腸炎（Neutropenic enterocolitis）は，一般的に化学療法による腸管の粘膜障害に，免疫低下による細菌感染が加わった病態をいう。好発部位は盲腸で，上行結腸，回腸末端に及ぶこともある。盲腸が罹患しやすい原因として，盲腸は膨張しやすく，食物残渣が停滞し，血流低下が起こりやすい点が挙げられている。主に白血病，悪性リンパ腫，多発性骨髄腫などの血液疾患の報告が多く，関与する抗癌剤はタキサン系抗癌剤，シタラビン，ゲムシタビン，ビンクリスチンなどさまざまである。主な原因菌は，グラム陰性桿菌，偏性嫌気性菌である。化学療法開始10〜14日目に発熱，腹痛，嘔気，嘔吐，下痢などがみられる。大腸内視鏡検査は穿孔の危険性が高いため避けられる傾向にある。合併症として菌血症，腸管壊死，穿孔などがある。CTでは盲腸を中心とした浮腫性壁肥厚で，周囲脂肪濃度上昇，腹水を伴うことがある[1]。超音波検査にて腸管壁肥厚が10mm以下の場合，死亡率が6%である一方，10mm以上の場合，60%と報告されている[2]。

● 治療法

　一般的に緑膿菌への抗菌力を有するβラクタム系抗菌薬が投与されるが，腸管壊死，穿孔を合併した場合，外科的切除が行われる。

（松木　充）

◇ 文献

1) Kirkpatrick ID, et al. Gastrointestinal complications in the neutropenic patient: characterization and differentiation with abdominal CT. Radiology 2003; 226: 68-74.
2) Cartoni C, et al. Neutropenic enterocolitis in patients with acute leukemia: prognostic significance of bowel wall thickening detected by ultrasonography. J Clin Oncol 2001; 19: 756-761.

MRSA 腸炎
Methicillin resistant staphylococcus aureus enterocolitis

> **診断のポイント**　抗菌薬の投与歴に発熱，水様性下痢で発症。CTにて小腸に著明な液体貯留，壁肥厚を認めた場合，MRSA腸炎の可能性を考慮すべきである。

CASE

20歳台，女性。急性前骨髄性白血病の寛解導入中に壊疽性虫垂炎が発症し，2週間前に手術が施行された。その後，セフェム系抗菌薬の投与を行い，発熱，水様性下痢が出現した。WBC 2,400/μL，CRP 8.9mg/dL。

図1
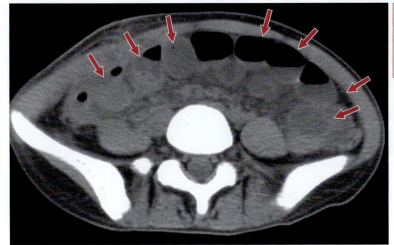

画像所見　非造影CT：広範囲の小腸内に著明な液体貯留（➡）を認め，非特異的な腸炎の所見と呈する。

● 疾患解説

MRSA腸炎は，ペニシリン系あるいはセフェム系抗菌薬投与による菌交代現象によって発症する抗菌薬起因性腸炎である。MRSAが産生するトキシックショック症候群毒素（TSST-1），エンテロトキシンによって腸管粘膜に障害が生じて発症すると考えられる[1]。ショック，多臓器不全（MOF）を併発し，致死的になることがある。好発部位は小腸であるが，大腸を侵すこともある[1]。腹痛，発熱を伴う水様下痢で発症する。内視鏡では発赤，アフタ，びらん，潰瘍といった非特異的な所見で，CTも腸管の著明な液体貯留，腸管壁肥厚といった非特異的な腸炎の所見である。診断は便培養におけるMRSAの分離同定である。

● 治療法

菌交代現象の原因となる抗菌薬投与を中止し，MRSAに対して感受性を有するバンコマイシンを投与する。

（松木　充）

◇ 文献

1) Ogawa Y, et al. Methicillin-resistant Staphylococcus aureus enterocolitis sequentially complicated with septic arthritis: a case report and review of the literature. BMC Res Notes 2014; 7: 21.

12. 腸炎・腸管感染症 — 感染性大腸炎

劇症型アメーバ大腸炎
Fulminant amoebic colitis

> **診断のポイント**　直腸，S状結腸や盲腸，上行結腸に広範なびらん，潰瘍を有した腸管壁肥厚認めた場合，アメーバ大腸炎を疑う。また，虫垂はしばしば侵されるが，回腸末端部は通常温存される。

CASE
40歳台，男性。右下腹部痛にて来院。WBC 22,400/μL，CRP 25.5 mg/dL。

図1

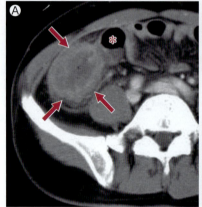 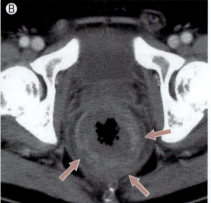

画像所見　造影CT門脈相：上行結腸（A➡），直腸（B➡）に全周性壁肥厚を認め，周囲脂肪濃度上昇を伴う。粘膜面の濃染は，全周性に不整で，粘膜の剥離，断裂（A➡，B➡）を伴い，広範なびらん，潰瘍の合併を疑う。盲腸，虫垂にも壁肥厚を認める（非提示）。

（大津赤十字病院放射線科 小林久人先生のご厚意による）

● 疾患解説

　アメーバ性腸炎は，赤痢アメーバ原虫嚢子を経口摂取することにより，嚢子が小腸で脱嚢し栄養型となり，大腸内で分裂，増殖し，腸腺を経て腸壁内に侵入し，易出血性のびらん，潰瘍を形成する。さらに栄養型は門脈を介して肝臓に達して肝膿瘍を形成する。主に男性同性愛者による肛門と口唇が直接接触するような性行為や，感染率の高い地域への海外渡航で感染者の排泄物で汚染された食物を摂取することによって感染する。今回の症例も同性愛者で，HIV陽性であった。

　主な症状として粘血便，腹痛，しぶり腹（テネスムス）がある。粘血便はイチゴゼリー状を特徴とし，大腸の潰瘍性病変から排出された血液と粘液が混和して生じる。好発部位は直腸，S状結腸，盲腸，上行結腸である。内視鏡所見は，汚い白苔を伴う易出血性のびらん，潰瘍を特徴とする。約3%に急性壊死性腸炎，穿孔，中毒性巨大結腸症を呈する劇症型となる。

　CT所見[1]は，潰瘍を有した腸管壁肥厚をスキップ状に認め，回腸末端部は通常温存される。劇症型の場合，広範なびらん，潰瘍を反映して造影CTにて粘膜面の濃染は，全周性に不整で，粘膜の剥離，断裂を伴い，周囲脂肪濃度の上昇を認める。また肝膿瘍の有無もチェックすべきで，今回の症例も小さい肝膿瘍を合併していた。確定診断は内視鏡下病理組織生検によるアメーバ原虫の検出，糞便のアメーバ虫卵の検出，血清アメーバ抗体（蛍光抗体法）の検出による。

● 治療法

　メトロニダゾール投与。劇症型の場合，腸管切除を行うことがある。

（松木　充）

◇ 文献
1) Thoeni RF, et al. CT imaging of colitis. Radiology 2006; 240: 623-38.

12. 腸炎・腸管感染症— 薬剤関連大腸炎

Clostridium difficile 腸炎
Clostridium difficile associated disease(CDAD)

> **診断のポイント** 抗菌薬の投与歴があって，直腸，S状結腸を中心に壁肥厚，特に結節状の著明な壁肥厚を認めた場合，Clostridium difficile 腸炎を疑うべきである。

CASE

60歳台，男性。約2週間前から扁桃周囲炎，膿瘍で入院し，第3世代セフェム系抗菌薬を投与中に下腹部痛を自覚した。WBC 19,600/μL，CRP 12.2mg/dL。

図1

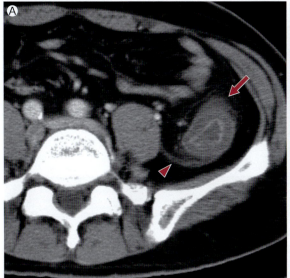
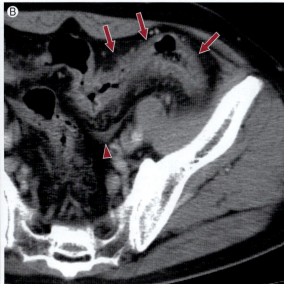
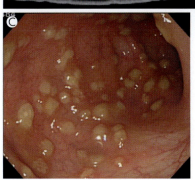

画像所見 造影CT門脈相（A，B）：下行結腸（A➡）に浮腫性壁肥厚によるターゲット状の濃染を認め，周囲脂肪濃度上昇，後腎筋膜の肥厚（A▶）を伴う。S状結腸にも壁肥厚（B➡），周囲脂肪濃度上昇，S状結腸間膜の液体貯留（B▶）を認める。

（大津赤十字病院放射線科 藤本順平先生，小林久人先生のご厚意による）

疾患解説

抗菌薬起因性腸炎(antibiotic-associated enterocolitis)には，*Clostridium difficile*(CD)腸炎，抗菌薬起因性急性出血性大腸炎，メチシリン耐性黄色ブドウ球菌腸炎(MRSA腸炎)がある(表1)。CDはグラム陽性偏性嫌気性菌で，抗菌薬投与によって正常腸内細菌叢が減少し，抗菌薬に耐性のあるCDが異常増殖(菌交代現象)し，毒素(toxin A, toxin B)を産生することによって腸炎(CD腸炎)を引き起こす。あらゆる抗菌薬(ニューキノロン系，セファロスポリン系，リンコマイシン系など)が原因となり，投与1〜2週間後に発熱，腹痛，下痢で発症する。好発部位は直腸からS状結腸で，初期はアフタ様大腸炎で，進行すると壊死物質が盛り上がった白色の偽膜を形成し，いわゆる偽膜性大腸炎を呈する(図1C)。重症化するとイレウス，中毒性巨大結腸，消化管穿孔を引き起こすことがある。CD腸炎のCT所見[1]は，大腸の浮腫性壁肥厚で，ときに結節状の著明な壁肥厚を呈し，周囲脂肪濃度上昇，腹水を伴うことがある。診断は，便CDtoxin検査あるいは便培養で行われる。

治療法

原因の抗菌薬投与を中止し，バンコマイシンあるいはメトロニダゾールの投与を行う。

(松木　充／藤本順平)

表1　抗菌薬起因性腸炎

	Clostridium difficile 腸炎	抗菌薬起因性急性出血性大腸炎	メチシリン耐性黄色ブドウ球菌腸炎（MRSA腸炎）
起因菌	*Clostridium difficile*（グラム陽性偏性嫌気性菌）	*Klebsiella oxytoca*（グラム陰性桿菌）など	メチシリン耐性黄色ブドウ球菌（MRSA）
起因性抗菌薬	ニューキノロン系，セファロスポリン系，リンコマイシン系など	ペニシリン系＞＞セファロスポリン系など，ヘリコバクター・ピロリ除菌のためのアモキシシリン	第三世代セフェム系など
発症機序	菌交代現象，菌が産生する毒素（toxin）	不明：抗菌薬によるアレルギー反応，菌交代現象	菌交代現象，菌が産生する毒素（toxin）
好発部位	直腸，S状結腸	横行結腸，下行結腸	小腸
症状	下痢，腹痛，発熱など	腹痛，血性下痢など	腹痛，発熱，水様下痢など
内視鏡所見	アフタ，偽膜形成など	発赤，浮腫，びらんなど	発赤，アフタ，びらん，潰瘍など
診断	内視鏡，便CDtoxin検査，便培養	内視鏡，便培養	便培養
治療	原因の抗菌薬投与中止，バンコマイシン，メトロニダゾール投与	原因の抗菌薬投与中止	原因の抗菌薬投与中止，バンコマイシン投与

◇ 文献

1) Kirkpatrick ID, et al. Evaluating the CT diagnosis of Clostridium difficile colitis: should CT guide therapy? AJR 2001; 176: 635-9.

12. 腸炎・腸管感染症― 薬剤関連大腸炎

抗菌薬起因性急性出血性大腸炎
Antibiotic-associated hemorrhagic colitis(AAHC)

診断のポイント　抗菌薬の投与歴，血性下痢があって，横行結腸，下行結腸を中心に壁肥厚を認めた場合，抗菌薬起因性急性出血性大腸炎を疑うべきである。

CASE
30歳台，女性。約1週間前から膀胱炎に対しペニシリン系抗菌薬を内服中に血性下痢が出現した。WBC 15,700/μL，CRP 0.1mg/dL。

図1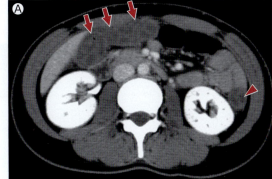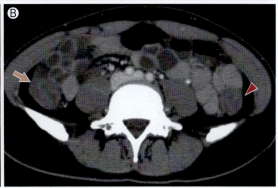

（大津赤十字病院放射線科 藤本順平先生，小林久人先生のご厚意による）

画像所見　造影CT門脈相(A, B)：上行(B→)，横行(A→)，下行結腸(A, B▶)に浮腫性壁肥厚を認め，ターゲット状の濃染を示す。

● 疾患解説

　抗菌薬起因性急性出血性大腸炎(AAHC)は，ペニシリンなどの抗菌薬投与後に急激な腹痛，血性下痢を伴う抗菌薬起因性腸炎である。起因となる抗菌薬は主にペニシリン系で，次いでセファロスポリン系が多い。またヘリコバクター・ピロリの除菌療法であるアモキシシリン(ペニシリン系)投与によって約0.6％に発症すると報告されている[1]。発症機序について一定の見解が得られていないが，抗菌薬に対するアレルギー反応説，菌交代現象説などがある。アレルギー反応説は，抗菌薬のアレルギー反応による腸管の血管攣縮，虚血が原因と考えられる。また菌交代現象は，抗菌薬耐性菌である *Klebsiella oxytoca* (KO)(グラム陰性桿菌)の増殖による腸炎と考えられる。しかし，AAHCにおけるKOの検出率は約60％であるため，KOの検出は菌交代現象にすぎないとも考えられている[2]。抗菌薬投与数日後に腹痛，血性下痢で発症する。今回のように，比較的若年で女性に多いとされている。好発部位は横行結腸，下行結腸で，内視鏡(図2)では粘膜内出血によるびまん性発赤，浮腫で，びらんを認めるが，潰瘍形成は少ない。CT所見は，横行結腸，下行結腸を中心とした浮腫性壁肥厚で，診断は，内視鏡，便培養によって行われる。

図2　大腸内視鏡検査

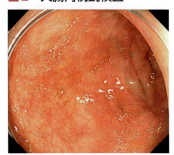

横行結腸に発赤を伴ったびまん性壁肥厚を認める。

● 治療法

原因の抗菌薬投与を中止。中止後数日から1週間で改善する。　　　　　　　　　　（松木　充／藤本順平）

◇文献
1) 石川茂正，ほか．抗生物質起因性出血性 大腸炎19例の検討．Progress of Digestive Endoscopy 1998; 53: 132-3.
2) 島田　馨，ほか．Antibiotic-associated colitisにおける *clostridium difficile* と *klebsiella oxytoca* の病因的意義について．感染症誌・1982; 56: 769-74.

膠原線維性大腸炎
Collagenous colitis

> **診断のポイント**　横行結腸からS状結腸に浮腫性壁肥厚を認めた場合，特に造影CTにて漿膜側に深く切れ込む線状潰瘍が疑われた際，膠原線維性大腸炎（collagenous colitis）を考慮に入れ，プロトンポンプ阻害薬（PPI），非ステロイド性抗炎症薬（NSAIDs）の服用歴をチェックすべきである。

CASE

80歳台，女性。主訴：腹痛，発熱，下痢。（上腹部痛のため近医で処方されたPPI内服中）

図1

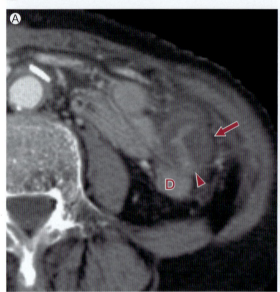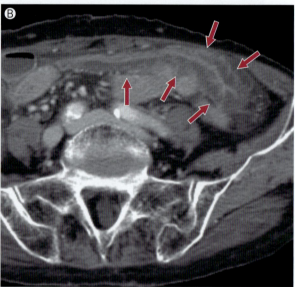

（大津市民病院放射線科 市場文功先生のご厚意による）

> **画像所見**　造影CT門脈相（A，B）：横行結腸に高度の浮腫性壁肥厚（A，B➡）を認める。横断面（B）では，粘膜面の濃染が三本の矢の集まりのように描出され，そのうち背側部の切れ込みが漿膜近傍に達し（A▶），縦走潰瘍の存在が疑われる。
> そこで近医で処方されたPPIを検索するとランソプラゾール15mgであることが判明し，下部内視鏡を実施した。横行結腸に浮腫状変化と縦走潰瘍を認め，ランソプラゾールによる膠原線維性大腸炎（Collagenous colitis）と診断された。

● 疾患解説

　膠原線維性大腸炎（Collagenous colitis）は，PPIやNSAIDs，抗菌薬などによって粘膜下にcollagen bandとよばれる層状構造物が形成され，水様性下痢が生じる病態で，腸管の伸展不良と腸管内圧の上昇によって縦走潰瘍が生じるとされる。内視鏡検査による腸管内腔の過度の伸展が，縦走潰瘍を誘発することがある。Collagen bandの発生機序として，大腸上皮細胞のプロトンポンプ（$H^+ K^+ ATPase$）を阻害することによって大腸粘膜分泌の組成やpHが変化し，粘膜局所の免疫反応が誘導，増強し，炎症や組織修復性の膠原線維が沈

着すると考えられている[1]。欧米ではNSAIDsによる報告例が多いが，日本ではPPI，特にランソプラゾール服用後に生じたとする報告例が多い。松原らは17例中11例でPPIの服用歴があったと報告している[2]。また内視鏡所見は血管透見不良31％，縦走潰瘍14.8％（図2B）など内視鏡的異常所見が認められた症例は約75％であった[3]。縦走潰瘍は横行結腸からS状結腸に存在する。よって，CT所見は，虚血性大腸炎に類似した浮腫性壁肥厚（図2B）であるが，鑑別に膠原線維性大腸炎を考慮し，服用歴をチェックすべきである。また造影CTにて今回の症例のように縦走潰瘍を疑うことは診断の一助になる。確定診断は生検による病理組織学的検査が必須である。

● 治療法

治療は，通常原因薬剤の中止のみで数日〜数週で症状は改善し治癒するものが大半である。

（松木　充）

図2 【参考症例】ランソプラゾールによる膠原線維性大腸炎（Collagenous colitis）

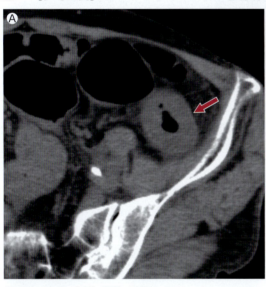
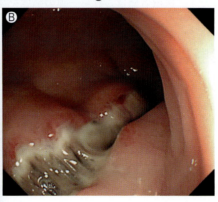

（大津赤十字病院放射線科 藤本順平先生，
小林久人先生のご厚意による）

80歳台，女性．主訴：嘔吐，下痢．
非造影CT（A）：下行結腸からS状結腸にかけて浮腫性壁肥厚（➡）を認める．
大腸内視鏡（B）：S状結腸に一条の縦走潰瘍を認める．

◇ 文献

1) Chande N, et al. Microscopic colitis associated with lansoprazole: report of two cases and a review of the literature. Scand J Gastroenterol 2007; 42: 530-3.
2) 松原亜希子，ほか. Collagenous colitis：日本人症例の特徴. 病理と臨床 2008; 26: 823-32.

Complicated Appendicitis・虫垂炎（妊婦含む）

● 虫垂炎の疾患概念

　虫垂炎は糞石，リンパ過形成，異物，腫瘍などにより虫垂内腔が閉塞，遠位内圧の上昇により静脈うっ血，組織壊死，感染炎症をきたしたものであり，炎症が虫垂に留まっている場合には虫垂切除が多く施行され，その成績も良好であったため，一般的にありふれた疾患と捉えられている。しかし，進行すると膿瘍形成，腹膜炎を起こし，治療方法は複雑化し，簡単に治る疾患ではなくなるため，Complicated Appendicitisとよばれる病態となる。膿瘍形成例であれば，経皮的ドレナージを施行，その後，炎症範囲を限局化させ，腸切除の必要性とその範囲を勘案しなくてはならない。汎発性腹膜炎となった場合には全身麻酔下での緊急開腹ドレナージ・腹腔洗浄が必要となり，若手外科医が一人でこなせる範囲を逸脱する。さらに腸間膜静脈に炎症が及ぶと門脈炎をきたし，菌血症・敗血症，肝不全となって致命的な転帰をきたす。医療者側はこれら一連の病態を念頭に診療に当たることが重要である。

● 虫垂炎の診断（右下腹部痛の鑑別）

　虫垂炎は必ずしも右下腹部痛を呈するとは限らず，腹部膨満，嘔吐，感冒様症状から始まることも多い。また，高齢者，統合失調症，広汎性発達障害（自閉症）などの症例では疼痛を訴えない場合がある。穿孔した場合には疼痛が緩和，その後，時間経過しないと腹膜炎症状を呈さなくなる。

　CTではまず，腫大虫垂の有無を最初にチェックする。腫大のない正常な虫垂が確認できれば，虫垂炎穿孔を除き，虫垂炎は否定できるので虫垂以外の腹痛原因となる疾患を探すことになる。横断像5mm厚/5mmピッチでの正常虫垂描出率は43.7％，3mmでは86.3％，1mmでは94％と虫垂の同定はスライス厚が薄いほどしやすくなるが，ノイズ発生も増加し濃度分解能が低下する。当院では急性腹症のCTプロトコルは，非造影・動脈相・平衡相・空気条件の4相，造影剤は非イオン性ヨード系造影剤300mgを2mL/kgで使用，再構成画像は横断像3mm厚/3mmピッチ，冠状断像は5mm厚/5mmピッチとしており，動脈相1mm厚の画像をワークステーションに格納，いつでも観察できるようにしている。これは多断面再構成(multi planar reconstruction；MPR)画像やmaximum intensity projection(MIP)画像作成に利用される。

　腫大虫垂は盲腸尾側から連続する鉛管様構造として認められる。虫垂口側に糞石を認め，虫垂が腫大していれば急性虫垂炎と診断できる（図1）。50歳以上で糞石が認められない場合には腫瘍の可能性も考慮する。周囲脂肪濃度の上昇や近傍の腹膜肥厚を認めた場合には限局性腹膜炎を，腹水貯留，傍結腸溝などの腹膜肥厚，腸間膜脂肪濃度の上昇，腸管壁の肥厚と拡張などを認めた場合には汎発性腹膜炎を示唆する。腫大虫垂周囲，Douglas窩，ときにMorrison窩に不整な壁を有する液体貯留を認めた場合には膿瘍形成を表す。虫垂炎に起因する汎発性腹膜炎，膿瘍形成などをComplicated Appendicitisという（図2,3）。炎症が腸間膜静脈に波及すると血栓性静脈炎を引き起こし，門脈炎に進展する。このような場合には肝不全・敗血症に陥り，致命的となる場合がある（図4）。

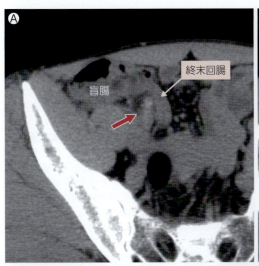
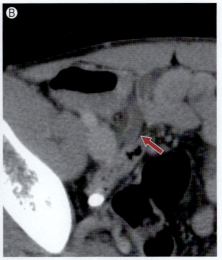

図1　急性虫垂炎

30歳台，男性。心窩部痛あり，その後，右下腹部に痛みが移動。**非造影CT横断像(A)，造影CT平衡相横断像(B)**：虫垂基部内腔に淡い高吸収域を認め，その尾側では鉛管状構造を認め，腫大虫垂が連続する。虫垂石嵌頓による急性虫垂炎と診断できる。膿瘍などの合併症はない。

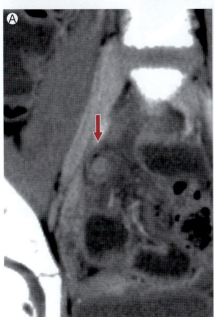
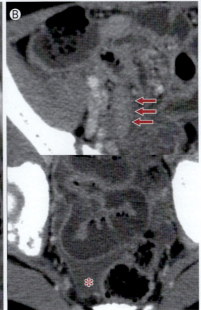

図2　急性虫垂炎穿孔による汎発性腹膜炎

8歳，女児。発熱，右下腹部痛。**造影CT動脈相冠状断像(A)，同，横断像(B)**：骨盤内に腸液より濃度の高い液体貯留(＊)，腹膜・腸管壁の肥厚を認めたため，腹膜炎所見より虫垂炎穿孔を疑い，骨盤内右側にある腸詰様構造(➡)を見出した。手術により虫垂炎穿孔による汎発性腹膜炎を確認した。

● 小児急性腹症の場合

　腫大虫垂を認めた場合はもちろん虫垂炎と診断でき，当院における頻度は72例中36例と半数を占めていた。正常虫垂は33例あり，腸重積，水腎症，腎盂腎炎，膵炎，傍十二指腸ヘルニアなど，10例において他疾患が認められた。これら以外には，腸間膜リンパ節腫大10例，腸管壁肥厚9例を認め，それぞれ，腸間膜リンパ節炎(図5)，腸炎と診断した。虫垂同定不能が3例あり，正常虫垂で他の疾患が認められないものが4例あった。

● 妊婦急性腹症の場合

　妊婦の急性腹症の場合はまず，超音波検査(US)を施行する。USで診断が困難な場合には非造影MRIが推奨される(図6)。外傷や肺動脈血栓塞栓症などMRIによる診断が困難，あるいは施行出来ない場合にCT施行を考慮し，必要により造影を行う。

　妊娠初期におけるMRI施行の安全性は確立されてはいない。しかし，現状では否定する根拠も示されておらず，日本(画像診断ガイドライン 2013年版．日本医学放射線学会・日本放射線科専門医会・医会，編)では器官形成期(15週以内)を避ける配慮が必要とされているが，American College of Radiology(ACR)では第1三半期 first trimester を含め，いずれの

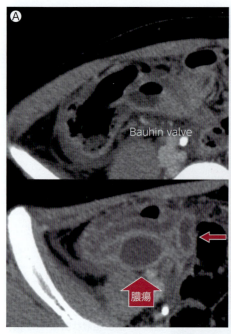
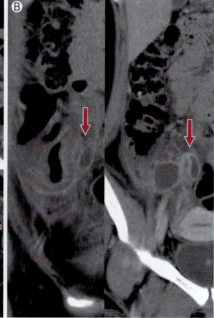

図3　Complicated Appendicitis 急性虫垂炎による膿瘍形成

15歳，女児。1カ月前，腹痛にて近医受診。胃腸炎と診断され，内服治療を受けていたが，昨晩より心窩部痛出現，近医より紹介。
造影CT平衡相横断像（A），同，冠状断像（B）：壁肥厚した盲腸内側に腫大虫垂と考える鉛管状構造を認め，盲腸背側には類円形の液体貯留を認める。周囲脂肪織の濃度上昇および腹膜の肥厚あり，腹膜炎と膿瘍形成を伴う急性虫垂炎，所謂Complicated Appendicitisと診断，全身麻酔で開腹となり，虫垂および盲腸の合併切除が行われている。

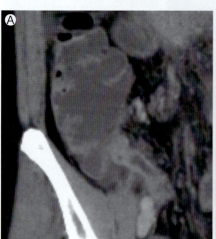
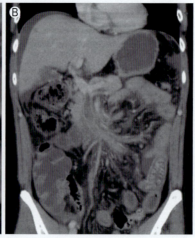

図4　虫垂炎に起因する門脈炎

40歳台，男性。左側腹部痛を主訴に来院。
造影CT平衡相冠状断像：虫垂の腫大が認められる（A）。上腸間膜静脈内には造影欠損が認められ，腸間膜濃度は上昇，小腸の一部には壁肥厚あり，横隔膜下腔や腸間膜内には腹水貯留を認める（B）。上腸間膜静脈内の血栓は肝内門脈右葉後区域枝や臍部にも認められ，虫垂炎に起因する門脈炎と診断された。

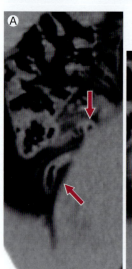
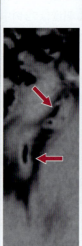
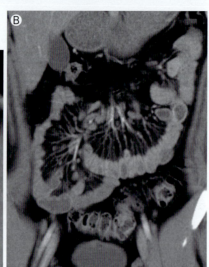

図5　腸間膜リンパ節炎

12歳，男児。右下腹部痛，虫垂炎疑いにて紹介。
造影CT動脈相冠状断像：虫垂は正常（➡）。腸間膜リンパ節が著明に腫大しており，腸間膜リンパ節炎と診断した。

図6 妊娠合併虫垂炎

30歳台，女性．妊娠6週，右下腹部痛．
MR-T2強調画像横断像：盲腸背側に鉛管状構造あり（**A**），虫垂口から連続しているのがわかる（**B**）．下端は骨盤内で内腔に結石様の類円形構造を認める．

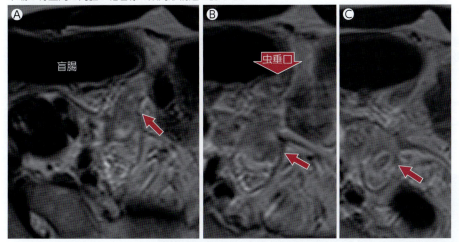

時期にも撮影は可能としている．

　妊娠初期の胚に影響を与える被曝線量は50〜100 mGy以上と考えられ，通常の診断手技ではこの線量には達しない．一般に妊娠4〜17週では100 mGy以下，18週以降では200 mGy以下の胎児被曝では奇形や子宮内胎児発育遅延を発症するリスクはきわめて低いとされている．妊婦へのヨード造影剤の投与は広く行われている．妊娠中にヨード造影剤を投与した場合は生後1週間以内の新生児甲状腺機能のチェックが推奨されている．

治療法

　かつて虫垂炎の治療と言えば，（腰椎麻酔下）虫垂切除であったが，現在は画像診断，特にCTにより虫垂局所のみならず，腹腔内の炎症の広がりや膿瘍形成などの合併症を客観的に捉えることができるようになったため，Complicated Appendicitisでなければ，抗菌薬による保存的治療がまず施行される．抗菌薬のみで治療が完遂される場合が約2/3あり，残りが手術される．糞石があり，再燃の可能性がある症例などは炎症消退後，待機的虫垂切除（interval appendectomy；IA）が行われるが，そのほとんどは腹腔鏡にて施行される．限局性腹膜炎症例でも抗菌薬で奏効すれば，IAとなる．抗菌薬治療に抵抗する症例は手術も難儀するといわれている．Complicated Appendicitisの膿瘍形成例にはできるだけ経皮的ドレナージを施行し，排膿とともに感受性の高い抗菌薬を選択し，炎症消退後，下部消化管，特に回盲部領域の状態を確認，手術の必要性を判断する．炎症極期での手術は盲腸切除，回盲部切除と切除範囲が広がり，かつ合併症も増加する．汎発性腹膜炎の場合には直ちに全身麻酔下で開腹手術となる．肝不全，敗血症に陥った場合には血液浄化，人工呼吸などの集中治療が必要となる．

　術後合併症の発生頻度は約6％，多くは手術部位（SSI）で，あとは腸閉塞，消化管瘻，腹腔内出血などがあり，晩期合併症のほとんどは腸閉塞である．

（水沼仁孝）

◇ 文献

1) 加藤弘毅，水沼仁孝．7）急性虫垂炎・Complicated Appendicitis．坂本 力，早川克己，中島康雄，水沼仁孝，編．マルチスライスCTによる腹部救急疾患の画像診断．東京：秀潤社；2007. p79
2) 川上玲奈，水沼仁孝，藤塚進司．どうする，妊娠と画像診断．中島康雄，松本純一，編．画像診断のコツ．東京：文光堂；2,015. p58-64.
3) 小瀧雅博，ほか．【あの疾患・治療はどうなった？時を経て今どのような位置づけになったか，専門家が解説！】あの治療の現在の位置づけは？ 虫垂炎「薬で散らす」の功罪．治療 2010; 92: 2716-22.
4) 岡本和浩，ほか．緊急開腹虫垂切除術の手術成績．日腹部救急医会誌 2017; 37: 239.（会議録）

12. 腸炎・腸管感染症

憩室炎とその合併症
Diverticulitis and its complications

参考 大腸憩室穿孔 ➡p.166

診断のポイント 憩室の存在と3層の壁構造が保たれた腸管壁肥厚が基本であるが，穿孔，膿瘍，瘻孔，上行性静脈炎，出血といったさまざまな合併症にも注意する。

CASE
50歳台，男性。尿から便がでる。

図1

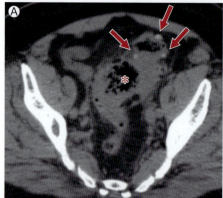
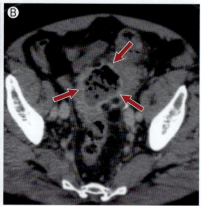
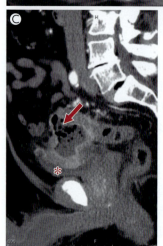

画像所見
非造影CT（A）：S状結腸には強い壁肥厚とその内部に泡沫状のガス（＊）を認める。近傍の憩室は内腔が高濃度（➡）となっている。
造影CT平衡相横断像（B）：膿瘍壁の造影効果（➡）が明瞭である。
造影CT平衡相矢状断像（C）：憩室から膿瘍腔への瘻孔（➡）が明瞭であり，膀胱（＊）への圧排を認める。

疾患解説

大腸憩室症は日本でも高齢化，食生活の変化とともに増加傾向にある。症状は腹痛，下血，発熱，圧痛などであるが，穿孔し汎発性腹膜炎を起こすと敗血症，ショックに至ることもある。右側結腸型は出血での発症が多いが，左側結腸では，炎症の繰り返しにより隣接臓器の癒着や瘻孔形成，狭窄といった重篤な合併症が生じやすい。

CT検査で憩室は大腸壁から突出する囊腫状構造として認められ，炎症が生じた場合には，周辺の壁肥厚や脂肪の乱れを認める。3層の壁構造が保たれた5〜15cmに及ぶ全周性の腸管壁肥厚が典型であるが，片側性のこともある。15cm以上の浮腫性変化は腸炎の可能性が高くなる。

憩室は漿膜下への突出であるので，腹腔内へ穿孔した場合には腹腔内遊離ガスとなるが，腸管に付着した腸間膜内で穿孔した場合に，泡沫状の限局したガス像が腸管外に存在することに気付く必要がある。さらには近傍の結腸，小腸，膀胱，子宮といった隣接臓器に瘻孔形成をして発見されることもある。合併症としては上行性静脈炎（図2）や腸閉塞も報告される[1-3]。

壁肥厚が強く内腔が狭小化している場合には癌との鑑別も重要である。憩室の存在，範囲の長さ，造影効果が正常の3層構造を保っていること，限局した腫瘤陰影や近傍のリンパ節腫大がないといった画像所見が憩室炎を示唆する所見として重要である（図3）。

大腸憩室症は下部消化管出血の原因としても重要で，この際には緊急の内視鏡では前処置の問題もあり，出血点の同定は容易ではない。この際，特にダイナミック造影CTでの消化管内腔の造影剤漏出所見は，動脈性出血の確定診断となり，第一選択の検査と考える（図4A，B）。

● 治療法

腹腔内に穿孔した場合には開腹手術，腸間膜内で被覆された膿瘍にはドレナージが基本となる。出血に関しては，内視鏡止血が不可能な場合には血管塞栓術（TAE）が行われることが多くなってきているが，自然止血することも多く，手術適応となることは少ない。

（山崎道夫／山本敦子／井本勝治）

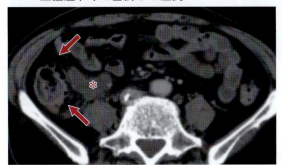

図2 憩室炎（➡）に上行性静脈炎を合併したため静脈内血栓症（＊）を合併した症例

造影CT平衡相横断像：門脈内血栓と肝内の不均一な造影効果も伴う（画像未呈示）。

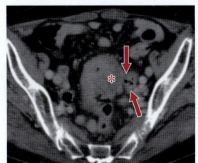

図3 多発S状結腸憩室（➡）に進行癌を伴った症例

造影CT平衡相横断像：腫瘍による壁肥厚（＊）では3層構造が消失している。

図4 大腸憩室症による下部消化管出血の症例

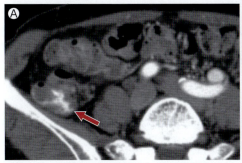

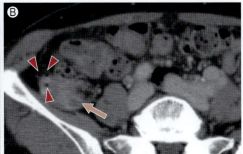

ダイナミック造影CT動脈相（A），同，平衡相（B）
動脈相では盲腸内腔に造影剤の漏出（➡）を示し，平衡相では内腔全体に漏出が広がり（➡），動脈性出血が確認された。憩室（▶）も存在。

◇ 文献

1) Nicola F, et al. The current role of radiologic and endoscopic imaging in the diagnosis and follow-up of colonic diverticular disease. AJR 2016; 207: 15-24.
2) Mehmet RO, et al. Diverticulitis: a comprehensive review with usual and unusual complications. Insights Imaging 2017; 8: 19-27.
3) Gryspeerdt S, et al. Chronic diverticulitis vs. colorectal cancer: findings on CT colonography. Abdom Imaging 2012; 37: 1101-9.

12. 腸炎・腸管感染症

寄生虫，旋尾線虫
Parasitic disease

診断のポイント　胃，小腸の原因不明の著明な壁肥厚では，問診で生魚の摂食歴の詳細な聴取を行う。

CASE①

50歳台，男性。前夜サバの生食の後に，翌日朝より強い腹痛で改善せず救急外来受診。発熱はない。

図1
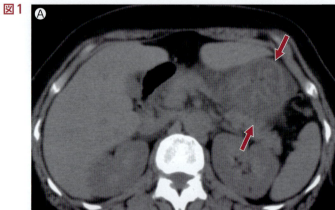
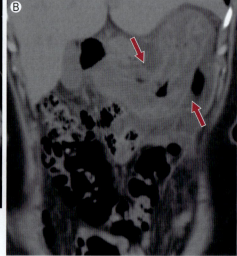
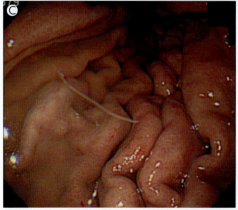

画像所見　**非造影CT横断像（A）**：胃前庭部から体部に及ぶ広範囲な粘膜下浮腫（➡）の所見を全周性に認める。周囲の脂肪も乱れ，一部液貯留様にも見える。
同，冠状断像（B）：冠状断では胃に広範な浮腫を認める。
内視鏡像（C）：病歴と画像所見よりアニサキス症が疑われ，緊急で施行した内視鏡により虫体が確認された。除去により症状は改善した。

（京都きづ川病院消化器内科　前田利郎先生，辰巳菜津子先生のご厚意による）

● 疾患解説

　ヒトを固有宿主としない寄生虫が感染すると，幼虫は成長することなく体内を移動しさまざまな臓器に障害を与える。これを幼虫移行症といい，その原因となるものは線虫類特にアニサキスと旋尾線虫が報告として多い。
　消化管アニサキス症は幼虫感染した生魚や不十分な調理の魚の摂食で発症する。2016年度，アニサキスによる食中毒は126件が報告（厚生労働省の食中毒統計資料）されている。日本，スペイン，オランダ，ドイツなど生魚習慣のある国以外からの報告は極端に少ないが，虫垂炎，胃潰瘍，食物アレルギーと誤診されている可能性も否定できない。日本食の欧

CASE ②

20歳台, 男性。前日の晩御飯でホタルイカの生食。翌日朝より腹痛, 嘔気。昼ごろより腹痛増強し, 救急搬送となった。WBC 20,000/μLあった。

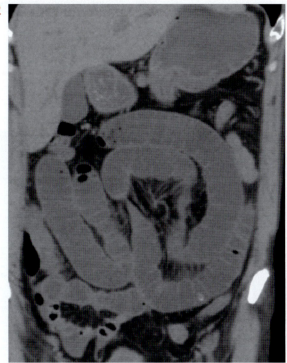

図2

（京都きづ川病院消化器内科 前田利郎先生, 辰巳菜津子先生のご厚意による）

画像所見

非造影CT冠状断像：小腸内に著明な液貯留はあるが, 狭窄点は認めず単純性腸閉塞と考えられ, 絶食と輸液のみで改善した。

米での広まりとともに今後世界的には本症の増加が予想される。

胃アニサキスではCT所見としては, 穹窿部, 胃体部, 前庭部に3区分した際に2区域以上の広範な胃壁の肥厚像と, 粘膜下浮腫を反映する著明な低濃度領域を認めるのが典型である。画像的には良性潰瘍の除外は重要であるが, 胃では生魚の摂取後数時間で発症することも併せて, 問診での確認と, 内視鏡による虫体の確認が治療上も重要である[1,2]。

小腸アニサキスは摂食後2, 3日の場合が多く, 生魚の摂食歴が不明なことも多い。小腸壁の肥厚と腹水の出現が画像所見であり, 好酸球性腸炎そのほかの炎症性疾患との鑑別が困難となる場合がある。小腸壁の浮腫, 肥厚, 好酸球増多を伴う炎症所見, 血清IgE上昇の所見があれば本症を疑い, 数日以内のサバ生食の有無を問診で確認することが重要である。

旋尾線虫も幼虫移行症のひとつで腸アニサキスの鑑別が重要である。患者のほとんどはホタルイカの生食後に発症し, 漁期の春先から初夏にかけて発生するのがほとんどである。1994年, マスコミ報道により生産者の処理により感染例は激減したこともあり, CT画像所見のまとまった報告は少ない。

● 治療法

胃では内視鏡で虫体の鉗子摘出, 小腸アニサキスや旋尾線虫では保存的治療で回復することがほとんど。現時点では幼虫に対する効果的な駆虫薬はない。

（山崎道夫／井本勝治／森　正幸）

◇ 文献

1) Shibata E, et al. CT findings of gastric and intestinal anisakiasis, Abdom Imaging 2014; 39: 257-61.
2) AshidaH, et al. Distinguishing gastric anisakiasis from non-anisakiasis using unenhanced computed tomography. Abdom Radiol 2017. DOI: 10.1007/s00261-017-1214-4.

13. 消化管穿孔 — 上部消化管

特発性食道破裂
Spontaneous esophageal rupture (Boerhaave 症候群)

診断の ポイント
- 大量飲酒・大食後の嘔吐を契機とする激しい胸痛・心窩部痛，呼吸苦の場合は必ず本症を疑う。
- 画像所見：縦隔内限局型は胸部写真異常なしか胸水，縦隔気腫。胸腔内穿破型は胸水内食物残渣，気胸。

CASE ① 縦隔内限局型

50歳台，男性。飲食後に突然，胸部圧迫感出現。

図1
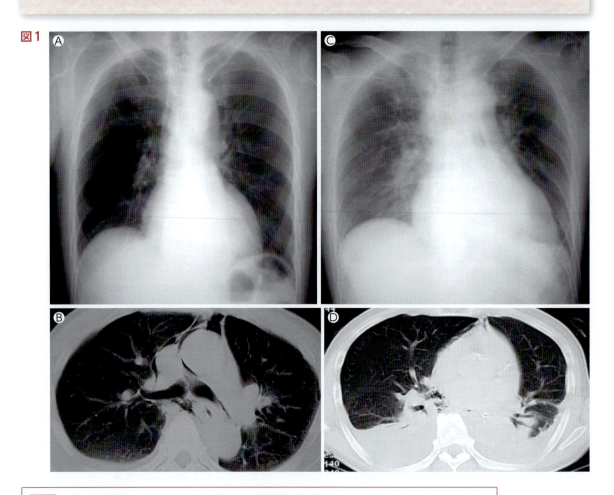

 画像所見　胸部写真（発症1.5時間後）(**A**)，胸部CT肺野条件横断像（同2.5時間後）(**B**)：発症1.5時間後の胸部写真(**A**)では異常所見は認めることができない。その1時間後のCT(**B**)では縦隔内気腫と右胸水貯留を認める。この時点で特発性食道破裂と診断したが，外科は何もせず経過観察とした。
胸部写真（同8.5時間後）(**C**)，胸部CT肺野条件横断像（同35時間後）(**D**)：8.5時間後の胸部写真では右側に胸水貯留が出現，発症35時間後の胸部CTでは両側胸水貯留を認め，この時点で経皮的ドレナージを施行，26病日後に軽快退院した。

CASE ② 胸腔内穿破型

60歳台，男性。宴会後胸痛。飲酒歴あり。

図2

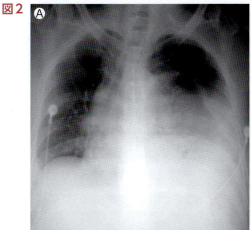
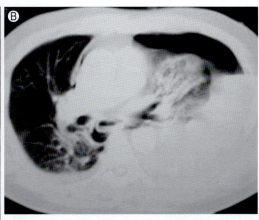
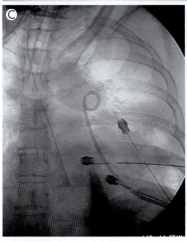
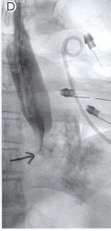

画像所見

胸部写真（A）：搬送時のアナムネより特発性食道破裂を放射線科医が強く疑っており，胸部写真にて左気胸と胸水貯留を認めた時点でほぼ確信，よく見ると頸部に縦隔より続く透亮線が認められる。
胸部CT肺野条件横断像（B），経皮的ドレナージ（C）：縦隔気腫，左胸水貯留，気胸が認められ（B），特発性食道破裂と診断，直ちにドレナージが施行された（C）。胸腔に4本のドレナージチューブ，食道穿孔部直上にサンプチューブ1本を留置。
食道造影（D）：穿孔部を確認。ドレナージチューブからは約700 mLの食物残渣が吸引された。

● 疾患解説

特発性食道破裂（Boerhaave症候群）は器質的異常がなく，飲酒後の繰り返す嘔吐などを契機に発症する。症状は突然発症する強い胸痛あるいは心窩部痛が最も多い。下部1/3食道左壁の破裂が最も多い。本症は比較的まれな疾患であるため初期診断が困難であり，疾患概念がないと循環器系疾患が疑われて診断に至るまでに時間を要し，病態を悪化させることになる。敗血症などを合併しやすいため，致命率の高い重症救急疾患として知られている。

● 治療法

保存的治療の適応は縦隔内限局型で破裂孔が小さい，全身状態が安定しており，症状が軽度，感染徴候が軽微，ドレナージ効果良好，膿瘍形成なしなどが挙げられている。縦隔，胸腔のドレナージ，食道内持続吸引を行い，禁食，中心静脈栄養，胃酸分泌抑制，適切な抗菌薬投与を行う。

手術は破裂部の縫合閉鎖，補強処置としての逢着・被覆術，洗浄およびドレナージを行う。

（水沼仁孝）

◇ 文献

1) 千野　治, ほか. 特発性食道破裂の治療成績と治療戦略. 日本腹部救急医学会雑誌 2015; 35: 831-40.

13. 消化管穿孔 ― 上部消化管

特発性胃破裂
Spontaneous rupture of the stomach

診断のポイント　著明な腹部膨満にショック状態や意識障害を伴う場合には，一般的な消化管穿孔に加えて，特発性胃破裂の可能性を考え迅速に検査を進める。

CASE
88歳，女性。腹部膨満，意識障害にて来院。JCS Ⅱ-1，血圧84/52mmHg，脈拍112/分・整

図1

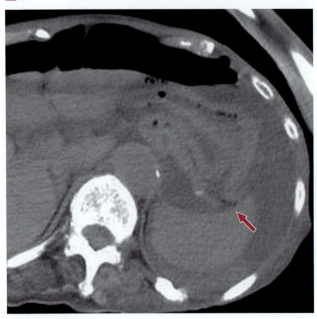

画像所見　非造影CT：多量の腹水と腹腔内遊離ガスを認める。胃体部後壁で胃壁が断裂している（➡）。

● 疾患解説

　特発性胃破裂は，潰瘍，癌，酸・アルカリの内服，外傷などの原因以外の病態による。胃の過膨張が先行し，①胃内圧の上昇により単純に破裂する場合と，②胃内圧上昇による静脈還流障害のため虚血壊死が生じ，破裂する場合がある。壊死を伴う場合は，ショック状態，意識障害を呈しやすい。

● 治療法

　救命には手術が必要。壊死を伴う場合は，破裂孔部（図2➡）周囲の壊死部分を含むように胃全摘術，胃切除術を行う。壊死を伴わない場合は縫合閉鎖術を行う。

（羽生信義／高野靖大）

図2

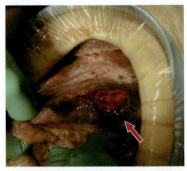

13. 消化管穿孔 — 上部消化管

吻合部潰瘍穿孔
Perforation of anastomotic ulcer

> **診断のポイント** 上腹部手術既往歴（胃切除，胃空腸バイパス，膵頭十二指腸切除術；PDなど）があり，突然の腹痛，発熱を認める急性腹症の場合は本疾患を念頭に置く。

CASE

60歳台，男性。食事をしないで日中飲酒，翌日，急に上腹部から臍周囲痛，発熱が出現し救急受診。1年前に十二指腸乳頭部腫瘍で膵頭十二指腸切除術（PD）の既往あり。検査値：WBC 1,000/mL，CRP 8.2mg/dL。バイタルサイン：血圧 186/69mmHg，体温 38.5℃。

図1
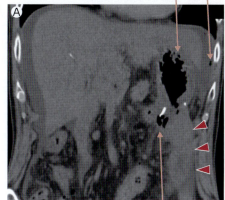
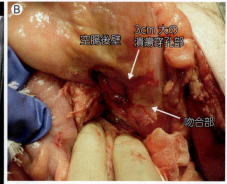

画像所見 非造影CT冠状断像（A）：腹腔内に腹腔内遊離ガス（free air）と胃空腸吻合部肛門側の空腸壁の肥厚，浮腫を認める（▶）。
術中写真（B）：胃空腸吻合部肛門側，後壁に巨大な潰瘍穿孔を認め，残胃の一部と吻合部空腸部分切除を行った。

● 疾患解説

　胃十二指腸潰瘍と同様に，吻合部潰瘍の穿孔による腹膜炎では痛みは突然起こり，発熱を伴う強い腹痛を訴えることが多い。発症から来院までの時間，直前の食事摂取の有無などにより腹膜炎の程度は異なる。発生部位は，酸のないところに潰瘍はできないという格言の通り，胃腸吻合部肛門側に多い。吻合部潰瘍からの出血に比べ穿孔に至るケースは少ないが，残胃が大きいと胃酸分泌能は保たれるため，PD術後の吻合部潰瘍の発生に注意が必要である。

● 治療法

　程度の軽い限局性腹膜炎（24時間以内の発症，全身状態が安定，腹膜刺激症状が上腹部に限局，腹水が少量の場合など）は保存的治療の適応となりうる。発症後時間経過が長く，腹膜炎が上腹部に限局せず，腹水，残渣が大量，高齢で血行動態が安定しない場合は緊急手術を行う。

〈三森教雄〉

胃癌穿孔
Gastric perforation due to gastric cancer

> **診断のポイント**　腹腔内遊離ガスを検索し，その広がりから穿孔部位を推定する．胃周囲に腹腔内遊離ガスが多ければ，胃壁の肥厚がないか確認する．

CASE

50歳台，男性．上腹部不快感があり，精査のために上部消化管造影検査を施行中であった．バリウムを内服したところ突然の上腹部痛がありCTを施行した．

図1

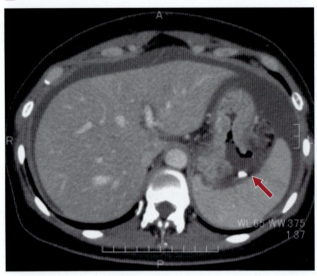

画像所見　造影CT実質相横断像：胃周囲に腹水の貯留が見られる．胃穹窿部大彎に壁欠損が見られ，穿孔の所見である．胃内ガス像が穿孔部から連続性に確認でき，また内服したバリウムが胃外に漏出している．胃壁が肥厚しており胃癌の存在（➡）が示唆される．

● 疾患解説

　胃癌が潰瘍形成を伴っている場合，穿孔する可能性がある．胃癌のなかで胃穿孔をきたすのは少数であるが，胃穿孔のなかに胃癌が占める割合は30％前後である．胃癌の治療法は，局所の深達度，リンパ節転移，遠隔転移などによりステージングを行い，これに従って治療法を選択するが，穿孔した場合は腹膜炎の治療が優先される．

● 治療法

　腹膜炎の治療に加えて胃癌自体の治療が必要であるが，局所所見でだけなく全身状態を加味して，二期的手術などの治療方針を決定する必要がある[1,2]．　　　　　　（船曳知弘）

◇ 文献
1) 櫻井　丈, ほか. 胃悪性腫瘍穿孔における治療方針. 日本腹部救急医学会雑誌 2013; 33: 1245-9.
2) 辻本広紀, ほか. 胃癌穿孔例の臨床病理学的特徴と予後. 日本腹部救急医学会雑誌 2010; 30: 647-50.

十二指腸潰瘍穿孔
Perforation of duodenal ulcer

> **診断のポイント** 腹腔内遊離ガスの広がりから穿孔部位を推定する。上部消化管穿孔の場合，粘膜の連続性を確認することにより，穿孔部位を特定できる可能性が高い。

CASE
70歳台，女性。突然の上腹部痛で救急搬送となった。既往歴なし。

図1

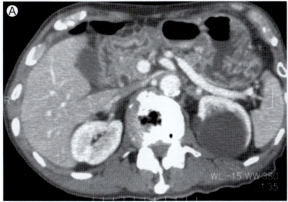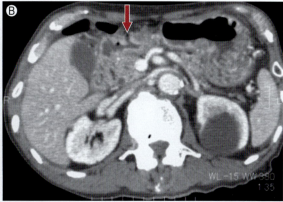

画像所見 造影CT動脈相横断像（A，B）：この断面では腹腔内遊離ガスはわかりにくい（右上腹部のガス像は大腸内のガスである）。十二指腸球部前壁に粘膜の途絶・欠損が認められる（➡）。この部位の穿孔の所見である（十二指腸球部前壁の穿孔）。痩せているため周囲の脂肪織濃度の上昇はわかりにくい。

● 疾患解説

　腹腔内遊離ガスや腸間膜脂肪織濃度上昇などの局在から穿孔臓器を推定することは可能である。特に胃十二指腸潰瘍穿孔の場合は，粘膜の連続性が途絶している部位を探し出すことにより穿孔部位を特定することができる[1]。その際には腹腔内遊離ガスもしくは腸内容液が，消化管内腔から外部へ連続していることが確認できる場合が多い。多断面再構成（multiplannar reconstruction；MPR）画像（図2）を作成することにより，その所見は明瞭化させることができ，治療方針決定に役立つ。造影CTでは粘膜に造影効果が見られるが，粘膜が肥厚している場合は悪性腫瘍の可能性が高い。粘膜が欠損し粘膜下層が浮腫性に肥厚している場合は潰瘍穿孔の可能性が高い。図1の症例の十二指腸球部の粘膜や，図2の症例の胃粘膜はいずれも肥厚はなく，粘膜が欠損していることから潰瘍穿孔である可能性が示唆される。しかしながらCTで完全に区別することは困難であり，内視鏡的に診断する必要がある。

　腹痛の原因に関しては，通常は胃十二指腸の内容液は無菌であるため，胃酸に伴う化学的刺激による腹膜炎（chemical peritonitis）が主体である。下部消化管穿孔の場合は細菌性

腹膜炎(bacterial peritonitis)から容易に敗血症性ショックに陥るため鑑別は重要である。

治療法

　腹膜刺激症状が強くなく，腹痛のコントロールが可能で，炎症反応が高度でない場合は，保存的治療も可能である。保存的治療ができない場合は，腹腔内洗浄を行い穿孔部位に対して大網被覆術を行う。通常は腹腔鏡下で行うが，癒着が強い場合は開腹で行う。また，後日上部消化管内視鏡検査を行う必要がある。これは，前述のごとく穿孔の原因が潰瘍であることを診断すること以外に，潰瘍により内腔が瘢痕狭窄などを生じていないか確認するためである。

〔船曳知弘〕

図2　胃潰瘍穿孔における造影CT平衡相冠状断像（50歳台，男性）
粘膜の肥厚は見られず，粘膜下層で浮腫状に肥厚している（➡）。胃癌の可能性は否定はできないが，画像上は積極的に示唆する所見はない。粘膜が途絶し潰瘍形成をしており，穿孔部位が冠状断像で明瞭である。

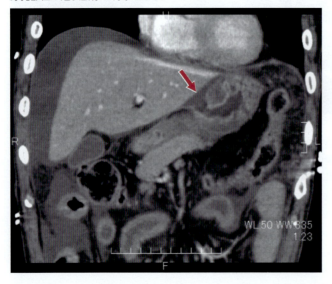

◇ 文献

1) Oguro S, et al. 64-Slice multidetector computed tomography evaluation of gastrointestinal tract perforation site: detectability of direct findings in upper and lower GI tract. Eur Radiol 2010; 20: 1396-403.

13. 消化管穿孔 — 上部消化管

十二指腸憩室穿孔
Duodenal diverticular perforation

> **診断のポイント**　腹部CT検査で後腹膜気腫もしくは液体貯留を認めた場合には本疾患を疑う。MD-CTによるMPR画像は憩室の部位診断，憩室と膿瘍腔の鑑別に有用である。

CASE

症例1（図1）：70歳台，女性。突然の上腹部痛，発症後約36時間で受診。WBC 20,600/μL，CRP 17.3 mg/dL。

症例2（図2）：80歳台，女性。突然の腹痛，発症後約8時間で受診。WBC 11,100/μL，CRP 0.4 mg/dL。

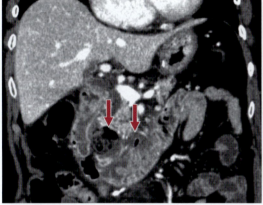

図1

画像所見　造影CT平衡相冠状断像：十二指腸下行脚から連続する液体貯留と遊離ガス像を認める（➡）。

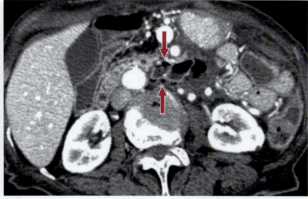

図2

画像所見　造影CT平衡相横断像：十二指腸上行脚から突出する憩室様構造と後腹膜気腫，液体貯留を認める（➡）[1]。

● 疾患解説

　十二指腸憩室穿孔は，高齢女性に多く，特異的な腹部症状を示さず，後腹膜腔に限局した場合には腹膜刺激症状を呈さないため注意が必要である。診断には腹部MD-CTが有用であり，憩室の特定が困難でも十二指腸近傍の後腹膜気腫の存在から本疾患を疑う。穿孔の発生部位は下行脚（傍乳頭憩室）の頻度が高いが，水平脚，上行脚穿孔の報告例も散見される。気腫や憩室外の液体貯留の所見が穿孔部位推測の補助となる。

● 治療法

　重篤化しやすいため早期の手術が望ましい。基本的な術式は憩室切除・縫合閉鎖または内翻術およびドレナージである。十二指腸乳頭部との位置関係，炎症の波及範囲により，胆嚢摘出およびCチューブなどによる胆道ドレナージ，経管的または胃空腸吻合等による十二指腸減圧を考慮する。発症早期に診断され後腹膜腔汚染が軽度で限局している場合に，絶食，抗菌薬投与，腸管内減圧処置による保存的加療の成功例も報告されているが，必要時に速やかに外科治療に移行できるよう内科・外科の連携が必須である[2]。（深澤貴子／落合秀人／鈴木昌八）

◇ 文献

1) 村上智洋，ほか．十二指腸上行脚憩室穿孔の1例．日本腹部救急医学会雑誌 2013; 33: 1201-5.
2) 大森正泰，ほか．保存的に治療し得た特発性十二指腸憩室穿孔の2例．日本消化器病学会誌 2017; 114: 871-80.

特発性大腸穿孔
Idiopathic perforation of the colon

> **診断のポイント** 集簇した腹腔内遊離ガスやdirty mass signを探す。

CASE

80歳台，女性。来院数日前から排便なく，腹痛あり。来院当日に自身で浣腸施行したところ，腹痛増悪したため当院受診。検査値：WBC 1,700/μL↓，CRP 0.44 mg/dL。

図1

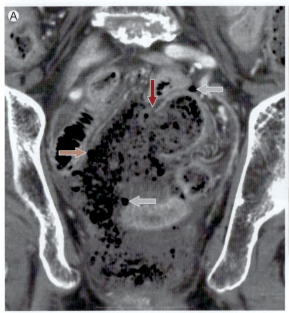
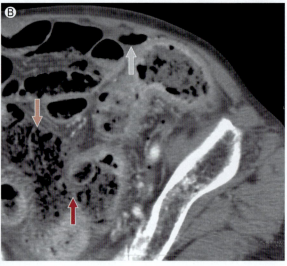

> **画像所見** 造影CT平衡相冠状断像（A），同，横断像（B）：S状結腸では肥厚した腸管壁を認めるが，その一部に連続性の断絶が見られ（➡），同部位から腹腔内へ便塊が漏出している（dirty mass sign ➡）。周囲脂肪織濃度は上昇し腹壁も肥厚している。腹腔内遊離ガスの出現も認められ（⇨），S状結腸穿孔破裂の所見である。

疾患解説

　発症年齢は60歳以上が73％であり，高齢者に多い傾向がある。また，動脈硬化や透析などの既往をもつ患者の腹痛は当疾患を念頭に置くべきである。予後は死亡率が27％と不良であり，不良因子として白血球減少，ショック，DIC，敗血症など全身状態の悪化や，手術まで24時間以上経過した場合などが挙げられる。また，重症度評価としてAcute Physiology and Chronic Health Evaluation（APACHE）Ⅱ scoreといわれる集中治療室入院患者の重症度評価指標が応用できるとの報告も見られる。

　穿孔部位としてはS状結腸が全体の約8割を占め，次いで直腸と横行結腸で見られる。S

状結腸が穿孔しやすい理由として，硬便が貯留しやすいことや，可動性があるため過伸展をきたしやすいことなどが考えられる．また，腸間膜対側で穿孔が多く見られるが，これは結腸を栄養する直動脈が腸間膜側から走行しているため，腸間膜対側が最も虚血性変化をきたしやすくなるからとされている．ただし，大腸穿孔の28％は腸間膜側の穿孔との報告があり，その場合は腸間膜内に糞便が見られる．また，腹腔内遊離ガスが生じ難く，診断に苦渋することがある（参考症例：図2）．

　消化管穿孔の画像診断として腹腔内遊離ガス（free air）は非常に有用な所見であるが，上部消化管穿孔と比較し，下部消化管穿孔の検出率は30％ほどと低く，腹部単純撮影における下部消化管穿孔の診断は困難なことが多い．

　特発性大腸穿孔のCT所見は腸管外に漏出した糞便を示すdirty mass signと腹腔内遊離ガスが特徴であり，dirty mass signは腸管壁に囲まれない気泡を含む異常な腫瘤影で，腹腔内，時に腹膜外腔に認められる．S状結腸，直腸での穿孔が多いため，S状結腸間膜に被覆され，遊離ガスが腹腔内に散らばらず，S状結腸間膜内に留まることもしばしばある．これら二つの所見以外には，限局性の腸管壁肥厚，周囲脂肪織の濃度上昇，膿瘍形成などが挙げられる．これらの画像所見は穿孔部位付近に認められることが多いが，穿孔部位は小さいことが多く，同定は難しい．

　なお，特発性大腸穿孔としての確定診断は，肉眼的診断と病理学的診断の双方を満たす必要がある．肉眼的診断基準では，①穿孔部腸管壁に肉眼的病変がない，②腸管内異物の存在，あるいは通過障害がない，③癒着，内ヘルニアなどの腹腔内異常および腹壁のヘルニアを認めない，④腹部への直達外力，および医療行為による腸管損傷を否定しうる，とされており，また，病理学的診断基準では，①穿孔部辺縁で粘膜が断裂し，粘膜が漿膜側に入り込む所見を認めない，②筋層の断裂を認め，断端は鋭い，③急性から亜急性の炎症所見を呈し，著明な肉芽や膿瘍形成は認めない，とされている．

● 治療法

　診断後は速やかに外科にコンサルトし，緊急手術が必要となる．また重症例に対しては術後にエンドトキシン吸着（PMX-DHP）および持続的血液濾過透析（CHDF）を使用している症例もある．

（武井洋平／中島康雄）

図2　参考症例（75歳，男性）

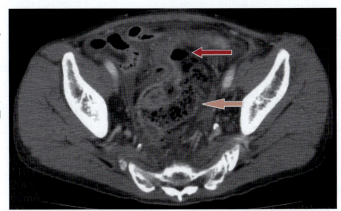

腹部痛，下血で来院。WBC 2,200/μL，CRP 0.17mg/dL。
画像所見：腸管外にdirty mass sign（➡）を認め，消化管穿孔の所見である。便塊周囲にair densityを認めるが（➡）腹腔内遊離ガスは見られず，手術所見ではS状結腸腸間膜内に穿孔していた。

（那須赤十字病院放射線科　水沼仁孝先生のご厚意による）

◇ 参考文献

1) 星川嘉一，ほか. 特発性大腸穿孔のCT像. 日本腹部救急医学会雑誌 1996; 16: 585-90.
2) 沼田典久，ほか. 特発性横行結腸穿孔の1例-奔放特発性大腸穿孔187例の文献的考察-. 日本大腸肛門病会誌 1998; 51: 490-5.
3) 宗本義則. 大腸穿孔における治療戦略. 日本腹部救急医学会雑誌 2013; 33: 965-70.

13. 消化管穿孔 — 下部消化管

大腸憩室穿孔
Colon perforation with diverticulitis

 憩室に周囲脂肪濃度上昇などの炎症所見を認め，近傍に気泡や遊離ガスが存在する。

CASE ①

大腸憩室穿通保存的治療例。30歳台，男性。主訴：右下腹部痛

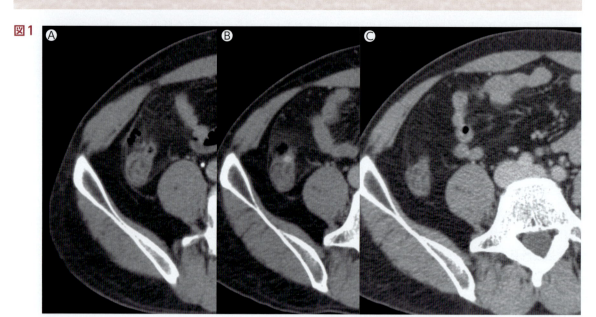

(那須赤十字病院放射線科 水沼仁孝先生のご厚意による)

造影CT平衡相横断像（A〜C）：上行結腸に憩室構造が多発，前方に位置する憩室周囲の脂肪織濃度の上昇と近傍に気泡の集簇を認めた（A➡）。大腸憩室穿通と診断、炎症が大きく腹腔内へ波及している所見がなかったため、抗菌薬治療を開始。10日後のCTでは気泡は消失、2ヵ月後のCT（B）では脂肪織濃度の軽度上昇のみとなり、1年後のCT（C）では、正常化していた。

疾患解説

　大腸憩室は加齢とともに増加。70歳以上の高齢者には50％以上で認められる。その合併症は10〜25％に起き、穿孔以外に憩室炎、出血、狭窄、瘻孔形成などがある。穿孔の頻度は5％と云われている。憩室内に炎症が生じ、憩室内圧が上昇し穿孔が生じる。憩室穿孔は大腸穿孔の約1/4を占め、その死亡率は大腸癌（25％）に次いで多く（18.8％）、また高齢者ほど高くなる。穿孔部位はS状結腸が多く、そのため腹腔内遊離ガスの検出率は25％程度と低く、診断に難渋する要因となっている。

　大腸憩室穿孔のCT所見としては大腸憩室の存在とその周囲の炎症所見（周囲脂肪織濃度の上昇、大腸の壁肥厚など）、そして近傍の消化管外気泡が挙げられ、診断の決め手となる。腹腔内遊離ガス量は少ないことが多く、腹膜に接して存在するよりも腸間膜内の脂肪のなかに認められることが多い。

かつて、大腸憩室穿孔では腹腔内へ腸管内容が漏出する「遊離穿孔」と内容物が周囲の組織や臓器に覆われ膿瘍などを形成する「被覆穿孔」とに分けてきた。しかし、日本救急医学会・医学用語解説集によれば、「穿孔とは管腔臓器の壁に全層性の穴が開いた状態をいい、消化管において穴があいた部位が隣接する組織、臓器により被覆された状態は穿通と呼んで区別する。」とされており、CTでは穿孔により空気のみが消化管から脱出、炎症が限局性に留まっている状態（いわゆる穿通）と腸内容が漏出し、汎発性腹膜炎となっている状態（穿孔）とを区別できる。

●治療法

　汎発性腹膜炎の合併例など症状が重篤な場合は緊急手術の適応となり、腸管切除術と人工肛門造設術を行い、その後二期的に閉鎖術を行うのが一般的である。その一方で、穿孔は生じているものの全身状態が保たれていたり、炎症の広がりが大きくない場合などは一期的に手術が選択されることもある。また限局的に膿瘍を形成した場合は大きさによって経皮的ドレナージや抗菌薬投与などの保存的治療で軽快するとの報告もある。

（武井洋平／中島康雄）

CASE②

40歳台、男性。一週間前に発熱と腹痛。その後いったん改善したが、前日より疼痛増悪し外来受診。検査値：WBC 10,600/μL, CRP 21.26 mg/dL。

図1

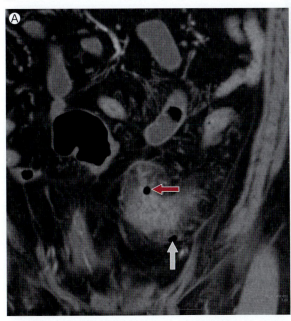
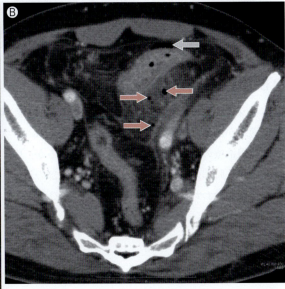

画像所見　造影CT平衡相冠状断像（A），同，横断像（B）：S状結腸から突出する憩室が存在する（➡）。憩室周囲の腸管壁は肥厚しており，脂肪織濃度上昇もみられる。また周囲脂肪織内にair densityが見られ（➡），腹腔内には遊離ガス像も認められる（➡）。S状結腸憩室穿孔を疑う所見である。

◇ 参考文献

1) 鈴木 裕，ほか．大腸憩室穿孔症例の検討．日本腹部救急医学会雑誌 1999; 19: 445-9.

ベバシズマブ（アバスチン®）による消化管穿孔
Bevacizumab-related gastrointestinal perforation

診断のポイント　ベバシズマブ使用中の腹痛や発熱では穿孔を考慮した画像検索を行う。無症状での発症もあるため，定期CT検査の依頼にはベバシズマブ使用を明記する。

CASE
60歳台，男性。直腸癌に対するベバシズマブ併用化学療法中の定期検査。

図1
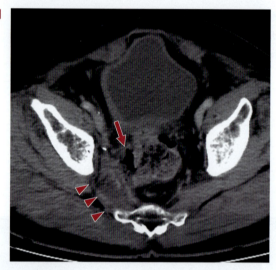

画像所見　造影CT平衡相横断像：直腸右側に壁外ガスがあり（➡），右骨盤壁に蜂窩織炎を伴う（▶）。

疾患解説

　ベバシズマブは血管新生阻害薬で，大腸癌，肺癌，卵巣癌，子宮頸癌，乳癌，悪性神経膠腫に適応がある。消化管穿孔の頻度は1.5～4％で，大腸癌，卵巣癌の報告が多い。腸閉塞や放射線治療の併用などが危険因子とされるが，リスクのない症例でも穿孔しうる。投与時期と穿孔時期の関係は一定しない。吻合部の近くが多いとされ，吻合部の創傷治癒遅延との関連が疑われているが，消化管のどこでも穿孔しうる。遊離穿孔よりも穿通や瘻孔形成の頻度が高い。

治療法

　ベバシズマブの中止。手術療法や保存療法の選択については一定した報告はない。

（田中絵里子）

◇ 文献

1) Borofsky SE, et al. Bevacizumab-induced perforation of the gastrointestinal tract: clinical and radiographic findings in 11 patients. Abdom Imaging 2013; 38: 265-72.
2) Shinagare AB, et.al. Pneumatosis intestinalis and bowel perforation associated with molecular targeted therapy: an emerging problem and the role of radiologists in its management. AJR Am J Roentgenol 2012; 199: 1259-65.

13. 消化管穿孔 — 薬剤関連

ポリスチレンスルホン酸（高K血症治療薬）による穿孔
Polystyrenesulfonate-related gastrointestinal perforation

診断のポイント　宿便性大腸穿孔において高吸収の腸管内容を見たときはポリスチレンスルホン酸の関与を考慮する。

CASE
90歳台，女性。腹痛，腎機能低下による高K血症に対して，ポリスチレンスルホン酸ナトリウムを服用中。

図1

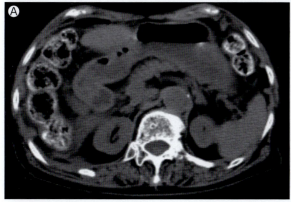
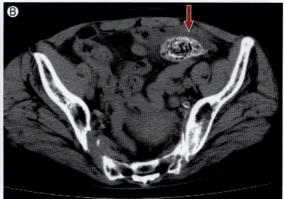

画像所見　非造影CT横断像（A），同，Aより足側の断面（B）：S状結腸で高吸収の便の壁外脱出を認める（➡）。組織学的に穿孔部の壁に結晶沈着を認めた（非提示）。

● 疾患解説

ポリスチレンスルホン酸は，慢性腎不全の高K血症に対して使用されるKのキレート剤で，CTでは高吸収を示す。慢性腎不全の患者は元来便秘傾向にあるが，ポリスチレンスルホン酸は結腸内の水分を吸収し便秘を悪化させる。また，病理学的に穿孔部に結晶沈着が知られ，腸管壁への直接作用に宿便性大腸穿孔の機序が加わり穿孔が起こると考えられている。

● 治療法

消化管穿孔に対する手術療法を行う。ポリスチレンスルホン酸投与中の患者では便秘に留意する。

（田中絵里子）

◇ 文献
1) 松田直樹，ほか．ポリスチレンスルホン酸ナトリウム（ケイキサレート）服用中の透析患者に発症したS状結腸穿孔性腹膜炎の1例．日本腹部救急医学会雑誌 2017; 37: 107-11.
2) McCarthy AJ, et.al. Iatrogenic pathology of the intestines. Histopathology 2015; 66: 15-28.

13. 消化管穿孔 — 薬剤関連

バリウム腹膜炎
Barium peritonitis

> **診断のポイント** 金属濃度の腸管内容物を伴う消化管穿孔の際には，バリウム腹膜炎を考えて上部消化管造影の既往を確認する。

CASE
70歳台，女性。バリウムによる上部消化管造影の3日後に下腹部痛。

図1

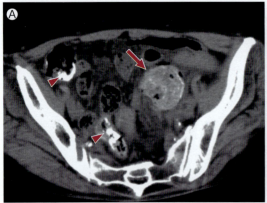
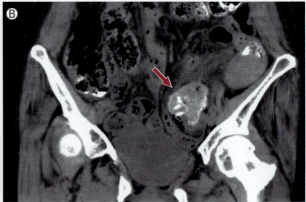

画像所見 非造影CT横断像（A），同，冠状断像（B）：S状結腸で腸管外に高吸収の便塊が脱出している（➡）。大腸内にはバリウムによる金属濃度を認める（▶）。

● 疾患解説

バリウム腹膜炎は，穿孔部位からの直接漏出や上部消化管造影後の下部消化管穿孔が知られる。バリウムによる胃癌検診者の大腸穿孔の頻度は1万人中2〜4人から101万人中3人と報告される。穿孔の機序には，バリウム検査前には知られていなかった狭窄（腫瘍，非腫瘍）に伴う閉塞，脱水したバリウム塊による外傷，宿便性穿孔がある。バリウム排泄遅延に対する強力な下剤の使用後に穿孔を発症した報告もあり，排泄不良時の排泄方法にも留意が必要である。

● 治療法

消化管穿孔に対して手術療法が選択される。　　　　　　　　　　　　　　（田中絵里子）

◇ 文献

1) 松尾亮太, ほか. 検診の上部消化管バリウム検査後に直腸穿孔をきたした1例. 日臨外会誌 2012; 73: 87-90.
2) 右近　圭, ほか. 胃透視後のバリウム貯留による大腸穿孔の3例. 日臨外会誌 2010; 71: 1560-5.

13. 消化管穿孔 — 薬剤関連

NSAIDs潰瘍による胃潰瘍穿孔
Perforated NSAIDs-related ulcer

診断のポイント　消化管穿孔にて幽門部に穿孔部位が同定される場合は，NSAIDsによる潰瘍穿孔を考慮して服薬歴を確認する。

CASE
70歳台，男性。腹痛にて来院。慢性腰痛に対してロキソプロフェンを定期内服中。

図1
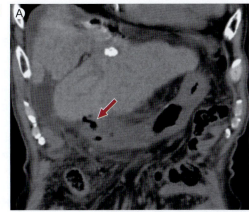
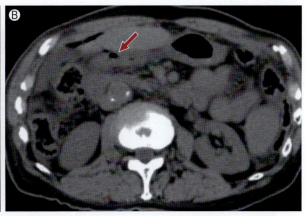

画像所見　非造影CT冠状断像（A），同，横断像（B）：胃幽門部に壁の内外に連続する空気（➡）がある。

● 疾患解説

　非ステロイド性抗炎症薬（NSAIDs）は慢性疼痛に対して投与されるが，胃十二指腸潰瘍の独立した成因である。非 *H. pylori* 性NSAIDs潰瘍では胃幽門部に潰瘍の発生が多く，浅い胃潰瘍が多発する傾向があるが，ときに穿孔することもある。大腸や小腸の穿孔の報告もある。

● 治療法

　消化性胃穿孔の標準的な治療に準ずる。手術治療が選択されることが多いが，上部消化管穿孔の場合は保存的治療が選択されることもある。原因薬剤であるNSAIDsの中止，中止困難例ではプロトンポンプ阻害薬（PPI）あるいはプロスタグランジン（PG）製剤の投与が推奨されている。

（田中絵里子）

◇ 文献
1）日本消化器病学会. 消化性潰瘍診療ガイドライン2015 改訂第2版. 東京: 南江堂; 2015.
2）豊島雄二郎, ほか. 肺癌再発に対する癌性疼痛管理中に発症したNSAIDs起因性大腸潰瘍穿孔の1例. 日臨外会誌 2013; 74: 3372-6.

腸管気腫症
Pneumatosis intestinalis

診断のポイント
- ウィンドウ幅を広げたCT条件で観察を行う。
- 泡沫状，線状，円環状の壁在性ガスを捉える。
- 腸間膜静脈・門脈ガスや腹水など重症経過を疑う所見を見逃さない。

CASE①

57歳，女性。皮膚筋炎，間質性肺炎でステロイド，免疫抑制薬内服中。腹部膨満，腹痛の原因精査目的にCTを施行。

図1
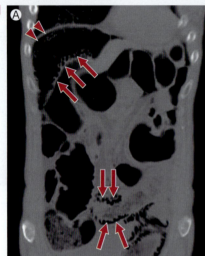
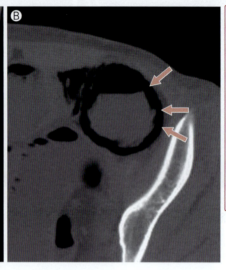

画像所見 非造影CT冠状断像(A)：右上腹部と下腹部の小腸壁に集簇性の嚢胞状・泡沫状または線状ガスが配列している(➡)。右横隔膜下には腹腔内遊離ガスを認める(▶)。
同，横断像(B)：左下腹部では壁在性に平滑な円環状ガスを認める(➡)。

● 疾患解説

　腸管気腫症(pneumatosis Intestinalis；PI)は消化管壁に気体が存在する状態を示し，消化管虚血・壊死などに起因し致死的な経過をとる病態から臨床所見に乏しく良性の経過をとる病態までを包括した名称である。特に良性の経過を示す場合に腸管嚢胞状気腫症(pneumatosis cystoides intestinalis；PCI)と呼称される。

　基礎疾患の有無により特発性(原発性)と続発性に分類され，特発性が15％，続発性が85％を占める。続発性の原因となりうる代表的な疾患を表1に示す。

　これらの続発性腸管気腫症の成因に関していくつかの説が提唱されている。

　Bacterial theoryは破綻または透過性の亢進した粘膜からガス産生菌が粘膜下層に侵入し，壁内に於いてガスを産生するとしている。Mechanical theoryは消化管内圧上昇による粘膜破綻により粘膜下に内腔ガスが移行する病態で消化管通過障害や内視鏡検査，注腸検査，便秘などが原因となる。Pulmonary theoryは種々の肺疾患に伴う破綻した肺胞からの漏出したガスが気管支血管束に沿って縦隔を介して移行し血管分布に従って消化管壁に至る。

　症状は特発性では無症状の場合が多く，CTや腹部単純X線撮影で偶発的に発見される。続発性では原疾患により異なるが良性経過をとる疾患群では腹痛，悪心・嘔吐，腹部膨隆，下痢などがみられる。

　CTは腹部単純X線写真に比し高い精度で壁在性ガスを検出可能で，特にウィンドウ幅を広げ

CASE ②

82歳,女性。糖尿病,慢性腎不全にて透析中。腹痛主訴に緊急搬送。

図2

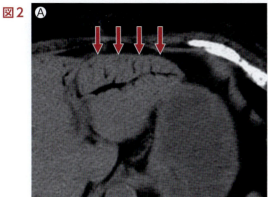
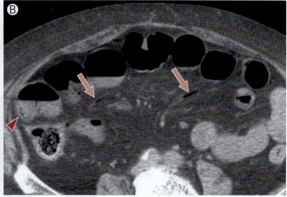

画像所見 非造影CT横断像（Ⓐ）：肝左葉に被膜下に達する樹枝状ガスを認め門脈気腫に一致する（➡）。
同（Ⓑ）：腸間膜内に線状ガスを認め上腸間膜静脈気腫に一致する（➡）。同スライス内の小腸に壁在性の微細ガス像を認める（▶）。

た条件での観察を行うことでガスの分布や形態評価を詳細に行うことが可能。加えて腸間膜－門脈内ガス,腹腔および後腹膜ガスの見逃しを防ぐことができる。CTおよび腹部単純X線写真においてPIは壁在性の泡沫状,線状の低濃度構造として描出され,ときに円環状を呈する。円環状のガスは良性の経過を示す場合に多く見られ,泡沫状,線状ガスは良悪性いずれの場合でも呈しうる。

消化管壁肥厚,壁濃染または壁造影欠損,腸管拡張,腸間膜動静脈の造影欠損,腹水,門脈・腸管膜静脈内ガスは致死的な経過を示す場合に多く見られる所見である。なかでも,PIに門脈・腸間膜静脈ガスを伴う場合には全層性虚血・壊死の可能性が高く重要な所見といえる。
鑑別疾患：腸管虚血・壊死の除外が必須である。前述した画像所見に加え腹膜刺激症状の有無や消化管虚血・壊死,穿孔を疑う血液データ所見を参照し総合的に診断する必要がある。

治療法

良性の腸管気腫症と診断されれば対症療法や原疾患の治療,高濃度酸素療法などの保存的治療が第一選択となる。無症状の場合には経過観察のみで自然消失が期待できる。　（宗像浩司）

表1　続発性の原因となりうる代表的な疾患

良性経過をとる続発性腸管気腫症の原因	
消化管疾患	小腸炎,腸閉塞,機能性イレウス,炎症性腸疾患,憩室炎など
肺疾患	慢性閉塞性肺疾患,肺線維症,嚢胞性線維症,終末呼気陽圧（positive end-expiratory pressure；PEEP）など
薬剤性	ステロイド,抗癌剤,ラクツロース,ソルビトール,αグルコシダーゼ阻害薬など
全身性疾患	膠原病（特に強皮症）,AIDSなど
医原性	消化管内視鏡,消化管造影検査,消化管吻合術後など
臓器移植後（Graft versus host diseaseを含む）	
致死的経過をとりうる続発性腸管気腫症の原因	
腸管虚血・壊死	腸間膜動脈閉塞症,非閉塞性腸管虚血症（nonocclusive mesenteric ischemia；NOMI）,絞扼性腸閉塞症
消化管穿孔	
小腸炎,大腸炎	

◇ 文献

1) Pear BL. Pneumatosis intestinalis: a review. Radiology 1998; 207: 13-9.
2) Ho LM, et al. Pneumatosis intestinalis in the adult: benign to life-threatening causes. Am J Roentgenol 2007; 188: 1604-13.
3) Lassandro F, et al. Imaging assessment and clinical significance of pneumatosis in adult patients. Radiol Med 2015; 120: 96-104.

15. 異物

異物
Foreign body

診断のポイント
- 代表的な異物の単純X線写真やCT像を知る。
- 患者の背景因子や病歴から異物の可能性を念頭におく。

CASE ① 爪楊枝による小腸穿孔

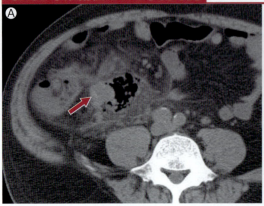
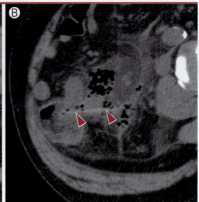

（公立甲賀病院放射線診断科 山崎道夫先生のご厚意による）

 非造影CT（A）：回腸遠位部周囲の脂肪織の濃度上昇と腸管外ガスを認める。注意深くみると微細な高吸収域がみられる（➡）。
非造影CT斜位矢状断像（B）：線状の高吸収を呈し腸管から腸間膜内に貫いている（▶）。爪楊枝は消化管内では水分を吸収，消化酵素の影響で高吸収を呈することが多い。

CASE ② 胃石

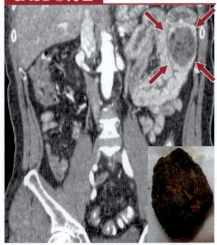

 造影CT冠状断像（A）：空腸内に泡沫状のairを含んだ増強効果の乏しい腫瘤状の構造を認める（➡）。
B：外科的に摘出，タンニンを主成分としており，柿胃石と診断された。

CASE ③ 魚骨

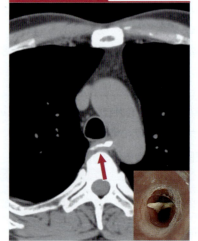

 非造影CT（A）：食道内に線状の石灰化構造を認める（➡）。
B：内視鏡にて魚骨であることが確認，摘出された。

CASE ④ Body packer

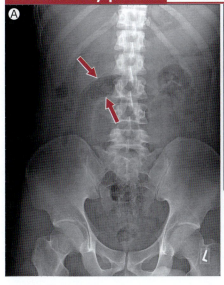
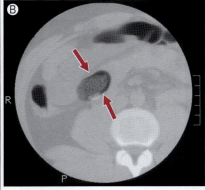
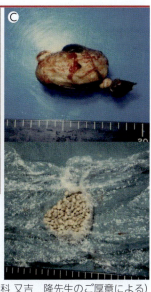

(那覇市立病院放射線科 又吉 隆先生のご厚意による)

単純X線写真(A)，非造影CT(B)：小腸の拡張がみられ，内部に微細顆粒が集族した楕円形の透亮像がみられた。
摘出異物(C)：外科的に摘出，ラップに包まれ，さらにコンドームで密封された大麻樹脂とその種子が確認された。

CASE ⑤ ボタン電池

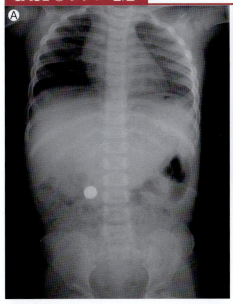
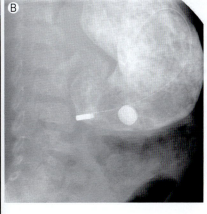

単純X線写真(A)：胃と思われる部位に円形のmetallic densityを認める。注意深くみると同心円状の陰影(double rim sign)がみられ，ボタン電池と診断できる。
マグネットカテーテルでの摘出時の透視像(B)：double rim signが明瞭である。

　アルカリ電池は胃酸で被覆されている金属が腐食され，内部のアルカリ性物質が注出，胃壁を損傷する。リチウム電池は消化管内で放電，空気分解により電池外側にアルカリ性液が生成され，30〜60分という短時間で潰瘍を作るといわれており，早急の対応が必要である(日本小児外科学会．リチウム電池に関する警告．http://www.jsps.gr.jp/)

CASE ⑥ ホスレノール(炭酸ランタン水酸化物)

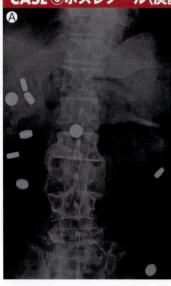
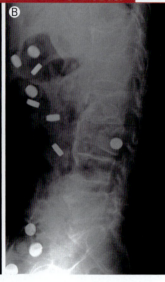

画像所見 単純X線写真(正面)(A), 同, (側面)(B):腰椎の単純写真の撮影の際, 円形のmetallic densityが多数みられた。ホスレノールは透析患者の高リン血症に対する薬剤でランタン(原子番号57)を主成分とするため非常に強い高吸収を呈する。

CASE ⑦ 義歯

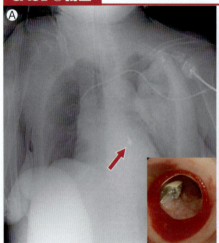
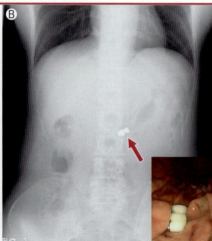

画像所見 単純X線写真, A:食道内の義歯, B:胃内の義歯:いずれもX線非透過性で診断は容易である。

CASE ⑧ ゴム手袋

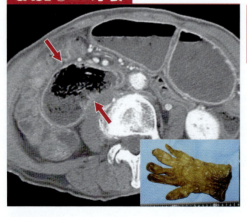

画像所見 非造影CT:胃内には液体が貯留し拡張しているが, これとは別にairを主体とした蜂巣状の構造がみられ, 異物の存在が疑われる。

(那覇市立病院放射線科 又吉　隆先生のご厚意による)

CASE⑨ ジェットスキーによる直腸損傷

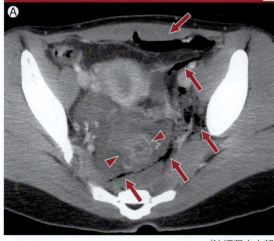
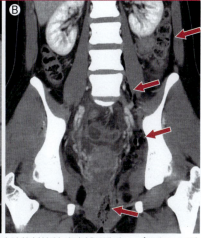

(沖縄県立中部病院放射線科 高良博明先生のご厚意による)

画像所見 造影CT横断像(A), 同, 冠状断像(B): ジェットスキーから振り落とされて受傷, 会陰部, 肛門直腸裂傷にて受診, CTにて直腸壁の肥厚がみられ(▶), 直腸周囲から後腹膜まで広範に腸管外ガスが見られる(➡)。

CASE⑩ 直腸異物

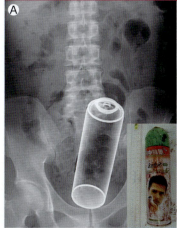
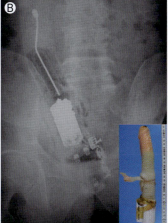
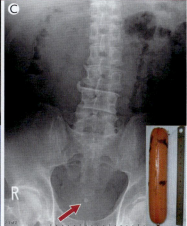
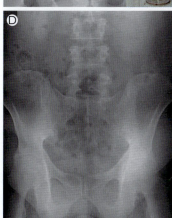
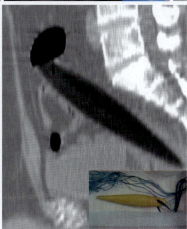

画像所見 単純X線写真: A: スプレー缶, B: 性的玩具, C: ソーセージ, D: 木製の棒: X線非透過性で単純写真により診断可能なものから, 透過性でCTが不可欠なものまでさまざまである。

(公立甲賀病院放射線診断科 山崎道夫先生のご厚意による)

CASE ⑪ 経尿道異物

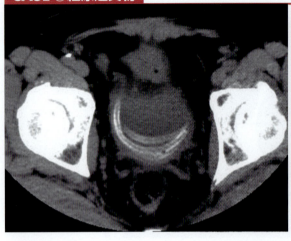
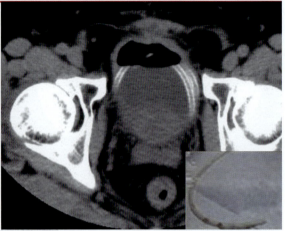

> **画像所見** **非造影CT**：膀胱内に渦巻くように管状の高吸収域がみられる。ビニール状のチューブが摘出された。

CASE ⑫ 穿通異物

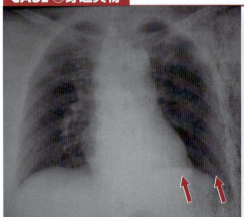
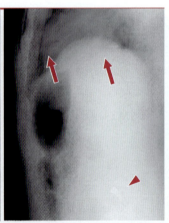
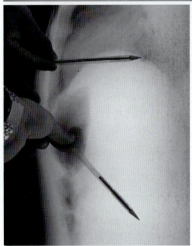

> **画像所見** **単純X線写真**：興奮して前胸部にボールペンを2本突き刺した。1本（➡）はほぼ垂直に刺されており容易に同定可能である。もう1本（▶）は足側方向に刺されており先端の金具の部分しか同定できない。乳頭以下の刺し傷は腹部損傷を合併している可能性があることにも注意が必要である。

CASE ⑬ 遺残異物(ガーゼ)

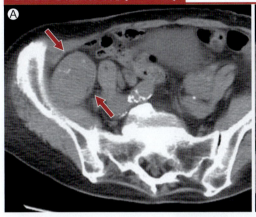
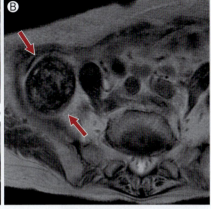
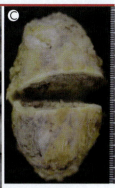

画像所見
非造影CT(A):骨盤内右側に石灰化を伴った類円形の腫瘤がみられている。
MRI T2強調像(B):通常の腫瘍性病変はT2強調像で高信号を呈することが多いが,この腫瘤は強い低信号を呈している。
摘出標本(C):厚い線維性被膜で覆われた腫瘤で内部に線維状異物が無秩序に分布しており,異物肉芽腫(ガーゼオーマ)と診断された。

　体内異物には嚥下による気道や消化管の異物,挿入による直腸・膣・膀胱などの異物,穿通による異物,医原性の遺残異物などがある。これらの異物の診断における最大の問題点はほとんどの症例で正確な情報が得られないことで,異物が具体的に何であるのか不明なこと,そして異物が本当に体内に存在するのかどうかすら定かでないことも多い。治療は異物の種類,性状,部位,二次的変化などにより異なるため,正確に診断し,治療方針を決定することは重要で画像診断の果たす役割は大きい。

　しかし,異物は多種多様でその画像所見も多彩であるため,診断に苦慮することは少なくない。特にX線透過性の異物の場合はCTを用いても診断が困難なこともある。適切に診断し治療に導くためには,代表的な異物の画像所見に精通しておくこと,認知症・精神疾患などの背景因子を把握し,通常の疾患では説明のつきにくい症状や画像所見がある場合,異物の可能性も念頭に置き読影することが重要である。　　　　　　　　(亀井誠二)

◇ 文献
1) Hunter TB, et al. Foreign bodies. Radio Graphics 2003; 23: 731-57.
2) 刈安俊哉, ほか. 異物の画像診断. 画像診断 2014; 34: 647-60.

16. 腸管虚血

上腸間膜動脈解離
Dissection of the superior mesenteric artery

> **診断のポイント** 孤立性上腸間膜動脈解離は比較的まれな疾患であるが，突然発症した心窩部痛を訴える場合，念頭に置く必要がある。

> **CASE** 40歳台，男性。左下腹部痛で救急搬送。

図1
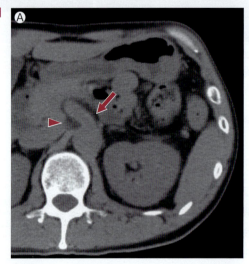
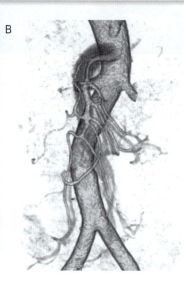

> **画像所見** 非造影CT横断像（A）：上腸間膜動脈の根部はやや腫大し，壁に沿ってやや高吸収を示す領域（→）が認められる。同部周囲脂肪織に軽度の濃度上昇（▶）が認められる。
> volume rendering像（B）：上腸間膜動脈解離。真腔（銀），偽腔（灰色）。真腔の濃染は保たれている。

● 疾患解説

　孤立性上腸間膜動脈解離は比較的まれな疾患で，50歳台の男性に多いとされる。MDCTにてCTが施行されるようになり，報告が増加している。急性期に問題となるのは腸間膜虚血の有無で，他の急性腸間膜虚血と同様にその評価には造影CTが必要である。一般的には偽腔は血栓閉塞していることが多いが，偽腔により真腔が著明に圧排された場合，重篤な腸間膜虚血に陥ることがある。鑑別診断として，SAM（segmental arterial mediolysis）が挙げられるが，血管の数珠状不整拡張と狭窄が認められた場合，その可能性を十分考慮すべきである。

● 治療法

　一般的に内科的保存的治療となることが多いが，腸間膜虚血が生じた場合は手術やIVRの適応となる。また経過観察にて増大する場合も外科的治療の適応となる。　　　　　（金﨑周造／麓佳奈子）

◇ 文献
1）斉藤隆之．孤立性上腸間膜動脈解離21例の治療経験．脈管学 2015; 55: 191-6.
2）水　大介，ほか．孤立性内臓動脈解離9症例の検討．日本救急医学会雑誌 2014; 25: 710-6.
3）桑原政成，ほか．急性上腸間膜動脈解離の特徴と診断・治療．ICUとCCU 2013; 37: 847-51.

16. 腸管虚血

上腸間膜動脈血栓症・塞栓症（閉塞症）
The superior mesenteric artery (SMA) thrombosis and embolism (occlusion)

診断のポイント 造影CTで上腸間膜動脈（SMA）内に造影欠損が指摘される。支配領域の腸間膜虚血の評価が治療方針決定に重要である。

CASE
80歳台，男性，心房細動にて加療中。

図1
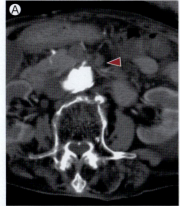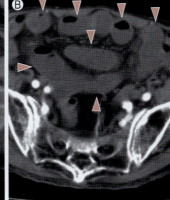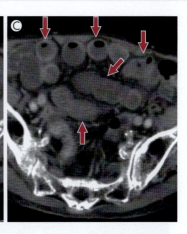

画像所見 造影CT動脈相横断像（A）：上腸間膜動脈に造影欠損像（▶）が認められる。
同，（B）：小腸壁の濃淡は明らかに不良（▶）であり，腸間膜虚血と考えられる。
同，平衡相（C）：小腸壁は正常ではないが造影効果が保たれており（➡），腸管壊死には陥っていないと考えられる。

● 疾患解説

腸間膜虚血の約70%は動脈閉塞に起因するとされる（塞栓症45%，血栓症35%）。

血栓症はSMAの根部近傍が好発部位であり，虚血が広範に及ぶことから一般的に重篤である。しかしながら，慢性経過をたどっていることが多く，食後腹痛など，いわゆるabdominal anginaや体重減少が前駆症状としてみられることも多い。塞栓症は突然発症の腹痛として出現することが多く，心原性血栓に起因することがほとんどで，大半は心房細動，心筋梗塞など，基礎疾患を有する。塞栓症では，閉塞部は中結腸動脈の起始部が好発部位である。

● 治療法

治療は，不可逆な腸間膜虚血が認識される場合は外科的処置が優先されるが，可逆性と判断された場合はIVRによる動脈血流再開が考慮される。　　　（金﨑周造／麓佳奈子）

◇ 文献
1) Tilsed JV, et al. ESTES guidelines: acute mesenteric ischaemia. Eur J Trauma Emerg Surg 2016; 42: 253-70.
2) Furukawa A, et al. CT diagnosis of acute mesenteric ischemia from various causes. Am J Roentgenol 2009; 192: 408-16.
3) Horton KM, et al. Multidetector CT angiography in the diagnosis of mesenteric ischemia. Radiol Clin North Am 2007; 45: 275-88.

16. 腸管虚血

上腸間膜静脈・門脈血栓症
Superior mesenteric vein (SMV) and portal thrombosis

診断のポイント SMVおよび門脈血栓症の患者には凝固系の異常を基礎疾患に有することが多い。また肺動脈塞栓，深部静脈血栓症の既往についても確認する。

CASE 50歳台，男性。徐々に増悪する腹痛のため救急受診。

図1
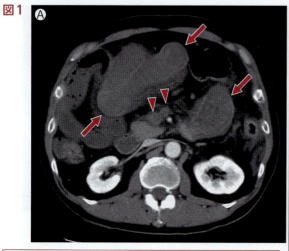
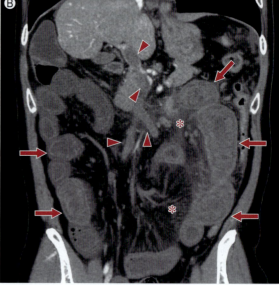

画像所見 造影CT門脈相横断像（A），造影CT平衡相冠状断像（B）：SMVから門脈にかけて血管腔の濃染は不良となっており，血栓（▶）が確認できる。小腸壁は肥厚しターゲット状に濃染されている（➡）。腸間膜内静脈の拡張と腸間膜脂肪織の濃度上昇（＊）が認められる。

● 疾患解説

急性腸間膜虚血の原因の約10％を占めており，動脈塞栓や非閉塞性腸間膜虚血（NOMI）に比べ若年者に多いとされる。腹部外傷や門脈圧亢進症，また凝固系の異常が背景となることが多いが，経口避妊薬，妊娠，産褥は若年女性の危険因子である。発症形態は2週間程度続く亜急性腹痛のことが多く，約半数では嘔気，嘔吐を伴うとされる。

● 治療法

まず抗凝固療法が推奨される。治療抵抗性で血栓が増大する場合には開腹手術やIVRの適応となることがある。無治療で放置された場合，二次性の門脈圧亢進症を発症し食道静脈瘤を形成することがある。

（金﨑周造／廣瀬朋宏）

◇ 文献

1) Tilsed JV, et al. ESTES guidelines: acute mesenteric ischaemia. Eur J Trauma Emerg Surg 2016; 42: 253-70.
2) Alvi AR, et al. Acute mesenteric venous thrombosis: improved outcome with early diagnosis and prompt anticoagulation therapy. Int J Surg 2009; 7: 210-3.
3) Duran R, et al. Multidetector CT features of mesenteric vein thrombosis. Radiographics 2012; 32: 1503-22.

特発性腸間膜静脈硬化症
Idiopathic mesenteric phlebosclerosis

診断のポイント 結腸の壁肥厚，腸間膜の静脈に沿った石灰化が認められた場合，特発性腸間膜静脈硬化症を考慮し，漢方薬投与の有無を確認する。

CASE
50歳台，女性。右側腹部鈍痛が持続し，改善なく来院。漢方薬が長期投与されていた。

図1

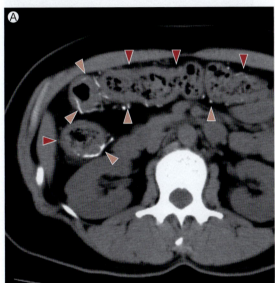
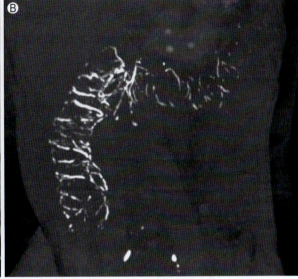

画像所見 非造影CT横断像(A)：上行結腸から横行結腸にかけて壁肥厚(▶)が認められる。また，その近傍には静脈の石灰化(▶)と考えられる比較的太い線状の石灰化が認められる。
MIP像(B)：辺縁静脈に一致して石灰化が認められ，一部腸間膜方向へ連続している。

● 疾患解説

本疾患は比較的まれな疾患で基本的には日本人を中心としたアジア人のみが罹患する。病変は回盲部から横行結腸に認められることが多いが，回腸やS状結腸，直腸に分布する症例もある。症状としては右側を中心とした腹痛，下痢，嘔気，嘔吐などが認められるが，無症状のこともある。組織学的には静脈壁の線維性肥厚と石灰化，粘膜下層の高度線維化，粘膜固有層の著明な膠原線維の血管周囲性沈着が特徴的所見である。原因は不明であるが，漢方薬（サンシシ含有）の長期連用が一因といわれている。

● 治療法

明確には確立されていないが，保存的治療で腸閉塞などを繰り返すようなら外科的切除の適応となる。

（金﨑周造／川上光一）

◇ 文献
1) 八尾隆史, ほか. 特発性腸間膜静脈硬化症の病態と鑑別診断. 日本消化器内視鏡学会雑誌 2012; 54: 415-23.
2) 大木宇希, ほか. 漢方薬の長期服用が関与したと考えられる特発性腸間膜静脈硬化症の2例. 日臨外会誌 2014; 75: 1202-7.

虚血性大腸炎，閉塞性大腸炎
Ischemic colitis, obstructive colitis

診断のポイント 腹痛のCTで左側結腸の壁肥厚を認めたときは虚血性大腸炎を考えるが，閉塞性病変の口側に浮腫性壁肥厚を認めたときは閉塞性大腸炎を考える。

CASE

症例1（図1）：80歳台，女性。腹部膨満感，腹痛を主訴に来院。
症例2（図2）：80歳台，女性。3日前から下血が続いている。心配した家人とともに来院。

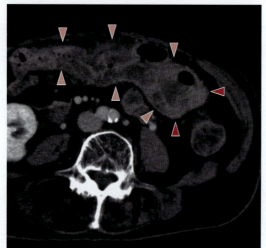
図1

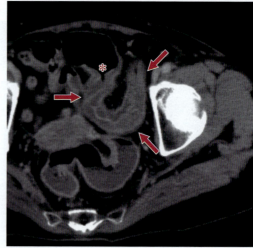
図2

画像所見 造影CT平衡相横断像（図1）：横行結腸癌（▶）が認められる。同部より口側腸管に層状構造を有する壁肥厚と周囲脂肪織の濃度上昇が認められる（▷）。閉塞性大腸炎と考えられる。
造影CT平衡相横断像（図2）：下行結腸からS状結腸にターゲット様あるいは層状の壁肥厚（➡）が認められる。虚血性大腸炎と考えられる。肛門側に明らかな閉塞は認められない（＊）。

● 疾患解説

閉塞性大腸炎は何らかの原因で大腸閉塞を呈し，同部より口側腸管にびらんや潰瘍，壊死をきたす非特異的炎症疾患である。肉眼的，組織学的所見はほぼ虚血性大腸炎と同様とされる。よってCT上もほぼ同様の所見を示すが，大腸閉塞の有無の確認が治療方針決定に重要である。虚血性大腸炎の好発部位は下行結腸からS状結腸であるが，閉塞性大腸炎は閉塞があれば他の部位でも発生しうる。閉塞性大腸炎では，閉塞部と虚血部には健常部が介在すること，また，閉塞の程度は必ずしも高度ではないことに留意する。

● 治療法

虚血性大腸炎：原則入院。絶食による腸の安静と補液。二次感染予防で抗菌薬を投与することもある。狭窄・壊死を起こした場合には切除することもある。
閉塞性大腸炎：まず口側腸管内の減圧（ロングチューブ挿入など）。次に穿孔・壊死を伴っている場合には開腹，閉塞原因の除去を行う。

（金﨑周造／麓佳奈子）

◇ 文献
1) 岩下明徳，ほか. 虚血性大腸炎と閉塞性大腸炎の病理. 大腸肛門誌 1981; 34: 599-616.
2) 草野智一，ほか. 術前に閉塞性大腸炎の合併を診断できたS状結腸癌の1例. 日本腹部救急医学会雑誌 2011; 31: 949-52.

非閉塞性腸間膜虚血
NOMI (nonocclusive mesenteric ischemia)

> **診断のポイント** 急性腸間膜虚血が疑われる症例で上腸間膜動脈(SMA)あるいは上腸間膜静脈(SMV)の閉塞，絞扼性腸閉塞が否定されればNOMIを考える。

CASE
80歳台，女性。徐々に増悪する強い腹痛のため救急受診。

図1
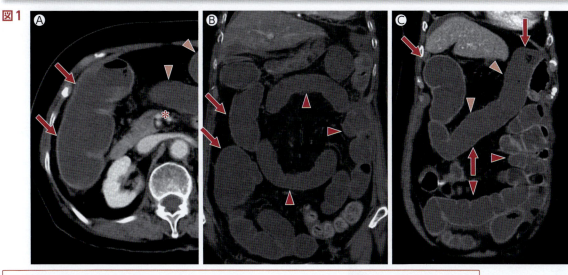

> **画像所見** 造影CT平衡相横断像(A)，動脈相冠状断像(B)，平衡相冠状断像(C)：拡張した小腸(▶)および結腸(➡)が認められ，管腔内に液体貯留を伴っている。動脈相(B)だけでなく平衡相のCT(A,Cの▶)でも腸管壁の濃染不良が認められる。また，SMAおよびSMVの径は縮小(＊)している。

● 疾患解説

　腸間膜虚血のなかでもNOMIのCT診断は困難とされ，現在でも血管造影がゴールドスタンダードであり，診断後引き続きパパベリン塩酸塩など血管拡張薬の経動脈的持続投与が推奨される。CT上，NOMIでは非連続性の腸管壁濃染不良やsmaller SMV signが認められる。また，血管造影と同様にCTアンギオグラフィではSMAおよびその分枝の攣縮像が認められるとされる。小腸のみでなく大腸まで虚血が及ぶ症例は上腸間膜動脈閉塞症よりNOMIに多いとされる。基本的には血流の再灌流や感染の合併がなければ壁肥厚は認められない。

● 治療法

　血管攣縮解除のための動注(トラゾドン塩酸塩，パパベリン塩酸塩，プロスタグランジンE₁など)を行い，効果がなく，壊死が示唆される場合には腸管切除。(金﨑周造／麓佳奈子)

◇ 文献

1) Tilsed JV, et al. ESTES guidelines: acute mesenteric ischaemia. Eur J Trauma Emerg Surg 2016; 42: 253-70.
2) Woodhams R, et al. Usefulness of multidetector-row CT(MDCT)for the diagnosis of non-occlusive mesenteric ischemia (NOMI): assessment of morphology and diameter of the superior mesenteric artery(SMA)on multi-planar reconstructed (MPR)images. Eur J Radiol 2010; 76: 96-102.
3) Nakamura Y, et al. Non-occlusive mesenteric ischemia(NOMI): utility of measuring the diameters of the superior mesenteric artery and superior mesenteric vein at multidetector CT. Jpn J Radiol 2013; 31: 737-43.

17. 腸管アミロイドーシス

腸管アミロイドーシス
Gastrointestinal amyloidosis

> **診断のポイント** 原因不明の多臓器所見を呈する画像を見た場合や，関節リウマチ・長期透析などの画像診断をする場合は，アミロイドーシスを常に鑑別診断に入れる。

CASE

症例1（図1）：70歳台，男性。AA型アミロイドーシス。関節リウマチにて治療中，頻回の下痢，右下腹部痛があり，アミロイドーシスの疑いで内視鏡生検を依頼された。
症例2（図2）：50歳台，男性。病型・詳細不明。
症例3（図3）：70歳台，男性。原発性AL型アミロイドーシスで経過観察中に，急な腹痛で救急を受診。

図1

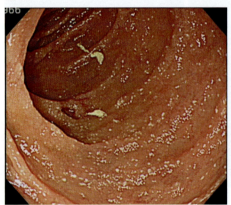

> **画像所見** **十二指腸内視鏡像**（図1）：十二指腸下行脚の内視鏡像では，粘膜にびまん性の微細顆粒状所見を認める。
> **小腸造影**（図2）：小腸のKerckring襞の肥厚（➡）を認め，浮腫性変化を認める。
> **CT MPR**（図3）：大腸は拡張し，偽性腸閉塞の状態である。大腸周囲，横隔膜下に腹腔内遊離ガス（➡）が存在し，穿孔したものと思われる。

図2

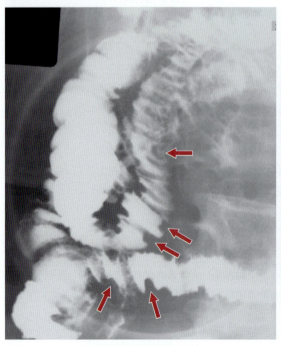

図3

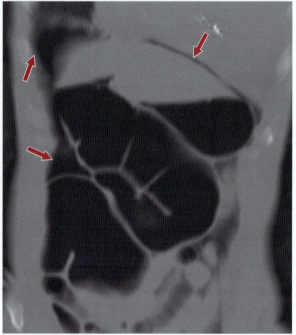

疾患解説

アミロイドーシスはアミロイド蛋白が諸臓器の細胞外に沈着し，臓器の機能障害を引き起こす疾患である。消化管アミロイドーシスは，消化管にアミロイドが沈着し，吸収不良やそれに伴う下痢などの症状を呈した状態のことである。

主な病型は，①ALアミロイドーシス，②AAアミロイドーシス，③家族性アミロイドポリニューロパチー，④β_2-microglobulinアミロイドーシス（透析アミロイドーシス）に大別される。消化管では，慢性関節リウマチによるAA型アミロイドーシスと透析アミロイドーシスの頻度が高い。

多彩な症候からアミロイドーシスを疑えば，陽性率の高い十二指腸生検を行い，Congo red染色や偏光顕微鏡での緑色偏光所見，抗β_2-microglobulin抗体に対する免疫染色陽性などで診断確定する。

病型により，消化管のアミロイド沈着部位の違いが認められる。

AA型アミロイドは粘膜固有層と粘膜下層に顆粒状の沈着が特徴的であり，粘膜はびまん性に微細な顆粒状隆起が多発する。そのため生検陽性率も高い。

AL型アミロイドは粘膜筋板と粘膜下層から固有筋層へ塊状に沈着するため，Kerckring襞の肥厚と軽度黄白色調の粘膜下腫瘤様の隆起が多発する特徴がある。平滑筋障害による腸管の運動障害のため，悪心・嘔吐や偽性腸閉塞が出現しやすい。沈着が高度に限局するとアミロイド腫瘤（アミロイドーマ）を形成し，腸管閉塞をきたすこともある。また血管壁への沈着により腸管に多発潰瘍や粘膜内血腫を形成することもある。

β_2-microglobulinアミロイドーシス（透析アミロイドーシス）では固有筋層へびまん性の沈着が出現する。このため粘膜変化は乏しく，生検陽性率は低い。血管周囲の沈着が高度となり，虚血性病変による出血，梗塞，穿孔を生じることもある。

胃の沈着は一般的であるが，無症候性のことが多い。CT所見は軽微で壁肥厚が認められることがある。

小腸では診断時にすでに腹痛，下痢，出血などの症状を呈することが多い。CTでは壁肥厚，拡張，腸間膜脂肪濃度上昇が見られる。

大腸アミロイドーシスも一般的である。CT所見は，狭窄，壁肥厚，拡張，巨大憩室の穿孔が報告されているが，最も一般的な所見は偽性腸閉塞による拡張であり，壁肥厚の頻度はまれである。

治療法

基本は体内におけるアミロイド前駆物質の産生を抑制することである。原発性ALアミロイドーシスに対して自己末梢血幹細胞移植を併用した大量化学療法，AAアミロイドーシスでは抗リウマチ作用を示すさまざまな生物学的製剤に加えて，抗IL-6受容体抗体を用いた治療が有効で発生頻度が減少している。透析アミロイドーシスの予防として透析膜が改良され効果を上げている。消化管アミロイドーシスでは，消化管機能障害に対する対症療法が主体である。

（大田信一）

◇ 文献

1) Urban BA, et al. CT evaluation of amyloidosis: spectrum of disease. Radiographics 1993; 13: 1295-308.
2) 山田正仁，ほか．厚生労働科学研究費補助金 難治性疾患克服事業 アミロイドーシスに関する調査研究班．アミロイドーシス診療ガイドライン2010．

18. 腹部臓器虚血

腹腔動脈解離
Celiac artery dissection

診断のポイント 圧痛や反跳痛などの理学所見が乏しいにもかかわらず，突然発症する比較的強い腹部自発痛がある症例では本症例も念頭に造影CTを考慮する。

CASE
50歳台，男性。突然発症した腰痛。造影CTにて腹腔動脈起始部の血栓閉塞型解離を認め，径も拡大している。

図1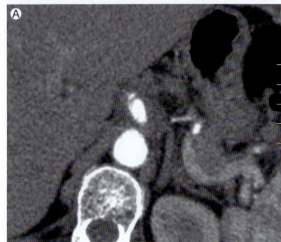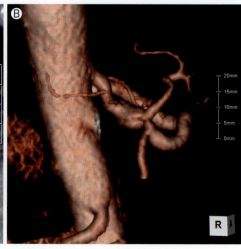

画像所見
造影CT動脈相(A)：腹腔動脈の拡大と血栓閉鎖型の解離を認める。
3D-CTアンギオグラフィ(B)：腹腔動脈末梢に高度狭窄を認め，総肝動脈は全体的に狭小化している。

● 疾患解説

　大動脈解離を伴わない孤立性の腹腔動脈解離はまれで，文献的に平均発症年齢は53.8歳（38〜89歳）で男性に多く発症する。主訴は腹痛が最も多く，圧痛や反跳痛などの理学所見が乏しいにもかかわらず，突然発症する比較的強い自発痛がある腹痛症例では本症例も念頭に置く必要がある[1]。診断は造影CTで十分に可能であり，約半数において腹腔動脈のみでなく脾動脈，総肝動脈に解離が進展する。

● 治療法

　治療法は血圧コントロールが推奨され，抗血栓療法，抗凝固療法も併用されることがあるが，議論が分かれている[2]。観血的治療適応は，①動脈瘤形成，15〜20 mm径への拡大，②解離部真腔の閉塞，③臓器虚血の進行，④疼痛の持続，⑤破裂，切迫破裂，などがあげられる。手術療法として腹腔動脈切除，大動脈−左胃動脈吻合などのバイパス術，IVRとしてはステント留置，動脈塞栓術などがある。

（福田哲也）

◇ 文献
1) Sparks SR, et al. Failure of nonoperative management of isolated superior mesenteric artery dissection. Ann Vasc Surg 2000; 14: 105-9.
2) Glehen O, et al. Spontaneous dissection of the celiac artery. Ann Vasc Surg 2001; 15: 687-92.

18. 腹部臓器虚血

感染性心内膜炎の腹部合併症
Complication of infectious endocarditis in abdomen

> **診断のポイント** 感染性心内膜炎が疑われる症例や診断が確定した症例で側腹部痛が出現した際には本疾患を疑い，CT，USなどの施行を考慮する。

CASE

50歳台，男性。MRIにて脳梗塞を認め同日入院。UCGにて疣贅を認め，感染性心内膜炎で転科となる。ペニシリンGとゲンタシン投与にて軽快退院。

図1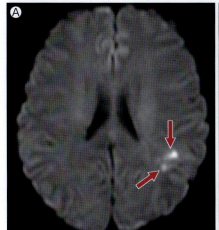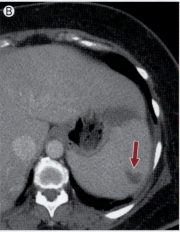

(那須赤十字病院放射線科 水沼仁孝先生のご厚意による)

> **画像所見**
> **頭部MRI拡散強調画像（A）**：左側頭葉皮質下に高信号を呈する脳梗塞（➡）を認める。
> **腹部造影CT平衡相（B）**：脾臓内に低吸収域を呈する造影欠損（➡）を認め，脾梗塞と考えられる。

● 疾患解説

　脾梗塞は左心系感染性心内膜炎によくみられる合併症である．その頻度は剖検では44〜58.3％との報告がある．臨床的に無症状の脾梗塞の例もある[1,2]．脾梗塞に脾膿瘍が合併する頻度は非常に少ない．左側腹部痛，背部痛，左上腹部痛は脾梗塞や脾膿瘍である可能性があり，腹部CTスキャンやMRIによる画像診断が必要となる．これらの診断法の特異度と感度は90〜95％といわれている．CTスキャン上では楔形状の欠損像が特徴的である[3]．脾膿瘍はCTスキャンでは造影剤により増強される．

● 治療法

　治療法は原疾患のコントロールに加えて抗菌薬など保存的療法がとられるが，手術療法として脾摘などが行われることもある．

(福田哲也)

◇ 文献
1) Haft, JI, et al. Computed tomography of the abdomen in the diagnosis of splenic emboli. Arch Intern Med 1988; 148: 193-7.
2) Ting W, et al. Splenic septic emboli in endocarditis. Circulation 1990; 82: IV105-9.
3) Balcar I, et al. CT patterns of splenic infarction: a clinical and experimental study. Radiology 1984; 151: 723-9.

18. 腹部臓器虚血

心房細動の腹部合併症
Complication of atrial fibrillation in abdomen

診断のポイント　心房細動にて加療中に急激な腹痛を認める際には急性上腸間膜血栓症を疑い，CT，USなどの施行を考慮する。脾臓，腎臓，下肢動脈などにも血栓症，梗塞病変を合併することもある[1]。

CASE

50歳台，男性。心房細動にて加療中に急激な背部痛を自覚。右腎広部に梗塞巣を認める。また，左房内には血栓を疑う欠損像もみられる。

図1
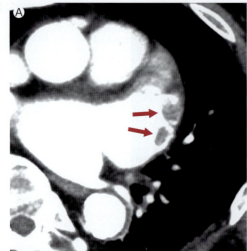 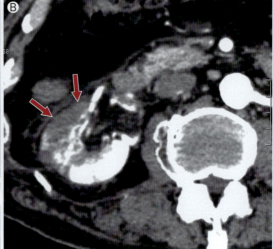

画像所見　造影CT動脈相（A）：左心耳に血栓を疑う不正な造影欠損（➡）を認める。
造影CT動脈相（B）：右腎動脈末梢に血栓によると考える造影欠損（➡）を認め，腎は梗塞を疑う不正な欠損像を認める。

● 疾患解説

　心房細動においては心房内血栓が生じ，脳梗塞をはじめとしたさまざまな遠位塞栓症を起こす。腹部に起こる遠位塞栓症として最も重症となりうるのが急性上腸間膜動脈血栓症で，造影CTにて上腸間膜内血栓や，上腸間膜静脈径が同動脈より細くなるsmaller SMV signなどを呈する。

● 治療法

　上腸間膜動脈閉塞をきたした症例では発症からの時間と閉塞部位が重要で，一般的に一次分枝閉塞で発症6時間以内であれば血栓除去，溶解療法などの積極的なIVR治療が選択される。二次分枝以下の閉塞例では側副血行路の発達により腸管壊死などの重症化を保存的治療にて回避できることもあるため，生化学的所見や理学的所見などと合わせた判断が必要である。

〈福田哲也〉

◇ 文献
1) Si TG, et al. Can catheter-directed thrombolysis be applied to acute lower extremity artery embolism after recent cerebral embolism from atrial fibrillation? Clin Radiol 2008; 63: 1136-41.

18. 腹部臓器虚血

大動脈解離の腹部合併症
Complication of aortic dissection in abdomen

診断のポイント B型大動脈解離に伴う分枝虚血は，おもに下肢，腎，腸管に生ずる．腹痛，ときに右下腹部痛や側腹部痛，背部痛をきたすことがある．

CASE
30歳台，男性．高血圧の既往あり，ゴルフ中に突然背部から腹部に移動する痛みあり．

図1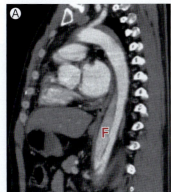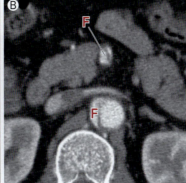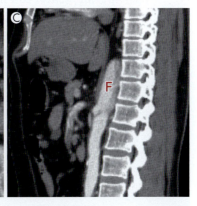

画像所見 造影CT動脈相 胸部矢状断像（A），腹部横断像（B），矢状断像（C）：大動脈弓部後半部分から解離あり，腹部大動脈へ連続する．偽腔は前左外側から左前方に向かっている（F）．上腸間膜動脈内にこの解離が及んでおり，末梢部では血流が認められない．

● 疾患解説

B型大動脈解離は下肢チアノーゼ，尿量減少，腹痛，下半身麻痺などの虚血による症状を呈し，CTによる大動脈或いは大動脈分枝の偽腔による真腔圧迫の証明が診断の決め手となる．Williamsによれば，虚血は大動脈レベルにおける真腔圧迫が原因で生じるdynamic obstructionと分枝レベルにおける真腔圧迫が原因で生じうるstatic obstructionの2種類がある．

● 治療法

ステント-グラフトによる治療はdynamic obstructionに有効で，エントリー閉鎖により偽腔圧の低下と真腔圧の上昇で真腔の圧迫が解除される．

（水沼仁孝）

図2 大動脈解離に伴う大動脈分枝虚血のパターン

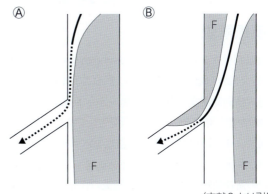

（文献2より引用）

A：dynamic obstruction：大動脈レベルで真空圧迫が生じる．
B：static obstruction：分枝レベルで真空圧迫が生じる．
F：偽腔

◇ 文献
1) Wiiliams DM, et al. The dissected aorta : percutaneous treatment of ischemic complictions-principles and results. J Vasc Interv Radiol 1997; 8: 605-25.
2) 加藤憲幸, ほか. 急性大動脈解離の最近の動向 急性B型大動脈解離に対するステントグラフト治療. 心臓 2013; 45: 1096-100.

18. 腹部臓器虚血

糖尿病性ケトアシドーシスに関連した腹部大動脈閉塞
Abdominal aortic thrombosis associated with diabetic ketoacidosis

> **診断のポイント**　非造影CTで近位大動脈と遠位大動脈の濃度が異なっている場合は，腹部大動脈閉塞を疑い身体診察や血液検査で凝固異常を確認する。

CASE

65歳，女性，2型糖尿病。意識障害で来院。両側大腿動脈を触知せず。
JCS 300，大腿動脈を触知せず。血清K値（大体動脈部）10.0 mEq/L，（橈骨動脈部）3.5 mEq/L，D-ダイマー 300.4 µg/mL，乳酸値 23.0 mmol/L，動脈血液ガス pH 6.910。

図1

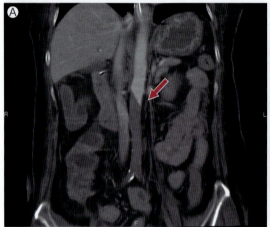 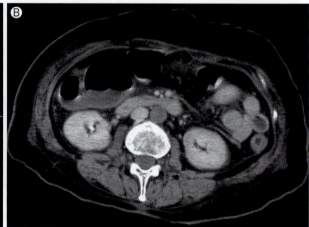

> **画像所見**　造影CT門脈相冠状断像（A），同，横断像（B）：腹部大動脈は腎動脈分岐部以遠において血栓性閉塞を示している。
> ①大動脈の閉塞部位は非造影CTで高吸収，造影CTで造影不良となる。②血栓性閉塞では非造影CTでの近位と遠位大動脈の濃度が異なる。

● 疾患解説

　糖尿病性ケトアシドーシスにおける血栓症の合併はまれだが，合併した場合は予後不良である。好発部位は冠，腸間膜，腸骨，腎および脾動脈などである。本症例では腹部大動脈閉塞による下腸間膜動脈閉塞で虚血性大腸炎から下血が生じ，さらに下肢虚血による広範な横紋筋融解症（壊死）が生じ死に至った。画像所見としては造影CTで腹部大動脈の造影欠損が明らかであるが，本病態は非造影CTでは淡い高濃度を示すのみであり，疑って見なければ血栓性閉塞の指摘は難しい。本症例では，下血の存在から直腸〜下行結腸の浮腫性壁肥厚を指摘し，そこから下腸間膜動脈の血栓閉塞による虚血性大腸炎の存在に気付き，腹部大動脈の高濃度化を指摘しえた。

● 治療法

　完全閉塞の場合は救命困難である。動脈血栓症に対する治療には血栓溶解（内科的治療）や血栓摘出術，人工血管置換術（外科的治療）がある。

（橋本善隆／市場文功）

◇ 文献
1) Hashimoto Y, et al. A case of diabetic ketoacidosis complicated by fatal acute abdominal aortic thrombosis. Diabetol Int 2013; 4: 201-4.

HELLP症候群
HELLP syndrome

診断のポイント 妊婦，特に妊娠高血圧症候群を有する患者で突然発症した上腹部痛や心窩部痛があり，肝機能の低下，採血上の溶血所見，血小板減少がみられるときには本疾患を疑う。

CASE

38歳，女性。近医産婦人科にて妊娠37週6日に帝王切開で出産。妊娠高血圧症候群の既往なし。前夜より心窩部不快感出現。翌朝，血圧上昇（160/90 mmHg）を認め，Ca拮抗薬を内服。夕方から心窩部痛が増強し，プレショックの状態で救急搬送。4, 8年前に帝王切開で出産。

図1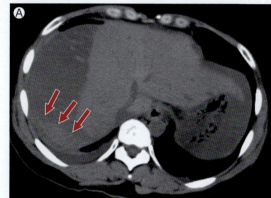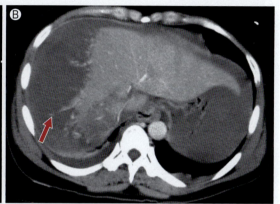

（近畿大学放射線診断学 松木 充先生のご厚意による）

画像所見 非造影CT（A）：肝実質および肝被膜下に不均一な濃度を呈する陰影（➡）を認め，被膜下血腫を考える。
造影CT門脈相（B）：肝被膜下への血管外漏出（➡）を認める。

● 疾患解説

　HELLP症候群は溶血（hemolysis），肝酵素の上昇（elevated liver enzyme），血小板減少（low platelet）をきたす疾患で，妊娠高血圧症候群の一病型として知られている[1]。妊婦，特に妊娠高血圧症候群を有する患者に突然発症する上腹部痛や心窩部痛が認められる場合，本症の可能性があり，倦怠感，浮腫増悪，発熱などがみられることもある。

● 治療法

　分娩前にHELLP症候群の診断が確定した場合，原則として速やかな妊娠のターミネーション（中断）を行う。しかし，妊娠24～36週の重症妊娠高血圧症候群における胎児の予後は妊娠週数によって決まるとの報告もあり，厳重な監視下，待機療法を取ることを推める考えもあり議論が残るところである[1,2]。また肝出血，肝破裂に対しては，その状況に応じて経過観察，肝動脈塞栓術，外科的止血術，肝切除，肝移植などを考慮する。　　（福田哲也）

◇ 文献
1) Weinstein L. It has been a great ride: The history of HELLP syndrome. Am J Obstet Gynecol 2005; 193: 860-3.
2) Baxter JK, et al. HELLP syndrome: the state of the art. Obstet Gynecol Surv 2004; 59: 838-45.

19. 消化管出血

上部消化管出血
Upper gastrointestinal bleeding

診断のポイント　コーヒー様残渣，吐血では上部消化管出血を考え，内視鏡検査を行う。上部消化管からの急速で大量の出血は血便をきたすため注意を要する。

CASE　63歳，男性。大量吐血。胃前庭部の胃癌に対して内視鏡的止血術が繰り返されていた。

図1

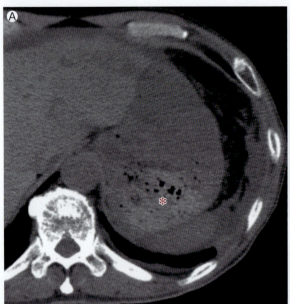
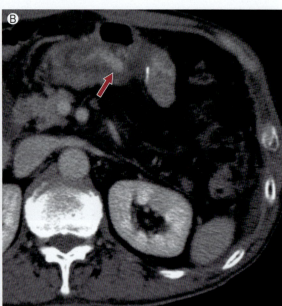
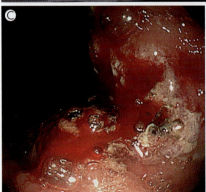
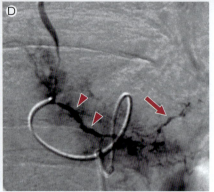

画像所見
- **非造影CT横断像（A）**：胃内に凝血塊を示唆する高吸収域を認める（＊）。
- **造影CT平衡相横断像（B）**：胃前庭部に造影剤の血管外漏出所見（extravasation）を認める（B➡）。
- **上部消化管内視鏡（C）**：出血を伴う不整な潰瘍を認める。
- **右胃動脈造影（D）**：右胃動脈は腫瘍浸潤によりencasementを呈しており（▶），血管外漏出所見も認める（➡）。NBCA-リピオドール®混合液（混合比1:5）で塞栓した。

● 疾患解説

　消化管出血はコーヒー様残渣，吐血，下血（黒色便），血便で発症する顕性出血と便潜血陽性や貧血を契機に発見される潜在性出血に分類されるが，救急医療の対象となるのは顕性出血である。臨床症状から出血部位の推測がなされる。すなわち，コーヒー様残渣，吐血では上部消化管の出血，下血では上部消化管から上部小腸の出血，血便では下部小腸から大腸の出血と推測される。しかしながら，出血速度も症状を規定する因子であるため，急速で大量の上部消化管出血は血便として，緩徐な右側結腸からの出血は下血として発症することもある[1]。原則として小腸や大腸から消化管内容物は逆流することはないので，コーヒー様残渣，吐血では上部消化管出血が考えられる。また，鼻出血が嚥下されると消化管出血と紛らわしいので注意を要する。

　上部消化管出血の原因は消化性潰瘍が最も多く，胃食道静脈瘤，Mallory-Weiss症候群，腫瘍，血管病変が次ぐ[2]。臨床症状から上部消化管出血が疑われた場合，生検を含めた診断と治療を同時に行うことができる内視鏡検査を選択すべきである。穿孔が疑われる，内視鏡の視野確保が困難，解剖学的構造の把握が必要な場合にCTが行われることがある。内視鏡が施行不可能な場合にもCTを先に行うことがある。

　非造影CTでの消化管内の高吸収域は凝血塊を意味し，消化管出血のエピソードを示唆する。造影CTでは造影剤の血管外漏出所見（extravasation）を認めることがあるが，0.5mL/分以上の活動性動脈性出血を意味し，緊急止血を要する所見である。進行胃癌はリンパ節腫大を伴う胃壁の肥厚，胃潰瘍は胃壁の欠損として認められ，出血原因の診断に至ることもある。静脈瘤は消化管周囲の拡張した静脈として描出される。

● 治療法

　上部消化管出血では，はじめに上部消化管内視鏡を選択し，診断に続き止血を行う。内視鏡止血術が無効の場合は血管塞栓術（TAE）または手術を行う。

　　　　　　　　　　　　　　　　　　　　　　　　　　　　　　　　　（井上明星）

◇ 文献

1) Artigas JM, et al. Multidetector CT angiography for acute gastrointestinal bleeding: technique and findings. Radiographics 2013; 33: 1453-70.
2) Laing CJ, et al. Acute gastrointestinal bleeding: Emerging role of multidetector CT angiography and review of current imaging techniques. Radiographics 2007; 27: 1055-70.

19. 消化管出血

胆道出血
Hemobillia

> **診断のポイント** 右上腹部痛，黄疸を伴う消化管出血では，内視鏡でVater乳頭からの出血，非造影CTで胆道内の高吸収域の有無を確認し，胆道出血の原因となる病変を検索する。

CASE
61歳，女性。心窩部痛，背部痛で救急搬送。Ht 31.9 Hb 10.5。

図1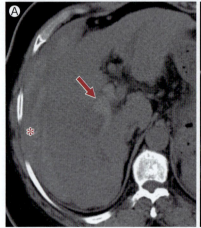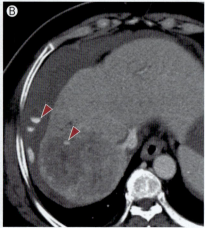

> **画像所見** 非造影CT横断像（A）：胆管内に高吸収域を認める（➡）。肝表面には血性腹水も認める（＊）。
> 造影CT平衡相横断像（B）：肝右葉に腫瘤を認め，肝表面および腫瘍内に造影剤の血管外漏出所見を認める（B▷）。肝細胞癌破裂による胆道出血と腹腔内出血と診断され，緊急経動脈的塞栓術（TAE）が施行された。

● 疾患解説

　胆道疝痛，黒色便，黄疸が古典的三徴とされるが，すべてが揃うことは少ない[1]。出血が少量の場合は右上腹部痛や黄疸，大量の場合は貧血やショックで発症する。

　原因としては医原性，外傷，腫瘍，炎症，結石，動脈瘤が知られているが，近年では肝胆道系の侵襲的処置の増加に伴い医原性の頻度が増加している[1]。内視鏡は十二指腸乳頭部からの出血の確認が可能であるが，膵管出血との鑑別，原疾患の診断はできない。非造影CTでは胆管内に凝血塊を反映して高吸収に描出される。造影CTでは動脈瘤や腫瘍など原疾患の診断が可能な場合もある。

● 治療法

　原疾患に対する治療が基本となるが，軽度の出血に対しては保存的加療が選択される。高度の出血に対しては肝動脈結紮や肝切除が行われてきたが，最近では血管塞栓術（TAE）が選択されることが多い。凝血塊による胆管閉塞に対しては胆道ドレナージを行う。

（井上明星）

◇ 文献
1) Patel NB, et al. Multidetector CT of emergent biliary pathologic conditions. Radiographics 2013; 33: 1867-88.

19. 消化管出血

膵管出血
Hemosuccus pancreaticus

診断のポイント 原因不明の上部消化管出血では膵管出血を疑い，内視鏡でVater乳頭からの出血，非造影CTで主膵管内の高吸収域の有無を確認し，造影CTで膵臓周囲の動脈瘤など原因を検索する。

CASE

70歳台，男性，大酒家。黒色便と高度の貧血（Hb 6.1 mg/dL）を認め，紹介受診した。上下部消化管内視鏡検査では出血源を認めなかった。なおVater乳頭からの出血も見られなかった。

図1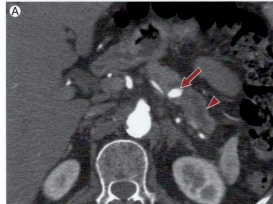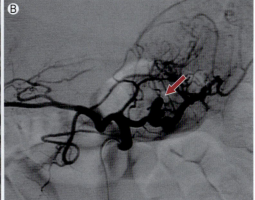

（京都市立病院放射線診断科 谷掛雅人先生のご厚意による）

画像所見
造影CT動脈相横断像（A）：膵内に突出する脾動脈瘤（➡），末梢側の膵管には拡張を認める（▶）。
血管造影（B）：塞栓術目的に行われた血管造影でも脾動脈瘤を認める（➡）。
脾動脈瘤による膵管出血 hemosuccus pancreaticus と診断され，金属コイルで塞栓された。

● 疾患解説

膵管内からVater乳頭を経由し消化管出血をきたすまれな病態である。原因として脾動脈瘤，急性・慢性膵炎，膵管内乳頭状粘液腫瘍，浸潤性膵管癌，外傷，医原性が知られている[1]。消化酵素が血管壁に接触し，血管壁が損傷されることで発症する。責任血管は脾動脈が最も多く，胃十二指腸動脈，膵十二指腸動脈が次ぐ[2]。上部消化管内視鏡でVater乳頭からの出血を確認することが重要であるが，間欠的に出血するため52.9％しか認められなかったと報告されている。診断の遅れにより重篤化する傾向があり，死亡率は未治療例で90％，治療例でも25〜37％と高率である。

● 治療法

責任血管が同定されれば，血管塞栓術（TAE）の適応となる。責任血管を同定できない場合や塞栓術後も出血が続く症例では手術の適応となる。　　　　　　　　　　（井上明星）

◇ 文献
1) 木下 満，ほか．慢性膵炎に起因したhemosuccus pancreaticusの2例．日臨外会誌 2013; 74: 2587-92.
2) Kothari AR, et al. Hemosuccus pancreaticus: a rare cause of gastrointestinal bleeding. Ann Gastroenterol 2013; 26: 175-7.

大腸憩室出血
Colonic diverticular hemorrhage

診断のポイント 突然発症の無痛性血便では造影CTで出血源を検索する。

CASE
79歳，男性。血便を主訴に受診。Ht 28.2％，Hb 9.7 g/dL，BP 134/66 mmHg，PR 62 bpm。

図1
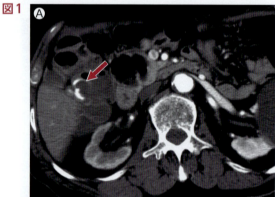
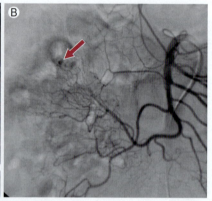

画像所見 造影CT動脈相横断像（A）：結腸肝彎曲部に造影剤の血管外漏出所見（extravasation）を認める（➡）。
血管造影（B）：血管造影でも同部位に血管外漏出所見を認める（➡）。
近傍の直動脈 vasa recta に金属コイルを用いた塞栓が行われた。

● 疾患解説

　大腸憩室出血は下部消化管出血の原因として最多である。間欠的に出血するため活動性出血時に検査を行わないと責任憩室を同定することができない。再出血率は25％と血管形成異常（angiodysplasia）ほど高くないが，適切に治療がなされなければ出血を繰り返すことがある[1]。造影CTは前処置を必要とせず緊急で行うことができるため，下部消化管出血の診断に有用である。症状発現からCT撮影までの時間が短く，撮影時に血圧が低下している場合は血管外漏出所見が高率に描出される。大腸憩室出血において，内視鏡治療あるいはTAEを行う前に造影CTを施行した場合，止血成功率が改善すると報告されている[2,3]。間欠的に血便を繰り返す場合には出血シンチグラフィも考慮する。

● 治療法

　急性の大量出血では内視鏡止血術あるいは血管造影が選択される。バリウム充填は再出血の予防に有用であるとされてきたが，最近ではショック状態でない限り，第一選択の治療としている施設も増えてきた。出血のコントロールができない場合は手術が行われる。

（井上明星）

◇ 文献

1) Artigas JM, et al. Multidetector CT angiography for acute gastrointestinal bleeding: technique and findings. Radiographics 2013; 33: 1453-70.
2) 小南陽子, ほか. 大腸憩室出血の診断と治療における造影CT検査併用大腸内視鏡検査の有用性. 日消誌 2011; 108: 223-30.
3) 井上明星, ほか. 下部消化管憩室出血に対するMDCTの有用性の検討. 日腹部救急医誌 2012; 32: 737-42.

血管形成異常
Angiodysplasia

> **診断のポイント** 慢性肝疾患，慢性腎不全，心臓弁膜症を有する高齢者の繰り返す出血では血管形成異常 angiodysplasia を疑う。

CASE
53歳，男性。体調不良と血便を主訴に救急要請。Ht 18.3, Hb 6.5。既往歴に非アルコール性脂肪肝炎（non-alcoholic steatohepatitis；NASH）による肝硬変。

図1

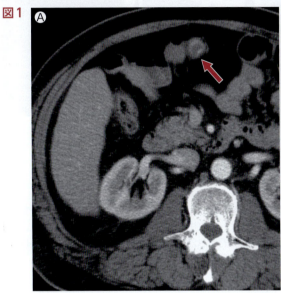
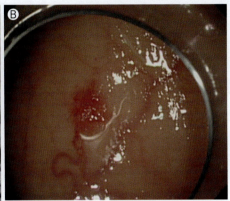

画像所見 造影CT動脈相横断像（A）：横行結腸の粘膜に異常造影効果を認める（➡）。
下部消化管内視鏡（B）：下部消化管内視鏡では横行結腸に血性内容物があり，右側横行結腸に3カ所の毛細血管拡張を認め，これに対してクリップで止血された。

● 疾患解説

60歳以上の高齢者に好発し，下部消化管出血の原因として大腸憩室出血に次いで多いとされる。自然止血例の再出血率は85％と高率である[1]。慢性肝疾患，慢性腎不全，心臓弁膜症との関連がある。Mooreらにより，右側結腸に好発する限局孤発性病変で後天的に形成される1型，50歳以前に発症することが多く小腸に好発する2型（動静脈奇形 arteriovenous malformation；AVM），遺伝性血管拡張症に属する3型（Osler-Rendu-Weber病）に分類されている[2]。CTでは早期静脈還流やブラシ状の造影効果が認められることがあるが，わが国では内視鏡で診断されることが多い。間欠的出血に対しては出血シンチグラフィも有用である。

● 治療法

内視鏡的止血術，血管塞栓術（TAE），外科手術が報告されているが，内視鏡で診断と同時に治療が行われることが多い。

（井上明星）

◇ 文献

1) Artigas JM, et al. Multidetector CT angiography for acute gastrointestinal bleeding: technique and findings. Radiographics 2013; 33: 1453-70.
2) 石井靖久, ほか. 内視鏡的止血が奏功した大腸angioectasiaの1例. Progress of Digestive Endoscopy 2009; 74: 94-5.

消化管間質腫瘍
Gastrointestinal stromal tumor(GIST)

診断のポイント 消化管に接する境界明瞭で平滑な腫瘤では，GIST をはじめとした粘膜下腫瘍を疑う。

CASE
59歳，女性。血便。上下部内視鏡検査で出血源を同定できなかった。Hb 8.3mg/dL。

図1
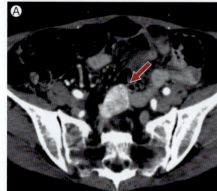
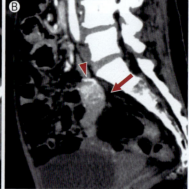
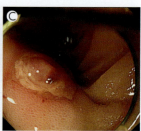

画像所見 造影CT動脈相横断像（A），動脈相冠状断像（B）：小腸に接して強い造影効果を伴う約3cmの境界明瞭な腫瘤を認める（A, B➡）。腫瘤の頭側には回腸静脈が連続していることからも小腸由来の腫瘍性病変が考えられる（B▶）。
小腸内視鏡（C）：潰瘍を伴う小腸腫瘍を認める。腫瘍近傍に点墨が行われ，準緊急で小腸切除術が施行され，病理組織でGISTと診断された。

● 疾患解説

　消化管間質腫瘍（以下，GIST）は消化管筋層に存在するペースメーカー細胞であるCajal介在細胞に由来する間葉系腫瘍であり，消化管の間葉系腫瘍のなかで最も頻度が高い[1]。発生部位は胃が50～70％，小腸が30～45％である。潰瘍形成による消化管出血，穿孔により急性腹症として発症しうる。CTでは境界明瞭な腫瘤として認められ，壊死，囊胞変性，潰瘍形成を伴うこともある[2]。小腸GISTでは胃GISTよりも造影効果が強い傾向にある。リンパ節転移の頻度が低いことは小腸癌との鑑別に有用である。なお神経線維腫症1型ではGISTが多発することが知られている。

● 治療法

　内視鏡や血管塞栓術（TAE）による緊急止血を考慮してもよいが，根治のためには外科的に切除する必要がある。術後にリスクに応じてイマチニブをはじめとした分子標的薬の投与が行われる。

（井上明星）

◇ 文献
1) Levy AD, et al. Gastrointestinal stromal tumors: radiologic features with pathologic correlation. Radiographics 2003; 23: 283-304.
2) Baheti AD, et al. MDCT and clinicopathological features of small bowel gastrointestinal stromal tumours in 102 patients: A single institute experience. Br J Radiol. 2015; 88: 20150085.

サラサラ薬(抗凝固薬, 抗血小板薬)に関する出血・血腫－抗凝固薬による小腸壁血腫
Anticoagulant and antiplatelet drug induced hemorrhage and hematoma: Anticoagulant induced intramural hematoma of the small intestine

診断のポイント　消化管出血, 血腫を見たら抗凝固薬, 抗血小板薬の内服を確認する。

CASE

81歳, 男性。発作性心房細動のためにワルファリンを内服中。感冒症状で近医を受診した際にニューキノロン系抗菌薬を処方された。3日前から倦怠感と臍周囲痛を自覚。腹部正中に圧痛を認める。PT-INR＞6.0。

図1

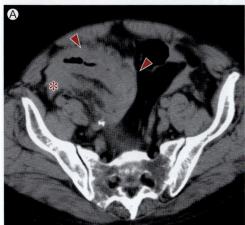
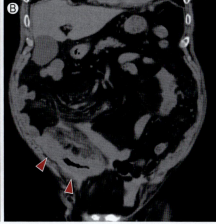

画像所見 非造影CT横断像(A), 同, 冠状断像(B): 回腸に壁肥厚と腸間膜脂肪織の濃度上昇を認める(A, B▶)。血性腹水もみられる(A＊)。ワルファリンの中止, メナテトレノン注射液(ケイツー®N静注)が静注され, 保存的に治療された。

● 疾患解説

ワルファリンによる消化管出血の頻度は5.5～39.4％と報告されているが, 小腸壁内血腫の頻度に関しては不明である。薬物相互作用, 食事内容, アルコールなどによりPT-INRが急激に上昇することがあり, モニタリングが必要である[1]。本症例ではニューキノロン系抗菌薬との薬物相互作用により発症したと考えられる。

非造影CTでは全周性に肥厚した小腸がみられ, 血腫を反映して小腸壁の濃度上昇を認めることもある。造影CTでは血腫を反映した壁の高吸収が不明瞭化するため, 非造影CTを必ず撮影する。

● 治療法

原因薬剤の中止, 拮抗薬投与などの保存的治療を行う。凝固能が正常化すれば, 症状は2～3日程度, 画像所見は2～3週程度で正常化するとされる[2]。腹痛の増悪, 貧血の進行が見られる場合は手術を考慮することもある。

(井上明星)

◇ 文献
1) 山田秀久. 抗凝固療法中に急激な凝固能低下をきたし小腸壁内血腫を発症した1例. 日腹部救急医会誌 2013; 33: 767-71.
2) 原 義明, ほか. 抗凝固療法中に発生した非外傷性空調壁内血腫の1例. 日腹部救急医会誌 2007; 27: 887-90.

19. 消化管出血

急性出血性直腸潰瘍
Acute hemorrhagic rectal ulcer

> **診断のポイント**　基礎疾患を有する高齢者に突然の無痛性の大量血便を認めた場合には急性出血性直腸潰瘍を鑑別診断に考える。

CASE
80歳，女性。透析中の大量の血便と意識障害。

図1
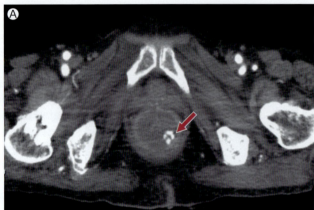
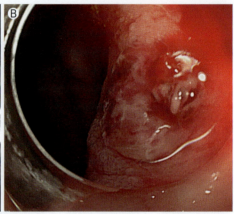

> **画像所見**　**造影CT動脈相横断像（A）**：直腸内に凝血塊と考えられる液貯留と直腸壁に造影剤の血管外漏出所見を認める（➡）。
> **下部消化管内視鏡（B）**：内視鏡では潰瘍からの活動性出血を認める。続けて内視鏡でクリップを用いた止血が行われた。

● 疾患解説

　重篤な基礎疾患を有する高齢者に無痛性の大量血便で発症し，内視鏡では歯状線近傍の下部直腸に不整形ないし輪状傾向の潰瘍が認められる疾患として提唱された[1]。基礎疾患として慢性腎不全，虚血性心疾患，閉塞性動脈硬化症，脳血管障害，高血圧，糖尿病，悪性腫瘍が知られている。非造影CTでは直腸内に高濃度内容物を認め，造影CTでは直腸壁に造影剤の血管外漏出所見を認める。

● 治療法

　内視鏡的止血術がまず選択される。ICU患者での検討では4週間以内の再出血率は48.3％である。重篤な基礎疾患が背景にあることも要因と思われるが，発症から4週間後の死亡率は47.2％とされる。なお血小板が15万/μL以下は独立した予後不良因子とされている[2]。

（井上明星）

◇ 文献
1) 広岡大司, ほか. 急性出血性直腸潰瘍-臨床像を中心に. Gastroenterol Endosc 1984; 26: 1344-50.
2) Lin CK, et al. Acute hemorrhagic rectal ulcer: an important cause of lower gastrointestinal bleeding in the critically ill patients. Dig Dis Sci 2011; 56: 3631-7.

門脈圧亢進症に起因する出血
Gastrointestinal bleeding due to portal hypertension

診断のポイント　肝硬変患者の急性上部消化管出血では，胃食道静脈瘤破裂を念頭に内視鏡検査を行う。

CASE
54歳，男性。C型慢性肝炎の既往あり。2週間前から心窩部の違和感を自覚。吐血のため救急搬送された。血圧76/52mmHg，脈拍数100/分。

図1

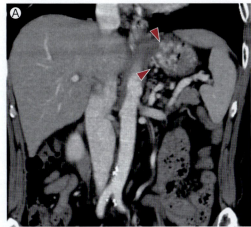
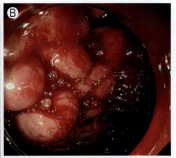

画像所見
造影CT門脈相冠状断像（A）：胃噴門部に拡張した静脈を認める（▶）。
上部消化管内視鏡（B）：内視鏡では累々と拡張した静脈瘤から出血を認める。

疾患解説

　肝硬変などで門脈圧が上昇すると，門脈に還流しきれなくなった血液を逃がすための側副血行路が発達する。胃食道静脈瘤の頻度が最も高い。ほかにも十二指腸静脈瘤，直腸静脈瘤，吻合部静脈瘤，ストーマ静脈瘤が異所性静脈瘤として発生しうる。吐血で発症するため，内視鏡がはじめに選択される。CTでは消化管周囲および壁内に拡張した静脈を認め，門脈相で明瞭に造影される[1]。

　また門脈圧亢進時の消化管粘膜には静脈瘤以外の変化が高頻度に認められる。消化管粘膜の鬱血により急性または慢性の難治性出血をきたすことがあり，門脈圧亢進症性胃腸症とよばれる[2]。なお，診断は内視鏡検査によりなされる。

治療法

　急性出血例ではS-Bチューブによる一次止血を行い，食道静脈瘤に対しては内視鏡的硬化療法（endoscopic injection sclerotherapy；EIS），内視鏡的静脈瘤結紮術（endoscopic variceal ligation；EVL），経皮経肝的静脈瘤塞栓術（percutaneous transhepatic obliteration；PTO）が施行される。胃静脈瘤や異所性静脈瘤に対してはバルーン閉塞下逆行性経静脈的塞栓術（balloon-occluded retrograde transvenous obliteration；B-RTO），経皮経肝硬化療法（percutaneous transhepatic sclerotherapy；PTS）が行われる。〈井上明星〉

◇ 文献
1) Artigas JM, et al. Multidetector CT angiography for acute gastrointestinal bleeding: technique and findings. Radiographics 2013; 33: 1453-70.
2) 西崎泰弘，ほか．門脈圧亢進症性胃腸症．日門亢会誌 2010; 16: 58-68.

20. 腹部内臓動脈瘤破裂

正中弓状靱帯関連内臓動脈瘤
Visceral aneurysm associated with median arcuate ligament

> **診断のポイント** CTにて膵十二指腸アーケードの拡張と動脈瘤に加えて，腹腔動脈幹の弓状靱帯圧排によるhook状の限局性狭窄，腹腔動脈幹の狭窄後拡張を認める。

> **CASE** 50歳台，男性。スクリーニングのCTにて腹腔動脈起始部狭窄と後下膵十二指腸動脈に瘤を指摘された。

図1

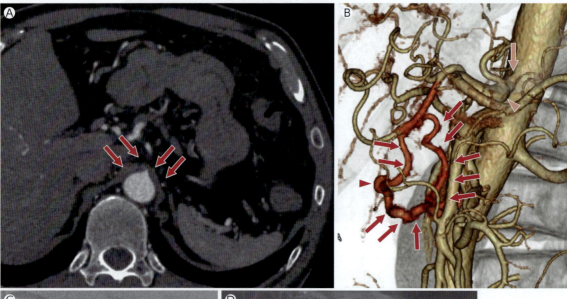

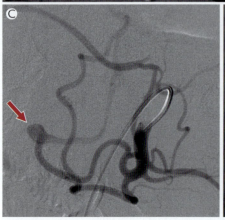

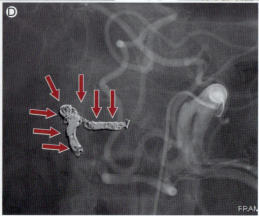

画像所見
造影CT動脈相（A）：横断像にて腹腔動脈幹が正中弓状靱帯（➡）に圧排されている。
Volume rendering画像（B）：腹腔動脈起始部狭窄（➡）と狭窄後拡張（▶），膵十二指腸アーケードの拡張（➡）と後下膵十二指腸動脈瘤（▶）を認める。
血管造影（C）：下膵十二指腸動脈からの血管造影では下膵十二指腸動脈に囊状瘤（➡）を認める。
コイル塞栓（D）：Isolation法にてコイル塞栓（➡）が施行された。

● 疾患解説

　横隔膜は筋腱性の左右の横隔膜脚で，腰椎に固定されている．左右の横隔膜脚は大動脈の前方を通る腱性のアーチである正中弓状靱帯によって正中を超えて連続している．正中弓状靱帯は腹腔動脈の頭側を走行するが，10～25％で腹腔動脈の前方を交差し，一部で腹腔動脈を圧迫し腹腔動脈根部に狭窄をきたす．腹腔動脈閉塞の成因では動脈硬化が最多であるが，正中弓状靱帯の圧迫に伴った高度狭窄や閉塞も頻度は低いが遭遇する．

　正中弓状靱帯圧迫症候群は，正中弓状靱帯が腹腔動脈幹を圧迫することによる慢性狭窄で上腹部虚血症状を呈する病態であるが，多くは無症状である．吸気時は腹腔臓器が尾側に移動するため，症状が緩和される．高度な症例では腹腔動脈は閉塞する．

　多列検出器CTを用いたCTアンギオグラフィにて，腹腔動脈根部の正中弓状靱帯圧排による限局性狭窄（図1A，B），副所見として，腹腔動脈の狭窄後拡張，膵十二指腸アーケードの拡張を認めるときは本症候群を疑う（図1B）．血管造影は狭窄所見が吸気と比較して呼気での撮影で強調されること，膵十二指腸アーケードの逆行性の血流動態を診断する際に有用である．

　正中弓状靱帯圧迫症候群では腹腔動脈領域の減少した血流を代償するため，上腸間膜動脈から膵十二指腸動脈アーケードや背側膵動脈を介した逆行性血流が増加する．このため膵十二指腸動脈アーケードは拡張し，血行力学的ストレスが加わることでこれらの領域に内臓動脈瘤が形成されることがある（図1B，C，D）．

　内臓動脈瘤は比較的まれな疾患であり，脾動脈瘤が最も多く60％を占め，膵十二指腸動脈領域の瘤は2～16％と報告されている．通常，内臓動脈瘤の治療適応は2cm以上との報告が多いが，膵十二指腸動脈瘤はサイズによらず破裂する危険があるため，瘤が発見された時点で治療を考慮するべきである．

● 治療法

　従来，膵十二指腸動脈瘤に対しては外科的な切除が主流であったが，近年では血管塞栓術（TAE）が第一選択となっている．特に破裂症例では塞栓術の成績が手術より良好である．膵十二指腸領域の血流是正を目的とした靱帯切開や腹腔動脈狭窄部のステント留置の報告もみられる．狭窄解除による動脈瘤の消失を確認した症例も報告されているが，その必要性については議論があるところである．

　　　　　　　　　　　　　　　　　　　　　　　　　　　　　　　　（井上政則／中塚誠之）

◇ 文献

1) Horton KM, et al. Median arcuate ligament syndrome: evaluation with CT angiography. Radiographics 2005; 25: 1177-82.
2) 大石康介，ほか．正中弓状靱帯圧迫症候群による背側膵動脈瘤の1例．日臨外会誌 2008; 69: 2649-55.
3) Sgroi MD, et al. Pancreaticoduodenal artery aneurysms secondary to median arcuate ligament syndrome may not need celiac artery revascularization or ligament release. Ann Vasc Surg 2015; 29: 122.e1-7

20. 腹部内臓動脈瘤破裂

胃大網動脈瘤（特発性大網出血）
Gastroepiploic artery aneurysm (Omental hemorrhage)

診断のポイント　非造影CTにて，腹壁と腸管との間の脂肪織内（大網）に不均一な高吸収血腫を認める。造影剤漏出所見が不明瞭なときは，動脈後期相で造影剤の拡がりを探す。

CASE

60歳台，女性。2日前から間欠的な強い腹痛。救急外来診察中にショックとなる。深部静脈血栓症に対し抗凝固療法加療中。

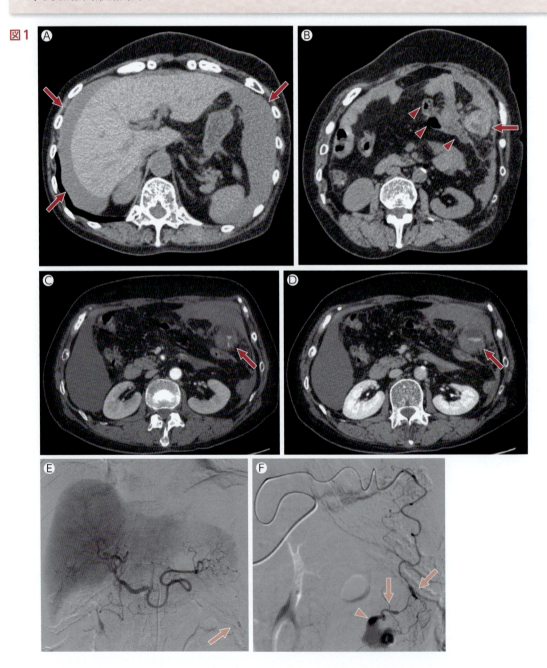

図1

- 腹痛が強く左側臥位撮像となった。
- **非造影CT**（A，B）：肝・脾周囲に高吸収な液体貯留を認め（A➡），血性腹水の所見である。腹壁と横行結腸との間の脂肪織間に不均一な高吸収域を呈する腫瘤陰影を認める（B➡腫瘤陰影，▶横行結腸）。
- **造影CT**（C，D）：動脈早期相において，腫瘤内に造影剤漏出所見を認め（C➡），後期相（D➡）において，造影剤の広がりを認める。
- **腹部血管撮影**（E，F）：左胃大網動脈に紡錘状拡張（➡）を認め，segmental arterial mediolysis（SAM）と診断される。造影剤の動脈性出血はjetとして認識される（▶）。

● 疾患解説

大網出血の原因となる左・右胃大網動脈は比較的細い動脈のため，破綻後攣縮による一時的な止血状態が得られやすいが，再出血によりショックに陥ることも多いため，速やかな診断・治療が必要である。一般的には，初診時の非造影CT検査において診断されるが，大網出血と診断されず，腫瘍や膿瘍と疑われることも少なくない。

大網とは，胃の前面と後面とを被う腹膜（前葉・後葉）が胃大弯から下垂・癒合したものである。大網の後葉は横行結腸・横行結腸間膜とも癒合するため，CTにおいて，大網は腹壁と横行結腸との間にある脂肪組織として描出される。大網出血は，血性腹水を伴い大網内に不均一高吸収腫瘤影として認められることが多い。周囲脂肪織濃度・構造の変化に乏しく，周囲臓器である横行結腸や小腸は圧排所見のみであること，腹壁や周囲腸管とは境界される点において，腫瘍性病変や大網捻転とは鑑別される。破綻血管の同定は，造影CT検査や血管造影を行うが，出血点が同定困難な場合も少なくない[1]。

出血の原因には，外傷，腫瘍性出血，抗凝固療法，大網梗塞，動脈瘤破裂，特発性出血などが挙げられる。動脈瘤の原因として，近年segmental arterial mediolysis（SAM）の報告が増えてきている。SAMは非動脈硬化性・非炎症性の変性疾患であり，腹部動脈に分節状の中膜融解をきたし，多発動脈瘤を伴う。未破裂のまま自然治癒することもある一方で，比較的小さい瘤でも破裂することが知られており，未破裂瘤に対する治療方針は定まっていない。少なくとも短期的・長期的経過観察が必要とされる[2]。診断は病理学的になされるが，血管径の口径不整を伴う数珠状の多発動脈瘤を認めることで診断されることが多い。本症例は抗凝固療法中ではあったが，左胃大網動脈に紡錘状拡張やstring of beads appearanceを認め，大網出血の背景疾患としてSAMの存在が疑われた。

● 治療法

従来開腹術による大網部分切除術・血腫除去術が行われてきたが，より低侵襲なIVR（画像下治療）が増えている。本例では33％ n-butyl-2-cyanoacrylate（NBCA）＋リピオドール®0.3mLを用いて塞栓し，合併症や再出血なく経過している。塞栓物質としては，マイクロコイルによる出血部位の孤立化（isolation）が基本であるが，NBCAを用いてもよい。不慣れで長時間の手技となる場合は，開腹術への移行を躊躇してはならない。

（竹ノ下尚子／金城忠志／田島廣之）

◇ 文献

1) Tajima H, et al. Angiography-assisted computed tomography for the detection and intervention of a subtle aneurysm of the omentum. Jpn J Radiol 2014; 32: 234-41..
2) Christin P, et al. Segmental arterial mediolysis. Seminars in interventional radiology 2009; 26: 224-32.

20. 腹部内臓動脈瘤破裂

腹腔動脈瘤（破裂）
Rupture of celiac artery aneurysm

診断のポイント　ダイナミック造影CT（MDCT）による動脈瘤の確認と性状，解離があれば真腔・偽腔の診断と3次元的構造の把握が重要。

CASE

80歳台，女性。自宅で排便中に鮮紅色の吐血。BP 86/60mmHg

図1

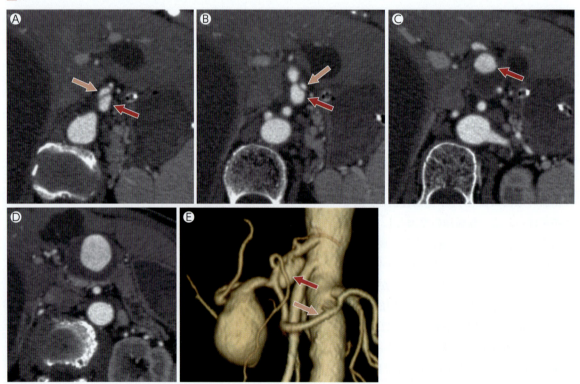

（帝京大学放射線科 近藤浩史先生のご厚意による）

画像所見
- **ダイナミック造影CT動脈相（A〜D）**：腹腔動脈解離における真腔（➡）と偽腔（➡）の把握・瘤拡大像が見られる。
- **3D CTアンギオグラフィ再構築像（E）**：立体的解剖が把握できる。

疾患解説

　腹腔動脈瘤は内臓動脈瘤の4％程度とまれであり，瘤径が2cmを超えると破裂の危険性があり，治療を要するとされる。破裂頻度は10～20％程度であるが，破裂死亡率は35～80％と高率である。成因は真性瘤では動脈硬化や解離などで，仮性瘤では外傷や感染，膵炎などの炎症，手術後）などが挙げられるが，動脈硬化が最も多く，他の腹部内臓動脈瘤を合併することが多い。無症状のものも多いが，心窩部不快感や腹部アンギーナ症状を呈することもある。解離については，まれにSAM（segmental arterial mediolysis）で異時性・多発性に内臓血管の動脈瘤や解離をきたすことや正中弓状靭帯症候群による腹腔動脈起始部狭窄関連，あるいは大動脈解離によりmalperfusion（分枝血管自体の解離によるstatic obstruction）が関与する可能性などが挙げられる。

治療法

　動脈瘤切除血行再建術が原則であるが，胃十二指腸動脈からの肝血流，短胃動脈からの脾血流が維持されれば，カテーテル下治療（コイル塞栓術：IVR）が考慮される。IVR治療では出血緊急時にはバルーンカテーテル併用での一時止血・バイタルサイン安定化と同時に施行できる有利さもある。また症例に応じてカバードステントを使用した報告例も見られる[1]。本症例でも瘤に対し，デタッチャブルコイルを用いた遠位塞栓と近位塞栓により瘤の孤立化が得られ，肝血流は上腸間膜動脈を介して保たれていることを血管造影で確認し，治療を完了した（図2A～C）。

（三浦弘志）

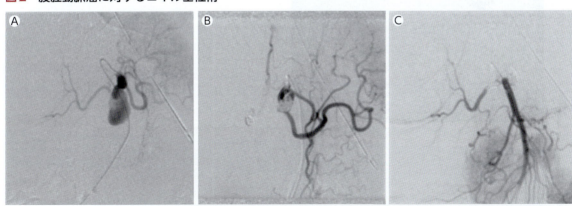

図2　腹腔動脈瘤に対するコイル塞栓術

A，B：瘤に対してデタッチャブルコイル（Target XL® soft）を用いたisolation法（近位・遠位塞栓）での塞栓術施行。瘤は孤立化され，描出されなくなっている。
C：肝動脈血流は上腸間膜動脈を介して保たれている。

◇ 文献

1) Higashigawa T, et al. A case of celiac artery aneurysm successfully treated with endovascular stent-graft placement. IVR会誌 2013; 28: 312-5.

20. 腹部内臓動脈瘤破裂

脾動脈瘤破裂（胃穿破と胃破裂による腹膜炎を併発）
Rupture of splenic artery aneurysm induced penetration of gastric wall and peritonitis due to gastric wall perforation

 ダイナミック造影CT（MDCT）による動脈瘤破裂・胃穿破の診断。
非造影CTでの血腫把握，腹腔内遊離ガスの検出。

CASE

70歳台，男性。食事中に突然の意識消失と吐血にて救急搬送となる。Japan Coma Scale（JCS）3。収縮期血圧70mmHg

図1
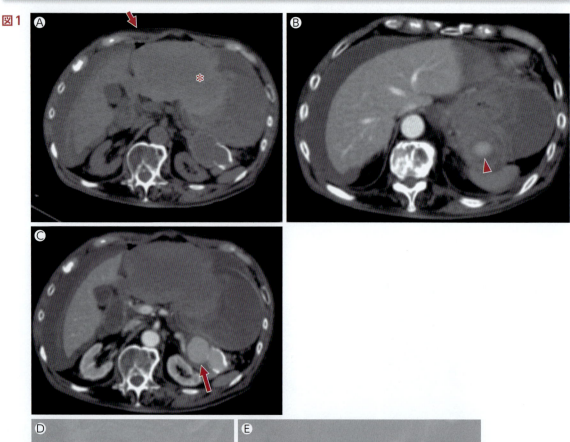

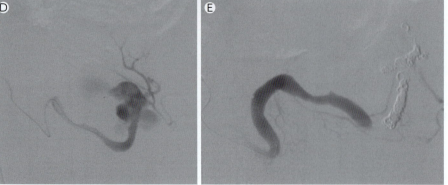

（多摩総合医療センター放射線科 輿石 剛先生のご厚意による）

非造影CT(A)：血性腹水と腹腔内遊離ガス(➡),胃内血腫(＊)が見られる。
造影CT動脈相(B, C)：脾動脈瘤破裂(➡)・胃穿破(▶)が確認できる。
コイル塞栓前(D)と後(E)：コイルによる塞栓術が施行された。動脈瘤の胃穿破に伴う胃内圧上昇に伴い胃破裂をきたした結果腹腔内遊離ガスを生じたと思われ,外科手術にて確認のうえ縫合閉鎖術施行された。脾動脈瘤の破裂と造影剤漏出所見が見られる(D)。isolation法(近位・遠位塞栓)で瘤は見られなくなった(E)。

● 疾患解説

　脾動脈瘤は,真性内臓動脈瘤のなかでは最も高頻度(60％程度)であり,男女比は1：4で女性に多くみられる。真性瘤の成因としては,脾腫を伴う門脈圧亢進症で血流増加のため動脈瘤形成するもの,高血圧・動脈硬化症に由来するもの,経産婦の内分泌や血行動態の変化に起因するものがある。仮性瘤の成因としては膵炎,胃潰瘍穿孔,外傷による炎症波及に起因するものが多いが,胃癌や膵癌などの術後合併症に伴い出現するものもある。大きさは2cm以下のものが多く無症状のものが多いが,左上腹部の不快感を訴える者もいる。破裂すると,上腹部〜左季肋部の激痛やショック症状を呈する。真性動脈瘤の破裂頻度は2〜10％と報告されており[1],特に瘤径24mmを超えると破裂の危険性は50〜70％程度に高くなるといわれている[2]。破裂時の死亡率は36％程度との報告[3]があるが,女性で妊娠中の破裂頻度は非常に高く妊婦の死亡率は70％以上とされる。治療の対象としては,①破裂症例,②仮性動脈瘤,③瘤径が2〜3cm以上のもの,④2〜3cm以下でも増大傾向を示すもの,⑤妊娠中,門脈圧亢進症に合併するもの,⑥血管炎などの全身疾患に起因するもの,などが挙げられる。

● 治療法

　脾動脈瘤の治療法としては,予防的適応とする場合はIVRによる塞栓術が第一選択と思われる。ただしisolation法による脾動脈本幹塞栓の場合,脾動脈瘤の部位(近位ないし遠位)により脾梗塞あるいは胃や膵への血流を損ねて臓器血流障害をきたすことがないように可能な限り注意深く施行(バルーン閉鎖での側副路確認)することが望まれる。救急破裂時には手術が適応となるが,最近は出血例でもまず診断と同時に治療に移行可能であるIVR塞栓術が試みられることが多くなっている。

〈三浦弘志〉

◇ 文献

1) Matter SG, et al. The management of splenic artery aneurysms：experience with 23 cases. Am J Surg 1995; 169: 580-4.
2) 岡　博史,ほか. 腹部内臓血管における動脈瘤破裂に対するIVR. 日本腹部救急医学会誌 2003; 23: 613-9.
3) Carr SC, et al. Visceral artery aneurysm rupture. J Vasc Surg 2001; 33: 806-11.

分節性動脈中膜融解（SAM）
Segmental arterial mediolysis

 診断の ポイント　数珠状変化（string of beads appearance），または多発する紡錘状動脈瘤を見た場合は，SAMの可能性を考える。

CASE

50歳台，男性　急性腹症にて救急車で来院。

図1

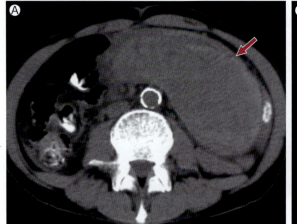
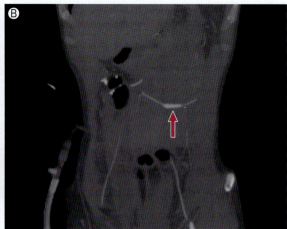
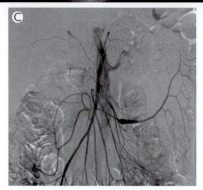
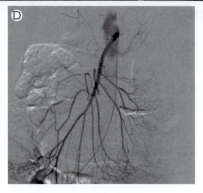

 画像所見　**非造影CT横断像（A）**：腹腔内左中央部に大きな軟部腫瘤影（➡）を認める。一部高吸収部分あり，血腫と思われる。**造影CT動脈相冠状断再構成像（B）**：中結腸動脈に紡錘状の動脈瘤を認め，SAMの典型像を示している（➡）。**上腸間膜動脈造影（C），同，コイル塞栓後（D）**：この動脈瘤が破裂したと判断し，瘤の遠位から近位まで金属コイルで塞栓術を行った。

　SAMは1976年，Slavin & Gonzalez-Vitaleが初めて提唱した概念で，動脈に発生する非炎症性・非動脈硬化性の変性疾患である[1]。主として腹部臓器の筋性動脈の中膜融解をきたし，動脈瘤を形成，破裂し腹腔内出血をきたし緊急処置の対象となる疾患である。発生部位は，中結腸動脈38％，胃大網動脈20％，胃動脈17％，脾動脈11％，と報告されている[2]。

稲田ら[3]は発生過程を以下のよう述べている。まず、中膜の平滑筋細胞に水泡化が起こり、それらが癒合・拡大し、分節状の中膜融解が始まる。そして、滲出やフィブリン沈着を伴った間隙形成が生じる。次に、内弾性板の断裂による内・中膜の断裂が生じ動脈壁が解離する。その結果、残された外膜が拡張して動脈瘤が形成される。この発生過程で生じる特徴的な所見として、動脈瘤壁の島状の"中膜残存(medial island)"がある。この中膜残存(medial island)のgapが大きい場合は紡錘状動脈瘤、小さい場合は囊状動脈瘤、多発している場合は数珠状の不整な拡張と狭小化(string of beads appearance)が形成される。しかしながら、臨床的には、血管病変に対して組織学的検索を行う機会は少なく、SAMを診断するのは容易ではない。

内山ら[4]は病理組織学的検査所見が得られないSAMの臨床的診断基準として、①中高齢者であること、②炎症変化・動脈硬化性変化などの基礎疾患がないこと、③突然の腹腔内出血で発症すること、④血管造影検査にて好発血管に数珠状の不整な拡張と狭小化(string of beads appearance)を認めることを挙げている。この診断基準のうち、放射線科医にとって特に重要なのは、④の血管造影の所見であるが、診断的な血管造影が少なくなりつつある現在では、CTアンギオグラフィがそれを代用する。Michaelら[5]は、SAMの確定診断のgold standardは病理組織診断としながらも、特徴的な画像所見により、CTアンギオグラフィによる診断が可能であると述べている。CTアンギオグラフィにて、数珠状変化(string of beads appearance)、もしくは多発する紡錘状動脈瘤が見られた場合は、SAMの可能性を考えるべきである(図1)。

また、SAMにおいては、短期間で形態変化を示す場合があることが知られている。坂野ら[6]は、SAMによる中結腸動脈瘤の破裂に対する緊急手術後に、未治療の複数のSAMの動脈瘤を血管造影にて経過観察した症例を報告している。この症例では、動脈の拡張後、狭窄性病変が進行し、その後病変が消失した、という3段階の経過が述べられている。病理学的には、SAMの経過として、"injurious phase"にて、中膜融解により動脈瘤が形成され、その後"reparative phase"にて中膜の欠損部が、肉芽組織よりrepairされると報告されている[7]。画像上のSAMの動脈瘤の消失は、この"reparative phase"の変化を反映していると考えられる。しかし、新たな動脈瘤や動脈解離の出現の報告もみられるため、継続的な画像による経過観察が必要と思われる[8]。

SAMの動脈瘤に対して、近年では、動脈塞栓術の報告が増加しているが、SAMの動脈壁は中膜融解のため、解離を生じやすく、慎重なカテーテル操作が必要である[8]。

(近藤浩史)

◇ 文献

1) Slavin RE, et al. Segmental mediolytic arteritis: a clinical pathologic study. Lab Invest 1976; 35: 23-9.
2) 稲田 潔, ほか. Segmental arterial mediolysis(SAM)52例の検討-2、3の問題点について-. 病理と臨床 2008; 26: 185-94.
3) 稲田 潔, ほか. Segmental Arterial Mediolysis(SAM)-最近の本邦報告例について-. 病理と臨床 2003; 21: 1165-71.
4) 内山 大, ほか. 原因にsegmental mediolytic arteriopathyが疑われた腹腔内出血症例に対し塞栓術が有用であった1例. IVR: Interventional Radiology 2005; 20: 278-81.
5) Michael M, et al. Segmental arterial mediolysis: CTA findings at presentation and follow-up. AJR Am J Roentgenol 2006; 187: 1463-9.
6) Sakano T, et al. Segmental arterial mediolysis studied by repeated angiography. Br J Radiol 1997; 70: 656-8.
7) Slavin RE. Segmental arterial mediolysis: course, sequelae, prognosis, and pathologic-radiologic correlation. Cardiovasc Pathol 2009; 18: 352-60.
8) Kalva SP, et al. Segmental arterial mediolysis: clinical and imaging features at presentation and during follow-up. J Vasc Interv Radiol 2011; 22: 1380-7.

Ehlers-Danlos症候群（脾動脈瘤破裂）
Rupture of splenic artery aneurysm derived from Ehlers-Danlos syndrome

診断のポイント　複数回の血管解離および動脈破裂の既往を有し，血管型Ehlers-Danlos症候群と診断されている症例と血縁関係があり，家族歴から血管型Erlers-Danlos症候群と判断された。（特に若年者の）原因不明の動脈瘤自然破裂の場合には，先天性疾患などの病態も念頭に置き，家族歴などの問診を行う。

CASE　40歳台，男性。心肺停止蘇生後に救急車で来院。

図1

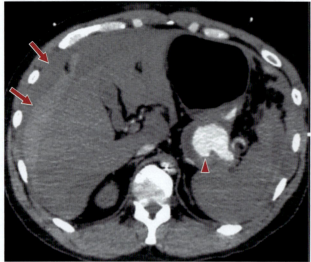

（大分大学放射線科 井出里美先生のご厚意による）

画像所見　ダイナミック造影CT横断像：脾動脈瘤破裂像が見られ（▶），血腫や血性腹水貯留が目立つ（➡）。

● 疾患解説

　Ehlers-Danlos症候群（EDS）は，コラーゲンの先天性代謝異常により，皮膚・関節・腸管などの結合組織の過伸展性・脆弱性を示す先天性疾患（大部分は常染色体優性）であり，病型分類のうち血管型（Ⅳ型）は大動脈や腸管の破裂をきたしやすく予後不良である。動脈や腸管の破裂は20歳までに25％，40歳では80％以上に認められる。主な死因は胸部・腹部大動脈破裂を主とする動脈破裂である。若年から下肢静脈瘤が認められることもある。

● 治療法

　一般的には，外傷を避ける以外に特異的な治療法はない。致命的な場合には手術治療を行わざるをえないが，脆弱性により手術操作や縫合糸により組織が裂けやすく困難を極めることが多い。外科手術自体が致命的な大出血をきたすことがあり，待機手術は可及的に避ける必要がある。妊娠は高リスクである。本症例についてはマイクロバルーンカテーテル併用下でデタッチャブルコイルとn-butyl-2-cyanoacrylate（NBCA）を併用した血管塞栓術（TAE）が施行され，血圧上昇改善を得たものの，多臓器不全により翌日永眠された。

（三浦弘志）

20. 腹部内臓動脈瘤破裂

内腸骨動脈瘤（破裂）
Rupture of internal iliac artery aneurysm

診断のポイント ダイナミック造影CT（MDCT）による動脈瘤破裂の診断および3次元的な把握。できれば非造影CTも撮像して高吸収域として描出される血腫の有無を確認。

CASE

80歳台，男性。院内発生。意識消失，失神。Japan Coma Scale（JCS）10。バイタルサイン：血圧68/49mmHg。

図1

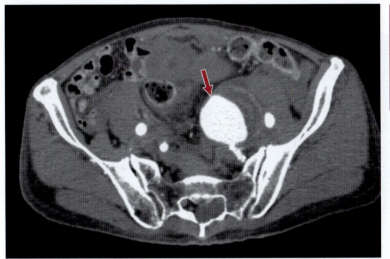

画像所見 ダイナミック造影CT動脈相
横断像：左内腸骨動脈瘤が描出され，周囲には淡い高吸収，低吸収域混在する血腫が疑われ（➡），破裂に伴う画像と思われる。

（多摩総合医療センター放射線科 輿石 剛先生のご厚意による）

●疾患解説

　内腸骨動脈瘤は，腸骨動脈瘤のうち10〜30％に発生するとされる。原因のほとんどが動脈硬化によるもので，次いで血管炎が多い。孤立性の内腸骨動脈瘤は骨盤深部であり拍動性腫瘤として触知されることは少ない。瘤径が大きくなると尿管や腸管，神経や腸骨静脈などの隣接臓器圧迫症状を呈することがある。破裂率は約28〜59％とさまざまである。破裂症状は基本的に激しい腹痛，腰痛，出血性ショックである。造影CT（MDCTを用いたdynamic study，3DCTA）が第一選択としての画像検査である。超音波やMRIも状況により有用である。

●治療法

　一般的に3cm以上が手術ないし血管内治療の適応とされる。血管内治療ではコイル塞栓術やステントグラフトによる血流遮断術が行われる。本症例では下殿動脈コイル塞栓併用下でステントグラフト留置が選択された。

（三浦弘志）

腸骨動静脈瘻
Iliac arterio-venous fistula

診断のポイント 典型的には突然の高拍出性心不全，血管雑音を伴う腹部拍動性腫瘤，片側性下肢腫脹で発症する。造影CTで腸骨動脈瘤に加えて下大静脈の高度拡張や造影剤の早期静脈還流を認めた場合，多断面再構成（multi planar reconstruction；MPR）画像で動静脈シャントを注意深く検索する。

CASE
70歳台，男性。右下肢痛を主訴に整形外科を受診し，経過観察されていたが，3日後に下腿浮腫が増悪したため再受診した。BP 184/84 mmHg。

図1

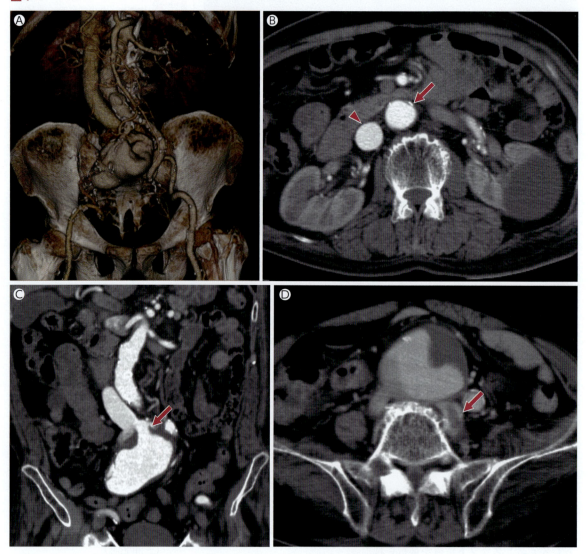

Volume rendering像(A)：右総腸骨動脈に最大短径54mmの動脈瘤を認める。
造影CT動脈相横断像(B)：下大静脈(▶)は著明に拡張し，大動脈(➡)と同程度に強く造影されている。
造影CT動脈相冠状断像(C)：右総腸骨動脈瘤と下大静脈の間に交通を認める(➡)。
造影CT平衡相横断像(D)：右総腸骨静脈内には浮遊血栓を認める(➡)。
右総腸骨動脈瘤空置，大動脈-外腸骨動脈バイパス術が行われた。術中に下大静脈との間に15×10mmの瘻孔が確認された。さらに肺血栓塞栓症予防のために下大静脈フィルター留置が行われた。

疾患解説

腸骨動脈瘤が静脈に穿破し瘻孔を形成する病態である。左総腸骨動脈瘤が左総腸骨静脈に穿破することが多い。破裂例では動静瘻を合併する頻度は2〜4％，非破裂例では0.2〜1.3％である。大きな動静脈シャントが形成されるため，静脈還流および瘻孔よりも末梢側の静脈圧が上昇する。腸骨動静瘻の3徴として，①突発的に発症した高拍出性心不全，②血管雑音やthrillを伴う拍動性腫瘤，③片側性の下肢腫脹が知られており，50〜80％で認められる[1]。高拍出性心不全の重症度は瘻孔径に比例するといわれている。下肢静脈鬱血のため静脈血栓を伴うこともある。

CTでは間接所見として下大静脈の早期濃染，動脈瘤と接する下大静脈の狭小化がみられ，直接所見として瘻孔が描出されることもある。

治療法

開腹手術が行われるが，最近は血管内治療(ステントグラフト内挿術)の適応が広がっている。その背景として開腹手術の死亡率が36％と高率であることが挙げられる。一方，血管内治療の死亡率は19％である[2]。ステントグラフト留置後のエンドリークがあると，瘻孔の閉鎖は期待できない。なおエンドリークの発生率は50％と高率であることが課題である。

(井上明星)

◇ 文献
1) Sever A, et al. Unstable abdominal aortic aneurysms: a review of MDCT imaging features. Emerg Radiol 2016; 23: 187-96.
2) Orion KC, et al. Aortocaval Fistula: Is Endovascular Repair the Preferred Solution? Ann Vasc Surg 2016; 31: 221-8.

22. 胸腹部造影（非心臓）CTで偶然に発見される急性心筋梗塞

胸腹部造影（非心臓）CTで偶然に発見される急性心筋梗塞
Acute coronary syndrome detected by non-ECG-gated CT angiography

診断のポイント　胸痛・心窩部痛を主訴とする救急症例の造影CTでは，心臓をターゲットとしない場合も冠動脈の支配領域に一致した造影欠損の有無に留意する。

CASE

85歳台，男性。突然発症の心窩部痛にて救急搬送。症状や非特異的なST変化などから心筋梗塞としては非典型的と判断され，急性大動脈解離が疑われ，胸腹部造影CT（非心電図同期）が実施された。

図1

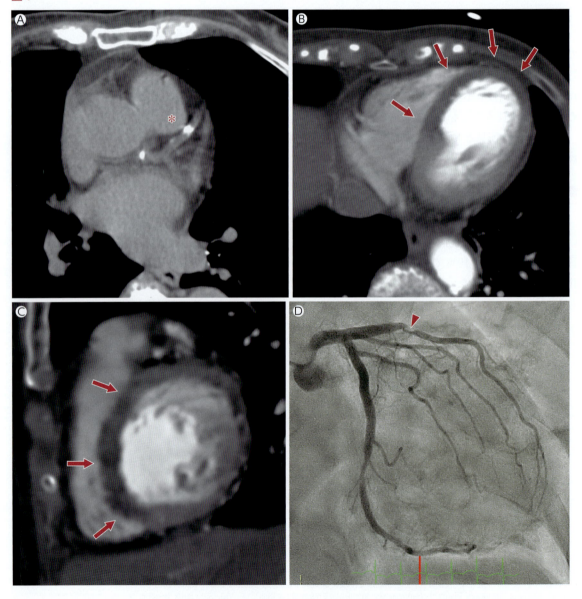

画像所見　**胸部非造影CT(A)**，左冠動脈前下行枝部分には高度石灰化が見られる(＊)。
胸部造影CT(非心電図同期)動脈相横断像(B)，同，矢状断像(C)：大動脈解離は認められない。心室中隔から心尖部にかけて境界の明瞭な心筋の造影欠損が認められる(➡)。造影欠損域は左冠動脈前下行枝の領域に一致しており，冠動脈閉塞による心筋虚血(急性心筋梗塞)と考えられた。血流が保たれている側壁では心筋壁のmotion artifactが著明であるが，右冠動脈領域では壁運動低下に伴ってmotion artifactの少ない鮮明な画像が得られている。
CT後に実施された選択的冠動脈造影(D)：左冠動脈前下行枝に有意狭窄を認める(▶)。

● 疾患解説

　現在，わが国において冠動脈狭窄の評価に心電図同期を用いた心臓CTは日常診療でも広く用いられているが，その適応はもっぱら非救急疾患に限られている。急性心筋梗塞の典型例では，初期診断は病歴および身体所見，心電図検査，心エコー検査によって下され，ただちに経皮的血管形成術をかねて冠動脈造影検査が行われるため，心臓CTが実施されることはない。しかしながら，背部痛や心窩部痛といった非特異的な症状を呈する場合や急性冠症候群を支持する検査所見が明らかではない場合には，大動脈解離や肺血栓塞栓症，その他急性疾患の疑いのもとに胸腹部造影(非心電図同期)CTが行われる。通常心臓を対象としない非心電図同期造影CTでは心臓所見をあまり気にとめない傾向にあるが，心所見に留意することで本症例のごとく冠動脈の支配域に一致した造影不良域として虚血領域が描出されることもまれではない。心筋梗塞下では虚血に伴う壁運動の低下(気絶心筋)によってmotion artifactが低減されることも造影欠損域同定の向上に寄与している。

　ただし，造影剤の心腔内貯留によりビームハードニング(beam hardening)とよばれるアーチファクトが生じ，心筋が低濃度に描出されることがある。これを心筋梗塞と誤って認識してしまう可能性がありpitfallとして留意が必要である。

● 診断後のストラテジー

　心筋梗塞患者では，診断の遅れが予後不良と直結するため，臨床医がなじみのない心筋梗塞非典型例のこのような状況を，放射線科医が臨床医に遅滞なく伝えることが，セーフティーネットとしてきわめて重要である。

(植田琢也)

◇ 参考文献
1) Lipton MJ, et al. Imaging of ischemic heart disease. Eur Radiol 2002; 12: 1061-80.
2) 森田有香, ほか. 非心臓CTで偶然に発見される急性心筋梗塞. 日本医師会雑誌 2014; 142: 2668-9.

23. 腹部大動脈瘤の切迫破裂

腹部大動脈瘤の切迫破裂
Impending rupture of abdominal aortic aneurysm

> **診断のポイント** 非造影CTで大動脈瘤壁辺縁に見られるhigh-attenuating crescent singは破裂の兆候である。

CASE
74歳台，男性。腹部大動脈瘤の経過観察中に出現した急激な腹痛にて救急搬送された。

図1

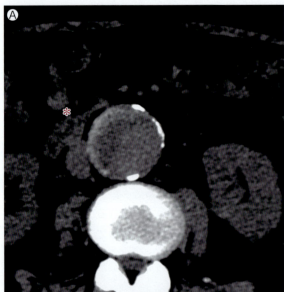

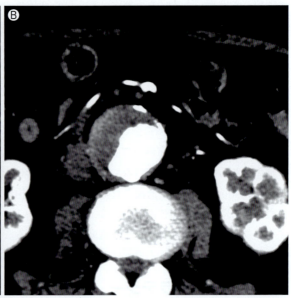

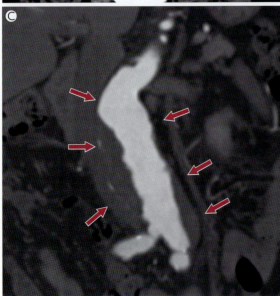

画像所見 腎動脈下レベルの大動脈は，以前に比べて急速に動脈拡張が進行し（過去画像非提示），5.6 cmに拡張している。

非造影CT横断像（A）：拡張した動脈瘤の辺縁部動脈壁に不整な三日月状の高吸収域（high-attenuating crescent sign）が認められ（＊），大動脈瘤の切迫破裂の状態と診断された。

造影CT動脈相横断像（B）：壁の偏心性の拡張が見られ，内腔の状態が確認できる一方で，high-attenuating crescent signの存在は確認しづらい（非造影CTの重要性）。

造影CT動脈相冠状断像（C）：造影剤の動脈外への漏出や動脈周囲の血腫形成はない（➡）。

疾患解説

腹部大動脈瘤は，平均増大速度は年0.3～0.4cmほどの慢性進行性病変である。55mm以上にて破裂のリスクは急速に高くなるため治療の適応となる。通常動脈瘤は慢性経過をたどるが，ときに急速な増大を示し救急疾患として搬送される症例がある。破裂には，①血管壁の破綻がすでに全層性に生じ，血管外に血腫の漏出を伴うfrank rupture，②血管壁の破綻がかろうじて壁内にとどまっているが，今後破裂のリスクがきわめて高い切迫破裂（impending rupture），③ひとたび破裂が生じたがその後慢性的に周囲組織が断裂した大動脈を被覆化しているcontained rupture（＝sealed rupture），に大別される。

Frank ruptureに至った大動脈瘤はきわめて致死率が高くなるため，その直前の切迫破裂の状態を的確に指摘することは非常に重要である。切迫破裂においては，破裂部分の壁内に新鮮血腫が形成されることが多く，これが非造影CTで高吸収を呈する三日月状の病変"high-attenuating crescent sign"として描出される。このhigh-attenuating crescent signは切迫破裂の状態の診断にきわめて重要で，その感度77％・特異度93％と報告されている。

治療法

ひとたび切迫破裂の状態と判断された動脈瘤は，迅速な治療が必要である。緊急開腹による人工血管置換術が第1選択となるが，近年では破裂・切迫破裂症例に対するステントグラフトも積極的に行われている。

（植田琢也）

◇ 文献

1) Ahmed MZ, et al. Common and uncommon CT findings in rupture and impending rupture of abdominal aortic aneurysms. Clin Radiol 2013; 68: 962-71.

24. 高安動脈炎／大動脈炎症候群

高安動脈炎／大動脈炎症候群
Takayasu's arteritis/Aortitis syndrome

> **診断のポイント**　大動脈壁の肥厚と分枝起始部狭窄を認めたら本症を疑う。

CASE

60歳台，女性。主訴：右下腹部違和感，貧血，体重減少。

図1
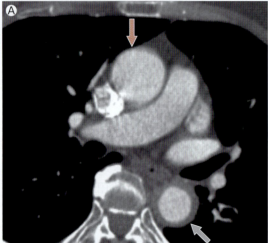
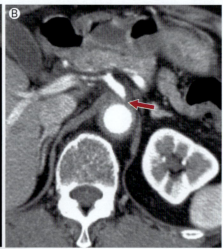
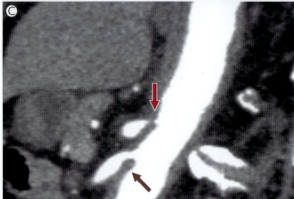

画像所見　**造影CT動脈相横断像（A）**：下行大動脈から腹部大動脈まで壁肥厚が認められる（➡）。上行大動脈に壁肥厚はない（➡）。
同，矢状断像（B），横断像（C）：腹腔動脈起始部（B，C➡）および上腸間膜動脈起始部には高度の狭窄所見が認められる（C➡）。その後，経過観察されていたが，2年後，左右上肢の血圧格差，しびれが出現，炎症所見，MPO-ANCA陽性であり，大動脈炎症候群と診断された。

● 疾患解説

　病因は不明であるが，細胞性免疫の関与による血管障害とされる。病理学的には動脈外膜より内膜側に進展する血管炎で，主徴は全身の炎症，血管炎による疼痛と血管狭窄・閉塞・拡張による症状で，血流障害による臓器障害，動脈瘤が問題となる。

　1：9で女性に多く，初発年齢は20歳前後にピークがあり，アジア，中近東に多い。日本では大動脈炎症候群とよばれることが多いが，世界的には高安動脈炎とよばれている。

　罹患部位により①大動脈弓部と弓部動脈，②胸部腹部大動脈，③大動脈全体，④肺動脈の4型に分けられる。血管造影による分類法も提唱されており，本例はⅢ型に相当するも

のと考えられる（図2）。確定診断は画像診断によりなされる。大動脈と第一次分枝の壁肥厚，閉塞性もしくは拡張性病変の多発を認めたときには本症を第一に疑う。鑑別すべき疾患としては動脈硬化症，炎症性腹部大動脈瘤，血管Behçet病，梅毒性中膜炎，巨細胞性動脈炎，先天性血管異常，細菌性動脈瘤がある。

● 治療法

重症度はⅠ～Ⅴ度に別れ，Ⅲ度以上が積極的な治療対象となる。ステロイド療法が主体であり，ステロイド治療抵抗例には免疫抑制剤・抗悪性腫瘍薬などが用いられる。外科手術は炎症の非活動期でステロイド非使用時に行われる。

CTなど画像診断の普及による早期発見により早期治療が行われ，その予後は著しく改善されている（図3，4）。

（水沼仁孝）

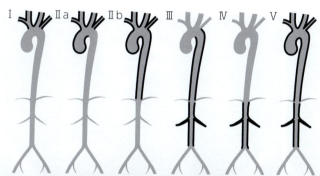

図2　血管造影像による高安動脈炎の病型分類（沼野らによる）（文献1より引用）

Ⅰ型：大動脈弓分岐血管
Ⅱa型：上行大動脈，大動脈弓及びその分岐
Ⅱb型：Ⅱa病変＋胸部下行大動脈
Ⅲ型：胸部下行大動脈，腹部大動脈，腎動脈
Ⅳ型：腹部大動脈，かつ／又は，腎動脈
Ⅴ型：Ⅱb＋Ⅳ型（上行大動脈，大動脈弓及びその分岐血管，胸部下行大動脈に加え，腹部大動脈，かつ／又は，腎動脈）

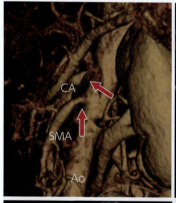

図3　Volume rendering (VR) 像（図1と同じ症例）

腹腔動脈および上腸間膜動脈起始部の狭窄所見が明らかである。

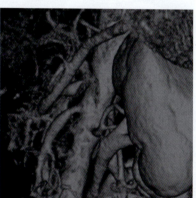

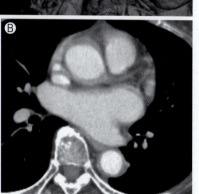

図4　造影CT動脈相横断像（図1と同じ症例）

ステロイド療法により大動脈の壁肥厚所見が改善している。初診時（A），治療8年後（B）。左前方において壁肥厚が改善している。

◇ 文献

1) 難病情報センター. 高安動脈炎（大動脈炎症候群）（指定難病40）. http://www.nanbyou.or.jp/entry/290
2) 日本循環器学会, ほか. 高安動脈炎. 血管炎症候群の診療ガイドライン. Circulation Journal 2008; 72(Suppl Ⅳ): 1325-30.

25. 感染性動脈瘤

感染性動脈瘤
Infectious aneurysm

 動脈壁周囲の造影効果を伴う，急速に増大する囊状瘤では感染性動脈瘤を疑う．背景疾患・炎症所見など臨床学的背景の把握が重要．

CASE
78歳，男性．僧帽弁置換後．急性胆嚢炎発症にて胆嚢摘出実施．術後より弛緩熱が出現．次第に下腹部痛を訴える．

図1
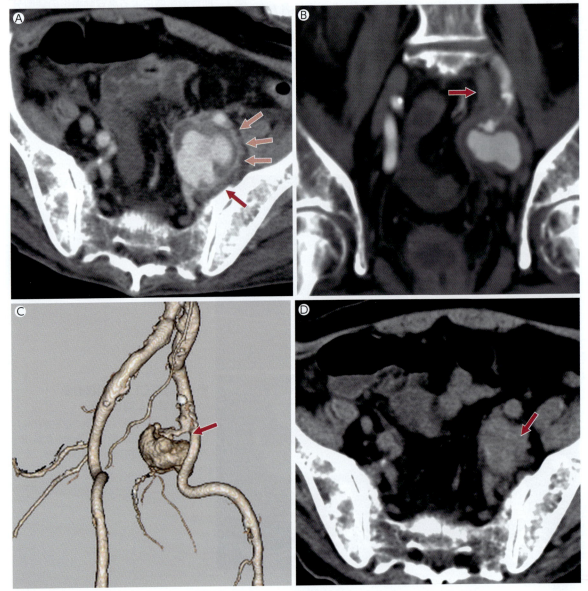

画像所見

造影CT動脈後期相横断像(A)：左内腸骨動脈は35mmほどの嚢状動脈瘤を形成している。動脈壁は肥厚し，外縁が強い造影効果を示す（➡）。動脈周辺には液体貯留と思われる低吸収域が見られる（➡）。

造影CT動脈後期相冠状断像(B)：左尿管は動脈瘤に巻き込まれており（➡），水腎症を生じている。

造影CT（3D再構成）(C)：嚢状動脈瘤のいびつな形状が明瞭である（➡）。感染性動脈瘤と診断された。

発症前経過観察中の非造影CT(D)：同部には胆嚢炎発症前から内腸骨動脈の拡張（25mm）が見られるが（➡），この際には炎症所見や周囲の液体貯留，尿管の巻き込み像は見られていない。

疾患解説

　感染性動脈瘤は，感染に起因した瘤形成であり，既存の動脈硬化性動脈瘤に感染を伴ったものも含まれる。全大動脈瘤の1～3％程度に生じる比較的まれな疾患である。起因菌はグラム陰性桿菌のサルモネラとブドウ球菌などグラム陽性球菌が多いとされる。

　発熱，炎症反応が古典的症状とされるが，炎症の進行に伴い，瘤が急速に拡大し，疼痛や拍動性腫瘤などの随伴症状を生じてくる。感染性動脈瘤は，感染性心内膜炎・医療デバイスなどの感染，敗血症時，隣接臓器からの直接進展，外傷などを背景として生じることが多く，既往症や手術歴，易感染性の把握など，臨床学的背景の確認が重要である。

　画像診断はもっぱら造影CTがその主体であり，特徴的な画像所見としては，①急速に増大するいびつな形態の嚢状瘤，②外壁の造影効果と浮腫を伴った厚い動脈壁，③周囲組織の炎症所見や液体貯留，④感染部のガス像（重症例），が挙げられる。最近ではPET-CT検査の有用性も報告されている。外壁の造影効果は，炎症性大動脈瘤で見られるmantle signと鑑別が困難な症例もあるが，一般的に感染性動脈瘤での造影効果は部分的で不均一であることが多い。

治療法

　致死率の高い疾患のため，迅速な診断と治療開始が重要である。治療は抗菌薬投与が第1選択となるが，コントロール不良となることも少なくない。瘤が増大している場合，外科的治療の対象となる。手術は解剖学的もしくは非解剖学的経路での人工血管置換術*が行われる。

（植田琢也）

＊人工血管置換術における再建ルートについて……人工血管置換術では，本来の血管走行を踏襲する解剖学的経路と，生理的状態とは異なる経路を用いた非解剖学的再建ルートがある。大動脈－腸骨動脈領域での解剖学的再建ルートを用いた人工血管置換術では，腹部の大きな切開を必要とし手術侵襲が大きくなる・グラフト感染による病変再燃のリスクがある反面，良好な長期成績が臨めるという利点がある。大腿動脈－膝窩動脈バイパスや大腿動脈－大腿動脈間バイパスなどの非解剖学的再建ルートによるバイパス術では，皮下などを通すことが多いため，手術侵襲は解剖学的バイパス術よりも小さい反面，閉塞率が高く長期成績は解剖学的バイパスよりも劣るというデメリットがある。

◇ 文献

1) Lee WK, et al. Infected(mycotic) aneurysms: spectrum of imaging appearances and management. Radiographics 2008; 28: 1853-68.
2) Murakami M, et al. Fluorine-18-fluorodeoxyglucose positron emission tomography-computed tomography for diagnosis of infected aortic aneurysms. Ann Vasc Surg. 2014; 28: 575-8.

26. 大動脈十二指腸瘻

大動脈十二指腸瘻
Aorto-duodenal fistula

診断のポイント　大動脈グラフト手術後の患者では，十二指腸水平脚の限局性拡張，大動脈グラフト周囲の液体貯留や不整な造影効果，腸管外ガス像に留意する。

CASE

79歳，男性。大動脈破裂による緊急腹部大動脈グラフト置換術の既往がある。術後3カ月後から十二指腸狭窄による通過障害を頻繁に生じ，十二指腸空腸バイパス手術が実施された。術後6カ月ほどから頻回に熱発あり。次第に間欠性腹痛が生じるようになった。

図1

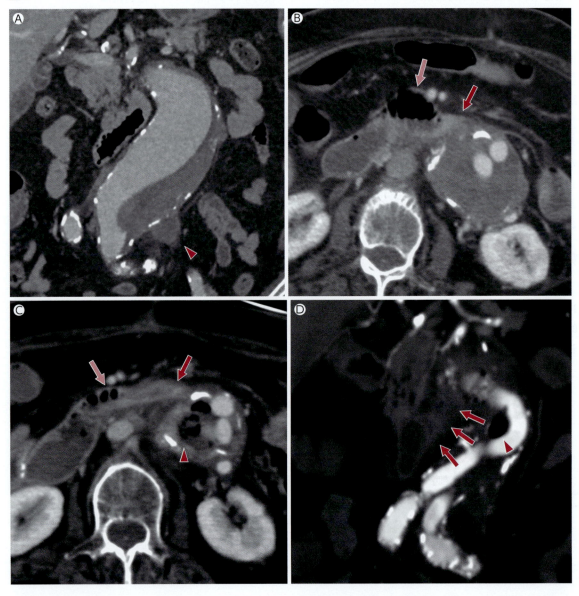

画像所見

破裂時造影CT動脈相冠状断像（A）：破裂時：腹部大動脈は著明に拡張している。血管壁外に突出するこぶ状の血腫が見られており（▶），contained ruptureの状態である。緊急開腹大動脈グラフト置換術が実施された。

腹部大動脈グラフト手術3カ月後：造影CT動脈相横断像（B）：十二指腸閉塞症発症時。十二指腸水平脚は大動脈グラフトとの交叉部で狭小化を示しており（➡），これよりも口側で著明に拡張している（➡）。頻回の通過障害症状により十二指腸空腸バイパス術が実施された。

腹部大動脈グラフト手術6カ月後：造影CT動脈相横断像（C），冠状断像（D）：腹痛・熱発にて撮影。十二指腸水平脚と大動脈グラフトとの交叉部での癒着性変化が進んでいる（➡）。前回とは異なり十二指腸は虚脱している（➡）。グラフト周囲のaneurysmal sac内部にはガス像が見られるとともに，膿瘍と思われる辺縁部造影効果を示す液体貯留あり。冠状断像（D）では十二指腸とaneurysmal sacを交通する十二指腸大動脈瘻のtract（▶）が描出されている。

疾患解説

　大動脈消化管瘻は，大動脈と消化管に瘻孔が形成されるもので，大動脈瘤の破裂やpenetrating atherosclerotic ulcerなど大動脈疾患そのものが原因で生じる一次性のものと，血行再建術やステントグラフト術後に生じる二次性のものに分けられる。二次性のものが多く，瘻孔発生率は人工血管置換後1～3％と報告されている。発症時には死亡率が40～70％と高く，重篤な合併症である。発生時期は術後2日～17年，平均3～5年と報告されている。消化管との瘻孔部位は80％が十二指腸でそのなかでも水平脚に最も多い。

　CTでは，腸管と近接した大動脈／グラフト周囲の感染を示唆するような所見（脂肪織濃度の上昇，グラフト周囲のガス像，隣接した腸管壁の肥厚など）が見られる。腸管内への造影剤の血管外漏出所見（extravasation）は特に緊急性が高い所見である。

治療法

　大動脈消化管瘻の3主徴は消化管出血，腹痛，拍動性腹部腫瘤であり，繰り返す一過性・少量の消化管出血が特徴的で約2/3の症例にみられherald bleedingとよばれている。その後の大出血の予兆であり，速やかな手術（感染グラフトの摘除と大動脈血行再建）が必要である。

（植田琢也）

◇ 文献

1) Vu QD, et al. Aortoenteric fistulas: CT features and potential mimics. Radiographics 2009; 29: 197-209.

27. 腫瘍出血

肝細胞癌の破裂
Rupture of hepatocellular carcinoma (HCC)

> **診断のポイント** HCC病変を有する患者が急激な腹痛を訴えた場合，腫瘍破裂の可能性を考慮し，非造影CTにて肝表の血腫の有無をチェックする。

CASE
80歳台，男性。突然の心窩部痛。アルコール性肝障害あり。

図1

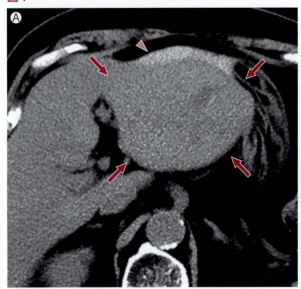 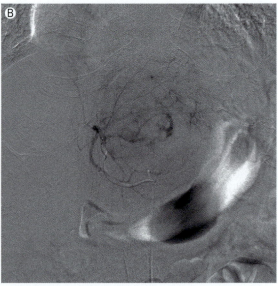

> **画像所見** 非造影CT（A）：肝外側区に腫瘤を認め，HCCを疑う（→）。腫瘍の表面に高吸収の血腫があり（▶），HCC破裂と診断した。
> 左肝動脈造影（B）：造影剤の血管外漏出所見は認めなかった。止血目的で肝動脈塞栓術（TAE）を施行した。

● 疾患解説

HCCの破裂率は6.9〜14％と報告されている[1]。肝表に突出する病変や腫瘍径が大きい病変は破裂しやすい。造影CTや血管造影にて出血点が不明な場合も多く，非造影CTにて腫瘍近傍の濃度の高い新鮮血腫の有無を確認することが重要である[2]。

● 治療法

緊急止血目的の血管塞栓術（TAE）が第一選択である。肝機能低下や状態悪化によりTAEが困難な症例も少なくない。

（喜馬真希／乾　貴則／三浦寛司）

◇ 文献
1) Casillas VJ et al. Imaging of Nontraumatic Hemorrhagic Hepatic Lesions. Radiographics 2000; 20: 367-78.
2) Yoshida H, et al. Spontaneous ruptured hepatocellular carcinoma. Hepatology Research 2016; 46: 13-21.

27. 腫瘍出血

非外傷性脾破裂
Atraumatic splenic rupture

> **診断のポイント** 急激な腹痛を訴える患者に脾腫と出血所見を認める場合には，非外傷性脾破裂を疑い背景疾患の有無を調べる。

CASE

70歳台，男性，腹痛。

図1

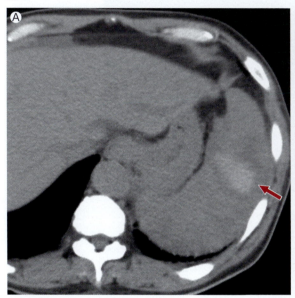
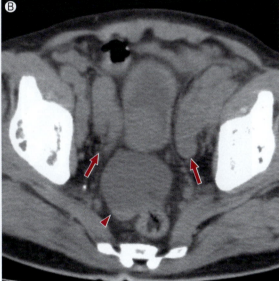

画像所見 非造影CT横断像
A：脾腫を認め内部に血腫を示唆する高吸収域を伴う（➡）。
B：膀胱直腸窩に濃度上昇した腹水貯留（血性腹水）（▶），多発骨盤内リンパ節腫大（➡）を認める。精査で悪性リンパ腫の診断。

● 疾患解説

非外傷性脾破裂は病的脾によるものと背景に器質的疾患のないもの（特発性脾破裂）が存在する。病的脾の原因には血液疾患（骨髄線維症など）・感染症（EBVなど）・薬剤（G-CSFなど）による脾腫，腫瘍，周囲の炎症波及などが報告されている。死亡率は12％程度とされており，危険因子としては脾腫と腫瘍性病変が知られている[1]。

● 治療法

病的脾は再出血のリスクが高く大部分は脾摘術が行われる。血行動態が安定した症例は動脈塞栓術[2]や経過観察されることもある。

（林　奈津子／三浦寛司）

◇ 文献

1) Renzulli P, et al. Systematic review of atraumatic splenic rupture. British Journal of Surgery 2009; 10: 1114-21.
2) 関　崇, ほか. 白血球増多症に伴う特発性脾破裂に対し選択的脾動脈塞栓術により救命した1例. 日臨外会誌 2008; 69: 913-6.

27. 腫瘍出血

腎血管筋脂肪腫(AML)破裂
Rupture of renal angiomyolipoma(AML)

診断のポイント 腹痛，背部痛や出血のエピソードと粗大な脂肪濃度を含む腎腫瘍をみたら，腎血管筋脂肪腫の破裂を疑う。

CASE

40歳台，女性。突然の右側腹部痛。

図1
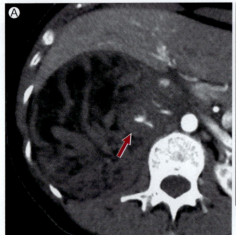
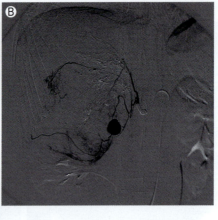

画像所見
造影CT動脈相(A)：右腎頭側に低吸収，高吸収の混在した腫瘤を認める。低吸収部分は脂肪濃度を呈する。造影にて動脈瘤を認める(➡)。高吸収の領域は血腫が疑われ，出血が示唆された。
右腎動脈造影(B)：異常血管と動脈瘤を認めた。
動脈塞栓術にて治療された。

● 疾患解説

腎AMLはPEC(perivascular epithelioid cell)由来の腫瘍で，脂肪成分と筋成分，血管で構成される[1]。脂肪成分と筋成分の混在の程度により画像所見は変化する。脂肪成分が多い場合は，CTで脂肪濃度を指摘でき，診断は容易である。結節性硬化症の50％に腎AMLを認め，その場合は両側性もしくは多発のことが多い。

● 治療法

腎AMLは偶発的に腫瘍内や後腹膜に出血する。腫瘍径の増大とともに腫瘍内の動脈瘤径が増大する傾向にある。腫瘍径が4cmを超えるもの，動脈瘤径が5mmを超えるものは出血のリスクが高く，予防的治療の対象となる[2]。治療は腎動脈塞栓術や腎部分切除術，腎全摘術が行われる。

(浅井俊輔／三浦寛司)

◇ 文献
1) Jinzaki M, et al. Renal angiomyolipoma: a radiological classification and update on recent developments in diagnosis and management. Abdom Imaging 2014; 39: 588-604.
2) Yamakado K, et al. Renal angiomyolipoma : relationships between tumor size, aneurysm formation, and rupture. Radiology 2002; 225: 78-82.

27. 腫瘍出血

神経線維腫症1型の出血
Aneurysmal rupture in neurofibromatosis type1(NF-1)

> **診断のポイント**　NF-1患者に出血を疑う臨床症状が見られた際は，血管の破綻や腫瘍内出血を疑い早急に出血源の検索を行う。

CASE

70歳台，女性。NF-1の既往あり。突然の右側腹部痛を訴えショック状態となる。

図1

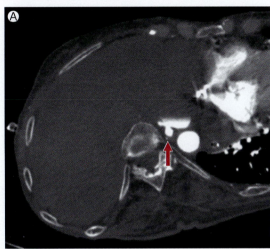
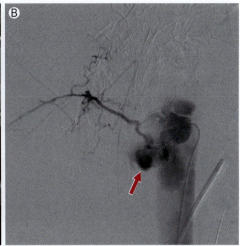

> **画像所見**　**胸部造影CT動脈相横断像（A）**：右胸腔内に血性液貯留を認め，肋間動脈瘤（➡）と腹側に造影剤の血管外漏出所見を認める。
> **血管造影（B）**：右第9肋間動脈基部の仮性動脈瘤（➡）と周囲への血管外漏出所見を認める。金属コイルによる動脈塞栓術で止血を得た。

● 疾患解説

NF-1はかつてvon Recklinghausen病とよばれた，カフェオレ斑や神経線維腫といった皮膚病変を特徴とする常染色体優性遺伝疾患である。動静脈の血管壁脆弱化や腫瘍内血管の破綻による出血症例の報告がある[1-3]。また，神経線維腫以外にも消化管間質腫瘍（GIST）・悪性神経鞘腫などの腫瘍，神経，骨，眼病変を合併する。

● 治療法

まず低侵襲の血管内治療を行い，その後必要に応じて外科的治療が行われることが多い。

（林　奈津子／三浦寛司）

◇ 文献

1) Hongsakul K, et al. Spontaneous massive hemothorax in a patient with neurofibromatosis type 1 with successful transarterial embolization. Korean J radiol 2013; 14: 86-90.
2) Oderich GS, et al. Vascular abnormalities in patients with neurofibromatosis syndrome type I : clinical spectrum, management, and results: J Vasc Surg 2007; 46: 475-84.
3) 猪山あゆみ，ほか. 塞栓術が有用であった神経線維腫症1型に合併した下腸間膜動脈破綻の2例. IVR会誌 2017; 32: 136-40.

28. 特発性後腹膜出血

特発性後腹膜出血
Spontaneous retroperitoneal hemorrhage

診断のポイント 抗凝固療法中の貧血進行，下枝の症状を伴う腹痛・腰背部痛で疑う。造影CTを行い，腸腰筋の左右差と血管外漏出所見を確認する。

CASE
80歳台，女性。脳梗塞，PCI後，抗血小板薬内服中。腰痛，急激な貧血進行。

図1

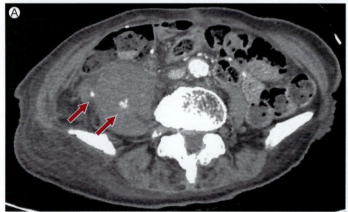
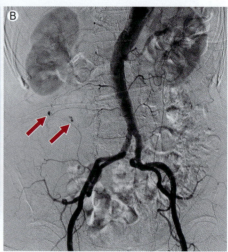

画像所見
- **造影CT動脈相（A）**：右大腰筋が対側に比較し腫大２カ所の造影剤漏出所見（➡）を認める。
- **大動脈造影（B）**：腰動脈末梢に造影剤のpooling像（➡）を確認。

● 疾患解説

　動脈瘤，腫瘍破裂などの原因のない後腹膜出血を特発性とよび，腸腰筋（大腰筋，腸骨筋）内部や周囲に血腫を形成する。腰動脈，腸腰動脈の末梢枝の破綻が多く，大半は抗凝固療法，抗血小板療法中に生じる。腹痛や腰痛のほか，腸腰筋の刺激症状（鼠蹊部痛，下枝痛，股関節伸展時の疼痛：psoas sign），大腿神経麻痺が認められることもある。

● 治療法

　凝固系の補正，可能であれば抗凝固薬のリバースを行う。CTにて血管外漏出所見が認められれば積極的に動脈塞栓術を検討する。
　この領域は吻合枝が発達しているため，できるだけ出血点の近傍で塞栓する必要がある。また凝固異常を背景とすることが多く，液体であり凝固系に依存しないNBCAによる塞栓が有用である。

（谷掛雅人）

◇ 文献
1) Isokangas JM, et al. Endovascular embolization of spontaneous retroperitoneal hemorrhage secondary to anticoagulant treatment. Cardiovasc Intervent Radiol 2004; 27: 607-11.
2) Sunga KL, et al. Spontaneous retroperitoneal hematoma: etiology, characteristics, management, and outcome. J Emerg Med 2012; 43: 157-61.

29. 特発性(非外傷性)腹直筋血腫

特発性(非外傷性)腹直筋血腫
Spontaneous rectus sheath hematoma

> **診断のポイント** ときに反跳痛，筋性防御を伴う有痛性の下腹部腫瘤。画像では腹直筋の左右差に注目する。内臓だけではなく，腹壁にも目を配ること。

CASE
70歳台，女性。脳梗塞にて抗凝固療法中。左下腹部痛，貧血進行あり。

図1

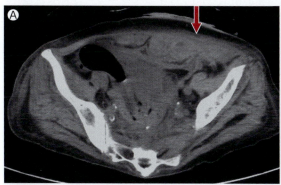
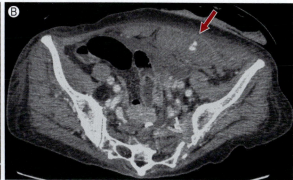

> **画像所見**
> 非造影CT(A)：左腹直筋が著明に腫大(➡)，内部は筋組織と等濃度を示す。
> 造影CT動脈相(B)：内部に血管外漏出所見(➡)を認める。

● 疾患解説

腹直筋血腫の原因には外傷性，医原性，非外傷性がある。本症は高血圧や透析，抗凝固薬服用といった背景をもつ患者に多く，そのほかに咳嗽やスポーツを契機に発症した例が報告されている。急激な腹直筋の収縮により筋断裂，上下腹壁動静脈が破綻し腹直筋鞘内に血腫を生じる。下腹部に好発する。

● 治療法

保存的治療が原則であるが，造影CT検査にて血管外漏出を認める例では経動脈的塞栓術を検討する。主な責任血管は下腹壁動脈(外腸骨動脈より内側方向に分岐)であるが，内胸動脈から分岐する上腹壁動脈との間に吻合のあることを念頭におく。　　　　(谷掛雅人)

◇ 文献
1) Cherry WB, et al. Rectus sheath hematoma: review of 126 cases at a single institution. Medicine (Baltimore) 2006; 85: 105-10.
2) Rimola J, et.al. Percutaneous arterial embolization in the management of rectus sheath hematoma. AJR Am J Roentgenol 2007; 188: 497-502.
3) 金城達也，ほか．筋力トレーニングを契機に発症した非外傷性腹直筋血腫の1例．日本腹部救急医学会雑誌 2010; 30: 831-4.

30. 急性肝不全

急性肝不全
Acute liver failure

> **診断のポイント** 造影CTで胆管拡張以外の門脈周囲に沿った低吸収の帯状域を，peripotal collar (halo) とよぶ。病理組織学的にはリンパ球の浸潤であり，造影CTの門脈相で判定しやすい。

CASE

40歳台，男性。6日前より全身倦怠感，筋肉痛，関節痛が生じ，市販の総合感冒薬を服用したが改善せず，2日前に39℃の熱発も生じたため近医を受診し採血を行った。その結果 AST/ALTが3,254/3,316 U/Lと高値を示したので，当院を紹介受診した。当院の採血結果でAST/ALTが10,840/7,500 U/L，プロトロンビン時間15.7％，T-Bil 7.5 mg/dL，D-Bil 4.4 mg/dLであり，ウイルスマーカーはHBs抗原陽性でIgM-HBc抗体も高値であった。一見意識清明であったが，number connection testは72秒で羽ばたき振戦も認められた。肝臓は右季肋下に3横指触知し，軽度の圧痛が認められた。

図1

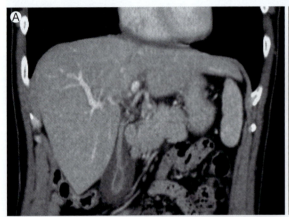
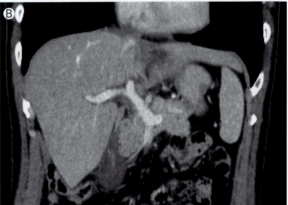
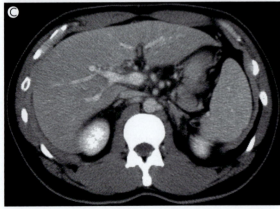

> **画像所見** ダイナミック造影CT 門脈相（入院時）冠状断像（A, B）：肝右葉の肝門部から門脈の周囲に帯状の低吸収領域を認める。また胆嚢浮腫も急性肝不全でよく認める所見である。
> 同，横断像（C）：こちらも肝右葉の肝門部から門脈周囲に帯状に低吸収領域を認める。
> 組織学的には門脈域に生じた炎症性変化，リンパ浮腫であり急性肝炎でしばしば認める所見である。本例はCT画像解析による肝容積は1,710 mLであった。

● 疾患解説

　急性肝不全の診断は急激な肝細胞破壊により生ずる，蛋白合成能障害によるプロトロンビン時間の延長（PT 40％以下，INR 1.5以上）と解毒能の障害による意識障害（肝性脳症Ⅱ度以上）で診断される．本症例のPT時間は15.7％と低下しており，意識については羽ばたき振戦があり，number connectionが72秒と延長しており肝性脳症Ⅱ度と診断された．診断は急性肝不全・急性型となる．軽度の肝性脳症は，一般に問診に対する受け答えも可能であり，一見意識障害がないように見える．羽ばたき振戦のようなはっきりとした，身体所見がなくとも，number connection testのように実際に手を動かす試験で潜在性脳症の診断は可能である．

　急性肝不全の原因診断の方法は成書に譲るが，本症例ではIgM-HBc抗体が陽性であることよりHBVの急性感染と診断しうる．急性肝不全の画像診断上の特徴は，初期に門脈域のリンパ浮腫よるperiportal collar signをしばしば認め，急性肝炎の初期に肝臓は腫大していることが多く，本例でも容積は1,710 mLであった．なお強い肝細胞破壊が起こった場合は，follow upのCTを1週間後に施行すると，その時点で肝萎縮が認められる．急性肝不全の亜急性型で，破壊と再生を繰り返している症例ではしばしばmap signが認められ，原因が自己免疫性肝炎の場合の特徴でもある．

● 治療法

　治療については急性肝不全の治療を症候に対する治療と肝炎に対する治療に分けられる．急性肝不全において，生命予後に関係し治療の対象となる症候は，出血傾向と意識障害である．欠乏する凝固因子を安全に補給する方法として血漿交換が挙げられる．また血漿交換は体内分布容積の大きな水溶性物質を除去する能力はほとんどなく，患者を昏睡から覚醒させるには別の治療方法が必要となり，それに当たるのが血液濾過透析（HDF）であり，前希釈法を用いたオンラインHDFが一番昏睡覚醒効果が高くかつ血液浄化施行中のトラブルも少なく簡便な手法といえる．現在標準化へ向けて検討が進められている．

　急性肝不全患者の肝炎に対する治療も，トランスアミナーゼを急速に低下させる目的で，ほぼすべての患者に施行する治療と肝炎の原因によって異なる特異的な治療に分けられる．前者の代表がステロイドパルスとその漸減である．後者はHBVに対する核酸アナログ製剤の投与や自己免疫性肝炎に対するステロイド投与がその代表である．　　　　（井上和明）

◇ 文献

1) Wechsler RJ, et al. The periportal collar: a CT sign of liver transplant rejection. Radiology 1987; 165: 57-60.
2) Inoue K, et al. Japanese-style intensive medical care improves prognosis for acute liver failure and the perioperative management of liver transplantation. Transplantation proceedings 2010; 42: 4109-12.

31. 閉塞性黄疸・胆道系炎症性疾患

IgG4関連硬化性胆管炎
IgG4-related sclerosing cholangitis

診断のポイント 中高年男性で，肥厚した胆管壁に比して上流の胆管拡張が軽度の場合，特に膵腫大や主膵管の狭窄を伴う場合にはIgG4関連硬化性胆管炎が疑われる。

CASE

60歳台，男性。閉塞性黄疸のため精査。T-Bil 11.3mg/dL，IgG4 181.0mg/dL。

図1

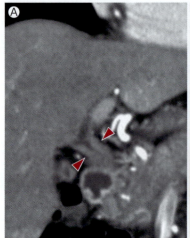
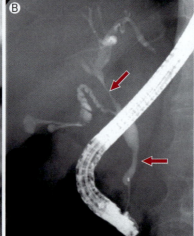
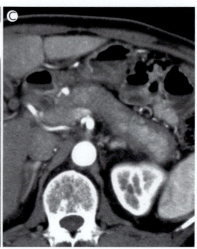

画像所見 **造影CT動脈相冠状断像（A）**：CTで総肝管から総胆管下部まで，連続性で全周性の壁肥厚を認める（▶）。
内視鏡的胆道造影（B）：総肝管と総胆管下部に平滑な狭窄を認める（➡）。
造影CT動脈相（C）：膵臓はびまん性に腫大。

● 疾患解説

本疾患は中高年男性に好発し，閉塞性黄疸で発見されることが多い。多くの例で自己免疫性膵炎を合併する。胆管壁は広範囲にわたり全周性に肥厚し，潰瘍や壊死はなく平滑な狭窄を呈する。自己免疫性膵炎を伴わない限局性胆管病変の場合には，組織学的検索が必要となる。

● 治療法

ステロイドが奏効する。癌を否定できない場合には治療開始後にその反応性を確認することが重要。

（川上光一）

◇ 文献
1) 厚生労働省IgG4関連全身硬化性疾患の診断法の確立と治療方法の開発に関する研究班, 厚生労働省難治性の肝胆道疾患に関する調査研究班. 日本胆道学会: IgG4関連硬化性胆管炎臨床診断基準2012. 胆道 2012; 26: 59-63.
2) 杉山由紀子, ほか. 腹部病変の画像所見-膵・胆道病変を中心に-. 臨床画像 2014; 30: 18-33.
3) 井上 大, ほか. 自己免疫性膵炎. 画像診断 2017; 37: 397-406.

黄色肉芽腫性胆嚢炎
Xanthogranulomatous cholecystitis(XGC)

診断のポイント 胆嚢壁の不整な肥厚があり，内面の形状が保たれている場合には黄色肉芽腫性胆嚢炎を疑う根拠となる。癌との鑑別は常に念頭においておく。

CASE

60歳台，女性。上腹部痛。T-Bil 1.4mg/dL，CRP 1.09mg/dL。

図1

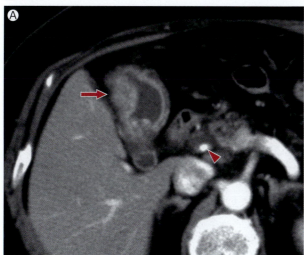
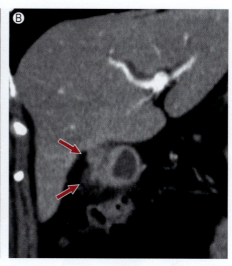

画像所見 造影CT動脈相横断像(A)，同，冠状断像(B)：胆嚢壁は肝床部で結節状に肥厚し，漿膜下脂肪織へ浸潤している(➡)が，内面は平滑。胆石と総胆管結石(▶)を認める。病理組織ではびまん性の慢性胆嚢炎を背景に，結節状部分で黄色肉芽腫の増生が認められた。

● 疾患解説

XGCは壁内に黄色肉芽腫が形成される胆嚢炎。びまん性肥厚が多いが限局性の場合もある。通常粘膜上皮は保たれ内面は平滑だが，漿膜下から周囲臓器への浸潤がしばしば見られる。1～2ヵ月後に像が変化することもまれではない。胆嚢癌の合併が10％前後と報告されている。

● 治療法

胆嚢摘出術。癌の合併が疑われる場合には迅速病理診断が必要となる。　　　　(川上光一)

◇ 文献

1) 急性胆管炎・胆嚢炎診療ガイドライン改訂出版委員会，編. TG13新基準掲載 急性胆管炎・胆嚢炎診療ガイドライン2013 第2版. 埼玉: 医学図書出版; 2013. p20.
2) 大西 敏雄，ほか. 経時的な画像変化を観察できた黄色肉芽腫胆嚢炎の1例. 胆道 2015; 29: 815-23.
3) Lee ES, et al. Xanthogranulomatous cholecystitis:diagnostic performance of US, CT, and MRI for differentiation from gallbladder carcinoma. Abdom Imaging 2015; 40: 2281-92.

胆嚢穿孔
Gallbladder perforation

診断のポイント　CTで胆嚢壁の造影欠損とそれを覆うような液体貯留を認めた場合には穿孔を疑う。

CASE　90歳台，男性。発熱，右上腹部の圧痛と筋性防御。CRP 9.53 mg/dL

図1

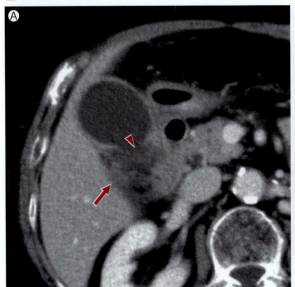
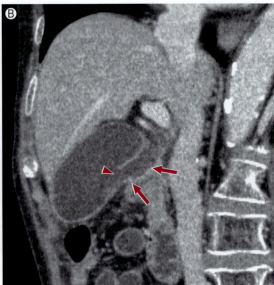

画像所見　造影CT平衡相横断像（A），胆嚢長軸に沿ったMPR像（B）：胆嚢壁の一部に造影欠損があり（▶），周囲に液体貯留や脂肪織内濃度上昇を伴っている（➡）。開腹すると腹水は混濁しており，胆嚢穿孔とその周囲を覆う膿瘍が認められた。

● 疾患解説

　胆嚢穿孔は胆石を伴う場合が多い。ほかに急性胆嚢炎，外傷，腫瘍，ステロイドなどの危険因子が知られている。体底部の穿孔が多いことから循環障害の関与が考えられている。破裂孔が周囲膿瘍で覆われる亜急性発症が60％を占めるが，覆われることなく腹腔へ穿破する急性発症も10％ほどあり致死率が高い。

● 治療法

　緊急胆嚢摘出と腹腔内洗浄ドレナージ術。　　　　　　　　　　　　　　（川上光一）

◇ 文献
1) 急性胆管炎・胆嚢炎診療ガイドライン改訂出版委員会, 編. TG13新基準掲載 急性胆管炎・胆嚢炎診療ガイドライン2013 第2版. 埼玉: 医学図書出版; 2013.
2) 岡庭信司, ほか. 胆道感染症の超音波診断をきわめる. 超音波医学 2015; 42: 329-36.
3) Adeel R, et al. Cross-sectional imaging of perforated gallbladder. Abdominal Imaging 2014; 39: 853-74.

31. 閉塞性黄疸・胆道系炎症性疾患

壊疽性胆嚢炎
Necrotizing cholecystitis

診断のポイント 急性胆嚢炎が疑われ，造影CTで胆嚢壁に部分的な造影不良を認めた場合には壊疽性胆嚢炎を考える。

CASE
80歳台，男性。発熱，右季肋部痛で受診するも抗菌薬で経過観察となった。4日後に腹痛はやや軽減していたが右上腹部中心に圧痛を認めた。WBC 10,800/μL，CRP 29.52 mg/dL

図1

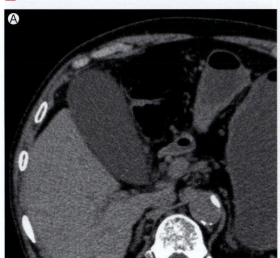
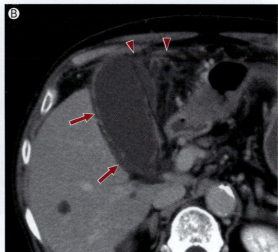

画像所見
初診時非造影CT（A）：胆嚢は拡張し漿膜下浮腫をわずかに認める。
造影CT平衡相（4日後）（B）：壁の造影欠損域が多発（→）。周囲に液体貯留と脂肪織の濃度上昇を伴う（▶）。
壊疽性胆嚢炎と胆汁性腹膜炎を併発していた。

●疾患解説

壊疽性胆嚢炎は，急性胆嚢炎発症から3〜5日後に最も頻度が高く，胆嚢内圧の上昇により壁の虚血から部分的な壊死をきたした状態。超音波検査では胆嚢拡張，内腔の膜様構造や内面不整が認められる。CTでは壁の部分的な造影不良が客観性の高い所見。

●治療法

緊急手術。　　　　　　　　　　　　　　　　　　　　　　　　　　　（川上光一）

◇ 文献
1) 急性胆管炎・胆嚢炎診療ガイドライン改訂出版委員会，編. TG13新基準掲載 急性胆管炎・胆嚢炎診療ガイドライン2013 第2版. 埼玉: 医学図書出版; 2013.
2) Chang WC, et al. CT Findings for Detecting the Presence of Gangrenous Ischemia in Cholecystitis. AJR, 2016; 207: 302-9.
3) Fuks D, et al. Acute cholecystitis: Preoperative CT Can Help the Surgeon Consider Conversion from Laparoscopic to Open Cholecystectomy. Radiology 2012; 263: 128-38.

31. 閉塞性黄疸・胆道系炎症性疾患

気腫性胆嚢炎
Emphysematous cholecystitis

診断のポイント 心血管疾患や糖尿病を伴う急性胆嚢炎では気腫性胆嚢炎を併発しやすいことを念頭に，超音波やCTでガス像の有無に注意する。

CASE

80歳台，女性。嘔気嘔吐，心窩部痛で早朝に救急受診。心不全と糖尿病あり。入院後，昼頃から容体が悪化し再度CT施行。来院時 WBC 21,800/μL，CRP 1.75mg/dL

図1

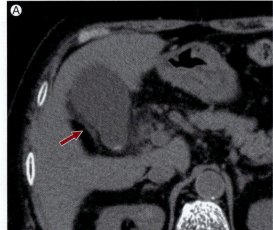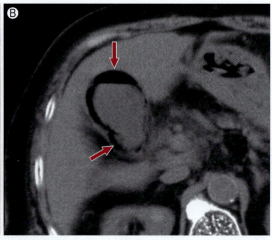

画像所見 　非造影CT救急受診時（A）：初回CTでは胆石，胆嚢の拡張と漿膜下浮腫（➡）を認める。
同，9時間後（B）：胆嚢内腔と壁内にガスが出現している（➡）。

● 疾患解説

　動脈硬化を背景に胆嚢炎をきたすと，壁の虚血から嫌気性環境となりガス産生菌の感染から気腫性胆嚢炎に至るとされ，高齢男性で穿孔しやすい。発生したガスは胆嚢内腔から胆管内へ，胆嚢壁内から総胆管周囲さらに後腹膜へ及ぶ。穿孔すれば腹腔内遊離ガスが，また胆嚢静脈を介して門脈内ガスが認められることもある。

● 治療法

緊急手術。　　　　　　　　　　　　　　　　　　　　　　　　　　　　　　（川上光一）

◇ 文献

1) 急性胆管炎・胆嚢炎診療ガイドライン改訂出版委員会，編. TG13新基準掲載 急性胆管炎・胆嚢炎診療ガイドライン2013 第2版. 埼玉: 医学図書出版; 2013.
2) 若原智之，ほか. 門脈ガスおよび胆管内ガスを伴った気腫性胆嚢炎の1例. 日本消化器外科学会雑誌 2007; 40: 450-55.
3) 野口大介，ほか. 消化管穿孔と鑑別を要した多量の腹腔内遊離ガス併存気腫性胆嚢炎穿孔の1例. 日本腹部救急医学会雑誌 2014; 34: 1547-51.

31. 閉塞性黄疸・胆道系炎症性疾患

Mirizzi症候群
Mirizzi syndrome

診断のポイント 胆石症や急性胆嚢炎例で，閉塞性黄疸や胆管炎を併発している場合にはMirizzi症候群を疑う。

CASE

60歳台，女性。掻痒感と胆道系酵素上昇。T-Bil 4.5mg/dL，ALP 1,002 IU/L，γ-GTP 578 IU/L。

図1

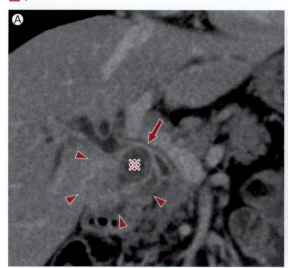
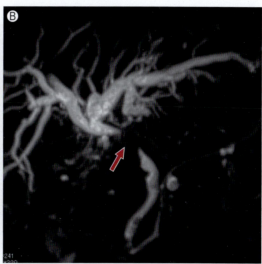

(康生会武田病院放射線科 金﨑周造先生のご厚意による)

画像所見 腹部CT 冠状断像(A)，MRCP MIP像(B)：CTで胆嚢壁は体部から底部で腫瘤状に肥厚し(▶)，肝臓や十二指腸との境界が不明瞭。頸部に結石を認め(※)，総肝管が圧迫され(CTとMRCPの➡)肝内胆管が拡張している。胆嚢の肥厚は黄色肉芽腫性胆嚢炎であった。

● 疾患解説

Mirizzi症候群は胆嚢頸部や胆嚢管内の結石による機械的圧迫や炎症によって胆管が狭窄した病態で，胆嚢胆管瘻をきたす場合もある。胆石症例で胆管狭窄を認めた場合，狭窄原因が胆石による圧迫でいいか腫瘍合併があるかどうかを正確に評価する必要がある。

● 治療法

胆嚢摘出。胆嚢胆管瘻では胆管再建を要する。 (川上光一)

◇ 文献
1) 急性胆管炎・胆嚢炎診療ガイドライン改訂出版委員会，編．TG13新基準掲載 急性胆管炎・胆嚢炎診療ガイドライン2013 第2版．埼玉：医学図書出版；2013. p29.
2) Kulkarni SS, et al. Complicated gallstone disease: diagnosis and management of Mirizzi syndrome. Surg Endosc 2017; 31: 2215-22.
3) 露口利夫，ほか．Mirizzi症候群．肝胆膵 2015; 71: 463-7.

薬剤性胆汁うっ滞
Drug-induced cholestasis

> **診断のポイント** 胆石の既往のない急性胆嚢炎や胆管炎，急性膵炎例では，薬剤の関連も疑ってみる。

CASE
80歳台，女性。セフトリアキソン（ロセフィン®，CTRX）が投与されていた。アミラーゼ値の上昇を認めた。血中アミラーゼ1,662 IU/L。

図1

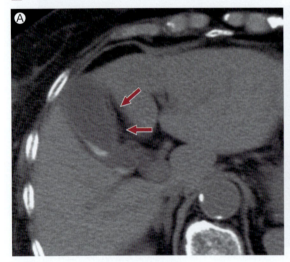
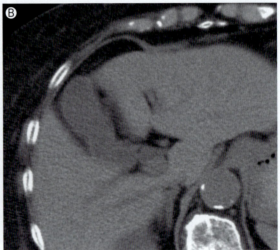

（公立甲賀病院放射線科 山崎道夫先生のご厚意による）

> **画像所見** 非造影CT 膵炎発症時（A）：泥状の胆石を認め，軽度の浮腫（➡）を伴っている。胆石性膵炎の疑いで施行された胆管カニュレーション時に乳頭部から小結石が流出した。
> 同，17日後（B）：胆石は消失した。

● 疾患解説

薬剤性胆汁うっ滞は，さまざまな薬剤による胆汁うっ滞性肝障害や化学療法による硬化性胆管炎などにより発症する。また，胆汁凝集をきたす薬剤としてCTRXなどが知られている。CTRXが胆汁中でCaイオンと結合し不溶性の胆泥・胆砂が形成される。薬剤性胆汁うっ滞を示唆する特異的な画像所見は報告されてない。

● 治療法

原因薬剤の中止。

（川上光一）

◇ 文献
1) 急性胆管炎・胆嚢炎診療ガイドライン改訂出版委員会，編．TG13新基準掲載 急性胆管炎・胆嚢炎診療ガイドライン2013 第2版．埼玉：医学図書出版；2013. p26-8.
2) Erlinger S, et al. Drug-induced cholestasis. J Hepatol 1997; 1(Suppl): 1-4.
3) 丹羽真佐夫，ほか．Ceftriaxone投与にともなう偽胆石症の4例．日本消化器病学会雑誌 2016; 113: 281-8.

Groove pancreatitis
Groove pancreatitis

> **診断のポイント** 十二指腸の浮腫性変化，壁内嚢胞が典型所見。

CASE

40歳台，男性。嘔吐，体重減少を主訴に来院。検査値：CRP 3.09, AMY 303。

図1

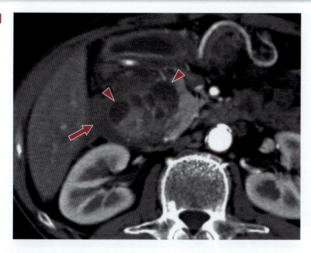

画像所見 造影CT動脈相横断像：十二指腸の浮腫性壁肥厚（➡）があり，膵頭部を圧排，十二指腸壁内に嚢胞（▶）を認める。造影効果は低下している。

● 疾患解説

Groove領域とは十二指腸，総胆管，膵によって囲まれた領域で，groove pancreatitisは，groove領域を主体とする特殊な慢性膵炎である。4, 50歳台の大酒家，男性に多い。最近では，cystic dystrophy of heterotopic pancreas, pancreatic duodenal hamartomaなどの包括的用語として，paraduodenal pancreatitisが用いられることが多くなってきている。原因は明らかではないが，アルコール多飲，副膵管の膵液流出障害，異所性膵など，複雑に関与していると考えられる。groove膵癌との鑑別が最も問題となり，常に考慮すべきである。

● 治療法

治療は絶食，中心静脈栄養などを用いた保存的治療が第一に考慮されるが，再燃を繰り返す症例や狭窄が改善しない症例については外科的治療を検討すべきである。（大田信一）

◇ 文献

1) Rezvani M, et al. Heterotopic pancreas: Histopathologic features, imaging findings, and complications. Radiographics 2017; 37: 484-99.

異所性膵の膵炎
Pancreatitis in heterotopic pancreas

> **診断のポイント** 上部消化管に正常膵組織と似た構造，造影パターンを呈する腫瘤を見れば，異所性膵を考える。

CASE

50歳台，男性。左側腹部痛にて来院。検査値：CRP 0.4, AMY 95。

図1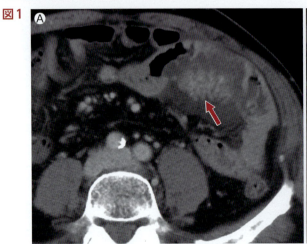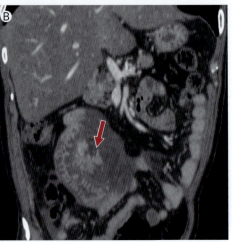

(京都市立病院放射線科 谷掛雅人先生のご厚意による)

> **画像所見** 造影CT平衡相横断像（A）：左腹部の小腸間膜に分葉状腫瘤（➡）があり，周囲脂肪織濃度上昇と接する空腸の浮腫性変化を認める。
> 同，冠状断像（B）：腫瘤（➡）は右腹部に移動し，上腹部に正常膵頭部を認める。

● 疾患解説

　異所性膵は正常膵と解剖学的／血行学的にも連続性を欠き，異所性に発生した膵組織と定義されている。十二指腸，胃，空腸の順で上部消化管に多く発生する。病理学的には含まれる構造により分類され，すべての構造(小葉，膵管，膵島細胞)を含む型では，正常膵と同様の分葉状構造や造影パターンを呈する。ほかの型では，含まれる構造により形態や造影効果が異なり，診断に苦慮すると思われる。

● 治療法

　正常膵構造に近いほど膵炎を起こしやすく，繰り返す症状を伴うものは外科的治療の対象となる。　　　　　　　　　　　　　　　　　　　　　　　　　　　　　　　　（大田信一）

◇ 文献

1) Rezvani M, et al. Heterotopic pancreas: Histopathologic features, imaging findings, and complications. Radiographics 2017; 37: 484-99.

IgG4関連膵炎
IgG4 related pancreatitis

診断のポイント びまん性の膵腫大，分葉構造の消失，被膜様構造を見た場合，IgG4の値をチェックする。

CASE 70歳台，男性。心窩部痛で来院。検査値：CRP 0.25，IgG4 700。

図1

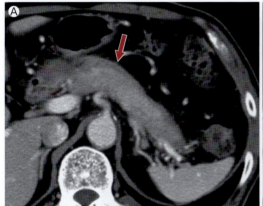
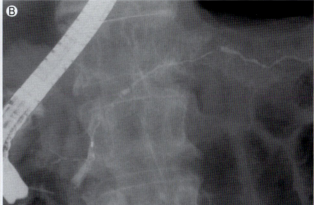

画像所見 造影CT門脈相横断像（A），内視鏡的膵管造影（B）：膵臓はびまん性に腫大し，分葉構造の消失，被膜様構造（➡）を認める。膵管は広範囲の狭細化を認める。

● 疾患解説

かつて主膵管狭細型膵炎とよばれていた。その後，自己免疫性膵炎とされ，現在ではIgG4関連膵炎とよばれている。IgG4関連疾患は，免疫異常や血中IgG4高値に加え，リンパ球とIgG4陽性形質細胞の著しい浸潤と線維化により，同時性あるいは異時性に全身諸臓器の腫大や結節・肥厚性病変などを認める原因不明の疾患である。複数臓器に及ぶことが多いが，単一臓器病変の場合もある。膵腫大，膵管の狭細化が特徴である。

● 治療法

ステロイドが第一選択薬である。寛解維持の場合は中止してよいが，しばしば再発する。

（大田信一）

◇ 文献

1) Anxo MA, et al. IgG4-related disease from head to toe. RadioGraphics 2015; 35: 2007-25.

高Ca血症による急性膵炎（副甲状腺機能亢進症, 多発性骨髄腫）
Acute pancreatitis induced by hypercalcemia (hyperparathyroidism, multiple myeloma)

診断のポイント 急性膵炎症例で, 高Ca血症がある場合には, 副甲状腺機能亢進症や多発性骨髄腫などの悪性疾患が成因である可能性を考える。

CASE

20歳台, 男性。深夜に腹痛のため救急受診。症状, 採血, CT画像で急性膵炎と診断された。
検査値：AMY 220, Ca 15.1, PTH 1,150。

図1

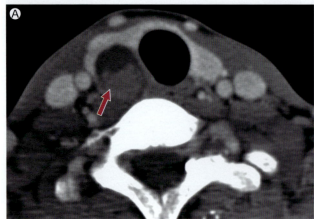
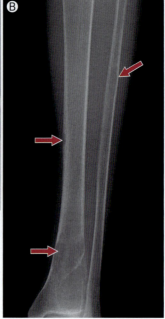

画像所見 造影CT平衡相頸部横断像（A）：PTHも高値で, USや頸部CTで右甲状腺背側に結節（➡）を認め, 副甲状腺腺腫が疑われた。
左下肢単純X線像（B）：骨には多発性溶骨性変化（brown tumor）（➡）を認めた。

● 疾患解説

急性膵炎では一般的に重症化するほど, 血清Caは低くなる。逆に高Ca血症であれば, まれではあるが, 高Ca血症に伴う膵炎を考えなければならない。高Ca血症の原因は, 多発性骨髄腫などの血液疾患を含めた悪性腫瘍によるものが最多, 次いで副甲状腺機能亢進症で, この2つで90％を占める。最近は, 健常人の膵炎発生頻度と有意差がないとする報告が増えてきている。

● 治療法

初期治療は膵炎に準じて行うが, 高Ca血症の治療も並行して行う。原因疾患が同定できれば膵炎治療後に治療を行うことが望ましい。

（大田信一）

◇文献
1) 佐藤高光, ほか. 高カルシウム血症に伴う膵炎. 胆と膵 2014; 35巻臨増特大: 1175-9.

膵炎合併症（仮性動脈瘤破裂）
Complication caused by pancreatitis (rupture of pseudoaneurysm)

> **診断のポイント** 造影CTで膵液漏や壊死物質の中の動脈の走行は，thin sliceで注意深く観察し，嚢状の変化をとらえる。

CASE

50歳台，男性。重症壊死性膵炎感染後，難治性の膿瘍化をきたしドレナージ中。ドレーンより血性排液が出現。

図1

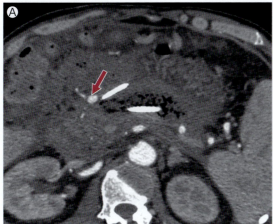
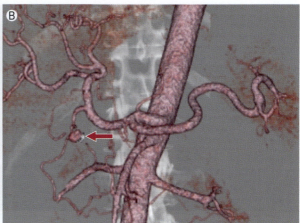

（京都市立病院放射線科 谷掛雅人先生のご厚意による）

> **画像所見** 膵実質は壊死し，感染したため，ドレナージされている。
> **造影CT動脈相横断像（A）**：腹側のドレーン先端に仮性動脈瘤（➡）を認める。
> **血管volume rendering像（B）**：前上膵十二指腸動脈に仮性動脈瘤（➡）を認める。

● 疾患解説

仮性動脈瘤は，膵蛋白分解酵素により血管壁が脆弱化し生じる，重篤な晩期合併症である。死亡率は7.8％にも及び，予後が悪い。慢性膵炎での報告が多いが，急性膵炎では壊死性膵炎で生じることが多い。仮性動脈瘤は，壊死性貯留，消化管，腹腔内，膵実質などに破裂しうる。

● 治療法

仮性動脈瘤治療の第一選択は血管内治療である。コイルによるisolationが基本であるが，カバードステントが保険適応になり，血管閉塞させずに治療可能な症例もある。（大田信一）

◇ 文献

1) Jeffrey Y, et al. Necrotizing pancreatitis: Diagnosis, imaging, and intervention. RadioGraphics 2014; 34: 1218-39.

急性膵炎の治療
Therapy for acute pancreastitis

局所合併症の感染を違う場合にはインターベンション治療を考慮する。

CASE

50歳台，男性。壊死性膵炎罹患後，4週経過。被包化壊死（WON）形成。検査値：WBC 14,000/μL，CRP 23.5mg/dL。

図1

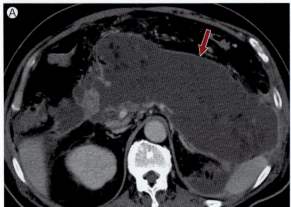
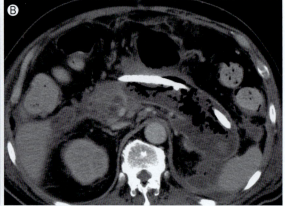

 造影CT平衡相横断像ドレナージ前（A），ドレナージ後（B）：前腎傍腔に被包化壊死（➡）を認める。臨床所見より感染が疑われ，内視鏡的経胃・経皮的ドレナージが施行され，被包化壊死は縮小した。

● 治療法

　急性膵炎の初期治療は，絶食による膵の安静，十分な初期輸液，十分な除痛が基本となる。経時的に重症化することもあり，繰り返し重症度判定を行う。消化管液ドレナージ［経鼻胃管挿入，胆道ドレナージ（PTGBD）］による消化管運動の抑制，初発早期に施行する蛋白分解酵素阻害薬の動注も有効な治療法の一つであるが，時間経過後の施行は効果が認められない。

　重症例では厳重な呼吸・循環管理を行ったうえで，臓器不全対策，輸液管理，栄養管理（早期経腸栄養），感染予防，腹部コンパートメント症候群対策などの集中治療が必要になる。急性期を過ぎても感染合併症に注意が必要で，膵局所合併症の感染を疑う場合には，ドレナージやネクロセクトミーなどのインターベンション治療を考慮する。　　　　　（大田信一）

◇ 文献

1) 急性膵炎診療ガイドライン2015改訂出版委員会，編．急性膵炎診療ガイドライン2015 第4版．東京: 金原出版; 2015．

33. 産婦人科救急疾患

骨盤内炎症性疾患，卵巣卵管膿瘍
Pelvic inflammatory disease(PID), Tubo-ovarian abscess

診断のポイント　陽性所見の確認に加え，婦人科領域以外の疾患や腫瘍の除外が重要。

CASE
20歳台，女性。下腹部膨満，疼痛，発熱で来院。腹膜刺激症状有。炎症反応高値。

図1

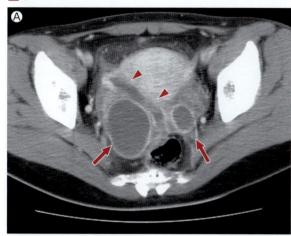
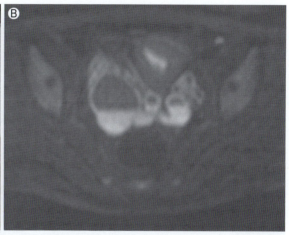

画像所見
造影CT平衡相（A）：両側付属器に膿瘍と思われる壁の厚い囊胞性腫瘤が見られる（➡）。一部卵管と思われる管状の部分あり（▶）。
MRI拡散強調像（B）：膿瘍内容が高信号を呈している。

● 疾患解説

性行為，医原性などによる上行性感染。子宮頸管より上部の女性生殖器の感染症，骨盤腹膜炎が含まれる。診断には卵巣卵管膿瘍や腹膜炎といった陽性所見確認に加え，虫垂炎や尿路結石など婦人科以外の疾患や腫瘍の除外が重要。画像所見が陰性の場合もあり，安易に除外はしないこと。

● 治療法

抗菌薬投与。膿瘍形成があり，抗菌薬に反応が悪い場合はドレナージや手術も考慮。

（上田浩之）

◇ 文献
1) 日本産科婦人科学会. 産婦人科診療ガイドライン-婦人科外来編2014. p23-7.
http://www.jsog.or.jp/activity/pdf/gl_fujinka_2014.pdf

33. 産婦人科救急疾患

Fitz-Hugh-Curtis症候群
Fitz-Hugh-Curtis syndrome

診断のポイント 右上腹部痛を主訴，炎症反応が見られる若年女性においては本疾患を鑑別に考え，動脈相の撮影も考慮する。

CASE 20歳台，女性。食欲低下，発熱，上腹部痛を主訴に来院。下腹部全体に圧痛，反跳痛あり。炎症反応上昇あり。

図1

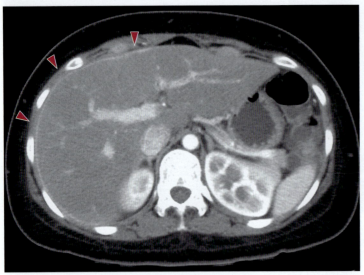

画像所見 造影CT動脈相：腹腔内脂肪織の濃度上昇や腸管の麻痺性拡張など腹膜炎の所見（非呈示）に加えて肝表面に濃染が見られる（▶）。

(京都市立病院放射線診断科 谷掛雅人先生のご厚意による)

● 疾患解説

骨盤内腹膜炎が上行，肝周囲炎を伴った状態。患者は右季肋部～上腹部痛を主訴とする若年女性のことが多い。起因菌はクラミジアが最も多いが，呈示症例は淋菌によるものであった。開腹，腹腔鏡では肝被膜と壁側腹膜の間にヴァイオリンの弦のような，と形容される特徴的な索状の癒着が見られる。画像的には造影CTやMRIにて肝表面の濃染が見られるのが特徴的とされる。濃染は動脈相で最もはっきり捉えられる。

● 治療法

抗菌薬投与。

(上田浩之)

33. 産婦人科救急疾患

骨盤放線菌症 (IUD)
Pelvic actinomycosis associated with IUD

診断のポイント 骨盤腔内に一見して悪性腫瘍を疑う浸潤性発育を示す充実性腫瘤を認めた場合，放線菌症を鑑別に挙げ，子宮内避妊具（IUD）使用歴を確認する。

CASE

60歳台，女性。発熱，下腹部痛。WBC 26000，CRP 21.6

図1

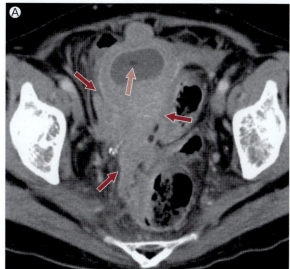 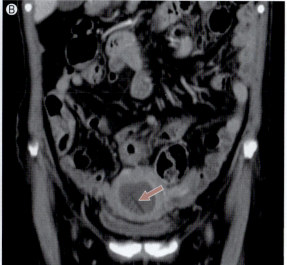

（荏原病院放射線科 井田正博先生のご厚意による）

画像所見 造影CT平衡相横断像（A），同，冠状断像（B）：子宮から直腸周囲にかけて広範に浸潤する腫瘤（➡）を認める。子宮内腔にIUD（➡）を認める。

● 疾患解説

　放線菌症はグラム陽性桿菌である*Actinomyces israselii*による感染症であり，膿瘍や瘻孔を形成して周囲組織に浸潤する化膿性肉芽腫性疾患である。骨盤部では約90％にIUDの使用歴が認められる。菌のプロテアーゼによって破壊性に浸潤性発育を示す充実性腫瘤の像を呈し，悪性腫瘍との鑑別を要する。腫瘤は強い造影効果を示し，解剖学的障壁を超えて進展する。

● 治療法

　IUD抜去に引き続き，ペニシリンの長期投与を行う。治療抵抗性の場合は，外科的切除が必要となる。

（栗林英人）

◇ 文献

1) 藤原道久. 骨盤放線菌症-自験例11例と過去21年間のわが国における報告例-. 日本外科感染症学会雑誌 2011; 8: 249-57.
2) Kim SH, et al：. Unusual causes of tubo-ovarian abscess: CT and MR imaging findings. Radiographics 2004; 24: 1575-89.

33. 産婦人科救急疾患

子宮・卵管留膿腫
Pyometra, Pyosalpinx

診断のポイント 高齢女性の骨盤内膿瘍，腹膜炎では留膿腫の破裂も考慮して子宮を観察，内部の液貯留，壁の断裂の有無を確認する。

CASE
80歳台，女性。発熱で経過観察されていたところ，筋性防御を伴う腹痛が出現。

図 1

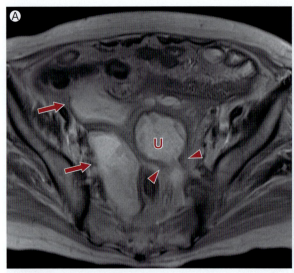
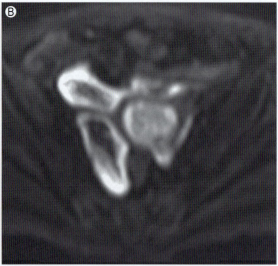

画像所見 MRI T2強調横断像（A）：子宮（U）の後壁の連続性が消失（▶）。骨盤内には膿瘍と思われる被包化された液貯留（➡），脂肪織混濁が認められる。
拡散強調像（B）：子宮腔内，膿瘍内が高信号を呈している。

● 疾患解説

子宮留膿腫は老人性頸管萎縮，頸癌などの原因で子宮頸部が閉塞し子宮腔内に膿が貯留する疾患であり，高齢者に多い。症状としては膿性帯下，性器出血，発熱，下腹部痛など。無症状のこともあるが，呈示症例のように破裂して急性腹症で発症することもある。

● 治療法

高齢でADL低下例も多く，状態に応じて手術，ドレナージ（経皮，経腟），抗菌薬投与などを組み合わせる。

（上田浩之）

33. 産婦人科救急疾患

子宮留血腫，子宮・腟・腎の複合奇形
Hematometra, uterine anomaly
[呈示例は Obstructed hemivagina and ipsilateral renal anomaly（OHVIRA）症候群]
関連疾患：Herlyn-Werner 症候群，Wunderlich 症候群

> **診断の ポイント** 子宮奇形を認めた場合は，泌尿器のチェックも必要。急性腹症の原因となりうることも認識しておく。

CASE
20歳台，女性。持続する帯下で来院。

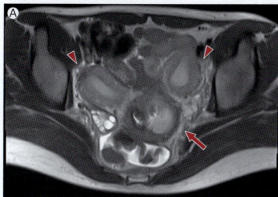
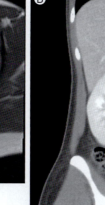

図1

画像所見
MRI T2強調横断像（A）：子宮体部が左右に見られる重複子宮（▶）。この後方には囊胞性腫瘤が見られる（➡）が，これは左側の拡張した腟である。
造影CT平衡相冠状断再構成像（B）：左腎が同定できない。

● 疾患解説

子宮留血腫は子宮腔内に血液が貯留した状態で，原因としては腫瘍，処女膜閉鎖，子宮奇形などが知られている。

子宮奇形のうち重複子宮や双角子宮では一側の頸部や腟の閉鎖を伴うことがある。結果，子宮腔内や卵管に経血貯留をきたす。症状としては下腹部痛，月経困難，不妊などであるが，腹腔内に血性内容が破裂し，急性腹症で発症することもありうる。子宮奇形の詳細については成書を参照されたい。

● 治療法

手術（腟壁開窓術，患側子宮，閉鎖腟管切除など）。

（上田浩之）

◇ 文献
1) 田中優美子. 先天異常. 産婦人科の画像診断 第1版. 東京: 金原出版株式会社; 2014. p496-507.

33. 産婦人科救急疾患

異所性妊娠流産・破裂（所謂，子宮外妊娠）
Ectopic Pregnancy; abortion and rupture

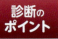 妊娠可能年齢女性の腹腔内出血を見たら異所性妊娠もしくは卵巣出血を考え，妊娠反応をチェックする。

CASE

20歳台女性。腹痛を主訴に他院受診。CTにて多量の腹腔内出血を認め搬送となった。尿中hCG：陰性（血中が陽性と判明）。Shock index＜1であった。

図1

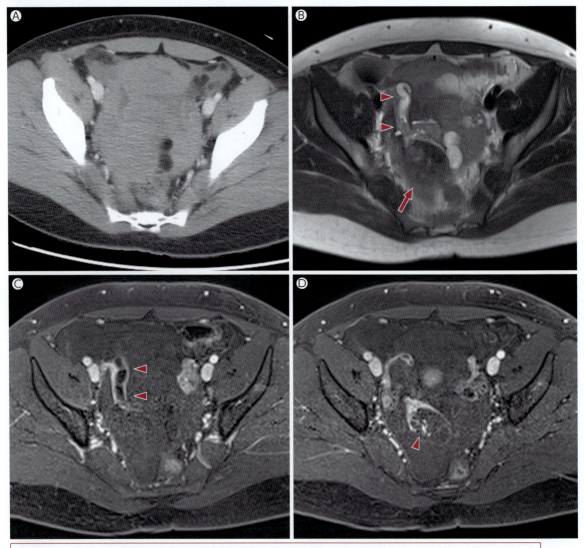

画像所見 **造影CT平衡相（A）**：造影CTでは腹腔内に多量の腹水が認められる。腹水の濃度は高く血性と思われる。
MRI T2強調横断像（B）：血性腹水に加え，拡張した卵管がみられ（▶）内部には一部出血と思われる低信号がみられる。この後方には血腫もみられる（➡）。胎嚢は確認できなかった。
MRI 造影後脂肪抑制T1強調像（C, D）：拡張した卵管壁はよく造影されている（▶）。また，T2強調像で血腫がみられた部分には強く造影される結節状構造がみられ（▶）絨毛組織の存在が疑われる。

● 疾患解説

　受精卵が子宮内腔以外の場所に着床した状態を異所性妊娠とよぶ。以前には子宮外妊娠とよばれていた。卵管妊娠が多く（約98%），そのなかでも膨大部妊娠が多い（卵管妊娠中約73%）。いずれの部位でも初期は無症状であるが，胎芽が成長するとともに腹痛や出血といった症状を呈するようになる。

　卵管膨大部は径が太く，破裂よりも卵管内で流産することが多い。この場合卵管内血腫の像を呈することが多く，腹腔内出血はあっても少量である。症状としては少量の性器出血や間欠的な下腹部痛などを呈することが多い。

　卵管狭部，間質部妊娠卵管破裂では卵管破裂の病態を呈することが多いとされる。この場合急激な下腹部痛を伴う多量の腹腔内出血で発症することが多く，ショックに至ることもまれではない。

　呈示例では破裂が疑われたが，手術では破裂部位は確認できず，手術所見から卵管采妊娠のDouglas窩への流産，出血と考えられた比較的まれな例である。手術は腹腔鏡下で腹腔内の血腫除去，卵管切除が施行されている。

　画像診断の役割は，出血部位の確認，出血量の把握，胎嚢，絨毛組織の位置の把握であり，これには造影を含めたMRIが有用である。しかしながら破裂をきたしショックに陥っている際にはMRIを撮影する余裕はないことが多い。この際にはCTや超音波で腹腔内出血を確認し妊娠反応の有無にて診断することになる。強く造影される絨毛組織，造影剤の血管外漏出はCTでもMRIと同様に確認できることもあり，異所性妊娠の診断および妊娠部位推定に有用である場合がある。なお異所性妊娠疑いであってもまれにMRIで正所性と確認されることがあり，造影剤を投与する前には子宮内腔をチェックし，正所性妊娠のないことを確認すべきだと考えている。

● 治療法

　破裂・ショック状態では開腹，根治術（卵管切除など）。

　妊孕能温存の必要があるときはメトトレキサート療法，もしくは卵管を温存した手術が選択される。妊孕能温存の必要がないときは卵管切除など根治術が行われる。

　hCG低値例では待機療法も選択されうる。

〔上田浩之〕

33. 産婦人科救急疾患

子宮破裂
Uterine rupture

> **診断のポイント** 画像で子宮破裂自体を診断しなければならないことは少ないと思われる。画像診断を行う場合は破裂部位，出血部位，量の評価が重要。

CASE
30歳台，女性。分娩後より貧血の進行と右下腹部痛あり。

図1

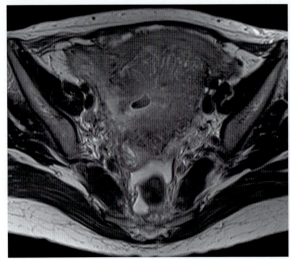 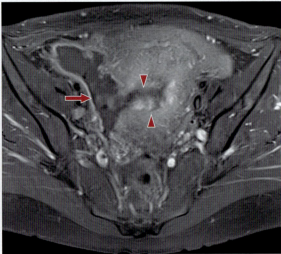

> **画像所見** MRI T2強調横断像（A），造影後脂肪抑制T1強調横断像（B）：子宮筋層の断裂（B▶）および出血性と思われる液貯留（B→）が見られる。
> 本例では頸管裂傷が子宮筋層に及んだものと考えられ，全身状態も保たれており保存的に加療された。

● 疾患解説

妊娠および分娩中に生じる子宮体部の裂傷。帝王切開など子宮手術の既往がある場合が多い。典型的には突発する腹痛，陣痛消失，胎児機能不全を呈し，ショックに陥るとされるが，出産後の外出血などより診断される非定型例（無症候性子宮破裂）もある。本例のように頸管裂傷が延長したものもある。出血，ショックを呈する産科救急疾患の重要な鑑別の一つである。

● 治療法

緊急帝王切開，破裂部位の修復縫合，子宮全摘など。

（上田浩之）

◇ 文献
1) 竹田 省. 分娩時裂傷. 標準産科婦人科学 第4版. 東京: 医学書院; 2011. p493-4.

子宮仮性動脈瘤
Uterine pseudoaneurysm

> **診断のポイント** 帝王切開後の出血では仮性動脈瘤の可能性も考慮。ドプラエコー，造影CTが診断に有用。

CASE
30歳台，女性。分娩停止による緊急帝王切開施行後。癒着のため止血の確認ができず搬送。

図1

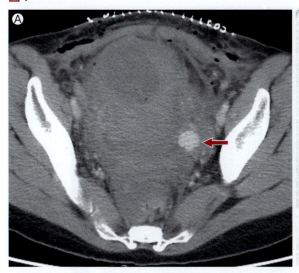
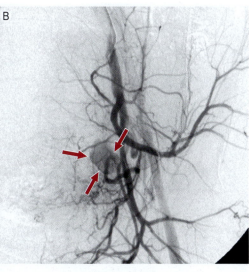

画像所見
造影CT（平衡相）（A）：子宮頸部左側に造影剤の溜まりが見られ（➡），仮性動脈瘤が疑われた。
血管造影（B）：仮性動脈瘤が確認され（➡），NBCAによる塞栓術が施行された。

● 疾患解説

ほとんどが帝王切開後や内膜搔把後の報告である。子宮手術後の原因不明の出血においては仮性動脈瘤の可能性も考慮しカラードプラエコー，場合によっては造影CT（動脈相も撮影することが望ましい）での確認が必要である。未破裂で偶然発見される場合や経腟分娩後，また筋腫核出術後の報告もある。

● 治療法

原則塞栓術。サイズが小さく無症候性のものは経過観察できる可能性があるかもしれない[3]。

（上田浩之）

◇ 文献
1) 松原茂樹. 子宮動脈仮性動脈瘤の発生メカニズムと対処法. web医事新報 2015; 4756. p64.
   https://www.jmedj.co.jp/journal/paper/detail.php?id=3759
2) Baba Y, et al. Uterine artery pseudoaneurysm: not a rare condition occurring after non-traumatic delivery or non-traumatic abortion. Arch Gynecol Obstet 2014; 290: 435-40.
3) Takahashi H. et al. Spontaneous resolution of post-delivery or post-abortion uterine artery pseudoaneurysm: A report of three cases. J Obstet Gynaecol Res 2016; 42: 730-3.

33. 産婦人科救急疾患

子宮筋腫赤色変性
Red degeneration of uterine leiomyoma

> **診断のポイント**　下腹部痛の患者で造影されない子宮筋腫を見たら赤色変性の可能性も考慮。確定にはMRIが有用。腫瘤辺縁部に強く見られるT1強調像での高信号，T2強調像での低信号が特徴的。

CASE

40歳台，女性。妊娠中に腹痛あり，腹痛より約3週間後にMRIが撮像された。もともとMRIにて典型的な子宮筋腫を指摘されていた。

図1
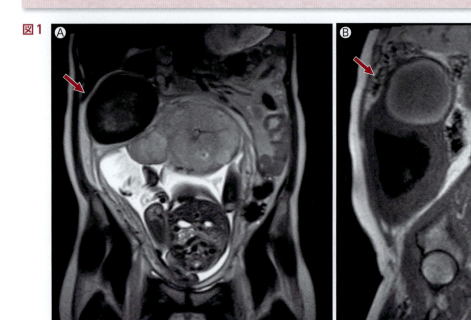

（症例は京都桂病院放射線診断科 山岡利成先生のご厚意による）

> **画像所見**　子宮底部右側に見られる筋腫（➡）はMRI T2強調冠状断像（A）では辺縁部が低信号，内部が高信号を，MRI T1強調矢状断像（B）では辺縁部が高信号，内部が低信号を呈している。

● 疾患解説

赤色変性は子宮筋腫が静脈性梗塞を起こした状態と考えられている。妊娠中や経口避妊薬服用者に見られることが多い。また後述の有茎性子宮筋腫捻転でも同様の像を呈することがある。赤色変性および有茎性子宮筋腫捻転は急性腹症の原因となりうるが無症候性の赤色変性も少なからず見られ，症状の原因であるか否かの判断は慎重に行う必要がある。

● 治療法

手術（筋腫核出，子宮摘出），経過観察されることもありうる。　　　　　　　　（上田浩之）

33. 産婦人科救急疾患

有茎性漿膜下子宮筋腫捻転
Torsion of pedunculated subserosal uterine leiomyoma

診断のポイント 下腹部痛があり，子宮に近接した筋腫様腫瘤に造影効果が見られない場合は筋腫捻転を考慮する。正常卵巣の確認は忘れないこと。

CASE
50歳台，女性。2日前からの右下腹部痛で搬送。

図1
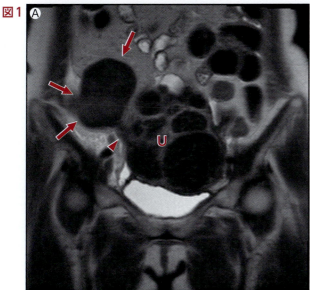
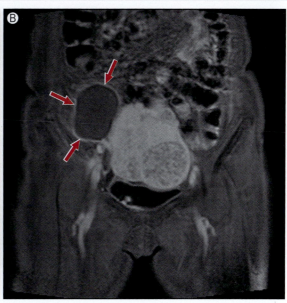

画像所見 MRI T2強調冠状断像（A）：右下腹部にT2強調像で低信号の腫瘤がみられる（➡）。腫瘤は子宮（U）に多発する他の筋腫と同様の信号で，かつ子宮（U）とは索状構造（▶）で連続している。
造影後脂肪抑制T1強調冠状断像（B）：腫瘤（➡）には造影効果がみられない。

● 疾患解説

　比較的まれではあるが，卵巣腫瘍と同様に有茎性漿膜下子宮筋腫も捻転を起こすことが知られている。血流障害により強い腹痛が起こり，急性腹症の原因となるが，疼痛の程度は卵巣（腫瘍）の捻転より強いといわれている。画像所見としては子宮と連続する索状構造（捻転茎），造影効果の欠如など卵巣捻転と類似する。卵巣が同定できること，捻転筋腫の画像は赤色変性（別項参照）と同様であることなどで鑑別可能なことがある。

● 治療法

　手術（捻転筋腫の摘出や子宮全摘）。

（上田浩之）

子宮内反症
Uterine inversion

診断のポイント　分娩後出血で「変な子宮」をみたら疑う。

CASE　20歳台，女性。産後ショックで他院より搬送。

図1

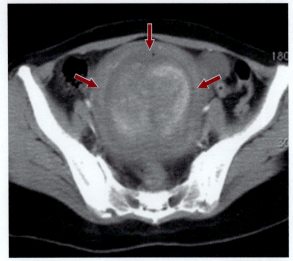

画像所見　造影CT平衡相：子宮内腔に高濃度の腫瘤様の構造が見られる（➡）。横断像のみではわかりづらいが内腔に嵌入した子宮底部であった。

（北野病院　芝田豊通先生のご厚意による）

● 疾患解説

　分娩終期から産褥初期にかけて突然の下腹部痛，出血で発症することが多い。分娩後出血の1％を占め弛緩出血との鑑別を要することがある。画像の報告は少ないが近年産科救急において画像診断が行われるケースも増えており，認識しておくべき疾患と思われる。画像所見としては矢状断，冠状断では子宮底部が反転しているのが直接観察可能，横断像では体部の壁が腸重積のごとく多重に見える。

● 治療法

　ショックに対する治療。出血が多ければ子宮動脈塞栓術（UAE）も考慮。徒手整復，手術的整復，子宮摘出。

（上田浩之）

◇ 文献

1) Thakur S, et al. Sonographic and MR features of puerperal uterine inversion. Jpn J Radiol 2014; 32: 356-9.

33. 産婦人科救急疾患

卵巣過剰刺激症候群
Ovarian hyperstimulation syndrome (OHSS)

診断のポイント　排卵誘発＋卵巣腫大はOHSSを疑う。

CASE
20歳台，女性。排卵誘発をされている。異所性妊娠評価目的でMRIが撮像された。無症状。

図1　MRI T2強調横断像

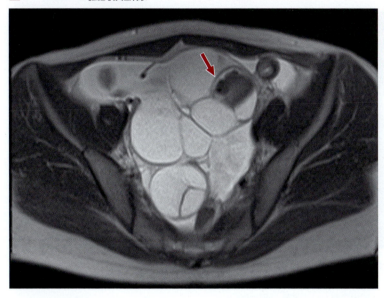

画像所見　両側卵巣は著明に腫大，内部に大小多数の囊胞が見られる。一部に出血を疑う低信号も見られる（➡）。腹水も多い。

● 疾患解説

不妊治療に対する排卵誘発により引き起こされる病態。卵巣の多囊胞性腫大，血管透過性の亢進による胸水や腹水の貯留を呈する。腹部膨満や下腹部痛を呈することもある。重症化すると血栓形成や乏尿を合併，多臓器不全に陥り，生命の危険も生じうる。絨毛性疾患や多胎妊娠などに起因する内因性のOHSSを多発性黄体化卵胞囊胞（黄体化過剰反応）とよぶ。

● 治療法

病状に応じて輸液，腹水，胸水穿刺，抗凝固など。軽症では安静のみとされることもある。

（上田浩之）

33. 産婦人科救急疾患

卵巣広汎性浮腫，卵巣軸捻転症（正常卵巣捻転）
Massive ovarian edema(MOE), Torsion of normal ovary

> **診断のポイント**　卵巣の腫大，浮腫，卵胞間距離開大を見たら捻転，広汎性浮腫を考える。

CASE
30歳台，女性。間欠的な背部痛，腹痛を主訴に受診。

図1

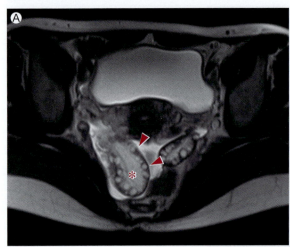
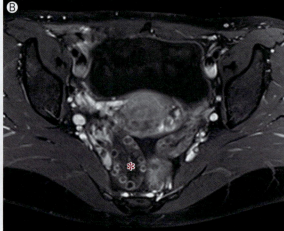

画像所見　**MRI T2強調横断像（A）**：右卵巣は腫大，実質（＊）が浮腫により高信号を呈している。卵胞間の距離も開大している部分が見られる（▶）。捻転の所見は同定できず。
造影後脂肪抑制T1強調横断像（B）：卵巣実質（＊）の造影効果は弱い。
手術では卵巣は360°捻転，うっ血が認められた。捻転を解除したところ血流は改善。状態としては間欠的な捻転によるMOEと考えられた。

● 疾患解説

正常卵巣の捻転はまれで，初経前後の女児に起こることが多い。MOEは間歇的な卵巣捻転に起因するとされており，捻転の所見（卵巣腫瘍捻転の項を参照➡p264）が確認できることもある。

● 治療法

症例に応じて捻転解除，卵巣部分切除，卵巣固定，卵巣切除などの手術が行われるが，若年者に多いこともあり可能な限り卵巣を温存する。　　　　　　　　　　　　　（上田浩之）

◇ 文献
1) Iraha Y, et al. CT and MR Imaging of Gynecologic Emergencies. Radiographics 2017: 160170.

33. 産婦人科救急疾患

卵巣出血
Ovarian hemorrhage

診断のポイント　妊娠可能年齢の女性で血性腹水を見たら，卵巣出血もしくは異所性妊娠をまず考える。

CASE

30歳台，女性。突然強い下腹部痛を自覚，救急要請。

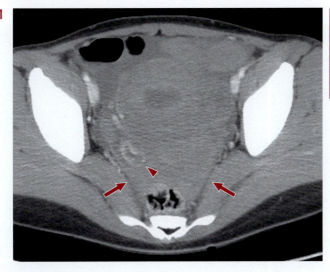

図1

画像所見　造影CT平衡相：多量の血性（高濃度）腹水を認める（➡）。右卵巣にはリング状に造影される黄体と思われる嚢胞状構造（▶）が見られるが，壁の緊満感が失われている。

● 疾患解説

　日常，高頻度に遭遇する婦人科救急疾患の一つで，黄体（嚢胞）出血が多い。突発する下腹部痛を主訴とし（性交後に多いため，夜中に来院することが多い），腹膜刺激症状を伴う。同様に腹腔内出血で発症しうる異所性妊娠との鑑別が重要であり，同意を得たうえで妊娠反応をチェックする。異所性妊娠に妊娠黄体を伴っていることもあり，黄体の存在をもって卵巣出血と安易に診断しないこと。

● 治療法

循環動態が安定している場合には経過観察，不安定な場合は手術が原則。　　（上田浩之）

◇ 文献

1) Nishino M, et al. MR imaging of ovarian hemorrhage. Eur J Radiol 2004; 51: 34-40.

33. 産婦人科救急疾患

卵巣腫瘍捻転
Torsion of ovarian tumor

診断のポイント 腹痛患者＋卵巣腫瘍をみたら捻転の可能性を考慮する。

CASE
30歳台，女性。以前より右卵巣腫大を指摘されていた。来院約1週間前より腹痛，嘔吐あり。来院当日に腹痛が増悪，鎮痛薬で改善なく受診。診察時には疼痛は消失。

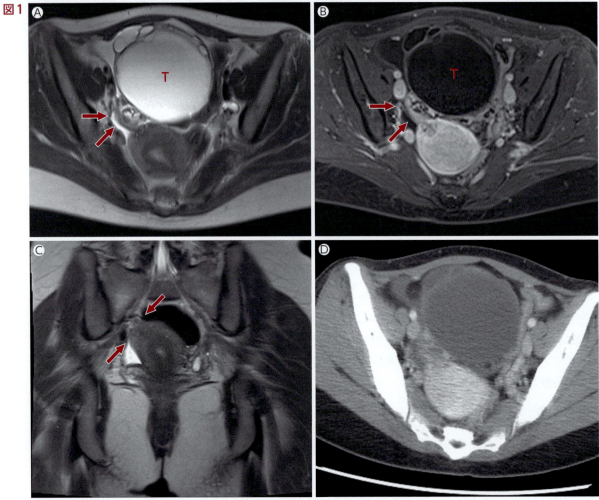

図1

画像所見 MRI T2強調横断像（A），MRI 造影後脂肪抑制T1強調像（B），MRI T2強調冠状断像（C）：MRIでは骨盤内に多房性嚢胞性腫瘤が認められる（A，B T）。子宮と腫瘤の間の索状構造（A,B➡），子宮の右側偏位（C➡）が見られ，卵巣腫瘍捻転の所見と考えられる。腫瘤壁の造影効果は保たれており，壊死には至っていないと考えられる。
造影CT平衡相横断像（D）：CTでも同様の所見が確認できる。
受診当日に試験的腹腔鏡を施行。右卵巣は腫大し360°捻転していた。捻転を解除したところ血流が改善したため，腹腔鏡下に卵巣嚢腫核出術のみ施行された。病理では嚢胞腺腫と診断された。

●疾患解説

　卵巣腫瘍の捻転は日常診療で比較的高頻度に遭遇する病態であり，女性の急性腹症の鑑別疾患として重要である。卵巣は卵巣間膜，卵巣堤索を介して腹腔内に半固定された臓器であり，可動性を有するために捻転が起こりやすいと考えられている。なお，捻転は右側に多いとされるが，これは左側においては上方にS状結腸間膜が存在するため右と比べ可動性が低いことによる，とされている。

　良性腫瘍，特に成熟嚢胞性奇形腫の捻転が多く，悪性腫瘍や，良性でも周囲と癒着を起こす内膜症性嚢胞の捻転は少ない。腫瘍のサイズは5～10cm（文献によっては5～15cm）のことが多く，小さすぎても大きすぎても捻転は起こりにくい。正常卵巣や卵管が捻転することもありうる（卵巣捻転の項参照）。

　典型的には突発する下腹部痛で発症するが，経過の長い場合もある。捻転と解除を繰り返していると考えられる（軽度の症状が間欠的に繰り返す）症例も存在。呈示症例のように診察時には疼痛が消失している場合，画像で明らかに捻転と考えられたが手術時には捻転が解除されている場合などもある。

　画像所見としては捻転茎の描出，子宮の腫瘍側への偏位，腫瘍の造影効果の欠如，腫瘍内の出血，腫瘍から子宮への突出などが知られている。正常部卵巣に浮腫をきたしmassive ovarian edema（MOE）と類似した浮腫や卵胞間距離の開大が見られることもある（MOEの項参照➡P.262）。

●治療法

　腫瘍の摘出術や付属器摘出が行われるが，生殖可能年齢の女性に多い病態であり，極力卵巣を温存するように努める。卵巣実質が壊死に陥っていなければ腫瘍摘出＋捻転解除が行われることが多い。

（上田浩之）

内膜症性嚢胞破裂
Rupture of endometriotic cyst

診断のポイント 内膜症性嚢胞に嚢胞内容と同様の信号を呈する腹水貯留，嚢胞壁の緊満感消失，嚢胞壁断裂などの所見をみたら破裂を考える。特に脂肪抑制T1強調像が有用である。

CASE 30歳台，女性　夜間に腹痛で覚醒。冷汗，発熱あり。腹膜刺激症状を伴う右下腹部痛あり。炎症反応高値。

図1

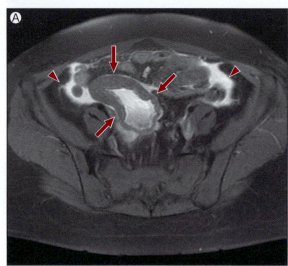
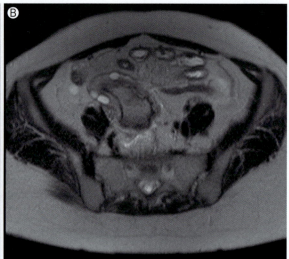

画像所見 MRI横断像脂肪抑制T1強調像（A），T2強調像（B）：右卵巣に高信号の内容を呈する嚢胞がみられる（A➡）。嚢胞壁は緊満感が消失，また腹腔内にも高信号の液貯留がみられる（A▶）。

● 疾患解説

　成熟嚢胞性奇形腫とともに内膜症性嚢胞も破裂をきたしやすい卵巣疾患である。破裂により嚢胞内容が腹腔内に漏出すると化学性腹膜炎を起こし，ときとして突然の激烈な腹痛で発症することがある。婦人科救急疾患の約5％を占めるといわれており，まれではない。

● 治療法

　Major Rupture→化学性腹膜炎では手術が行われる。Minor ruptureでは保存的に加療されることもある。

（上田浩之）

卵巣顆粒膜細胞腫破裂
Rupture of granulosa cell tumor (GCT) of the ovary

> **診断のポイント** 腹腔内出血を伴う卵巣腫瘍では顆粒膜細胞腫破裂を考慮

CASE
80歳台，女性。右卵巣腫瘍で手術予定。突然発症の右下腹部痛で受診。腹膜刺激症状有。

図1

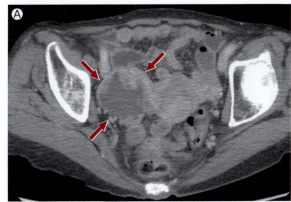 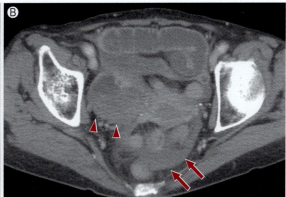

> **画像所見** 造影CT平衡相，初回受診時（A）：右卵巣に内部に囊胞性部分を含む腫瘤を認める（➡）。MRI（非呈示）では囊胞性部分に出血が見られた。
> 同，腹痛で来院時（B）：腫瘤は増大，血性と思われる高濃度腹水（➡），腫瘍内出血と思われる高吸収域（▶）の出現がみられる。

● 疾患解説

卵巣GCTは，腫瘍内に出血がみられることが多く，手術時には15％に被膜破綻が見られるとされる。まれながら本例のように破裂，腹腔内出血による急性腹症で発症することもありうる。なお，GCT*についての詳細は成書を参照されたい。

● 治療法

卵巣癌に準じた手術。妊孕能温存が図られることもある。再発，転移例では化学療法，放射線治療など。
　　　　　　　　　　　　　　　　　　　　　　　　　　　　　　　　　　（上田浩之）

> *GCT……成人型（95％更年期～閉経後）と若年型（5％小児）があり、境界悪性に分類されるエストロゲン産生腫瘍の画像は囊胞状～肉腫様と多彩。関連疾患としてOllier病（内軟骨腫症），Maffucci症候群（血管腫）がある[3]。

◇ 文献
1) 日本婦人科腫瘍学会，編．性索間質性腫瘍．卵巣がん治療ガイドライン 2015年版．東京：金原出版; 2015.
https://jsgo.or.jp/guideline/img/ransou2015-07.pdf
2) Oge T, et al. Ruptured granulosa cell tumor of the ovary as a cause of acute abdomen in postmenopausal woman. Case Rep Oncol Med 2012; Case Reports in Oncological Medicine Vol. 2012, doi:10.1155/2012/451631 Epub 2012 Sep 3.
3) 田中優美子，著．顆粒膜間質細胞腫瘍．産婦人科の画像診断．東京：金原出版; 2014.

33. 産婦人科救急疾患 — 卵巣腫瘍破裂

卵巣腫瘍破裂による化学性腹膜炎
Chemical peritonitis due to rupture of ovarian neoplasms

診断のポイント　腹膜炎の症状を呈する患者において，緊満感を欠いた嚢胞性腫瘤が存在する場合には腫瘍破裂による化学性腹膜炎を疑う。

CASE
60歳台，女性。強い腹痛のほかは詳細不明。

図1

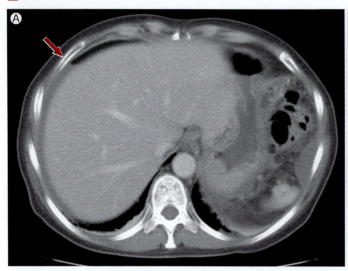
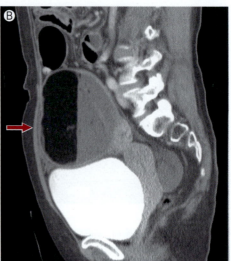

(文献1より許可を得て引用)

画像所見　造影CT 平衡相横断像（A）：肝臓前面にfat-fluid levelがみられる（➡）。
同，矢状断再構成像（B）：骨盤内には脂肪を有する腫瘤が見られ（➡），卵巣成熟嚢胞性奇形腫の所見である。腹腔内脂肪織の強い混濁もみられた（非呈示）。

● 疾患解説

　嚢胞性腫瘍や壊死を伴う腫瘍が破裂した場合，内容や壊死物質により化学性腹膜炎が引き起こされる。多いのは卵巣成熟嚢胞性奇形腫や内膜症性嚢胞（正確には腫瘍ではない）の破裂であり，女性の突発する下腹部痛において鑑別すべき疾患である。画像所見としては腫瘍の緊満感の欠如，壁の断裂，腫瘍外への腫瘍内容と同様の液体漏出，などが挙げられる。

● 治療法

通常手術が行われる。　　　　　　　　　　　　　　　　　　　　　　　　（上田浩之）

◇ 文献

1) 上田浩之. 卵巣腫瘍破裂. 坂本力ほか, 編. マルチスライスCTによる腹部救急疾患の画像診断 第1版. 東京: 学研メディカル秀潤社; 2007. p127

33. 産婦人科救急疾患

骨盤うっ血症候群
Pelvic congestion syndrome

> **診断のポイント**　卵巣静脈，骨盤内静脈の拡張が見られたら本疾患も鑑別として考慮する。ただし，他疾患の除外を慎重に行う必要あり。

CASE
40歳台，女性。15年前に出産。以降，下腹部不快感，疼痛が持続している。

図1

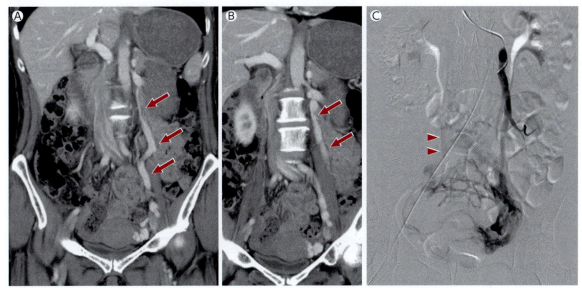

(那須赤十字病院放射線科 水沼仁孝先生のご厚意による)

> **画像所見**　**造影CT動脈相（A, B）**：左腎静脈から左卵巣静脈へ造影剤の逆流が認められ（➡），その径は1cmにも及ぶ。
> **逆行性左卵巣静脈造影（C）**：怒張した左卵巣静脈から骨盤内静脈，対側の右卵巣静脈（▶）などが造影されている。

●疾患解説

骨盤うっ血症候群は，骨盤静脈の弁機能不全に起因すると考えられる骨盤内静脈の鬱滞による慢性的な下腹部痛，腰痛などを呈する症候群である。20～40代の女性，特に多産婦に多いとされる。6ヵ月以上持続する非周期性の骨盤部痛，腰痛，性交時痛，月経困難症などがみられ，画像で拡張した卵巣静脈を確認するとともに，他の疾患の除外を行った後に診断される。なお，症状は仰臥位で軽減することが多い。

表1に示すような診断基準が提唱されているが，画像診断を行ううえで特に重要なのは他の器質的疾患の除外である。本疾患は多くの医師に認知されておらず，不定愁訴として扱われていることも多く，画像診断で本疾患の可能性を示唆することは重要と思われる。しかしながら，同様の画像を呈する場合でも症状がない場合もあり，安易に本疾患と決めつけないよう注意すべきである。

塞栓術を考慮する場合は，ドプラ超音波や静脈造影で血行動態を正確に把握し，適切な塞栓物質，塞栓部位（血管）を選択することが重要である。

●治療法

卵巣静脈の塞栓の有用性を報告する論文も多くみられ，積極的に卵巣静脈の塞栓術を行っている施設もあるが，塞栓術には踏み切らず，対症療法のみが行われていることも多い。

（上田浩之）

表1　骨盤鬱血症候群の診断基準

モダリティ	診断基準
超音波	拡張した卵巣静脈，子宮筋層内静脈。逆行性血流。バルサルバ法による二相性波形など
CT, MRI	卵巣静脈径≧8mm，卵巣近傍の静脈径≧4mm，動脈相での左卵巣静脈逆流
静脈造影	卵巣静脈径≧10mm，子宮，卵巣静脈叢拡張，対側骨盤静脈の逆行性造影，大腿や会陰部の静脈瘤

◇ 文献

1) 稲葉浩二，ほか．骨盤鬱血症候群に対して卵巣静脈塞栓術が奏功した1例．IVR会誌 2011; 26: 55-9.
2) Lopez AJ. Female pelvic vein embolization: Indications, techniques, and outcomes. Cardiovasc Intervent Radiol 2015; 38: 806-20.

34. 尿路結石・泌尿器系救急疾患

水腎症をみたら
Hydronephrosis

> **診断の ポイント** 尿路径の変化から器質的な閉塞機転の存在・部位診断は比較的容易である。器質的病変が見られない場合，急性腎盂腎炎など機能的閉塞の可能性を考える。

CASE

60歳台，女性。悪寒，発熱（39℃），関節痛，頻尿，下腹部痛を主訴に近医受診，急性膀胱炎として抗菌薬治療されるも炎症所見軽快せず。前医にて尿管結石による閉塞性の急性腎盂腎炎として加療されるが，CT，MRIにて骨盤内腫瘤をみとめ，骨盤内膿瘍における水腎症，急性腎盂腎炎として紹介受診。Double J catheter留置のうえ，抗菌薬治療の後，単純子宮全摘，両側付属器切除，虫垂切除術が施行された。摘出標本では，変性筋腫と子宮筋層に膿瘍形成があり，右付属器，卵巣が一塊となった炎症性腫瘤を形成していた。虫垂にも炎症波及をみとめた。

図1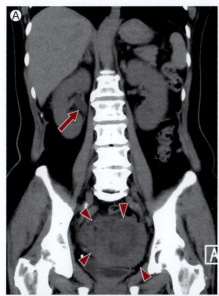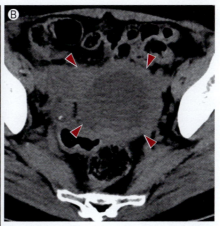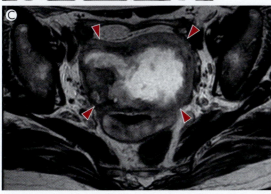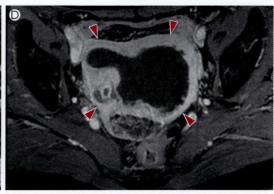

> **画像 所見** 非造影CT 冠状断像（A），横断像（B），T2強調MRI横断像（C），T1強調MRI横断像（D）：右水腎症がみられ（➡），尿管拡張を骨盤内まで認める。骨盤内に境界不明瞭で内部低吸収の腫瘤があり（▶），子宮と連続している。造影されない液体貯留をみとめ，膿瘍形成が考えられた。

● 疾患解説

水腎症の原因疾患を**表1**にまとめた。

水腎症の存在診断は超音波，CT，MRIなど各種断層撮像においては比較的容易であり，閉塞機転のレベルの確認も容易であるため，多彩な原因疾患の鑑別が重要となる。血尿・腎仙痛の有無，尿路感染所見，消化器症状，ショックなどの症状に着目する必要がある。

また年齢別では小児・若年者では血管による圧排に伴う腎盂尿管移行部狭窄や，重複尿路・異所性開口，尿管瘤などの尿路奇形，膀胱尿管逆流は水腎症のほか，急性腎盂腎炎の原因としても重要である。血尿・腎仙痛があっても腫瘍性疾患を否定するものではなく，尿路を巻き込むさまざまな疾患が原因となりうるため，詳細な画像の評価が必要である。

● 治療法

原因疾患による。

（髙橋　哲）

表1　水腎症の原因となる疾患

器質的	腎盂・尿管内腔病変	結石	腹部単純写真におけるX線透過性結石もCTでは高吸収として認識できる（ただしHIV感染／AIDS治療薬であるプロテアーゼ阻害薬によるインジナビル結石はCTでも等吸収である）
		腫瘍	尿路上皮腫瘍（ほとんどが悪性だが，尿細胞診は必ずしも陽性とならない）
			腎細胞癌などの腎盂浸潤も
		血腫	膀胱タンポナーデをきたすような肉眼的血尿
			尿路と血管の瘻孔形成の有無を確認（カテーテル長期留置例や放射線照射歴など）
		炎症	結核では早期には水腎症がみられるが，慢性期には線維化による変形，鉛管様尿管をきたす
		その他	腎乳頭壊死
	腎盂・尿管周囲病変	腫瘍	リンパ節転移，悪性腫瘍直接浸潤，悪性リンパ腫など
			子宮筋腫などによる圧排
		自己免疫疾患	IgG4関連疾患による後腹膜線維症など
		炎症	憩室炎や卵管卵巣膿瘍など腹部骨盤病変の膿瘍や炎症性腫瘤
			子宮内膜症
		動脈病変	腹部大動脈瘤，腸骨動脈瘤による直接圧排
			炎症性動脈瘤や二次性の後腹膜線維症
			交叉する動脈分枝による腎盂尿管移行部狭窄（特に小児・若年者の腎盂尿管移行部狭窄）
		静脈病変	卵巣・精巣静脈血栓症に伴う静脈炎・尿管周囲炎
		生理的	妊娠子宮による圧排
		その他	Pelvic Lipomatosis，放射線照射
	下部尿路病変	腫瘍	前立腺癌，膀胱癌，尿道癌
		炎症	前立腺炎
		その他	前立腺肥大，神経因性膀胱
	先天性奇形・正常異型	重複尿管	尿管瘤（尾側からの重複尿管の正常位開口部）
			尿管異所性開口（頭側からの重複尿管）
		静脈奇形	下大静脈後尿管（特徴的なS字型の尿管の走行）
		腎盂尿管移行部狭窄	尿管蠕動異常による機能性
			尿管粘膜ひだや血管圧排によるもの
		その他	尿管膀胱移行部狭窄，巨大尿管症，後部尿道弁
機能的	炎症性	急性腎盂腎炎	尿路感染菌が産生するエンドトキシンによる尿管蠕動の麻痺
	逆流性	膀胱尿管逆流	VUR grade 3以上

◇ 文献

1) Singh I, et al. Pathophysiology of Urinary Tract Obstruction. In: Alan J. Wein, et al., eds. Campbell-Walsh Urology 10th edition. Philadelphia: Elsevier; 2012.

急性腎盂腎炎
Acute pyelonephritis

診断のポイント 悪寒戦慄や背部痛などの症状と尿検査などで診断可能で，通常はCTなどの画像検査を必要としない。治療効果不良な場合や尿路閉塞の合併が疑われる場合などに適応がある。

CASE
70歳台，女性。急な発熱と背部痛を主訴に来院。WBC 12,000/μL, CRP 12 mg/dL。体温39.7℃。

図1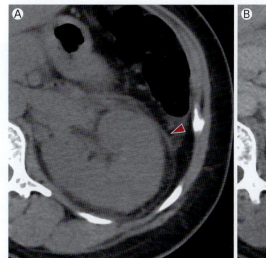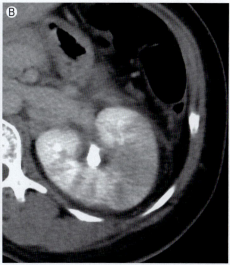

画像所見
非造影CT（A）：腎周囲の脂肪織濃度上昇と腎筋膜の肥厚が見られる（▶）。腎の腫大が確認できることもある。
造影CT平衡相（B）：楔状の造影欠損域が見られる。

疾患解説

尿道から侵入した腸内細菌などの病原体が逆行性に腎盂や腎杯にまで到達し，腎盂や腎実質に感染することにより生じる。女性に多く，高齢者や糖尿病を合併している場合は重症化することもある。特にSGLT2阻害薬内服時には尿糖が頻発することで発症率が上昇すると報告されている。楔状の造影欠損域が見られることが有名だが，本疾患の診断に必要な所見とはいえず，造影CTは推奨されない。

治療法

抗菌薬による治療が第一選択。尿路の閉塞や腎膿瘍などを伴っている場合はドレナージなどの治療介入が必要となる。　　　　　　　　（山内哲司／高濱潤子／髙橋　哲／吉川公彦）

◇文献
1) Craig WD, et al. Pyelonephritis: radiologic-pathologic review. Radiographics 2008; 28: 255-77.
2) Gadzhanova S, et al. Use of SGLT2 inhibitors for diabetes and risk of infection: Analysis using general practice records from the NPS MedicineWise MedicineInsight program. Diabetes Res Clin Pract 2017; 130: 180-5.
3) 日本感染症学会,日本化学療法学会. JAID/JSC感染症治療ガイドライン2015 尿路感染症・男性性器感染症. 2015.

Acute Lobar Nephronia
急性巣状細菌性腎炎(Acute focal bacterial nephritis ; AFBN)

診断のポイント 急性腎盂腎炎と類似した症状で，画像検査で腎実質に液状化(膿瘍形成)を伴わない腫瘤を認める場合に疑う。背景に糖尿病や膀胱尿管逆流症などを有することが多い。

CASE

50歳台，女性。発熱と背部痛。近医で抗菌薬治療されていたが軽快しないため来院。

図1

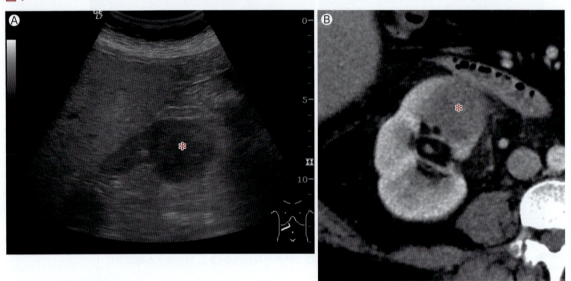

画像所見
超音波検査(A)：腎に低エコー腫瘤性病変を認める(*)。
造影CT動脈相横断像(B)：腎実質に腫瘤状の造影不領域(*)が見られ，周囲脂肪織濃度の上昇を伴う。膿瘍を思わせる液体貯留腔は認めない。抗菌薬治療により腫瘤は消失した。

● 疾患解説

腎実質に液状化(膿瘍)を伴わず，炎症性腫瘤を形成する状態で，急性腎盂腎炎から腎膿瘍に移行する途上にある病態と考えられている。

● 治療法

抗菌薬による治療が第一選択であるが，すでに抗菌薬投与が始まっている場合は，抗菌薬の変更や追加などを考慮する。腎膿瘍に移行するとドレナージなどの介入が必要となる。

(山内哲司／高濱潤子／髙橋　哲／吉川公彦)

◇ 文献
1) Cheng CH, et al. Is acute lobar nephronia the midpoint in the spectrum of upper urinary tract infections between acute pyelonephritis and renal abscess? J Pediatr 2010; 156: 82-6.
2) Ifergan J, et al. Imaging in upper urinary tract infections. Diagn Interv Imaging 2012; 93: 509-19.

34. 尿路結石・泌尿器系救急疾患

黄色肉芽腫性腎炎
Xanthogranulomatous pyelonephritis

診断のポイント 中心部の腎盂に結石を伴った腎腫大・無機能腎となる。腎杯は低濃度で拡張し腎実質は菲薄化するが，腎盂の拡張は伴わず腎盂周囲に造影効果を伴う。腎内部，傍大動脈領域リンパ節腫大を伴うことがしばしばあり，腎細胞癌や腎盂癌と間違われる。

CASE

40歳台，女性。二分脊椎により腹圧・手圧排尿であった。1年前に発熱，背部痛により入院，黄色肉芽腫性腎盂腎炎と診断され，抗菌薬による炎症コントロール後に右腎摘出術を試みるも癒着が著しく，試験開腹となった。抗菌薬より炎症のコントロールを得たため軽快退院となっていた。再び発熱，腰背部痛出現し，以前の術後部トラクトから尿様の液体の排出があり，CTにより腎周囲腔に膿瘍形成を認めたため，ドレナージ施行と抗菌薬による治療がなされ炎症所見の軽快を認めた。

図1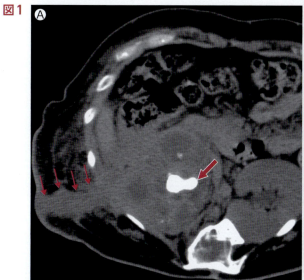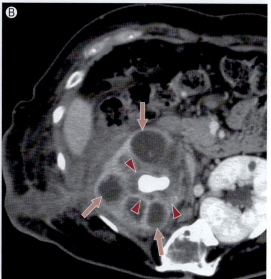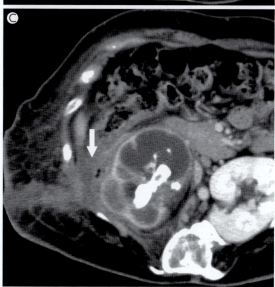

画像所見 非造影CT横断像（A），造影CT腎実質相横断像（B，C）：腎盂にサンゴ状結石（➡）をみとめる。拡張した腎杯を認めるが（➡），腎盂は軽度造影される線維化（▶）により拡張していない。黄色肉芽腫性腎盂腎炎の所見である。右腰背部皮下には前回の手術時の術瘢痕が見られるが（→），瘢痕に沿った液体を思わせる低濃度が見られる。やや尾側のスライスでは，腎周囲腔に広がる膿瘍形成が見られる（⇨）。

● 疾患解説

　脂肪を貪食したマクロファージの集簇を特徴とする慢性炎症性疾患であり，腎実質の破壊を伴う尿路結石による水腎症をきたし，腫大した無機能腎となる．腎結石と腎盂周囲の線維化があり，腎結石による閉塞で腎杯は拡張するが腎盂の拡張が制限される．約8割はびまん性だが，2割では区域性に見られる事もある．腎周囲への炎症波及もしばしば認める．

　萎縮した腎盂内の結石と拡張した腎杯を伴う像は"bear paw sign"ともよばれ特徴的であるが，10％ほどでは結石の見られない場合もあり，この場合の術前診断は難しい．腎周囲への炎症波及も多くの症例で認められる．結石の周囲に認める低吸収は水腎症を思わせるが，大部分の症例では液体貯留ではなく炎症物質の充満であり，ドレナージは通常有効ではない．本症例でも膿瘍形成に伴ってドレナージが施行されたが（図2➡），皮下への瘻孔形成は軽減したが（図2➡），他の拡張した腎杯はほとんど縮小していない（図2➡）．

図2　ドレナージ無効例（半年後の非造影CT横断像）

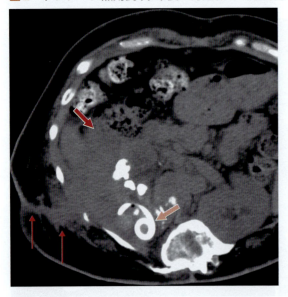

● 治療法

　抗菌薬による炎症のコントロールが行われるが，腎腫瘍と術前診断されて腎摘出術が行われることもしばしばである．また腎細胞癌や腎盂癌で，黄色肉芽腫性腎炎を伴ったとの報告もあるため，腎腫瘍の存在が否定できない場合も，腎摘出術が行われる．　　　（髙橋　哲）

◇ 文献

1) Craig WD, et al. Pyelonephritis: radiologic-pathologic review. Radiographics 2008; 28: 255-77; quiz 327-258.
2) Segovis CM, et al. The "bear paw" sign. Abdom Imaging 2015; 40: 2049-50.
3) Schaeffer AJ, et al. Infections of the urinary tract In: Alan J. Wein, et al., eds. Campbell-Walsh Urology 10th edition. Philadelphia: Elsevier; 2012.

34. 尿路結石・泌尿器系救急疾患

腎梗塞
Renal infarction

> **診断のポイント**　腎の区域性・楔状の造影不良域として認識され，側副路により腎被膜下が造影されるcortical rim signは急性腎盂腎炎との鑑別の一助になる。

CASE

40歳台，男性。3カ月前に気づいた左側腹部膨満にて前医受診。左後腹膜の巨大な一部脂肪を含む腫瘤が認められ，脂肪肉腫疑いとして手術施行。左腎・左副腎は温存し，腎周囲脂肪組織を可及的に摘出する形で腫瘍を切除した。病理診断は脱分化型脂肪肉腫であった。術後4日目にAST，ALT上昇と腹痛が出現。造影CTで左腎下極に梗塞が認められた。保存的治療により3日ほどで肝胆道系酵素は低下傾向となった。

図1

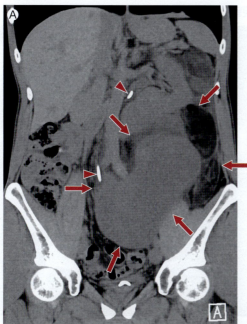

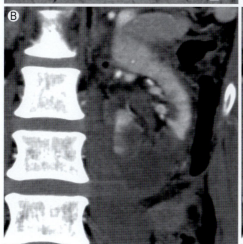

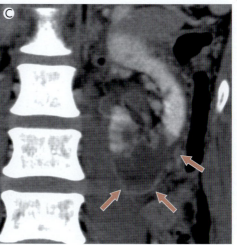

画像所見　非造影CT冠状断像（A），造影CT皮髄相冠状断像（B），造影CT腎実質相冠状断像（C）：
左後腹膜に軟部組織濃度，脂肪濃度の混在した巨大な腫瘤をみとめる（➡）。左腎下極は強く圧排され，double J catheter（▶）が留置された尿管は強く内側へ偏位している。術後腹痛発症時の造影CT造影早期相にて，左腎下極に造影されない区域性の領域がみられる。腎実質相にてこの造影されない領域の辺縁に腎被膜に沿うような一層の造影効果があり（➡），cortical rim signである。

疾患解説

腎梗塞の多くは塞栓症の一部として生じ，感染性心内膜炎（図2），開心術，心房細動，嚢状腎動脈瘤，心腫瘍，急性心筋梗塞，心室瘤，奇異性塞栓などが原因として挙げられる。腎動脈血栓症としては，動脈硬化症，動脈解離や線維筋異形成，結節性多発動脈炎などの血管炎が原因として考えられる。海外ではコカイン濫用者でも有名である。

小さな梗塞は無症状のことも多いが，大きな梗塞では側腹部痛，血尿，高血圧などを生じる。

治療法

腎梗塞をきたした基礎疾患に対する治療を行うが，梗塞そのものに対しては原則的には疼痛コントロールと感染予防を中心とした保存的治療法となる。

（髙橋　哲）

図2　感染性心内膜症により多発脳梗塞（➡）および右腎梗塞（➡）を認めた

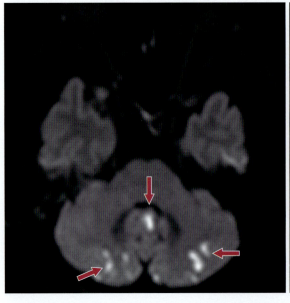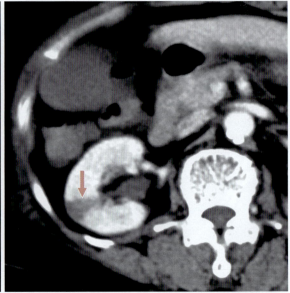

◇ 文献

1) Fergany A, et al. Renovascular Hypertension and Ischemic Nephropathy. In: Alan J. Wein, et al., eds. Campbell-Walsh Urology 10th edition. Philadelphia: Elsevier; 2012.
2) Grignon DJ, et al. Nonneoplastic diseases of the kidney, Urological Pathology, Amin MB, et al., eds, Philadelphia: Lippincott Williams & Wilkins; 2014. p1-71.
3) Suzer O, et al. CT features of renal infarction. Eur J Radiol 2002; 44: 59-64.

運動後急性腎不全
Acute renal failure with severe loin pain and patchy renal ischemia after anaerobic exercise (ALPE)

診断のポイント 短距離走などの無酸素運動後に強い腰背部痛と腎機能障害を呈し，造影CTで腎虚血の所見を認める場合には，運動後急性腎不全を念頭に置く。

CASE
19歳，男性。陸上競技(400m，800m)参加後，腰背部痛，嘔吐が出現した。血清クレアチニン2.5mg/dL。

図1

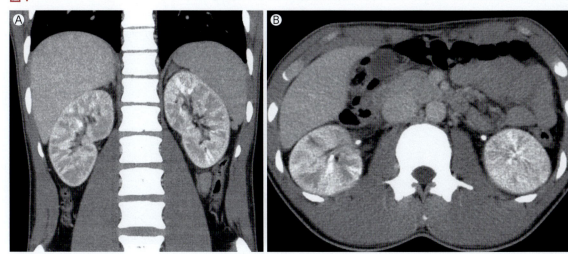

画像所見 **造影CT腎実質相(A)，排泄相(B)**：皮髄境界が残存し，腎虚血が示唆される。正常部は強い索状造影効果を呈する。

● 疾患解説

運動後急性腎不全は，無酸素運動後に強い腰背部痛を伴って発症する非ミオグロビン尿性の急性腎不全と定義され，腎血管の攣縮による腎虚血が原因である。血清クレアチンキナーゼ値は基準値以内か軽度上昇にとどまる。血清クレアチニン1.5〜3.0mg/dL時に造影剤40mLで造影CTを撮ると，虚血部は造影効果低下を呈し，1日後のdelayed CTでは逆に楔形造影効果残存が認められる。

● 治療法

保存的な水分管理でほぼ軽快するが，重症例では透析療法を要する場合がある。鎮痛にNSAIDが使用されると急性腎不全が増悪し重症化する場合がある。

（坪山尚寛／國富裕樹／髙橋　哲）

◇ 文献
1) 石川　勲. 運動後急性腎不全(ALPE). 痛風と核酸代謝 2010; 34: 145-57.

腎血管筋脂肪腫（angiomyolipoma；AML）破裂などによる腎周囲・後腹膜出血

Non-traumatic renal hemorrhage: retro-peritoneal hematoma due to AML etc.

診断のポイント　非外傷性の腎周囲血腫を認め，腎に脂肪濃度を含む腫瘤が含まれていれば，腎AMLからの出血を疑う．

CASE

40歳台，男性．急な背部痛で救急搬送．Hgb 9.8 g/mL，心拍110 bpm．

図1
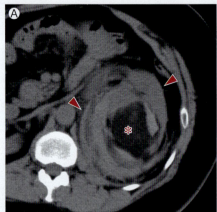
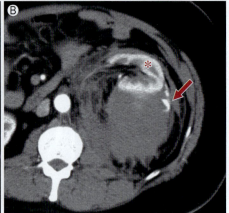

画像所見　**非造影CT（A）**：腎周囲，後腹膜腔に血腫と思われる高濃度軟部影が認められ（▶），中心に脂肪濃度腫瘤（AML）を認める（＊）．
造影CT動脈相（B）：造影された腎実質（＊）が認められ，脂肪性腫瘤の外側に造影剤の血管外漏出所見を伴う（➡）．

疾患解説

　腎AMLは腎良性腫瘍のなかで最多である．結節性硬化症の合併例では両側に多発することがある．良性疾患であるが，内部に微小動脈瘤が存在し，それが破綻すると急性の腎出血に至る．

治療法

　予防的腎動脈塞栓術は，一般的には4 cm以上の腫瘤，あるいは5 mm以上の動脈瘤がある場合に推奨される．破裂すると後腹膜腔に巨大な血腫を生じショック状態に陥る場合もあり，緊急腎動脈塞栓術の適応となる．　　　（山内哲司／高濱潤子／髙橋　哲／吉川公彦）

◇ 文献

1) 日本泌尿器科学会，日本結節性硬化症学会，編．結節性硬化症に伴う腎血管筋脂肪腫診療ガイドライン2016年版．東京：金原出版；2016．
2) Flum AS, et al. Update on the Diagnosis and Management of Renal Angiomyolipoma. J Urol 2016; 195: 834-46.

腎動静脈奇形(arteriovenous malformation)などによる血尿
Non-traumatic renal hemorrhage: hematuria due to AVM etc.

> **診断のポイント** 血尿を主訴に来院した患者をみた場合，原因として結石や腫瘍などの鑑別のほかに本疾患も鑑別に挙げることが重要。

CASE
30歳台，男性。突然の大量血尿。

図1

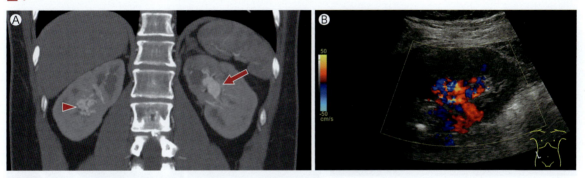

画像所見 造影CT動脈相冠状断像(A)：右腎にcirsoid type(▶)，左腎にはaneurysmal type(➡)のAVMを認める。
ドプラUS(B)：右腎門部に血流が渦巻くような腫瘤状のカラー表示が確認できる。血流速度は非常に速い。

● 疾患解説

AVMはcirsoid type(静脈瘤型)とaneurysmal type(動脈瘤型)に大別される。Nidusとよばれる拡張，蛇行した異常血管を介した先天性の動脈−静脈短絡が原因となるcirsoid typeは，若年者の大量血尿を見た場合に考慮する必要がある。一方でaneurysmal typeは基本的には無症状で，偶発的に発見されることが多い。USでは境界明瞭な無エコー域として認められ，傍腎盂嚢胞などと誤りやすい。診断にはドプラUSが必須である。

● 治療法

通常，血尿で急速なショックや血圧低下などにはつながらないが，本疾患の血尿は多量にみられることがしばしばあり注意を要する。以前は腎摘除術が行われたが，現在はIVRによる塞栓術が行われる。

(山内哲司／高濱潤子／髙橋　哲／吉川公彦)

◇ 文献
1) Crotty KL, et al. Recent advances in the diagnosis and treatment of renal arteriovenous malformations and fistulas. J Urol 1993; 150: 1355-9.
2) Maruno M, et al. Renal arteriovenous shunts: Clinical features, imaging appearance, and transcatheter embolization based on angioarchitecture. Radiographics 2016; 36: 580-95.

34. 尿路結石・泌尿器系救急疾患

尿管結石
Urolithiasis

診断のポイント 尿管結石に伴う腎盂，尿管拡張を見逃さない。尿管結石の非造影CTでの特異度，感度はともに高い。

CASE
60歳，男性。突然の腰背部痛にて来院。

図1

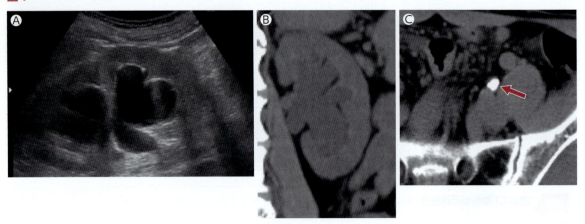

画像所見 腹部エコー（A）：左水腎症を認める。
非造影CT左腎冠状断像（B），同，左尿管横断像（C）：左下部尿管に約9 mmの高吸収結石（➡）を認め，これが閉塞起点となり上流の尿管，腎盂に拡張を認める。

● 疾患解説

　尿管結石は腎結石とともに上部尿路結石に分類され，下部尿路結石（膀胱結石，尿道結石）と区別される。上部尿路結石が全体の約96％を占める。男女比は2.4：1であり男性優位の疾患である。またその年間罹患率は2005年で人口10万人対134人であり，1995年と比較し約1.6倍に増加している。増加の要因として食生活の欧米化，画像診断技術の向上，人口の高齢化などが考えられる。

　尿管結石の臨床症状は腰背部痛，側腹部痛や血尿が典型的であるが，悪心や嘔吐を伴うこともあり消化器疾患との鑑別が重要である。また身体所見として肋骨脊椎角（CVA）圧痛が尿管結石の場合に陽性となることが多い。尿管結石の好部位は生理的な狭窄部に多く，腎盂尿管移行部，腸骨動脈交差部，子宮広靭帯交差部，尿管膀胱移行部である。

　尿路結石はシュウ酸カルシウム結石，リン酸カルシウム結石，ストルバイト結石，尿酸結石，キサンチン結石，シスチン結石などに分類され，その成因や頻度，画像所見が異なる（**表1**）。上部尿路結石では男女ともにカルシウム結石が最多であり，その割合は増加傾向にある。また腎盂，腎杯を鋳型状に形成された結石はサンゴ状結石とよばれる。

　腹部救急領域における尿管結石の診断にはまず比較的簡便な超音波検査を用いて，水腎

症の確認が行われることが多いと思われる。その際重要なのは水腎症と傍腎盂嚢胞などの鑑別であるが，ときに難しい場合があり非造影CT冠状断，横断を用いた腎盂，腎杯，尿管の形態および拡張所見やその走行を確認することが重要である。

　結石に対する超音波検査の診断能は感度78％，特異度31％にとどまるが，非造影CTは感度94〜100％，特異度92〜100％と診断能が高く，尿酸結石，キサンチン結石，シスチン結石などのX線陰性結石も同定可能であり体外衝撃波結石破砕術（ESWL）の治療方針決定にも有用である。下部尿管結石では静脈石などとの鑑別が必要な場合があり，その際は丹念に尿管を追うことが重要である。困難な症例では造影CTを行う。また尿管結石の背景に尿管癌などが存在している場合があり常に念頭におく必要がある。近年，Dual energy CTを使用した尿管結石の組成解析が可能となっている。異なる電圧（80kVpと140kVp）によるCT値（HU）の変化により治療方針の異なるカルシウム結石や尿酸結石などが区別できる。尿酸結石は薬物治療が適応となりうる。

●治療法

　尿管結石は10mm以上であれば自然排石の可能は低く，積極的な結石除去がすすめられる。また症状発現後，1ヵ月以内に自然排石しない場合も治療介入が考慮される。近年は尿路結石破砕治療の多数を占めていたESWL一辺倒でなく，r-TUL（硬性鏡による経尿道的結石破砕術），f-TUL（軟性鏡による経尿道的結石破砕術）症例が尿管鏡の改良とレーザー破砕機の開発，普及により増加している。治療方針のアルゴリズムを**図2**に示す。

表1　尿路結石の分類と画像所見

	成因	KUB	CT値（HU）
シュウ酸カルシウム	尿中カルシウムの増加	不透過	1,700〜2,800
リン酸カルシウム	尿中カルシウムの増加	不透過	1,200〜1,600
ストルバイト	尿路感染	不透過	600〜900
尿酸	高尿酸血症	透過	200〜450
シスチン	高シスチン尿症（常染色体劣性遺伝）	不透過	600〜1,100

図2　尿管結石の治療方針のアルゴリズム

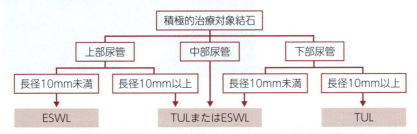

（日本泌尿器科学会．尿路結石症診療ガイドライン 第2版 2013年版．東京：金原出版；2013．p30より引用）

（野沢陽介）

◇ 参考文献

1) 北島一宏, ほか. 尿路結石・腎石灰化症. 臨床画像 2013; 29: 592-7.
2) 日本泌尿器科学会. 尿路結石症診療ガイドライン 第2版 2013年版. 東京: 金原出版; 2013.

> CT urographyとは……ESUR（The European Society of Urogenital Radiology）が提唱しているthin slice CTを用いた尿路系の画像診断方法である。通常は三相で構成されており非造影，腎実質相，排泄相となっている。尿路結石や悪性腫瘍などの検出に高い感度と特異度を示す。

34. 尿路結石・泌尿器系救急疾患

尿膜管膿瘍
Urachal abscess

> **診断のポイント** 尿膜管遺残に伴う病変は臍部と膀胱頂部とを結ぶ正中ラインに生じ，尿膜管が開存している場合は臍からの排膿がみられる。

CASE

20歳台，男性。臍周囲の痛み，発熱があり造影CTにて尿膜管膿瘍を認めた。抗菌薬加療，膿瘍自壊により炎症軽快後，尿膜管摘除術と臍形成術が施行された。

図1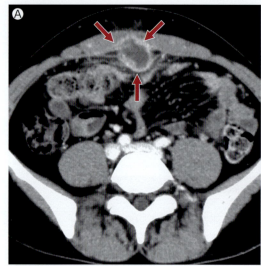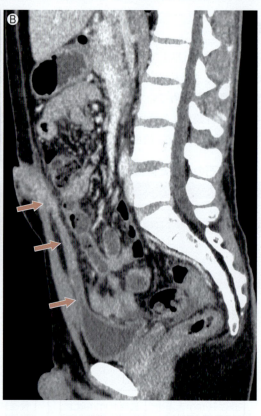

画像所見 造影CT門脈相横断像(A)，臍直下レベルに腹壁からレチウス腔に広がる造影される不整な壁を有する液体貯留を認める(➡)。
造影CT矢状断再構成像(B)：膿瘍自壊後に撮像された。膀胱頂部から臍部に連続する管腔構造を認める(➡)。

● 疾患解説

尿膜管は膀胱と臍帯を連続する構造で出生後は退化する。尿膜管遺残は形態から尿膜管開存50％，尿膜管洞15％，尿膜管嚢胞30％，尿膜管性膀胱憩室5％に分けられる。

● 治療法

感染を生じた場合は将来的な尿膜管癌発生の危険も考慮して尿膜管の外科的切除が行われる。

(髙橋 哲)

◇ 文献

1) Frimberger DC, et al. Bladder Anomalies in Children. In: Alan J. Wein, et al., eds. Campbell-Walsh Urology 10th edition. Philadelphia: Elsevier; 2012.

Fournier 壊疽（筋膜炎）
Fournier gangrene (fascitis)

> **診断のポイント** 陰嚢部，会陰部周囲の急激な発赤・腫脹や発熱で発症し，CTで著明な軟部組織腫脹や皮下気腫を同定する。進行が非常に速く，迅速な診断が重要。

CASE

40歳台，女性。糖尿病コントロール不良。急な発熱と会陰部の腫脹を主訴に来院。WBC 13,000/μL，CRP 23mg/dL，HbA1c 12%。体温39.0℃。会陰部に強い自発痛，握雪感あり。

図1

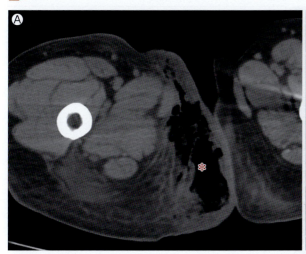
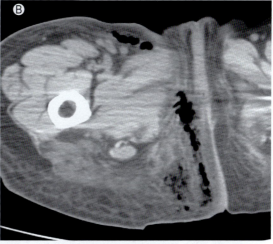

画像所見 非造影CT（A）：会陰部の軟部組織の腫脹と，著明な皮下気腫（*）を認める。
同（B）：ウィンドウ幅を広げると皮下気腫の検出が容易である。

● 疾患解説

陰嚢部や会陰部周囲の壊死性筋膜炎で，好気性菌と嫌気性菌との混合感染が多い。急速に進行し，大腿や腹壁などにまで広がることもあり，早期に治療介入されない場合は予後不良である。88%が男性で，その大半に糖尿病やアルコール多飲などの背景を有する。

● 治療法

抗菌薬などの保存的療法とデブリドマンによる早期かつ総合的な治療介入が求められる。

（山内哲司／高濱潤子／髙橋　哲／吉川公彦）

◇ 文献
1) Levenson RB, et al. Fournier gangrene: role of imaging. Radiographics 2008; 28: 519-28.
2) Avery LL, et al. Imaging of penile and scrotal emergencies. Radiographics 2013; 33: 721-40.

ウレアーゼ産生菌による膀胱炎に合併した高アンモニア血症
Hyperammonemia induced by urease producing bacterial cystitis

診断のポイント 肝硬変，門脈-体循環シャントなど画像上器質的疾患のない患者の高アンモニア血症を見た場合，ウレアーゼ産生菌尿路感染の可能性を"疑う"ことが重要。

CASE

意識障害（JCS Ⅲ-300）で救急受診した80歳台，女性。血中アンモニア307μg/dL。バルーン留置により混濁尿600 mLをみとめ，尿培養から*Klebsiella pneumoniae*が検出された。バルーン留置と膀胱洗浄によりアンモニアは低下，軽快したが，経過中，膀胱炎症状の増悪に伴うアンモニアの上昇をみた。

図1

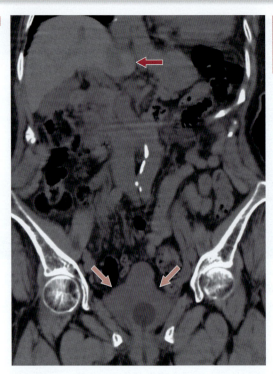

画像所見 肝硬変による門脈側副血行路，門脈-体循環シャントなどがない（➡）。バルーン留置後であるが，膀胱内の尿は水より高吸収を示す（➡）。

疾患解説

ウレアーゼ産生菌が尿路に感染すると，尿中の尿素が分解されてアンモニアが発生し，尿路閉塞を伴うと血中へ吸収されて高アンモニア血症となる。

治療法

尿路閉塞のある場合が多く，バルーン留置，膀胱洗浄に抗菌薬による治療を行う。

（髙橋　哲）

◇ 文献

1) Cordano, C, et al. Recurring hyperammonemic encephalopathy induced by bacteria usually not producing urease. BMC Res Notes 2014; 7: 324.
2) Goda, T, et al. A case of hyperammonemia with obstructive urinary tract infection by urease-producing bacteria. Rinsho Shinkeigaku 2017; 57: 130-3.

35. 術後合併症

膵頭十二指腸切除後出血
Bleeding after pancreatico-duodenectomy

診断のポイント　術後出血の診断はダイナミック造影CT動脈相での血管外漏出所見（extravasation）や仮性瘤検出によって確診される。直接血管造影にても診断されることがある。

CASE
60歳台，男性。下部胆管癌にて亜全胃温存膵頭十二指腸切除23日後ドレーン内血性廃液。

図1
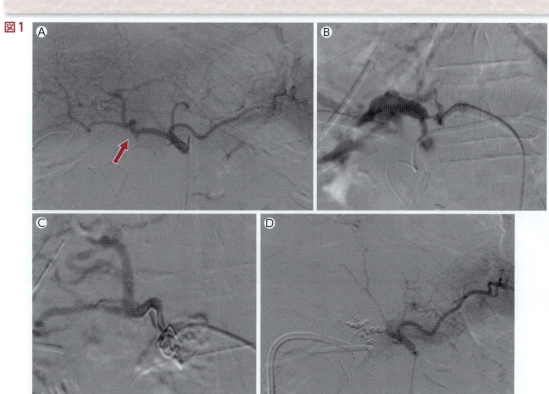

画像所見　血管造影（A〜D）：血管造影上，胃十二指腸動脈断端部に小さな瘤形成が疑われた（A➡）。研修医による同部付近でのガイドワイヤ操作時に血管外漏出所見が出現し（B），収縮期血圧50 mmHg以下のショック状態となる。当座の治療として出血部のコイル塞栓術を施行したが肝動脈血流は保たれている（C）。その1週間後に再出血し肝動脈をisolation法で塞栓した（D）が，バイタルが落ち着いている状態での塞栓術であり，肝機能障害や肝膿瘍・梗塞をきたすことなく，止血・救命を得た。

● 疾患解説

　術後出血は，縫合不全などによる感染・胆汁瘻・膵液瘻による動脈浸食，あるいはリンパ節廓清などに伴う動脈損傷により，中型動脈が破綻して仮性動脈瘤が形成され，近接する消化管内に穿破すれば消化管出血が，腹腔内であればドレーン出血が生じる。膵頭十二指腸切除術の術後合併症は，他の消化管手術に比べ圧倒的に高率（30〜65％）である。術直後，腹腔腔内には85％の症例に液体貯留が認められると報告されているが，そのすべてが腹腔内膿瘍になるわけではなく，発生率は1.2〜14％と報告されている。ただし，膵液瘻を合併した場合の発生率は約31％と非常に高率となる。膵液瘻は近傍の組織融解による血管破綻に起因する腹腔内出血を併発する。膵頭十二指腸切除術全体の術後出血は2〜8％とされるが，膵液漏

を合併した場合の術後出血率は6～26％と上昇する．膵頭十二指腸切除術関連死亡率は5％未満であるが，腹腔内出血を合併した場合の死亡率は18～38％ときわめて高くなる．

膵頭十二指腸切除術後の熱発や発熱の遷延には腹腔内膿瘍を念頭にCT検査を行い，不自然な液体貯留を認めた場合には経皮的ドレナージを行って次なる合併症発生を防止することが肝要である（追加症例）．

治療法

不幸にして術後出血が発生した場合には手術と比べ低侵襲な血管塞栓術がまず，試みられるべきであろう．そのとき留意すべき点は，破綻部は融解により脆弱となっているため，その遠位・近位で塞栓を行う．

出血性ショック時に肝動脈塞栓術を施行した場合，肝梗塞・膿瘍で死亡する場合も起こりうるので，塞栓方法には十分な注意が必要で肝動脈血流温存する止血が有効である．現在，カバードステント（バイアバーン®）が使用可能である．

（三浦弘志／水沼仁孝）

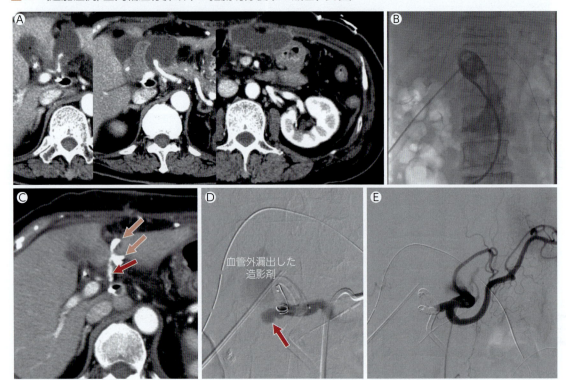

図2 （追加症例）幽門輪温存膵頭十二指腸切除後（70歳台，女性）

造影CT動脈相（A）：膵腸吻合部から腹腔前方尾側に液体貯留あり．また総肝動脈は液体貯留の内部を走行し，途中で径の急激な変化が認められる．
経皮的穿刺造影（B） 超音波ガイド下に異常液体貯留を確認のうえ，18G PTC針を穿刺．ガイドワイヤを用い10Frピッグテールカテーテルを挿入．
造影CT動脈相（C）：1週間後，胃十二指腸動脈断端部に形成された仮性動脈瘤よりの前方膿瘍腔内への活動性出血（➡）．➡はドレナージカテーテル
血管造影（D）：腹腔動脈にカテーテルを留置，総肝動脈内にマイクロカテーテルを挿入してのDSA．仮性動脈瘤（➡）から右頭側に造影剤の血管外漏出所見を認める．
血管造影（E）：マイクロコイルで塞栓を行った．

◇ 文献

1) 山上祐機，ほか．膵頭十二指腸切除術の術後合併症-予防と対策-. 日本消化器外科学会誌2006; 67-80.

35. 術後合併症

胃癌術後出血
Iatrogenic active bleeding after gastrectomy

診断のポイント ダイナミック造影CTでの出血源同定（仮性瘤や血液漏出所見）

CASE
60歳台，男性。他院にて胃癌にて幽門側胃切除（B-1）後，縫合不全・膵液瘻。腹腔内ドレーンより出血認め，当院へ救急搬送。

図1

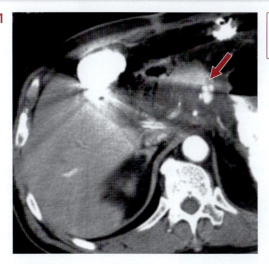

画像所見 ダイナミック造影CT：脾動脈領域に仮性瘤が描出された（➡）。

● 疾患解説

胃癌術後の早期合併症として重篤なものとして縫合不全と膵液瘻がある。縫合不全により腹膜炎や腹腔内膿瘍をきたすが，広範なリンパ節郭清による膵液瘻も加わり，仮性瘤形成を引き起こし，破裂出血すればショックから多臓器不全（MOF）をきたし致命的な状態となる。

● 治療法

まず血管造影にて出血源を確認した後，直ちに経カテーテル塞栓術（IVR）が行われた（図2）。その後再出血なく退院となり，7年後の現在も再発なく外来通院中である。

図2　経カテーテル塞栓術（A），術後（B）

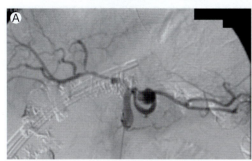
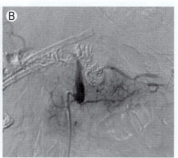

胃切除後合併症

胃切除のみならず，腹部消化管手術に起因する合併症としては，縫合不全（図3〜5），膵臓に沿ったリンパ節郭清による膵炎・膵液瘻，腹腔内膿瘍，創感染，出血，隣接臓器損傷，腸管の癒着・ねじれ・内ヘルニア，腸管麻痺による腸閉塞，長期間の絶食，神経切除による胆嚢炎（図6, 7），リンパ液・腹水貯留，胸水貯留などがある。

（三浦弘志／水沼仁孝）

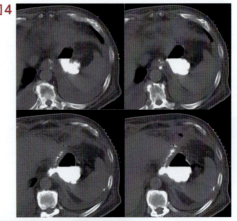

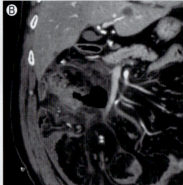

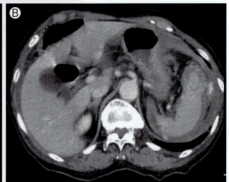

ガストログラフィンによる上部消化管造影（図3）：胃全摘後の縫合不全。吻合部から左上腹部に造影剤が貯留する。

ガストログラフィンによる上部消化管造影後のCT（図4）：胃全摘後の縫合不全。吻合部から漏出したガストログラフィンが左上腹部の空洞内に溜まっている。

造影CT動脈相横断像（図5 A），冠状断像（B）：上行結腸癌，右半結腸切除後縫合不全（術後7日目）。結腸壁欠損部から内側に空気貯留を認める。

脾損傷経皮的止血術（TAE）4週後の造影CT平衡相横断像（図6 A）：長期絶食による無石性胆嚢炎。胆嚢が緊満している。脾臓は塞栓後のため，染まらない。**受傷当日の外傷パンスキャン造影平衡相（B）**：胆嚢は腫大しておらず，脾臓外側に損傷部と造影剤の血管外漏出所見を認める。

PTGBD施行時の造影（図7 A）：図6と同じ症例。肝外胆管は描出されなかったが，粘稠な胆汁を吸引，生理食塩水による洗浄を行った後に造影すると肝外胆管が描出されるようになった（B）。

35. 術後合併症

胃瘻造設時の医原性大腸穿通・瘻孔形成
Iatrogenic gastro-colonic fistula after percutaneous endoscopic gastrostomy

診断のポイント 直接造影での確認以外にCTでの解剖把握。

CASE
80歳台，女性。他院で胃瘻造設。胃瘻チューブ交換のため当院受診時に発覚した。

図1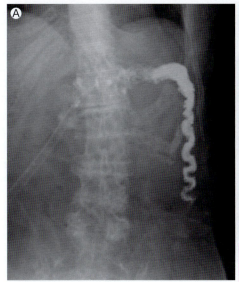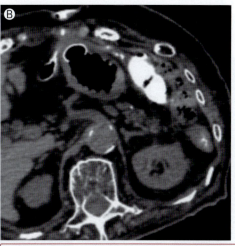

画像所見 胃瘻交換時の胃瘻造影（A）にて，大腸が造影された。
直後の非造影CT横断像（B）：横行結腸に造影剤が確認され，穿刺ルートと横行結腸との瘻孔形成と思われる。

●疾患解説

　胃瘻造設後の一般的な合併症としては腹膜炎，胃壁損傷・胃粘膜下損傷，バンパー埋没症候群（buried bumper syndrome）＊などがあるが，胃瘻造設時に結腸皮膚瘻孔を生じることがあり，腹壁からの穿刺ルートに穿通する恐れのある横行結腸等の管腔構造を避けて穿刺することにも十分注意しなければならない。具体的にはCT施行にて穿刺部位の位置決めを行うことも考慮される。

●治療法

　カテーテル抜去で自然閉鎖することもあるが，内視鏡や外科的な瘻孔閉鎖を要することがある。本症例はPull法によるボタン式カテーテルで固定（C）。高齢で認知症もあり，外科手術よりも内視鏡下にPEG交換継続にて横行結腸を貫通したまま経過観察することとした。

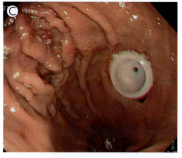

（三浦弘志）

＊バンパー埋没症候群（buried bumper syndrome）……内部ストッパー（内部バンパー）が胃壁瘻孔内に埋没することで生じる有害事象。内部バンパーの圧迫による胃粘膜血流障害により，創傷治癒遅延を伴いながら内部ストッパーが胃壁瘻孔内に徐々に迷入埋没してゆく。埋没程度により「完全型」と「不完全型」に分けられる。

35. 術後合併症

腹腔鏡下胆嚢摘出術時の動脈損傷による仮性瘤
Iatrogenic pseudoaneurysm deriverd from operative accidental arterial injuty

診断のポイント　ダイナミック造影CTでの仮性動脈瘤の評価および経時的比較。

CASE

70歳台，男性。胆石にて腹腔鏡下胆嚢摘出術施行するも，術中胆管損傷にて開腹下胆嚢摘出術・総肝管空腸吻合術に移行。その1年後から左季肋部痛出現し超音波にて肝動脈瘤疑われていたが，6年後腹痛頻回となり受診。

図1

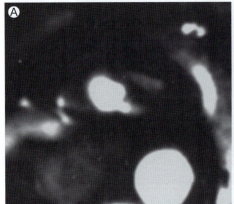
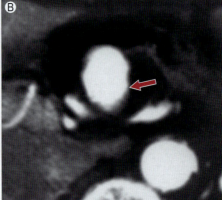

画像所見　ダイナミック造影CT
（A）：手術19カ月後，B：同78カ月後。肝動脈領域の仮性瘤は経時的に増大している（➡）。

●疾患解説

　腹腔鏡下での胆嚢摘出術は現在一般的な手技であり，合併症の頻度も減少してきているが，本症例は初期の手術症例である。しかし開腹術と比べ視野が狭く胆道や血管を損傷してしまう可能性がある。胆道損傷については以前から胆嚢管と間違えて総胆管を離断し胆汁瘻を生じてしまう場合もあったが，現在は術前検査としてのMRCPで解剖学的変異が疑われる場合には内視鏡的逆行性胆道造影（ERC）や術前に胆道チューブを留置しておく対策もされることが多い。ほかにも腹腔内に二酸化炭素ガス送気による腹圧上昇に伴う心肺機能への負担や二次性血栓形成（深部静脈）にも注意は必要である。また血管損傷についても注意が必要で，必要性に応じたCTや超音波での経過観察が望ましい。

●治療法

　術後の仮性瘤については治療が必須であり，外科手術または経カテーテル塞栓術（IVR）が考慮される。外科手術については侵襲性があることや術後の癒着により困難を極めることもあり，IVRがまず望まれる。また破裂しショック状態に陥っている場合には，救命目的でバイタルを安定化させつつ，簡便・迅速に施行でき確実な止血効果も期待できるIVRが第一選択となる。本症例も図2のように，コイル塞栓術により仮性瘤の消失を得ることができた。なおIVR7日後に退院となり，6カ月経過後のCTにても再発は認めなかった。

図2

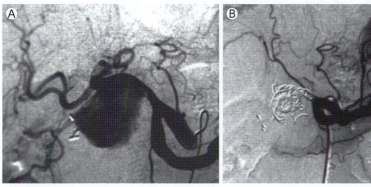
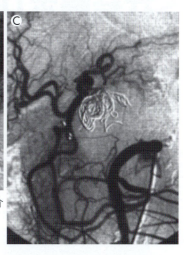

A：総肝動脈の仮性瘤，B：コイル塞栓術後，C：肝動脈血流は膵頭arterial arcadeを介して保たれている。

● 胆嚢摘出後膿瘍

胆嚢床に胆嚢のような形の液体貯留が生ずることが多い（図3，4）。術前の炎症波及が広範であった場合には胆嚢床を乗り越えた大きな膿瘍となる。いずれも経皮的ドレナージの適応である。

（三浦弘志／水沼仁孝）

図3　腹腔鏡下胆嚢摘出術後胆嚢床膿瘍症例（80歳台，女性）

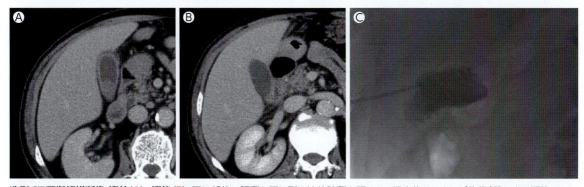

造影CT平衡相横断像 術前（A），術後（B）：同じ部位に胆嚢と同じ形の液体貯留を認める。経皮的ドレナージ施行（C）により軽快。

図4　胆摘後膿瘍（80歳台，女性）

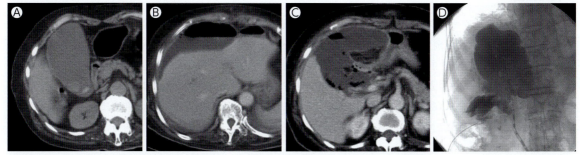

術前の非造影CT（A），術後の造影CT平衡相（B,C）：開腹胆摘，総胆管結石術施行5日目。術後発熱が続いているため，CT施行。胆嚢床から右前横隔膜下腔に空気の混じた液体貯留が認められる。胆摘後，胆嚢床〜右横隔膜下膿瘍経皮的ドレナージ（D）。

35. 術後合併症

S状結腸ポリペクトミー後の出血
Active bleeding after sigmoid colon polypectomy (EMR)

> **診断のポイント**　血管造影での出血源同定。

CASE

60歳台，女性。S状結腸の14×10mm有茎性ポリープの内視鏡的粘膜切除術（EMR）（ポリペクトミー）後，切除断端からの拍動性出血，クリップ止血にても漏出持続しプレショックにて輸血。収縮期血圧60mmHg。

図1

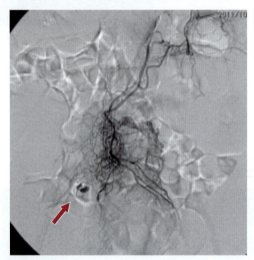

> **画像所見**　下腸間膜動脈造影：ポリペクトミー部位に一致して動脈末梢枝に造影剤漏出所見を認める。

● 疾患解説

　大腸ポリペクトミーの合併症として，出血や穿孔がある。出血は1％程度とされる頻度の高い合併症でありクリップ装着などにより内視鏡的に止血することが可能であるが，止血できない場合には血管塞栓術（TAE）により止血されることがある。TAEで止血不能の場合，外科的手術となる場合もありうるが，医原性であり医療訴訟となる可能性も生じうる。

● 治療法

　本症例では，プレショック状態であることから，血管造影と同時に速やかな止血・塞栓術を施行した。責任血管が細くコイルでの止血不可であり，液状塞栓物質NBCA（N-buthyl-2-cyanoacrylate）とリピオドール®の1：4混和液を超選択的カニュレーション下（図2A）で注入し止血に成功した（図2B）。TAE 6日後に半周性の潰瘍を生じたが，保存的に軽快し2カ月後には瘢痕化している。下部消化管出血におけるTAEには腸管虚血という合併症に注意する必要があり，特にNBCAはきわめて有効である場合が多いが保険未承認であることにも留意したい。

図2 血管造影(A, B), 内視鏡写真(C〜G)

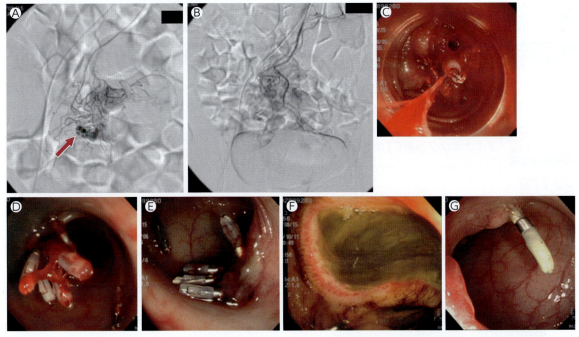

A:塞栓前, B:塞栓後, C:出血, D:クリッピング後, E:TAE翌日, F:TAE6日後, G:TAE2カ月後

● 内視鏡的粘膜下層剥離術(ESD), 内視鏡的粘膜切除術(EMR)後穿孔

　大腸は胃に比べ, 壁が薄く, 穿孔リスクが高い。前処置がしっかり行われ, 腔内に糞便がない状態で穿孔した場合, 漏出するのはCO_2ガスのみであるので, 穿孔部の完全縫縮が行われれば, 抗菌薬投与と絶食で開腹術を回避できる。従ってCTで認められる腹腔内遊離ガス量は開腹術の指標とはならず, 腹膜炎所見の多寡により手術適応が決定される(図3)。

　直腸, ときにS状結腸腸間膜付着側の穿孔の場合には腹腔内ではなく腹膜外腔(後腹膜), 縦隔, 皮下に気腫をきたすことがある。

〈三浦弘志／水沼仁孝〉

図3 S状結腸ポリープEMR施行後穿孔症例(80歳台, 女性)

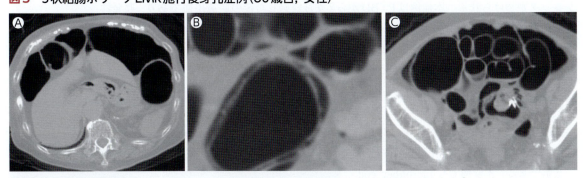

非造影CT空気条件横断像(A〜C):腹腔内に大量の空気貯留あり。S状結腸内視鏡手術後のクリップの周囲には腸管気腫も認められる。

35. 術後合併症

経皮経肝胆道ドレナージ(PTBD)および
内視鏡的逆行性胆道ドレナージ(ERBD)術後の胆道出血

Iatrogenic hemobilia caused by percutaneous transhepatic biliary drainage (PTBD) and endoscopic retrograde biliary drainage (ERBD)

診断のポイント　ダイナミック造影CTでの出血源同定。

CASE

70歳台，男性。肝細胞癌(HCC)肝右葉切除3カ月後の総胆管上部閉塞に対し，PTBD後内視鏡操作と併せ，総胆管・肝内胆管にステント留置するも，胆道出血繰り返し頻回に輸血。肝内胆管ステントの入れ替え操作やステント接合部離解のためERBDチューブでランデブー施行，出血は持続。Hb 5.0 g/dL。

図1

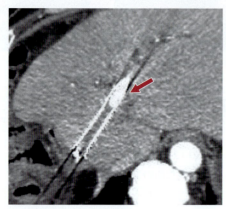

画像所見　ダイナミック造影CT(1.25mm厚再構成像)：肝内胆管ステント内に異常な造影効果が見られ(→)，出血源(仮性動脈瘤)と認識された。

疾患解説

　ERBDの合併症としては，急性膵炎や胆道穿孔・十二指腸穿孔，ステント閉塞ないし逸脱，ESTに伴う合併症として出血，PTBDに伴う合併症として発熱やカテーテルの逸脱や出血，ショックが挙げられる。本症例はPTBDから2カ月経過した後の胆道出血であり，遅発性発症の動脈損傷かもしないが，カバードステントの留置・抜去，bared stent留置，ERBDチューブ留置と頻回の操作を繰り返したことやステントの過拡張による動脈との接触により仮性動脈瘤形成が発症ないし助長された可能性がある。

治療法

　動脈損傷に起因する仮性瘤(→)に対しては，IVRによる血管塞栓術(TAE)が第一選択である。本症例でもmicrofiber coil使用での塞栓術により，肝機能障害をきたすことなく，止血が得られた(図2)。

図2　塞栓前(A)，塞栓後(B)

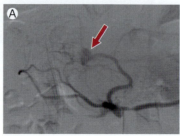 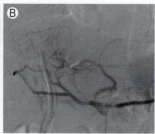

● ERCP後膵炎

　内視鏡的逆行性胆管膵管造影（ERCP）施行時，造影剤の圧入やガイドワイヤ挿入により容易に膵炎が生じる．内視鏡インターベンションでもっとも起こりやすい合併症であり，医療訴訟でも敗訴する可能性の高い合併症である（図3）．医療事故調査制度が2015年10月から開始され，合併症の頻度とその対応，そして発生した場合の死亡率など事前に説明同意をとることが求められている．ERCP施行後は合併症発生を常に念頭に置いた観察を行う．膵炎徴候が出た場合には直ちに膵酵素阻害薬を用いた治療を行う．早期であれば，膵酵素阻害薬の動注も有効である．

（三浦弘志／水沼仁孝）

図3　ERCP後膵炎症例（80歳台，男性）

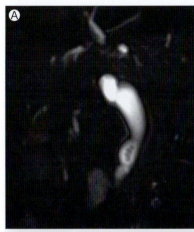
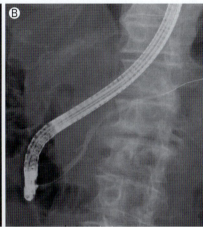

胆嚢摘出後，肝外胆管の拡張あり，**MRCP（A）**にて総胆管結石が指摘され，ERCPが施行されたが胆管へのカニュレーションできず，そのとき主膵管にアンカーとしてガイドワイヤが挿入されていた（**B**）．帰室直後より腹痛を訴えた．

2日後の非造影CT横断像（C）：膵尾部から左横隔膜下腔，左前腎傍腔に液体浸潤を認め，それは左腎下極を乗り越え，左前腸骨稜に及んでいる．Grade 2膵炎に相当する．

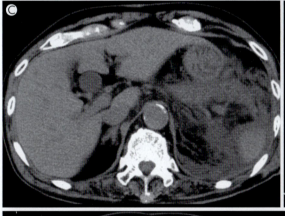
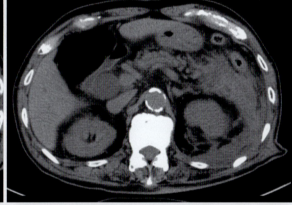
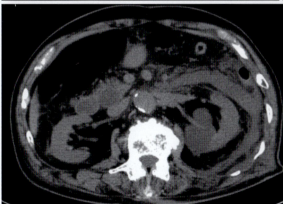
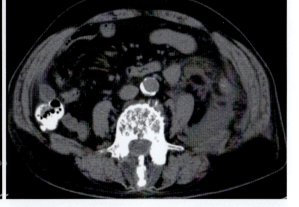

35. 術後合併症

医原性十二指腸損傷
Iatrogenic duodenal injury

診断のポイント　手術手技では，物理的に外力が加わっていなくても熱損傷などにより腸管損傷を招くことがあり，腸液の漏出は腹膜炎をきたすため，早期診断早期治療が重要である。

CASE　70歳台，男性。盲腸癌に対して腹腔鏡下回盲部切除術後。4日目に流動食を開始したところ，5日目から発熱が出現し，炎症反応が高値のため，6日目にCTを施行した。

図1

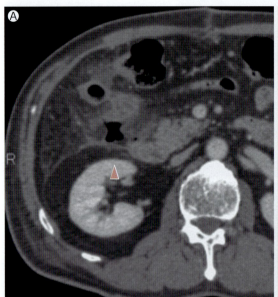
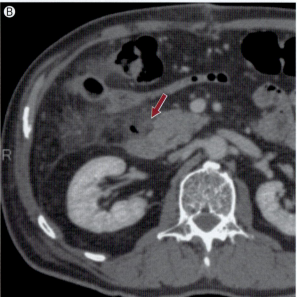
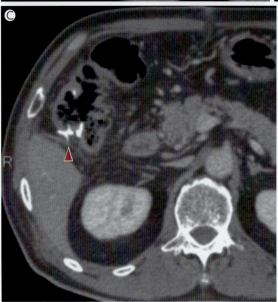

画像所見　造影CT平衡相横断像（A〜C）：十二指腸下行脚に接してガス像が見られ（➡），その近傍にも腸管外ガスが存在している（▶）。周囲の腸間膜脂肪織濃度は上昇している。吻合部付近（▲）にはガス像が見られないことから，吻合部リークではなく，何らかの原因により腸管損傷が生じていると考えられる。

● 疾患解説

　手術手技に伴い物理的な損傷をきたした場合は，術中に発見できることが多いが，電気メスなどの熱損傷は，その場ではわかりにくいことがある[1]。時間の経過とともに損傷が全層性となり穿孔する。本症例においても術後4日目に食事を開始し，5日目に穿孔したと思われる。開腹術後では腹腔内遊離ガスが見られるため，術後の影響であるのか，腸管穿孔に伴うガス像であるのか鑑別は困難である。またそのほかの鑑別としては吻合部リークによるものがあげられる。本症例では，吻合部から離れていること，そのほかには腹腔内ガスが見られないこと，腸間膜脂肪織濃度の上昇が見られることから腸管損傷の可能性が考えられた。またガストログラフィンを用いた十二指腸造影により十二指腸下行脚からのリークが確認された（**図2**）。

● 治療法

　腸管損傷（腸管穿孔）の診断ができれば，開腹手術での修復が効果的である。本症例では，穿孔部位がVater乳頭に近く，修復に注意を要した。Vater乳頭に損傷がおよんだ場合は膵頭十二指腸切除が必要なこともある。本症例では損傷部周囲のデブリドマンを施行後に近位小腸の漿膜パッチを行った。その後の術後の経過は良好であった。

　腸管損傷の診断には至らない場合，原因としては遺残膿瘍もしくは吻合部リークがあげられる。経皮的にドレナージが可能な部位であるならば，ドレナージと抗菌薬投与で抑えることが可能な場合もある。ドレナージで困難な部位であったり，ドレナージで効果が不良であったりする場合は，開腹での確認を行い，必要に応じて腸管を修復し，洗浄を行い，適切な位置にドレーンを留置する必要がある。

（船曳知弘）

図2 ガストログラフィンによる消化管造影

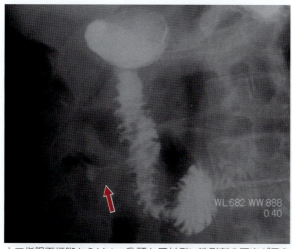

十二指腸下行脚からVater乳頭と反対側に造影剤の漏出が見られ，十二指腸損傷（十二指腸穿孔）の所見である。

◇ 文献

1) Cassaro S. Delayed manifestations of laparoscopic bowel injury. Am Surg. 2015; 81(5): 478-82.

35. 術後合併症

腎切石術後の腎動静脈瘻
Iatrogenic renal arterio-venous fistula (AVF) derived from renal nephrolithotomy

診断のポイント　緊急血管造影での腎動静脈瘻の検出。

CASE

70歳台，女性．左腎サンゴ状結石に対し他院で腎切石術施行10日後に血尿出現．頻回の輸血にても改善せず，診断・治療目的に放射線科外来へ搬送，受診．他院CTでは出血源不明．Hb 4.3 g/dL．

図1
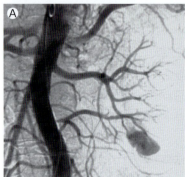
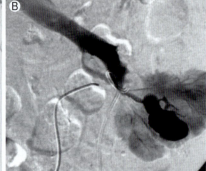

画像所見　緊急血管造影：左腎下極に仮性瘤形成（**A**），動脈相で同時に静脈が描出されており（**B**），AVF形成と思われた．他院で非造影および造影CTが施行されていたが，dynamic study施行されておらず出血源不明とのことであった．

● 疾患解説

後天性の腎AVFの原因としては，腎生検後が最も多く，他に外科的手術後・外傷・腫瘍・炎症・動脈硬化性瘤破裂などがある．血尿が主たる症状であるが本症例のように救急処置が必要となる場合があり，造影剤使用可能であればまずダイナミック造影CTが施行されるべきである．

● 治療法

最近はカテーテルや塞栓物質の進歩により，まず血管塞栓術（TAE）が施行され救命必要とされる救急時には第一選択となる．外科的手技（腎摘出）の機会は少なくなっている．図2A，Bのようにdetachable coilと pushable micro fiberd coilを用いて治療できた．手技に伴う腎梗塞などの腎実質損傷も図2Cのように見られていない．手技終了直後から血尿消失し2週間後に退院となり，1年後の経過観察でも再発なし．

（三浦弘志）

図2
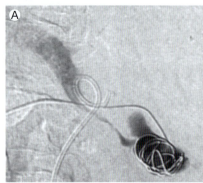
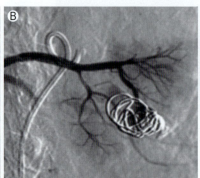
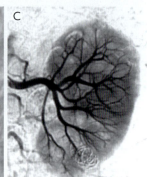

35. 術後合併症

小腸内視鏡に伴う合併症
Complication of balloon assisted enteroscopy

> **診断のポイント**　強引なスライディングチューブ挿入では粘膜損傷，経口挿入における過度の腸管短縮は膵炎発症のおそれあり。

CASE①

40歳台，女性。原因不明の腹痛で小腸精査。開腹手術の既往あり。回腸挿入時は癒着のため，挿入困難で痛みの訴えあり。

図1

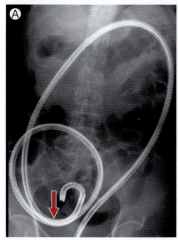
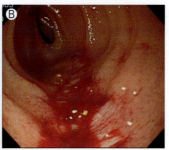

画像所見　**(A)**骨盤内の回腸ではスコープのループ径が小さいまま解除できず。強い彎曲のままでスライディングチューブを挿入したところ，➡の腸間膜付着対側にチューブ先端で削られた粘膜損傷**(B)**を認めた。

CASE②

80歳台，男性。小腸出血疑いにて紹介。明らかな出血源不明のため深部まで挿入。検査時間88分を要した。検査後60分より強い上腹部痛が出現したため腹部CTを施行した。血清膵アミラーゼ1,450 IU/L（検査後60分）。

図2

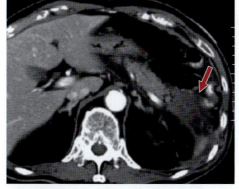

画像所見　**造影CT動脈相**：腹部横断像で膵尾部の浮腫と周囲の脂肪組織濃度の上昇が認められる（➡）。膵尾部中心の急性膵炎像である。

● 疾患解説

　小腸内視鏡が通常の上部・下部消化管内視鏡と最も異なる点は，先端バルーンを備えたスライディング（オーバー）チューブを用いることである。詳しい挿入法については成書に譲るが，スコープをいったん挿入した後，スコープにかぶせるようにスライディングチューブを

挿入しなければならない。このとき，スライディングチューブの先端とスコープに段差があるため粘膜損傷の危険がある。直線化した腸管では通常問題ないが，カーブが強いとスライディングチューブとのすき間が広くなり（図3），管腔の狭い小腸内では粘膜を巻き込む可能性が高まる。さらに，Crohn病など縦走潰瘍存在下では，粘膜が脆弱となり合併症を生じやすい。

経口的挿入で注意すべき特徴的な合併症に急性膵炎がある。0.3〜1.0％の頻度で生ずる[1]とされ，CASE②でも示したように膵頭部の炎症よりも膵尾部での膵炎報告が多い。この理由は，膵炎が生ずるメカニズムとして，スライディングチューブの十二指腸乳頭圧迫による膵液の流出障害よりも，深部挿入に伴う膵尾部の変形による影響が大きいためと考えられる。われわれは，膵炎発症のリスクに関わる因子を検討したところ，短縮回数が多いほど膵アミラーゼが上昇する傾向が明らかとなった[2]。また，Treiz靭帯を超えてからスコープは時計回りか反時計回りに挿入されるが，時計回りのほうがより膵変形が強いため（図4➡の方向へ膵臓が引っ張られる）アミラーゼが上昇しやすいことが明らかとなっている（図4）。

●合併症の予防

①スライディングチューブ挿入に伴う粘膜損傷や穿孔の予防

スライディングチューブ挿入時は，1）決して無理に押し込まないこと，2）腸管ループのカーブができるだけ緩やかになるように心がけること，が重要である。また，Crohn病では小腸挿入時に病変が12時方向に存在し観察しにくいため，ある程度送気して活動性病変の有無を確認しながらスライディングチューブが安全に挿入可能かを判断すべきである。

②経口的挿入時の膵炎発症予防

小腸の短縮回数を極端に繰り返さないこと，かつ長時間の挿入をしないことが重要である。また，Treiz靭帯後に時計回りに挿入された場合は膵変形を想定しなければならない。当施設では，経口挿入は腸管短縮を10回まで，また挿入時間1時間以内を基準としており，その後の膵炎発症は認めていない。

〈辻川知之〉

図3　スライディングチューブの先端とスコープの段差

図4　時計回りに挿入したスコープによる膵変形

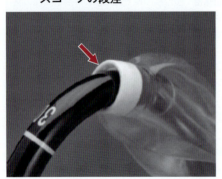
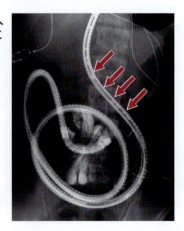

◇文献

1) Levy I, et al. Complications of diagnostic colonoscopy, upper endoscopy, and enteroscopy. Best Pract Res Clin Gastroenterol. 2016; 30: 705-718
2) Tsujikawa T, et al. Factors affecting pancreatic hyperamylasemia in patients undergoing peroral single-balloon enteroscopy. Dig Endosc. 2015; 27: 674-8.

35. 術後合併症

大腸切除後の縫合不全による膿瘍形成
Post-operative abscess formation derived from incomplete surgical suture

診断のポイント　造影CT検査での膿瘍の同定。

CASE

70歳代，男性。直腸癌に対し低位前方切除術，回腸人工肛門造設術直後からの発熱38℃。ドレナージチューブからの膿汁流出。CRP 32.8mg/dL。

図1

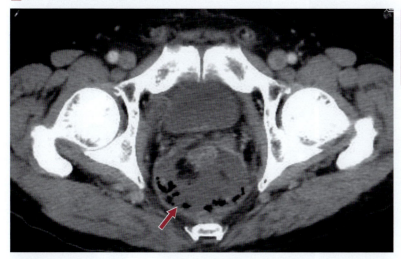

画像所見　手術吻合部付近（直上部）に内部に異常なガス像を伴う液体貯溜腔（→）が認められ，膿瘍と診断。

● 疾患解説

　大腸癌において手術的操作と直接関係して発生する合併症には縫合不全，腸閉塞，創感染，出血などがあるが，特に縫合不全は腹膜炎の発症につながる。発熱や悪寒や腹痛などがみられるほか，膿がたまる腹腔内膿瘍が生じることがある。縫合不全は結腸癌では約1.5％，直腸癌では約5％に生じるといわれている。

● 治療法

　吻合部の口側腸管に人工肛門を造設し，便が縫合不全部位に流れないようにし数カ月後に人工肛門閉鎖する外科手技もあるが，膿瘍に対する直接治療（IVRとしての経皮的ドレナージ）が重要である。本症例では手術時に挿入したドレナージチューブからは膿汁排液不良であり，CTガイド下穿刺ドレナージが施行され（図2A），10Frピッグテールカテーテル留置（図2B）。さらに手術時のドレナージチューブも6Frと太く入れ替えて（図2C）先端位置を調整し，2方向でのドレナージを行った。CTガイド下ドレナージの2週間後に膿瘍はほぼ消失した（図2D）。

（三浦弘志）

図2

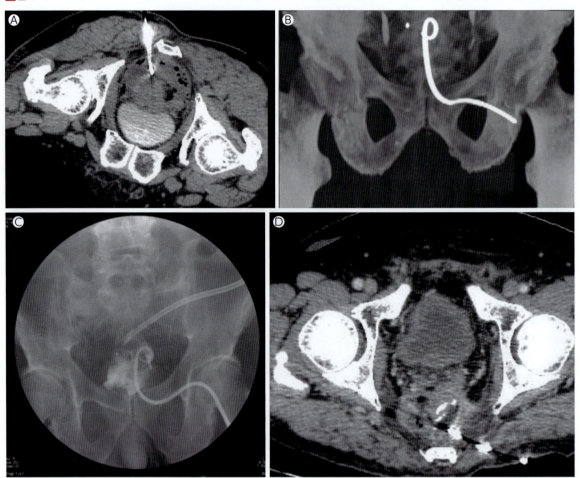

35. 術後合併症

生体肝移植術後合併症；術後吻合部狭窄に対するIVR
Postoperative complications: Interventional radiology (IVR) for post-transplant anastomotic complications

> **診断の ポイント**　肝移植後の脈管吻合部狭窄・リークなどの合併症は，移植後肝機能異常が認められ，拒絶反応，感染症などがない場合，その可能性を考える。

CASE ① 肝静脈吻合部狭窄

3歳，女児。1年6カ月前左葉生体肝移植術を受ける。ドプラエコーで肝静脈のうっ帯，吻合部の狭窄が疑われたため，肝静脈造影・IVRを施行。

図1

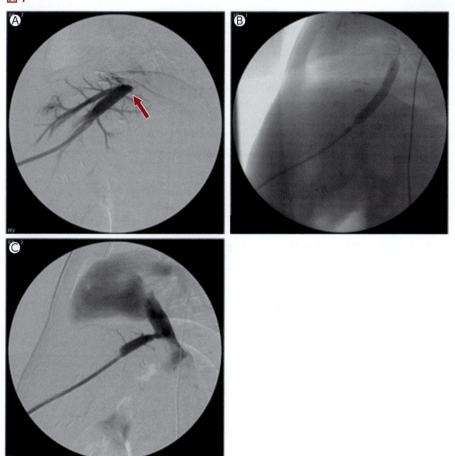

> **画像所見**　ドプラエコーガイド下経皮経肝的アプローチ。肝静脈造影では肝静脈吻合部に高度狭窄を認める(**A**→)。ガイドワイヤーで狭窄部を通過させた後，圧較差(右房圧－肝静脈圧)を測定。術前の圧較差は15mmHgであった。8mm直径×4cm長径のバルーンカテーテルで10気圧×1分×3回の血管拡張術を行った(**B**)。術後の肝静脈造影では狭窄部の改善が見られる(**C**)。術後の圧較差(右房圧－肝静脈圧)は2mmHgと著明に改善した。

CASE ② 胆管吻合部狭窄

2歳，男児。20カ月前左葉生体肝移植受ける。経過観察中に発熱，肝機能異常，胆道系酵素の上昇，超音波で軽度肝内胆管の拡張が見られ，経皮経肝的胆管ドレナージ（PTBD），IVRを施行。

図2

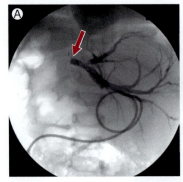
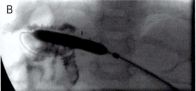
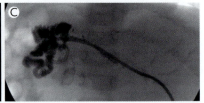

画像所見 ドプラエコーガイド下でPTBD施行。肝内胆管の拡張と吻合部狭窄が認められた（**A➡**）。ラジフォーカスガイドワイヤで狭窄部を突破，6 mm直径×4 cm長径のバルーンカテーテルで拡張術（10 atm×3分間加圧）を行った（**B**）。続いて8.5-Frenchの側孔を開けたドレナージチューブを，狭窄部を跨ぐ位置で留置，内外ろうとした。その後カテーテル交換・サイズアップと胆道造影を4回，バルーン拡張術を1回行った。初回PTBDから5カ月後，臨床症状・生化学所見は改善。胆道造影で狭窄が解除されたことを確認し（**C**），ドレナージチューブを抜去した。初回PTBDから117カ月再発は認められない。

● 疾患解説

　肝移植後の胆管脈管（門脈，肝静脈，肝動脈）吻合部狭窄はまれな合併症だが，早期に診断し，適切な治療を行わないと移植肝のgraft lossに陥る可能性がある。術後早期の肝動脈狭窄は再開腹～再吻合術を行うことが多いが，胆管，門脈，肝静脈の狭窄に対しては低侵襲で有効な経皮的治療・IVRがfirst lineの治療法として行われている。門脈，肝静脈狭窄に対する経皮的治療・IVRは，バルーン拡張術とメタリックステント挿入術が行われる。かなりの症例でバルーン拡張術のみで脈管の開存が得られることが多いので，われわれはまずバルーン拡張術を行い，再狭窄をきたした症例に（通常3回目のIVR時に）ステント挿入術を行っている[1-3]。

　一方，移植肝における胆管吻合は成人では胆管−胆管吻合が多く，小児例では胆管空腸吻合（Roux-en-Y hepaticojejunostomy；RYHJ）が多い。胆管吻合部狭窄が起こった場合，胆管−胆管吻合後症例に対しては内視鏡的アプローチ（ERC）がfirst lineとなる。一方胆管空腸吻合後症例では，経皮的アプローチでのPTBD～内ろう化・バルーン拡張術～長期間ドレナージチューブ留置という治療法で対応している[4]。

（柴田登志也）

◇ 文献

1) Kubo T, et al. Outcome of percutaneous transhepatic venoplasty for hepatic venous outflow obstruction after living donor liver transplantation. Radiology 2006; 239: 285-90.
2) Yabuta M, et al. Long-term outcome of percutaneous interventions for hepatic venous outflow obstruction after pediatric living donor liver transplantation: single institute's experience. J Vasc Interv Radiol 2013; 24: 1673-81.
3) Yabuta M, et al. Long-term outcome of percutaneous transhepatic balloon angioplasty for portal vein stenosis after pediatric living donor liver transplantation: single institute's experience. J Vasc Interv Radiol 2014; 25: 1406-12.
4) Imamine R, et al. Long-Term Outcome of Percutaneous Biliary Interventions for Biliary Anastomotic Stricture in Pediatric Patients after Living Donor Liver Transplantation with Roux-en-Y Hepaticojejunostomy. J Vasc Interv Radiol 2015; 26: 1852-9.

35. 術後合併症

婦人科術後合併症
Complications of gynecologic surgery

> **診断のポイント** 骨盤内の被包化された液体貯留腔や脂肪織濃度上昇は術後感染による変化を疑う。

CASE

20歳台，女性。右卵巣囊腫に対し，腹腔鏡下卵巣腫瘍摘出術を施行。術後2日目に発熱の遷延および炎症反応高値あり，造影CTを施行。

図1

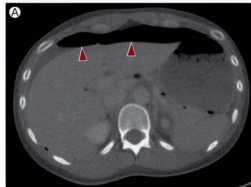

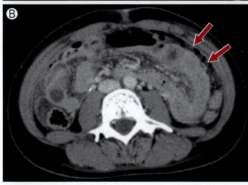
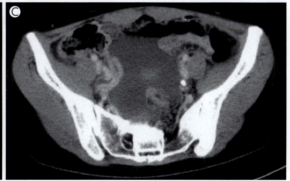

画像所見 造影CT平衡相：小腸壁肥厚および腹膜肥厚（➡）を認め，骨盤内に腹水貯留を認める。術後2日目にしては，腹腔内遊離ガス（▶）も目立っており，腸管穿孔による汎発性腹膜炎が疑われる。

● 疾患解説

婦人科術後合併症は手術操作に伴う偶発症（出血や感染，膀胱・尿管損傷，腸管損傷など）と術式に伴う合併症（骨盤底機能障害，下肢浮腫など）に分けられる。主な婦人科手術としては広範子宮全摘術や卵巣悪性腫瘍手術，帝王切開などがある。いずれの手術も骨盤内の操作が主体であり，骨盤内癒着の程度が術後合併症の危険因子となる。骨盤内手術の既往や子宮内膜症の既往，放射線治療後，骨盤内感染を伴う手術の際には注意を要する。

①出血

術後合併症としては最も多く，腹腔内出血や腹壁・腹直筋血腫，帝王切開では子宮壁内血腫を生じる。血腫は非造影CTにて高濃度を呈し，活動性出血時には造影CTにて血管外漏出所見を認める。活動性出血時には再開腹による外科的止血術や血管塞栓術を考慮する必要がある。

②感染・膿瘍

膿瘍形成は術後血腫や尿管損傷，腸管損傷に続発して生じる。子宮全摘術後の膿瘍は膣断端と連続することが多く，経膣ドレナージにより治療可能である。子宮内感染を伴う帝王切開術では，術後に子宮内膿瘍や壁内膿瘍をきたすことがある（図2）。

③腸管損傷

小腸損傷およびS状結腸・直腸損傷の割合が多い。特に，骨盤内手術の既往や放射線治療など骨盤内癒着が強度な場合は子宮と直腸の剥離が困難となり，リスクが高くなる。腸管損傷により腹腔内遊離ガス，膿瘍形成，腹膜炎，麻痺性イレウスなどを生じる。術後のCTにて過剰な腹腔内遊離ガス像を認める場合は，腸管損傷を疑う必要がある（図1）。

④膀胱・尿管損傷

骨盤内癒着が強固な場合に，剥離の際に下部尿管や膀胱を損傷し，尿瘤形成や尿管狭窄，尿管膣瘻，膀胱膣瘻を生じることがある。手術操作による直接損傷と，尿管栄養血管処理に伴う虚血に起因する損傷に分けられる。

術後早期の診断にはCTが有用であり，造影平衡相での尿管外への造影剤漏出や水腎・水尿管を認めた場合は尿管損傷を疑う必要がある（図3）。保存的加療で改善することもあるが，尿管の完全断裂では外科的修復術や尿管ステントによる尿管形成術が必要となる。

（三浦剛史）

図2 感染・膿瘍（30歳台，女性）

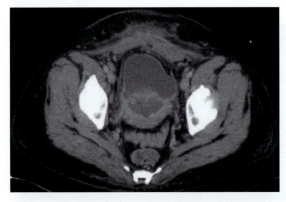

画像所見　造影CT平衡相：子宮内感染あり緊急帝王切開術後3日目。発熱遷延ありCT施行。子宮腹側に被包化された液体貯留腔を認める。子宮前壁は肥厚し，壁内にも低吸収域を認める。子宮壁内および腹腔内膿瘍に対し，経皮的ドレナージ術が施行された。

図3 膀胱・尿管損傷（60歳台，女性）

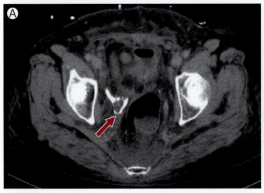 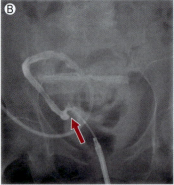

画像所見　造影CT排泄相（A），逆行性尿管造影（B）：広範子宮全摘術後5日目にドレーン排液の増加あり。造影CTが施行され，排泄相にて右尿管近傍に造影剤の尿管外漏出像を認める（➡）。逆行性尿管造影でも同様に漏出像を認め，尿管損傷の診断にて尿管再建術が施行された。

◇文献

1) Paspulati RM, et al. Imaging of complications following gynecologic surgery,. Radiographics 2010; 30: 625-42.

35. 術後合併症

医原性尿管損傷
latrogenic ureteral injury

> **診断のポイント** 造影CT遅延相での尿管からの造影剤漏出像検出。

CASE

40歳台，女性。多発子宮筋腫に対し腹式子宮全的術施行18日後に腹痛と発熱（39.4℃）で夜間救急外来受診。通常の造影CT上では腹水貯留が見られ腹膜炎が考えられたが，原因不明。

図1
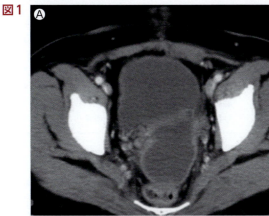
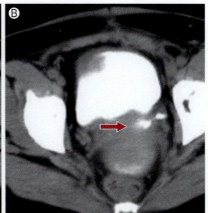
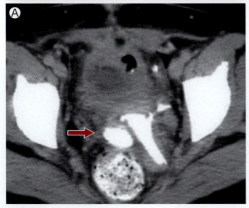

> **画像所見** 通常の造影CT（A）では原因不明であったが，**15時間後の経過観察CT（B）にて左尿管からの造影剤漏出像が描出され（➡），尿管損傷と判明。腹腔内ドレナージチューブ留置6日後の造影CT遅延相（C）** でも，左尿管からの造影剤漏出がドレナージチューブと瘻孔形成し，膣瘻も形成されているのがわかる（➡）。

● 疾患解説

子宮全摘術後や，S状結腸切除術後にまれではあるが，尿管損傷，腸閉塞・癒着，下肢静脈血栓症などの合併症が生じることがある。本症例も確実な因果関係の証明はされていないが，手術操作に伴う尿管損傷であった可能性がある。

● 治療法

尿管ステント留置での経過観察が考慮されたが，ガイドワイヤを通過させることができず。左尿管損傷，尿管膣瘻の診断にて，他院で尿管・膀胱新吻合術，膣瘻閉鎖術が施行された。

（三浦弘志）

35. 術後合併症

股関節インプラント手術
Postoperative complications: Total hip arthroplasty

診断のポイント 致死的な合併症である術後出血を見逃さない。

CASE

80歳台, 女性。特記すべき既往はない。左変形性股関節症に対し人工股関節置換術を施行された。術後より血圧が徐々に低下, ショック状態となった。RBC $2.27 \times 10^6/\mu L$, Hb $6.7\,g/dl$, Plt $3.7 \times 10^4/\mu L$。

図1

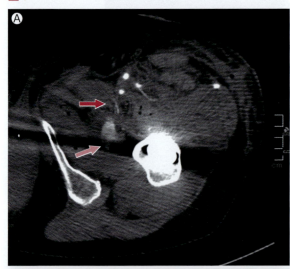

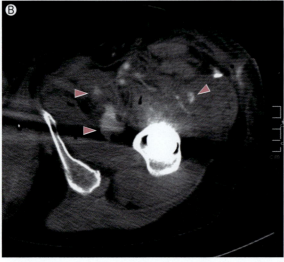

画像所見 左股関節は術後であり, インプラントによるアーチファクトが目立つ。
造影CT動脈相（A）：造影剤の血管外漏出所見を認め（→）, 大腿深動脈分枝の関与が予想された（→）。
造影CT平衡相（B）：血管外漏出所見が拡大しており（▶）, 術後の活動性出血と考えられた。

疾患解説

人工股関節置換術は整形外科領域で広く行われている手術で，比較的安全な手術である。しかし，術後合併症としては感染，血栓塞栓症，神経障害，インプラントの脱臼などが知られており[1]，そのなかでも緊急性が高いものが血管損傷などによる出血である。頻度はまれであるが，起こると致命的である。画像診断の目的は活動性出血の有無を判断し，その責任血管を同定し，迅速な治療につなげることである。

出血源としては総大腿動脈が最も多く，次いで外腸骨動脈，大腿深動脈，上殿動脈，外腸骨静脈などが報告されている[2]。出血が疑われた場合は，損傷血管が範囲外とならないよう，ダイナミック造影CTで十分に尾側まで撮影する必要がある。

術後のため，挿入されているインプラントによるアーチファクトにより評価が難しくなることがあり，小さな活動性出血を見落とさないよう丁寧な読影が必要である。

治療法

造影CTで活動性出血が疑われた場合，再手術もしくは血管塞栓術（TAE）による止血が考慮されるが，近年ではTAEが選択されることが多い[2]。本症例の血管造影を提示する（図2）。初回造影でCT同様大腿深動脈分枝の損傷による血管外漏出所見を認める（）。塞栓後はその所見が消失しているのがわかる。インプラントは図のようにX線不透過であるため，斜位を利用するなど手技には工夫が必要である。

また，外腸骨動脈〜総大腿動脈の分枝損傷の場合は，下肢へ塞栓物質が流出しないよう注意する（図2）。

(中間楽平)

図2　左外腸骨動脈DSA

（初回造影）　　　　　　　（治療後）

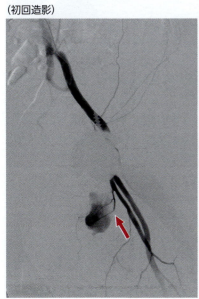
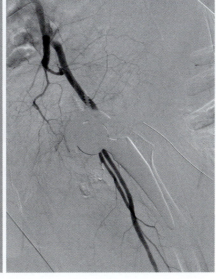

◇ 文献

1) Healy WL, et al. Complications of total hip arthroplasty:standardized list, definitions, and stratification developed by the hip society. Clin Orthop Relat Res 2016; 474: 357-64.
2) Alshameeri Z, et al. Iatrogenic vascular injuries during arthroplasty of the hip. Bone Joint J 2015; 97-B: 1447-55.

36. 外傷（診断）

肝損傷
Liver injury

> **診断のポイント**　造影CTにて造影剤の血管外漏出所見の有無を確認する。造影は2相撮影（動脈優位相，実質相）とし，造影剤の血管外漏出所見の広がりにも注目する。

CASE

20歳台，男性。バイク乗車中に乗用車と接触し受傷。Primary surveyではFAST（focused assessment with sonography for trauma）陽性（モリソン窩，脾周囲，膀胱直腸窩），循環動態はtransient responderであり，C（循環）の異常を認めた。来院時のバイタルサイン：脈拍130/分，血圧102/60 mmHg

図1

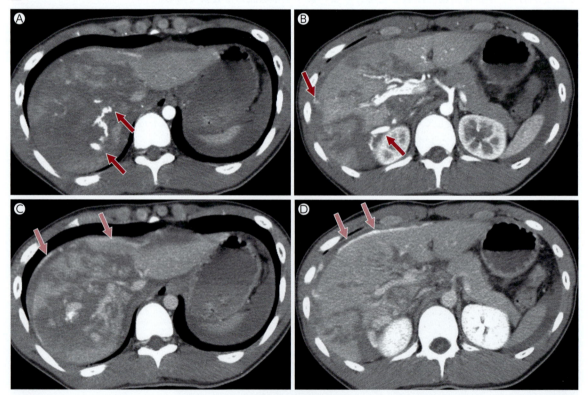

画像所見　造影CT動脈優位相（A, B）：肝右葉に広範な造影不良域を認めており，肝損傷の所見である。損傷部には多発する造影剤の血管外漏出所見（→）を認め，実質相（C, D）では造影剤の血管外漏出が肝表面へと広がっており（→），腹腔内へと注ぐ活動性出血の所見である。

疾患解説

肝損傷は腹腔内臓器損傷のなかで最も頻度が高く，損傷形態によっては腹腔内に大量出血を生じる可能性があり，まず止血処置が必要かどうかを評価する。高エネルギー外傷や外傷初期診療でFAST陽性の場合には造影CT（外傷パンスキャン）を行い，肝損傷（そのほかの臓器損傷も含む）の有無を確認する。肝損傷を認めた場合には治療方針決定のため，その損傷形態を把握する必要がある。肝損傷の損傷形態には日本外傷学会分類が広く用いられるが，活動性出血の有無やその程度を評価する項目はなく，治療方針には直結しない。そのため，被膜損傷や活動性出血などに着目した中島の分類（**表1**）が治療方針を決定するうえで有用である[1]。

また，循環動態が不安定でFASTにて腹腔内出血の存在が示唆された場合，CTに先行して開腹手術が優先され，それにより肝損傷が判明することもある。その場合，ダメージコントロール戦略としてガーゼパッキング（perihepatic packing；PHP）が施行されるが，これにより制御される出血は低圧系の肝静脈と門脈からの出血のみである。したがって，PHP後すみやかに造影CT（循環動態の改善が乏しい場合にはCTは省略して，血管造影）にて動脈性出血の評価および他臓器の損傷の有無を確認し，必要に応じて血管塞栓術（transcatheter arterial embolization；TAE）を行う。

治療法

治療法にはnon-operative management（NOM）と開腹手術がある。NOMとはTAEを含めた保存的治療のことであり，近年，IVRの有用性に関する報告の増加に伴い，NOMの占める割合は高くなってきた。NOMか開腹手術かの選択は循環動態に依存するが，重症例では開腹手術とTAEを組み合わせたハイブリッド治療が現在の主流となってきている。

（樫見文枝）

表1　CT所見に基づく肝損傷分類

Grade	CT所見	治療方法
I	被膜下血腫，裂傷，実質内血腫・損傷＜1cm（厚さ，深さまたは最大径）	保存的，経過観察不要
II	被膜下血腫，裂傷，実質内血腫・損傷＞1cm（厚さ，深さまたは最大径）	保存的，経過観察
III	被膜断裂を伴わない実質内もしくは被膜下の活動性出血，仮性動脈瘤および動静脈瘻 門脈，肝静脈ないしはIVC周囲に達する血腫・損傷	厳重な経過観察またはIVRを考慮
IV	被膜断裂部の実質内もしくは被膜下の活動性出血，仮性動脈瘤および動静脈瘻	IVR（開腹術）を考慮
V	腹腔内へ注ぐ活動性出血 離断型損傷 門脈または肝静脈一次分枝以内の損傷	開腹術（IVR）を考慮

（文献1より引用）

◇ 文献

1) 中島康雄. 文部科学省科学研究費補助金, 萌芽研究（研究課題番号：17659376）; 研究成果報告書（平成19年度）.

36. 外傷（診断）

脾損傷・遅発性脾破裂
Splenic injury

> **診断のポイント**　造影CTで検出されない仮性動脈瘤や動静脈瘻がある。高度損傷例では血管造影やフォローアップCTが推奨される。

CASE

14歳，男児。自転車にてガードレールに衝突し，胸腹部をハンドルに強打した。ERに救急搬送され，造影CTが施行された。

図1

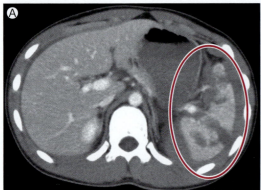
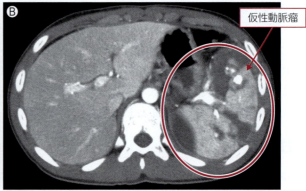

仮性動脈瘤

画像所見　**造影CT動脈相横断像，初診時（A）**：ER受診時の造影CTにて，脾臓に深部にまで及ぶ楔状の造影不良域を認めた。損傷部位は多数あり，Ⅲb型の複雑深在性損傷と診断された。明らかな活動性出血や仮性動脈瘤は認めず，保存的に加療された。
　同，1週間後のフォローアップ（B）：1週間後に施行されたフォローアップCTで，脾臓内に結節状の仮性動脈瘤を認めた。遅発性に出現した病変で，IVRにて治療が行われた。

● 疾患解説

　脾臓は組織密度が高くなく，肝臓とともに，外傷で最も損傷を受けやすい臓器である。交通外傷などの高エネルギーのほか，階段からの転落，転倒でも損傷を受けることがある。脾損傷は，脾臓周囲の組織からの圧迫効果も弱く，活動性出血が持続しやすいという特徴がある。
　近年は，造影CTの所見から治療方針が決定される。脾損傷の程度や活動性出血や仮性動脈瘤，動静脈瘻の有無が重要である。日本外傷学会の臓器損傷分類2008を **図2** に示す。損傷深度が1/2以上で，Ⅲ型損傷とされる。

● 治療法

　循環動態が不安定な場合や腹膜炎が生じている場合には，開腹手術が施行される。初期輸液療法で循環動態が安定する場合は，non-operative management（NOM）が選択される。造影CTで，活動性出血や仮性動脈瘤，動静脈瘻が疑われた場合，血管塞栓術（TAE）が

図2　日本外傷学会 脾損傷分類2008

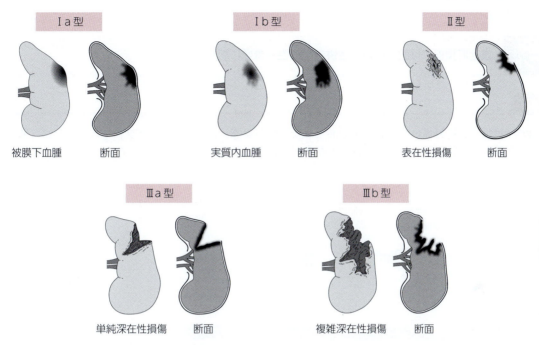

（日本外傷学会臓器損傷分類委員会．脾損傷分類2008（日本外傷学会）．日外傷会誌 2008; 22. 263. より許可を得て引用）

施行される。造影CTの撮影タイミングによっては、これらの所見が描出されないことがあり、高度損傷や大量の腹腔内出血を認めた場合は、血管造影が推奨され、血管造影で病変が認められれば、治療を追加する。

近年では、高度損傷例においても、TAEを施行した場合に、NOM完遂率が高率であるとの報告があり[1]、循環動態の安定した高度損傷例でTAEの有用性が高まっている。

● 合併症

脾損傷の約1～2％に、遅発性脾破裂が生じるといわれている。その一因として、仮性動脈瘤の破裂が挙げられている。仮性動脈瘤の自然退縮の報告もあるが、原則TAEの適当と考える。

脾臓摘出後に、易感染性となり、数時間から数日以内に死亡する脾臓摘出後重症感染症（overwhelming postsplenectomy infection；OPSI）という病態がある。発症率は2％以下であるが、死亡率は50％以上と高い。その予防のために、肺炎球菌や髄膜炎菌、インフルエンザ菌の予防接種が推奨されている。

（原口貴史）

◇ 文献

1) Requarth JA, et al. Nonoperative management of adult blunt splenic injury with and without splenic artery embolotherapy: a meta-analysis. J Trauma 2011; 71; 898-903.

36. 外傷（診断）

胆道損傷
Biliary duct injury

> **診断のポイント** 重症肝損傷では胆道損傷の合併の可能性を念頭に置く。

CASE
30歳台，男性。挟圧外傷にて肝右葉を中心とした肝損傷を認め，右肝動脈をゼラチンスポンジにて塞栓。後日挿入した腹腔ドレーンから胆汁様排液が持続するため，胆道損傷を疑った。

図1

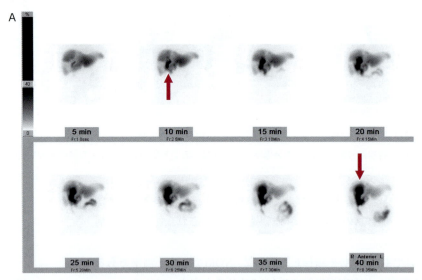

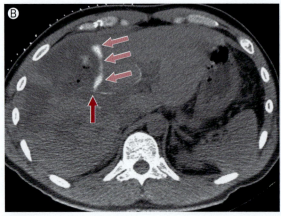
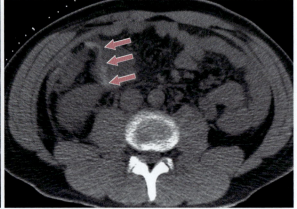

画像所見 胆道シンチグラフィ（A）：肝損傷部に胆汁の漏出を認め（➡），経時的に漏出が増加しており，胆汁が持続的に漏出していることを示唆する所見である。腸管内への胆汁の排泄も認められる。
DIC-CT（B）：右肝管前区域枝から造影剤の漏出を認める（➡）。造影剤は肝損傷部に広がり，腹腔内へと注いでいる（➡）。

疾患解説

胆道損傷の多くは肝損傷に合併しており，単独損傷はまれである．肝損傷症例の約3％に胆汁漏や胆汁腫(biloma)，胆汁性腹膜炎が認められる[1]．

従来，胆道損傷の診断は他の腹腔内損傷に対する緊急開腹手術の際に発見されることが多かった．しかし，近年ではCTの性能向上により腹腔内臓器損傷の正確な診断が可能となってきており，さらに，IVRの技術向上に伴い血管塞栓術(transcatheter arterial embolization；TAE)を用いたnon-operative management(NOM)の割合が高くなったことから，早期に胆道損傷と診断することは難しくなった．

胆道損傷では特異的所見はなく，肝損傷症例で腹膜刺激徴候や発熱，血液検査(黄疸，胆道系酵素の上昇，炎症反応上昇)などの所見からその存在を疑い，まず，超音波検査やCTを行う．腹水を認める場合には腹水穿刺を施行し，腹水中のビリルビンや胆汁酸，アミラーゼが高値であれば胆汁漏と診断できる．また，肝損傷部に低エコー域やlow density areaを認め，胆汁腫が疑われる際には後述する検査にて診断が可能である．

胆道損傷の確定診断には胆道シンチグラフィ，magnetic resonance cholangiopancreatography (MRCP)，drip infusion cholangiography(DIC)-CT，内視鏡的逆行性胆管膵管造影 (endoscopic retrograde cholangiopancreatography；ERCP)が有用である．しかし，胆道シンチグラフィは胆道損傷の感度・特異度ともにほぼ100％であるが，損傷部位の同定までは困難である．MRCP，DIC-CT，ERCPでは胆道損傷の部位の同定が可能である．MRCPは非侵襲的であるが，検査時間にある程度時間を要することや，検査室内での急変時の処置が制限されることなどから，重症例では急性期には行いにくい．DIC-CTはCT検査であるため急性期でも施行しやすいが，使用する造影剤はイオン性造影剤であり，通常の非イオン性造影剤と比較して副作用の頻度がきわめて高く，また，ショックなどの重篤な副作用が生じる頻度も高いことを考慮しなければならない．ERCPは診断とともに内視鏡的胆道ドレナージなどの治療も行えるメリットがあるが，損傷部が多発し漏出量も多いと正確な損傷部位の同定は困難である．

治療法

胆汁腫のほとんどは保存的治療または経皮的ドレナージにて改善する．しかし，肝門部に近い肝内胆管損傷を伴うなどのドレナージ治療に抵抗性の場合は内視鏡的胆道ドレナージや内視鏡的乳頭切開術(endoscopic spincterotomy；EST)が必要となる．肝外胆管損傷には縫合による修復や胆管空腸吻合による胆道再建，肝切除術などが行われる．胆嚢損傷は軽度であれば保存的加療が可能な場合もあるが，多くの場合，胆嚢摘出術が施行される．

(樫見文枝)

◇ 文献

1) Christmas AB, et al. Selective management of blunt hepatic injuries including nonoperative management is a safe and effective strategy. Surgery 2005; 138: 606-10.

36. 外傷（診断）

膵損傷
Pancreatic injury

診断のポイント　造影CTにて，膵実質に造影不良域や血腫がないかを評価する。

CASE

20歳台，男性。バイク走行中に，交通事故にて受傷し，当院ERに搬送された。

図1

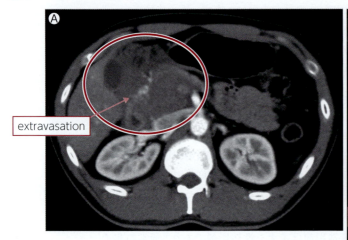
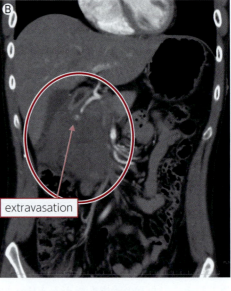

画像所見　造影CT動脈相横断像（A），同，冠状断像（B）：膵頭部の正常膵実質は不明瞭で，同部位に粗大な血腫を認める。血腫内部に造影剤の血管外漏出所見（extravasation）あり，おそらく前上膵十二指腸動脈（ASPDA）からの出血と考えられた。また，膵頭部に高度な損傷があり，主膵管損傷を伴っていると考えられた。明らかな十二指腸損傷は認めず。その他の腹部臓器損傷としては，肝損傷（Ⅰa）を認めた。

疾患解説

　膵損傷は，腹部外傷の1〜2％程度と比較的まれな外傷である[1]。わが国では，交通事故・転落・スポーツ外傷が90％以上を占め，特に交通外傷が多い。

　膵は，解剖学的に後腹膜に固定されているため，腹壁に鈍的外傷が加わることで，椎体との間に挟まれて挫傷や裂傷が生じる。また，多臓器と近接していることから，肝，脾，十二指腸損傷を合併する頻度が高く，単独損傷は非常にまれである。

　膵損傷の死亡率は20％程度の報告が多い。受傷後48時間以内の死亡原因の大部分は，多発外傷による大量出血や重症頭部外傷である。急性期以降は，敗血症や多臓器不全，膵損傷に伴う合併症が原因で死亡する。重症の膵合併症の多くは主膵管損傷が関連しており，主膵管損傷の診断・治療が患者予後を左右する。そのため，外傷性膵損傷では，主膵管損傷

の有無で治療方針を決定する。日本外傷学会による膵損傷分類2008では，被膜下損傷はⅠ型，損傷が実質径1/2未満の表在性損傷はⅡ型，損傷が実質径1/2以上の深在性損傷はⅢ型に分類され，主膵管損傷を伴わない場合はⅢa型に分類され，実質損傷の程度によらず，主膵管損傷の場合はⅢbに分類される。

循環動態が安定している鈍的外傷患者の診断の中心は腹部CT検査である。膵実質の活動性出血，膵内血腫や限局性またはびまん性腫大，膵実質の造影効果低下などにて，膵損傷を診断する。主膵管損傷の診断は，特異度は90％であるが，感度は60％以下にとどまる。CT上，明らかな主膵管損傷がなくても，腹部症状の増悪やアミラーゼ上昇など，膵損傷を疑う場合は，CT検査を繰り返すことが大事である。

CTで主膵管損傷の疑いがある場合，内視鏡的逆行性胆道膵管造影（endoscopic retrograde cholangiopancreatography；ERCP）が推奨される。ERCPは，主膵管損傷の診断で最も感度の高い検査である。診断に引き続き，膵管ステントを留置することも可能である。近年はMR胆管膵管撮影（MRCP）の報告も散見されるが，診断能はERCPに劣り，撮影時間がかかり，検査室に持ち込める医療機器が制限されるなどの問題点があり，積極的な使用は難しい。

●治療法

主膵管損傷のないⅠ型，Ⅱ型，Ⅲa型損傷はnon-operative management（NOM）が可能である。開腹所見でⅠ型，Ⅱ型，Ⅲa型膵損傷を認めた場合は，外科的止血術とドレナージ術で治療可能である。主膵管損傷を伴うⅢb型膵体尾部損傷に対しては，膵体尾部切除術が基本で，可能ならば脾臓を温存する。主膵管損傷が不完全断裂で，尾側膵管への膵管ステント留置に成功した症例では，NOMで治療が完遂できる症例の報告もある。

膵頭部の主膵管損傷を伴う症例に対しては，残存膵容量を考慮したうえで，拡大膵体尾部切除や膵温存手術が施行される。膵頭部領域の破壊的損傷に対しては膵頭十二指腸切除術が施行されるが，ダメージコントロール手術や二期的手術が考慮される。　　　（原口貴史）

◇ 文献

1) Ilahi O, et al. Efficacy of computed tomography in the diagnosis of pancreatic injury in adult blunt trauma patients: a single-institutional study. Am Surg 2002; 68: 704-7.
2) 小林慎二郎，ほか．膵救急疾患に対するNon operative management（NOM）の適応と外科治療．聖マリアンナ医科大学雑誌2014; 41: 259-66.

36. 外傷（診断）

腎損傷
Renal injury

> **診断のポイント** 多断面再構成（MPR）画像も用いて，損傷形態を把握する。活動性の出血や仮性動脈瘤，尿漏の有無を速やかに評価する。

CASE

40歳台，男性。バイクで交差点を走行中に右折してきた乗用車と衝突し，5mほど跳ね飛ばされた。来院時血圧110/42mmHg，心拍数103回/分。

図1

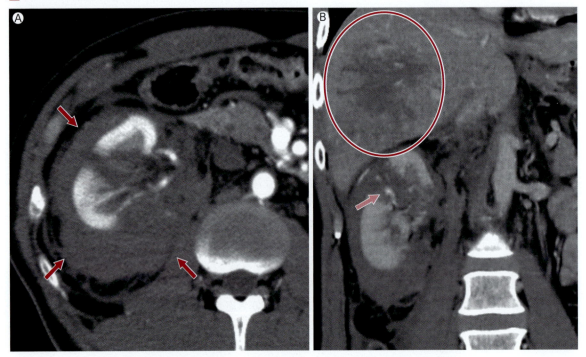

画像所見 外傷パンスキャン動脈優位相（A）：腎実質は大きく断裂しており，日本外傷学会分類 複雑深在性損傷Ⅲb型に一致する。血腫が腎周囲に多量に貯留（➡）。
同，冠状断像（B）：損傷部に造影剤の血管外漏出所見（extravasation）が認められ（➡），活動性の出血を示している。肝にも実質内血腫Ⅰb型の損傷を合併していた（○）。

● 疾患解説

外傷に伴う腎損傷は腹部外傷の8〜10％に見られるとされ，脾臓，肝臓に次いで頻度が高い[1]。わが国における腎外傷は鈍的外傷が95％を占め，受傷原因は交通外傷が最多であり，次いで転倒や転落，スポーツ外傷と続く[2]。受傷起点のほとんどが直達外力によるものであるが，高所墜落などにより垂直方向に減速機転が生じると腎茎部に剪断力が作用し，解離などの腎茎部血管損傷が生じる。このように腎外傷は大きな外力によって引き起こされることが多いため，他に合併損傷を伴っていることが多くその頻度は40〜57％とされてお

り，診断の際には他の合併損傷の有無にも十分注意する必要がある．

　画像検査の主体は造影CTであり，腎実質の損傷形態，出血の広がり，実質の血流障害，尿漏の有無，他の合併損傷の有無などを評価できる．腎実質の損傷形態の把握には多断面，特に冠状断での評価が有用である．日本外傷学会の腎損傷分類（JAST分類2008）を図に示す（**図2**）．造影CTでは動脈優位相と実質相の撮影が必要で，2つの画像を比較することにより活動性出血や仮性動脈瘤の形成の有無，解離などの動脈損傷の有無を評価できる．尿漏に関しては，造影剤が腎盂，尿管へ排泄される5～10分後（排泄相）に撮影することで検出可能であるが，急性期の場合は循環動態が安定している患者に限られる．

● 治療法

　腎は後腹膜臓器であり，Gerota筋膜に囲まれているため，タンポナーデ効果が期待できる．そのため循環動態が安定している症例ではまず保存的加療が選択されるが，CTで活動性出血や仮性動脈瘤形成が認められる場合には血管塞栓術（TAE）の適応と考える．循環動態が不安定な症例では損傷形態に関わらず，基本的に開腹止血術の適応と考えられる．腎動脈茎部の内膜損傷・解離による腎動脈閉塞に対しては，近年ステント留置による血行再建を行う報告もみられる[3]．

（森本公平）

図2　日本外傷学会 腎損傷分類2008

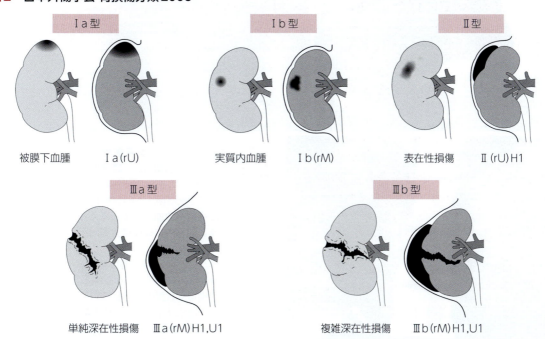

（日本外傷学会臓器損傷分類委員会．腎損傷分類2008（日本外傷学会）．日外傷会誌 2008; 22: 265. より引用）

◇ 文献

1) 一ノ瀬嘉明. 腎損傷のIVR. 救急医学 2016; 40: 160-70.
2) 日本泌尿器科学会, 編. 腎外傷診療ガイドライン2016年版. 東京: 金原出版; 2016.
3) 岡田一郎, ほか. 鈍的腎動脈損傷に対する腎動脈ステントの有用性と安全性-不完全閉塞5例への使用経験-. 日救急医会誌 2014; 25: 9-15.

36. 外傷（診断）

副腎損傷
Adrenal injury

> **診断のポイント**　外傷の際に副腎の腫大を認めた場合には損傷を疑う。副腎損傷を認めた場合には他の合併する損傷がないが注意深く観察する。

CASE

20歳台，男性。交差点を歩行中にトラックにはねられ，10mほどはね飛ばされた。来院時血圧125/83mmHg，心拍数143回/分。

図1

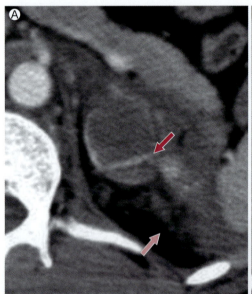
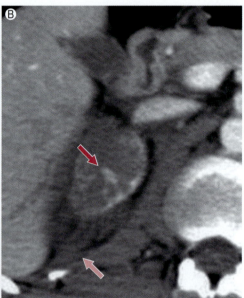
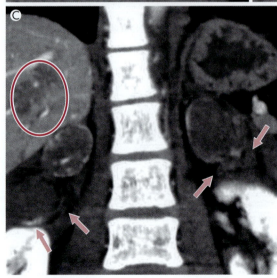

画像所見　外傷パンスキャン平衡相左副腎（A），右副腎（B），冠状断像（C）：両側の副腎は楕円形に腫大しており（図1AB），損傷に伴う実質内の血腫形成と考えられる。血腫内には血管外漏出所見（extravasation）も認められ（➡），副腎周辺の脂肪織の濃度上昇や血腫の貯留が見られる（➡）。本症例はⅠb型の肝損傷（図1C ○）のほかにも脾損傷，頭部外傷，肺挫傷，骨盤骨折などを合併していた。

●疾患解説

　副腎損傷は腹部鈍的外傷の1〜2％程度に見られるとされる[1]。副腎の単独損傷は非常にまれであり，他の腹部臓器損傷や胸部損傷に伴うことが多く，そのなかで最も多いのが肝損傷である。CTで副腎損傷を認めた73例のreviewでは，77％が右副腎の損傷，15％は左副腎の単独損傷で，8％で両側の副腎損傷が見られた[1]。損傷の機序としては脊椎や肝，脾臓に挟まれることによる圧挫傷であるが，そのほかにも腹部外傷に伴う下大静脈の圧排，内圧上昇に伴い副腎静脈圧が上昇することでの損傷や，急激な減速，回転力による剪断力により副腎の微細血管が損傷するなどの機序も考えられている。

　CTでの典型像は，血腫による副腎の円形・楕円形の腫大やびまん性の腫大であり，副所見として副腎周辺の脂肪織濃度の上昇や血腫形成が認められることがある[2]。血腫内に活動性の出血が見られることも経験される。通常副腎の血腫は経時的に縮小傾向を示すが，ある程度時間が経過しても縮小しない場合や内部に造影効果を有する場合には，副腎腫瘍の可能性も考慮しなければならない。

●治療法

　副腎は腎と同様に後腹膜臓器であり，タンポナーデ効果が期待できるため，通常は保存的加療が選択される。循環動態が不安定な症例やCT上活動性出血が認められる場合には手術や血管塞栓術（TAE）が選択される場合もある。上述するように副腎の単独損傷は珍しく，通常は肝損傷などの他の合併損傷が見られることがほとんどであり，他の致死的な合併損傷を見逃さないことがまずは重要と考える。また両側の副腎損傷の場合には致死的な副腎不全をきたすことがあり，注意を要する。

（森本公平）

◇ 文献

1) Kevin PD, et al. Traumatic retroperitoneal injuries: review of multidetector CT findings. RadioGraphics 2008; 28: 1571-90.
2) Dawn WB, et al. Acute adrenal injury after blunt abdominal trauma: CT findings. AJR 1992; 158: 503-7.

36. 外傷（診断）

膀胱損傷・偽性腎不全
Bladder injury・Pseudo renal failure

> **診断のポイント**　骨盤骨折がある場合には膀胱損傷の有無を必ず確認する。膀胱損傷が強く疑われる場合には膀胱造影が診断に有用である。

CASE
70歳台，男性。飲酒後に道路で寝ていたところ，軽自動車に腹部を礫かれ受傷した。

図1

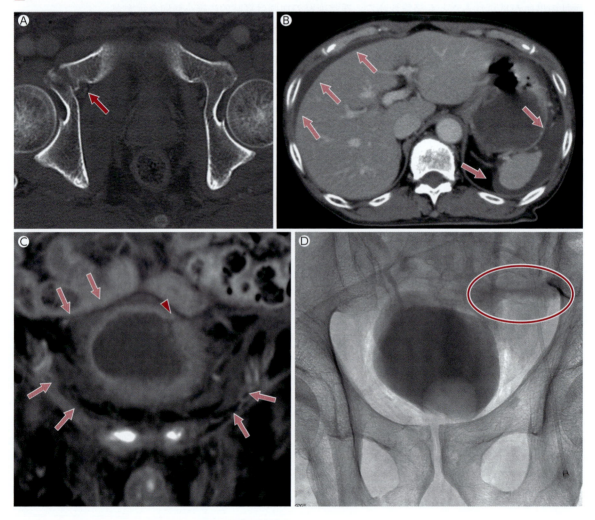

> **画像所見** 外傷パンスキャン(A)：右恥坐骨骨折を認めた(→)。
> 同，横断像(B)，冠状断像(C)：腹腔内や膀胱周辺には比較的多量の液体貯留が認められ(BC→)，膀胱の冠状断での観察では，膀胱上壁に浮腫性の壁肥厚と壁の不連続性が認められた(C▶)。以上より膀胱損傷が強く疑われたため，膀胱カテーテルより希釈した造影剤を滴下注入し，**膀胱造影**(D)を行ったところ，腹腔内に漏出する造影剤が認められ(○)，腹膜内膀胱損傷と診断した。緊急手術が施行され，膀胱破裂が確認された。受傷時の採血ではBUN 22.6 mg/dL，Cr 1.41 mg/dLと高値を認めたが，術後速やかに正常値に回復した。

● 疾患解説

　膀胱損傷は骨盤骨折に伴って生じることが多い。骨盤骨折の5〜10％に膀胱損傷が合併し，膀胱損傷の70〜95％に骨盤骨折が認められるとされる[1]。損傷形態は腹膜外損傷(65％)と腹膜内損傷(35％)に分類される[2]。腹膜外損傷は腹膜が保たれるもので，骨盤骨折に合併することが多く，膀胱に剪断力や直接裂傷が及ぶことにより生じる。腹膜内損傷は，損傷が腹膜に及ぶ損傷であり，外圧により腹腔内圧が急激に上昇し，膀胱ドームが破裂することにより発生する。

　CT所見としては腹腔内あるいは膀胱周囲に漏出した尿を示す液体貯留が認められる。膀胱の多断面での観察(冠状断や矢状断像)は，損傷部位の推定に有用と考えられる。膀胱損傷が強く疑われる場合には，膀胱造影を行い漏出する造影剤を確認するか，あるいは希釈した造影剤を膀胱カテーテルからゆっくりと滴下注入し，カテーテルをクランプしたうえで単純CTを撮影し，膀胱より漏出する造影剤を確認する。別症例のCT膀胱造影を**図2**に示す(膀胱周囲に漏出した造影剤を認め(→)，膀胱損傷と診断した)。

　尿が腹腔内に漏出した場合，尿中の尿素窒素(BUN)，クレアチニン(Cr)，カリウムが腹膜を介して再吸収(peritoneal-self-dialysis)され，血清中で高値を示すことから，急性腎不全と混同されることがある。膀胱カテーテル留置などドレナージを行うことで，異常値は速やかに改善することが多い。

図2　CT膀胱造影 冠状断像

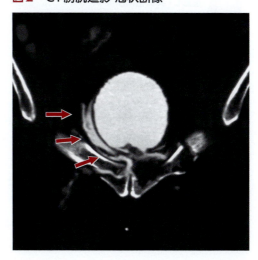

● 治療法

　腹膜内膀胱損傷では，尿による腹膜炎を起こす可能性があるため手術が必要とされる。腹膜外膀胱損傷では，膀胱カテーテルによるドレナージで経過を見られる場合が多く，両者の鑑別は臨床上重要である。

(森本公平)

◇ 文献
1) 髙良博明．骨盤外傷の画像診断．臨床画像 2012; 28: 124-33.
2) 中村信一．膀胱破裂．山下康行，編．知っておきたい泌尿器のCT・MRI．東京：秀潤社; 2008. p298-9.

36. 外傷（診断）

十二指腸損傷
Duodenal injury

 診断のポイント：球部から広がる腹腔内遊離ガスを検索する。下行脚以遠であれば，後腹膜にガス像が広がることがあるため十分に注意する。

CASE
20歳台，男性。前夜に飲酒後に喧嘩して帰宅。朝になり腹痛を認め，改善しないために救急搬送された。

図1

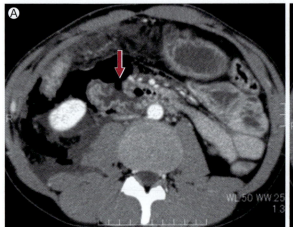 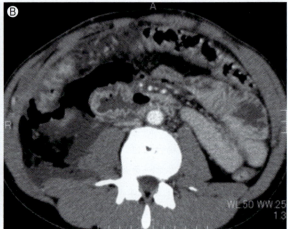

画像所見：造影CT実質相横断像（A，B）：十二指腸周囲から右腎周囲腔にかけてガス像が認められる（➡）。十二指腸粘膜の断裂も疑われ，十二指腸下行脚から水平脚の損傷の可能性が示唆される。出血は見られない。

● 疾患解説

　十二指腸損傷は鈍的外傷のなかでも発生頻度が低く，解剖学的に近接している大動脈，肝胆道系，膵臓，小腸，結腸などの損傷を合併することが多い。したがって，他臓器損傷も加味して治療方針を決定することになる。また，十二指腸は後腹膜に接した臓器であり，全層性損傷による内容物の流出が腹腔内ではなく後腹膜腔に広がりやすいのも特徴的である。

　損傷分類は，消化管損傷として食道，胃，小腸，結腸などと共通の分類になっている。全層性損傷であるⅡ型であれば手術適応になるが，術前画像診断では不明瞭なことも多い。漿膜損傷や漿膜筋層損傷であるⅠa型や，壁内血腫であるⅠb型（図2）の場合には，12〜24時間後にCT検査を再検するなどして全層性損傷を見逃さないようにする必要がある。

● 治療法

　全層性損傷でなければ，保存的治療が可能である．血腫により通過障害が生じる場合もあるが，7～10日経過しても完全閉塞が改善しない場合は外科的介入を考慮する[1]．通過障害が存在している場合は，経静脈栄養と経鼻胃管による胃内容の持続吸引で治療する．

　全層性損傷では手術が必要である．損傷が全周の50％以下の場合は，損傷部位の周囲をデブリドマン後に単純縫合閉鎖をする[2]が，内腔が狭窄しないように配慮する必要がある．損傷が50％以上の場合は，単純縫合閉鎖では狭窄をきたす可能性があるため，いくつかの手術法が存在する．部分切除し端々吻合する，損傷部を切除しRoux-en-Y再建を行う，などである．膵頭部の損傷が高度な場合は，膵頭十二指腸切除が必要になることもある．

（船曳知弘）

図2　十二指腸壁内血腫（20歳台，男性）

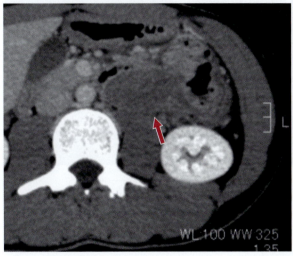 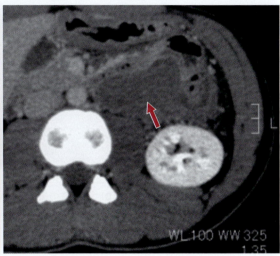

造影CT平衡相横断像：自転車走行中に転倒してハンドルを腹部にぶつけ受傷．十二指腸の上行脚から空腸にかけて，壁内血腫が認められる（➡）．粘膜面は腹側に圧排されているものの保たれているようである．

◇ 文献

1) Carrillo EH, Richardson JD, Miller FB. Evolution in the management of duodenal injuries. J Trauma 1996; 40: 1037-1045.
2) Cogbill TH, Moore EE, Feliciano DV et al. Conservative management of duodenal trauma: a multicenter perspective. J Trauma 1990; 30: 1469-1475.

36. 外傷（診断）

小腸損傷
Small intestinal injury

診断のポイント　小腸の損傷は，受傷時に腹腔内遊離ガスが生じていないことがあり，臨床経過や再検査が重要である。

CASE　40歳台，男性。重量物が落下してきたところを腹部で抱えようとして受傷し，救急搬送となった。

図1

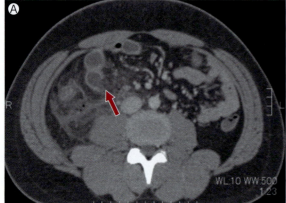
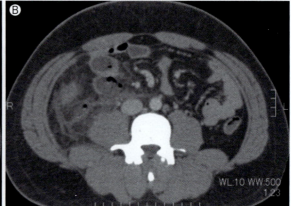

画像所見　造影CT平衡相横断像（A，B）：小腸壁の連続性に欠如が見られ，断裂していると考えられる（➡）。腸管外ガス像が周囲に認められ消化管損傷の存在が示唆される。腸間膜血腫はあきらかではない。

● 疾患解説

　小腸損傷は自動車事故などの際にシートベルトで小腸が椎体との間に挟まれたりすることで生じやすい[1]。小腸内にガスが存在しないことが多いため，小腸損傷では腹腔内遊離ガスが受傷早期に見られないことがあるので注意しなければならない。腸管外ガス像が存在しないことで消化管損傷を否定すると診断遅延を招くことがある。受傷早期のCT所見としては，所見なし，少量の腹水貯留，限局性の腸管壁肥厚と異常な造影効果などが挙げられており，腹部に強いエネルギーが加わったことが明らかな場合には，6時間以内のフォローアップCTが推奨される。日本外傷学会臓器損傷分類では図2のように分類されている。本症例では腸間膜と反対側に穿孔があり，遊離腹腔内に腸液およびガス像の流出が見られていた（Ⅱa型）。診断が遅れて手術のタイミングが遅れると腹膜炎から敗血症に至ることがあるため的確な診断と治療が必要である[2]。また，遅発性小腸穿孔も知られており，受傷2週間以内は腸管が圧挫され，虚血が原因での穿孔，それ以降28〜130日経っての穿孔は瘢痕狭窄によるものではないとされている。

　小腸損傷では単独損傷の場合は少なく，腸間膜損傷を少なからず合併している。腸間膜損傷では出血のコントロールが重要になる。受傷直後は腸間膜損傷が目立ち出血のコント

ロールばかりに目をとられると消化管損傷を見逃すことになりかねない。

● 治療法

　小腸の穿孔を伴っているようであれば，手術が必要である。術式は，循環動態によっても左右される。循環動態が不安定である場合は低体温，アシドーシス，凝固異常をきたしやすく，ダメージコントロール手術として，出血コントロールと汚染コントロールのみを考えた手術を行うことが多い。低体温（＜34℃），アシドーシス（pH＜7.2），凝固異常（PTもしくはAPTTの50％以上の延長）は，死の三徴とよばれ，これらの一つでも認められると死亡率が高くなるといわれている。出血を結紮止血し，自動縫合器による穿孔部の部分切除を行う。再建は24～48時間後に行う[3]。循環動態が安定している場合は，損傷部位を同定し，全周の50％以下であれば単純縫合閉鎖してもよい。全周の50％以上の場合に単純縫合閉鎖すると内腔狭窄をきたすため切除が望ましい。

　腸間膜損傷単独であれば，出血のコントロールが治療の軸になる。出血自体は経カテーテル的に治療を行うことができる。当該頁参照の事。

（船曳知弘）

図2　消化管損傷分類2008

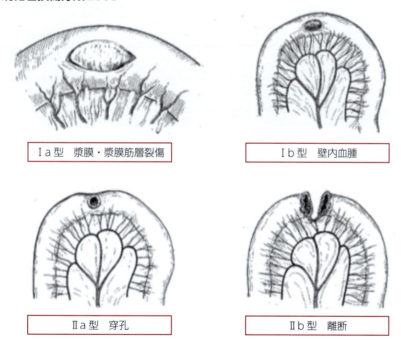

（日本外傷学会臓器損傷分類委員会．消化管損傷分類2008（日本外傷学会）．日外傷会誌 2008；22：226．より許可を得て引用）

◇ 文献

1) Coimbra R, et al. Factors related to the occurrence of postoperative complications following penetrating gastric injuries. Injury 1995; 26: 463-6.
2) Fakhry Sm, et al. Relatively short diagnostic delays（<8 hours）produce morbidity and mortality in blunt small bowel injury: analysis of time to operative intervention in 198 patients from a multicenter experience. J Trauma 2000; 48: 408-14.
3) Carrillo C, et al. Delayed gastrointestinal reconstruction following massive abdominal trauma. J Trauma 1993; 34: 233-5.
4) 水沼仁孝, ほか. 腹部鈍的外傷のCT. 臨放 1990; 35: 337-43.
5) Hara H, et al. Significance of bowel wall enhancement on CT following blunt abdominal trauma in childhood. J Comput Assist Tomogr 1992; 16: 94-8.
6) 掘　義城, ほか. 異時性に生じた遅発性外傷性小腸穿孔の1例. 日本腹部救急医学会雑誌 2014; 34: 1049-52.

腸間膜損傷
Mesenteric injury

> **診断のポイント**　腸間膜に血腫の存在を確認する。腸間膜損傷では消化管損傷を合併している可能性がある。消化管損傷は初回の画像では検出できないことがあるため注意する。

CASE

40歳台，男性。自転車運転中に転倒して，ハンドルを腹部に打ちつけ受傷し救急搬送された。腹痛を訴えている。

図1

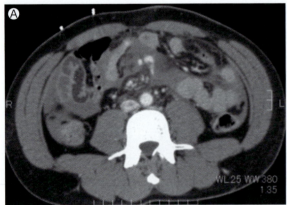
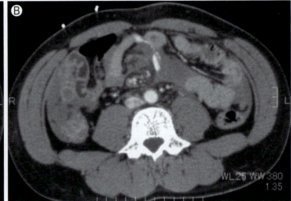

> **画像所見**　造影CT実質相横断像(A, B)：腸間膜に軟部陰影が認められる。血管外漏出所見を認めており，腹腔内出血になっている。腹腔内遊離ガスは見られない。腸間膜血腫は腸管に接しておらず，積極的に腸管損傷を疑う所見はないが，否定はできない。

● 疾患解説

　腸間膜に外力が加わることで，腸間膜の損傷が生じる。腸間膜損傷の分類は図2[1)]のごとく血管損傷の有無によって分けられる。非全層性損傷で血管損傷がない場合は腸間膜損傷に分類されない。全層性損傷があっても血管損傷がない場合はⅠ型に分類される。血管損傷があれば，全層性損傷であっても非全層性損傷であってもⅡ型に分類される。腸間膜に損傷をきたしている場合，腸管損傷を合併している可能性があることを認識しておかなければならない[2)]。

　循環動態が安定していれば，診断の核になるのはCT検査であり，動脈優位相と平衡相（もしくは実質相）の二相撮影を行うことにより，診断能が向上する[3)]。CT以外の診断法としては，LWE(local wound exploration)，診断的腹腔洗浄(diagnostic peritoneal lavage；DPL)，診断的腹腔鏡検査(diagnostic laparoscopy)が挙げられる。腸間膜損傷を診断するという意味では腹腔鏡検査が優れている。診断的腹腔鏡検査を施行できる循環動態であるならば，腸間膜損傷による活動性出血あるわけではないと考えられ，腸間膜損傷自体も保存的に経過観察できる場合が多い。

●治療法

　腸間膜損傷が単独で，出血が制御できるのであれば保存的治療となる。単独損傷で活動性出血（血管外漏出所見）が存在しているのであれば，血管塞栓術（transcatheter arterial embolization；TAE）で止血は可能である。損傷部の遠位から近位にかけて金属コイルで塞栓し，損傷部を孤立化（isolation）することが重要である。ゼラチンスポンジ細片などで直動脈を含めた末梢塞栓を行うと腸管壊死をきたす。

　腸管損傷自体を経カテーテル的に診断・治療できるわけではないので，疑わしい場合は，十分な経過観察や上記のごとく，診断的腹腔鏡検査を行う必要がある。　　　　　　　　　　　　　　（船曳知弘）

図2　間膜・小網・大網損傷分類2008

Ⅰ型	非血管損傷	non-vascular injury
Ⅱ型	血管損傷	vascular injury
a.	間膜内血腫	intramesenteric hematoma
b.	遊離腹腔内出血	extramesenteric bleeding

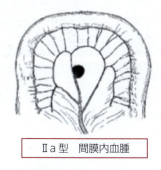
Ⅱa型　間膜内血腫

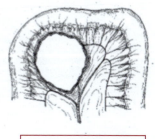
Ⅱb型　遊離腹腔内出血

（日本外傷学会臓器損傷分類委員会．間膜・小網・大網損傷分類2008（日本外傷学会）．日外傷会誌 2008；22：267．より許可を得て引用）

◇ 文献

1) 日本外傷学会臓器損傷分類委員会．日本外傷学会臓器損傷分類委員会2008（日本外傷学会）．日外傷外誌 2008; 22: 262-74.
2) 船曳知弘, ほか．腸管腸間膜損傷の治療戦略．日本腹部救急医学会雑誌 2012; 32: 1187-93.
3) Wu CH, et al. Contrast-enhanced multiphasic computed tomography for identifying life-threatening mesenteric hemorrhage and transmural bowel injuries. J Trauma 2011; 71: 543-8.

36. 外傷(診断)

腹部穿通性損傷
Penetrating abdominal trauma

診断のポイント 腹膜の損傷が診断されれば，手術(開腹もしくは腹腔鏡)の適応である．まず腹膜損傷の有無の診断が必要である．腹腔内遊離ガスの有無は必ずしも腸管損傷を反映しない．

CASE
40歳台，男性．近所の住民とのトラブルから，腹部を包丁で刺され受傷し，救急搬送となった．

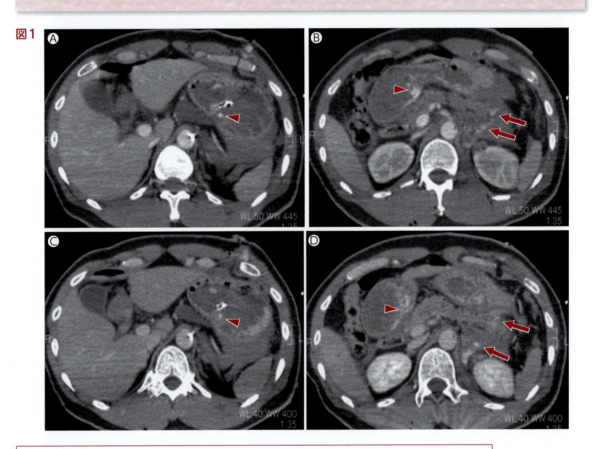

図1

画像所見 造影CT動脈相(A, B)，平衡相(C, D)：左上腹部に皮膚欠損および近傍の血管外漏出所見(▷)が見られ，刺創部を見ていると思われる．胃内にも血管外漏出所見が見られる(▶)ので，腹膜損傷は間違いない．また膵尾部および左副腎付近において，同様に血管外漏出所見が認められる(➡)ため，膵損傷・左副腎損傷の可能性がある．

● 疾患解説

わが国では穿通性損傷は鈍的損傷に比して少ない．画像検査を行う前提として，循環動態が安定していることが挙げられる．そして画像検査を行う場合は，経静脈性造影剤が必須であり，腸管損傷の有無や血管外漏出所見を確認する．刺創であっても銃創であっても，臓器損傷が1カ所とは限らない．また刺創の場合の刺入部から刺入方向に直線状に損傷が

あるとは限らない．刺入部を支点として，成傷器が創内で可動することがあるためである．また銃創の場合でも射入口と射出口の直線上に損傷があるとは限らない．腹膜貫通する際の摩擦・ズリ応力の影響で，射入口と腹膜穿通部位とにズレが生じる場合があり，読影時には注意を要する．

例えば，図2は，50歳台男性の銃創患者で，循環動態が安定しているためにCTを撮影した．射入口（➡）と射出口（➡）を結んだ直線上よりも頭側に腸管粘膜の不連続性（▶）と血管外漏出所見（▶）が認められる．腸管蠕動の影響もあるかもしれないが，単に直線状に損傷があると考えると見落としかねない所見である．

●治療法

腹部の穿通性外傷で循環動態が不安定であるならば，画像検査を施行せずに緊急開腹術になる．したがって画像検査を行っているということは，循環動態の安定化が図られているということになる．腸管脱出や大網が目視できれば腹膜穿通があるということなので，開腹手術が必要になる．その場合，CT検査は必須ではないが，損傷部位と程度が事前にわかれば，手術は容易になる．

穿通性外傷では損傷部位が1カ所とは限らず，腸管が重なっていれば，その背側の腸管にも損傷が生じていることがある．特に刃物による穿通性損傷の場合は，創面が鈍的外傷と異なり，挫滅などを伴っていないため注意深く腸管を観察しなければならない．近年では腹腔鏡検査で腸管損傷の有無を検索することがあるが，開腹での損傷検索に比して，熟練が必要である．特に穿通性損傷では前述のごとく創面の挫滅創がなく，わかりにくいことが多いので高度な検索になる．

（船曳知弘）

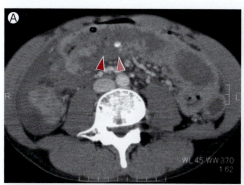
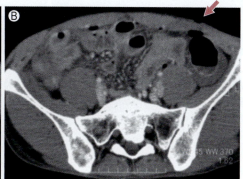
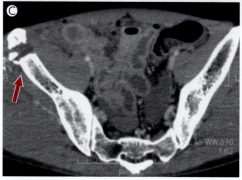

図2　銃創（50歳台，男性）
造影CT平衡相（A〜C）：射入口（➡）は左下腹部に存在しており，射出口（➡）は右腸骨翼を貫いていた．腹腔内に小さなairが多数見られるが，これ自体は腸管損傷によるものであるのか，銃創により外部から持ち込まれたものであるのか判断は困難である．射入口と射出口を結んだ直線上よりも腹側に腸管粘膜の不連続性（▶）と血管外漏出所見（▶）が認められ，腸管損傷が画像上も確認できる．

36. 外傷（診断）

腹腔内動脈損傷
Intraabdominal arterial injury

診断のポイント CTにおける直接所見と間接所見を知り，適切なタイミングでダイナミック造影CTを行い，受傷機転・部位などの臨床情報に基づいて所見を探しに行く．

CASE
60歳台，女性．自宅の階段から転倒転落し，床に腹部を打ちつけた．来院時の心拍数78／分，血圧101／65mmHgであった．

図1

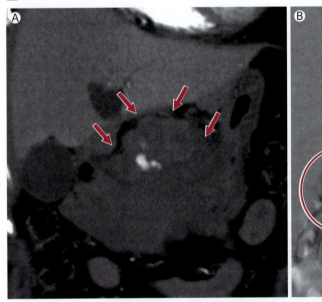
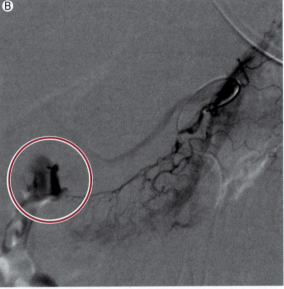

画像所見
造影CT動脈相冠状断像（A）：胃小弯側に造影剤漏出と血腫（➡）を認める．
左胃動脈造影（B）：同領域に造影剤漏出（○）を認める．

● 疾患解説

　鈍的外傷に起因する損傷のメカニズムは，直達外力，剪断応力，破裂損傷に分類される．直達外力は直接血管に作用することにより損傷を生じる．一方，剪断応力は，固定された臓器と可動性のある臓器の間に異なる方向の外力が作用したときに引き裂くような力が加わって生じる．これは典型的には脾門部，肝門部，Treitz靱帯，大動脈弓部，横隔膜直下の腹部大動脈などに生じる[1]．破裂損傷は動脈においては非常にまれと考えられる．
　CTにおける動脈損傷の所見は，直接所見と間接所見に分類される．
　直接所見には活動性の出血を伴う血管裂傷，仮性動脈瘤，内膜損傷，動脈解離，血栓形成，狭窄，動静脈瘻があり，間接所見には血管周囲の血腫形成，脂肪織濃度上昇，臓器の造影効果不良などが含まれる．活動性出血と仮性動脈瘤の鑑別点としては，活動性出血は動脈相

において大動脈と同等の高吸収域を示し，静脈相で範囲が拡大していくことが挙げられる。しかし微小な動脈損傷や，ショック状態で血圧が著しく低い患者においては，静脈相で初めて顕在化して同定される動脈性出血があることにも留意すべきである。仮性動脈瘤は比較的境界明瞭であり，ダイナミック造影のすべての相において近傍の血管と同様の造影効果を示し，時間の経過とともに広がらない。また，仮性動脈瘤の壁は脆弱で破裂しやすいこと，部分的な血栓化により遠位塞栓を生ずる可能性があり，速やかな治療を必要とする場合が多いことに留意する。内膜損傷は血管壁から連続する線状の低吸収域として同定される。動脈解離は多彩な所見を示し，内膜損傷と似たような線状低吸収域とともに長軸方向に伸びる偽腔が同定されることがある一方，偽腔の血栓化により残存した真腔が三日月状の高吸収域として見られることもある。血栓形成は血管内の造影欠損として同定される。内腔を完全に占拠するような血栓の場合は血管の途絶像となる。狭窄を生じる原因としては動脈解離や壁在血栓を伴う内膜損傷，血管に隣接した血腫による圧迫のほか，血管の攣縮も含まれる。

　動静脈瘻は流量が多い場合に破裂の危険があり，臨床的に重要である。動脈と静脈の直接的な交通により動脈相で静脈が濃厚に造影されることが鑑別点である。

● 治療法

　血管裂傷や仮性動脈瘤，動静脈瘻の場合は外科的修復術もしくはIVRが必要となることが多い。IVRで治療を行う際は血管の破綻部位を越えて遠位から近位にかけてコイル塞栓を行う，いわゆるisolationが基本となる。動脈解離や血栓形成の場合は塞栓を行う場合と経過観察の場合とに分かれる。内膜損傷それ自体で治療適応となることは少ない。

（橋本一樹）

◇ 文献

1) Baghdanian AH, et al. CT of Major Vascular Injury in Blunt Abdominopelvic Trauma. Radiographics 2016; 36: 872-90.

36. 外傷(診断)

横隔膜損傷
Diaphragmatic injury

> **診断のポイント** 横隔膜損傷の診断は難しく，CT画像の多断面再構成(MPR)画像で詳細に観察する必要がある。

CASE
50歳台，男性。高所より転落し，当院ERに救急搬送された。

図1
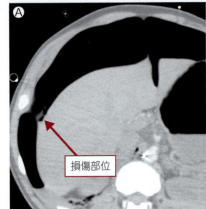
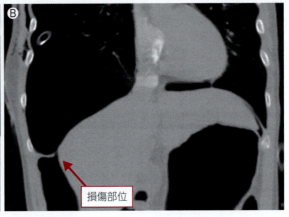

画像所見 右気胸および腹腔内遊離ガスを認めた。気胸に対して，胸腔ドレーン挿入後。
非造影CT肺野条件横断像(A)：ウィンドウ幅を広げた肺野条件を提示する。
同，冠状断像(B)：横隔膜に断裂所見あり，横隔膜損傷と診断した。腹腔内遊離ガスは，胸腔内のairが横隔膜損傷を介して，腹腔内に流入したものと考えられた。

● 疾患解説

　横隔膜損傷は，胸腹部外傷の3〜5％，鈍的外傷の1〜7％，穿通性外傷の10〜15％に認める。鋭的損傷では，胸腹部移行帯の穿通性外傷で合併が多い。鈍的損傷では，受傷時に受けた腹部への強い圧が，横隔膜方向に逃げようとすることで，横隔膜が破れる機序が考えられている。その場合，右側は肝臓に保護されているため，横隔膜損傷は左側に多いといわれている。横隔膜が避けるほどの強い圧を腹部に受けているため，腹部臓器の合併頻度も高い。右横隔膜が損傷した場合は，肝損傷を合併しやすく，左横隔膜が損傷した場合は，脾損傷や腸管損傷が生じやすい。

　腹腔内臓器が胸腔内に脱出し，横隔膜ヘルニアが生じることがある。右側では，肝臓が脱出し，左側では，胃や大網，脾臓が脱出する。また，受傷直後には，損傷が明らかではなかったが，数時間から数日，さらには数年から数十年して，遅発性横隔膜ヘルニアを発症して診断される場合がある。

　腹腔内臓器が胸腔内へ脱出すると，患側肺の虚脱や縦隔偏位をきたし，急性期には呼吸循環障害が生じることがある。慢性期になると，一過性の胸腹部不定愁訴を訴える程度であるが，突然，ヘルニア内容の絞扼が生じることがあり，注意が必要である。

横隔膜損傷の診断は，受傷機転や胸部単純X線写真，CT検査を用いて行う．胸腔内に消化管の逸脱が認められれば診断は容易であるが，横隔膜ヘルニアのない損傷の場合は診断が難しいことが多い．CTのMPR画像は，横隔膜の断裂部を直接観察できるため，非常に有用である[1]．CT診断では，横断像だけでは，軽微な損傷を見落とす恐れがあるため，MPR画像で診断することが大事である．

● 治療法

原則として，診断がついた段階で手術を行う．胸腔に脱出した臓器を腹腔内に還納し，横隔膜をwatertightに修復する．急性期では，左横隔膜損傷の場合，腹腔内臓器損傷の確認と処置のため，開腹手術を行う．右側の損傷では，開腹もしくは開胸にて手術を行う．受傷後1週間以上が経過してからの手術では，横隔膜が退縮し，縫合が困難になる．慢性期の手術では，胸腔内に逸脱した臓器と肺の癒着が強いため，胸腔手術が選択されることが多い．

(原口貴史)

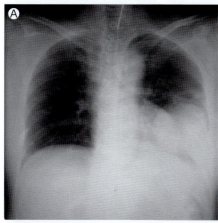
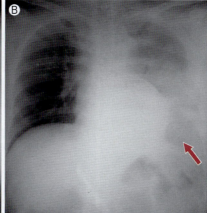

図2 外傷性左横隔膜損傷（年齢不明，男性）

胸部X線写真（A）：左横隔膜の不鮮明化と左肺野に大きな腫瘤様陰影を認める．

胸部X線写真（経鼻胃管挿入後）（B）：腫瘤影のなかに胃管が認められ，胃が左胸腔内に脱出していることがわかる．

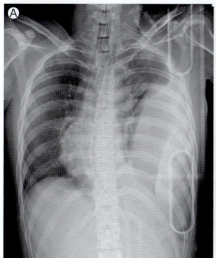
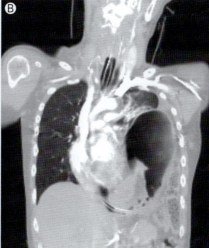

図3 外傷性左横隔膜損傷（20歳台，女性）

軽自動車と大型トレーラーとの正面衝突．助手席，シートベルト着用，エアバッグ作動．頭部多発損傷，肝・脾・右腎損傷，両側腸腰筋血腫にて受傷4時間後死亡．

胸部X線写真（A）：左横隔膜ラインの消失，左胸腔外側に大きな軟部組織影あり，中央縦隔影が大きく右側へ偏位している．

外傷パンスキャン動脈相冠状断像（B）：経鼻胃管が入った胃が大きく左胸腔に脱出，左肺と縦隔を右側へ圧排している．

(那須赤十字病院放射線科 水沼仁孝先生のご厚意による)

◇ 文献

1) Bodanapally UK, et al. MDCT diagnosis of penetrating diapharagm injury. Eur Radiol 2009; 19: 1875-81.

36. 外傷（診断）

骨盤骨折
Pelvic fracture

> **診断のポイント**　CTはできるだけダイナミック造影を行う。

CASE
60歳台，男性。歩行中に自動車に跳ねられた。来院時血圧測定不能，心拍数90回/分，呼吸回数24回/分。

図1

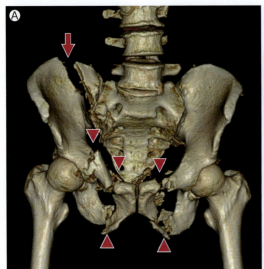
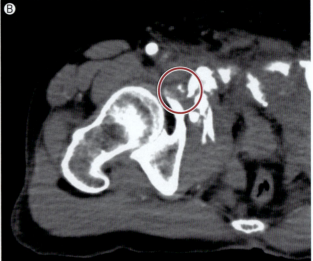

> **画像所見**　**CT volume rendering像（A）**：右腸骨翼（➡），両側恥坐骨（▶）に骨折を認める。日本外傷学会骨盤損傷分類2008のⅢa型（片側性重度不安定型）である。
> **造影CT動脈相横断像（B）**：右恥骨に粉砕骨折が認められ，軟部組織の腫脹を伴っている。造影剤の血管外漏出所見（extravasation）も認められる（〇）。

● 疾患解説

　骨盤骨折はほとんどの場合，高エネルギー外傷に関連して生じ，他部位の損傷を伴っている確率が高い。また，出血性ショックの原因となり，遷延するショック状態と多臓器不全を招いて致死的になりうる。骨盤骨折全体での出血源は静脈が90％で，動脈は10％を占めるに過ぎないといわれているが，ショック状態を伴った骨盤骨折では動脈性の割合が高くなる[1]。骨盤骨折における損傷動脈の頻度は，上殿動脈，外側仙骨動脈，腸腰動脈，閉鎖動脈，膀胱動脈，下殿動脈の順に多いといわれている[1]。

　骨盤骨折を含む多発外傷の初期診療は外傷初期診療ガイドライン日本版（JATEC™）に沿って行われていることが多いと思われるが，primary surveyの骨盤単純撮影では骨盤骨折の有無のほか，骨折型による外傷機転の推定（血管損傷の可能性が推定できる）を行う。FAST（focused assessment with sonography for trauma）で腹腔内液体貯留を伴う骨盤

骨折は開腹を含めた手術的治療が選択される可能性が高くなり，重要である．高齢化に伴い高齢者の骨盤骨折を見る機会も増加してきているが，55歳以上の患者においてはlateral compression型の骨折であっても，粗大な動脈性出血が若年者に比べて8倍多かったという研究結果[2]もあり，注意が必要である．

CTでは骨折の有無ならびに軟部組織損傷，血腫の分布などの評価が可能である．単純CTでも高吸収に描出される血腫（腹腔内，後腹膜問わず）を同定することはできるが，出血が静脈性であるか動脈性であるかの鑑別には少なくとも2相におけるダイナミック造影CTが必要である．

造影CTにおける骨盤骨折の動脈性出血の診断感度は60〜84％，特異度は85〜98％といわれており[1]，バイタルが安定もしくは安定化された患者においては血管塞栓術（TAE）の適応を判断するにあたりぜひとも施行しておきたい検査の一つである．読影に際しては非造影CT，動脈相，静脈相をそれぞれ精査するのはもちろんのこと，3相を同時に1画面上に表示して比較することが有用である．動脈相で出現した造影剤の血管外漏出所見（extravasation）が静脈相で広がっていれば動脈性出血，静脈相のみで出現していれば閉鎖腔の動脈出血もしくは静脈性出血と診断できる．動脈性出血に関しては責任動脈まで同定することが可能な場合もあり，TAEの際に有用な情報となる．可能であれば3D再構成像を作成しておくことが望ましい．

● 治療法

動脈出血が疑われるときはまずTAEを行う．その後，外固定術を行い，病態が落ちついた時点で内固定術を行う．

（橋本一樹）

◇ 文献

1) Geeraerts T, et al. Clinical review: initial management of blunt pelvic trauma patients with haemodynamic instability. Crit Care 2007; 11: 204.
2) Velmahos GC, et al. A prospective study on the safety and efficacy of angiographic embolization for pelvic and visceral injuries. J Trauma 2002; 53: 303-8; discussion 308.

36. 外傷（診断）

筋損傷
muscle injury

> **診断の ポイント**
> - 筋肉の腫大・浮腫を認める。血腫を伴うと非造影CTで高吸収域となる。
> - 直達外力（鈍的外傷）では受傷部と深部の腰椎に挟まれた間での臓器・筋損傷となる。
> - 間接的外力では腹直筋損傷が多く，腹直筋鞘血腫を伴う。

CASE

30歳台，男性。テニスをした後から左上腹部に突っ張り感が出現。徐々に，左上腹部に腫脹が出現し，痛みが強くなった。右利き。そのほか，既往歴などはなし。左上腹部の痛みを伴う腫瘤として腹部非造影，造影CTが施行された。

図1

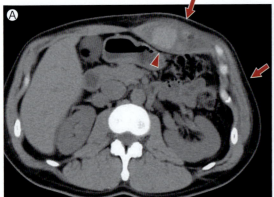
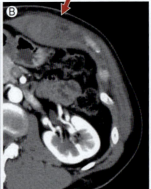
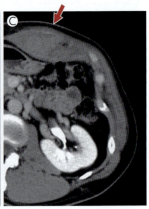
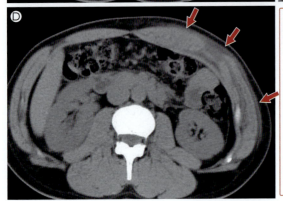

画像所見
非造影CT（A）：左上腹部に腫脹を認め，左腹直筋が著明に腫大（➡）。
造影CT動脈相（B），平衡相（C）：筋肉および腫瘤に造影効果，仮性動脈瘤，造影剤の血管外漏出は認めない。
非造影CT（D）：左腹横筋，内腹斜筋，外腹斜筋にも腫大を認め，筋間，皮下に液体貯留および浮腫を認める（➡）。また，左腹直筋内部に淡い高吸収値を示す腫瘤を認める（A▶）。
左腹直筋および腹横筋，内腹斜筋，外腹斜筋損傷，腹直筋鞘血腫と診断した。安静および疼痛コントロールによる保存的治療を行い，数週間で軽快した。

● 疾患解説

　筋損傷（muscle injury）は鈍的外傷による直達外力（direct muscle injury），あるいは筋肉の急激かつ過度な伸延，収縮による間接的外力（indirect muscle injury）によって生じる。交通事故，転倒・転落のほか，スポーツ，過度なトレーニング，咳，くしゃみが原因として挙げられる。腹部での鈍的外傷では外力に一致する部位に皮下脂肪組織挫傷（subcutaneous contusion），筋挫傷（muscle contusion）が見られ，ときには血腫を伴う。さらに深部の腰椎との間に挟まれる臓器損傷，血管損傷，大腰筋・腸骨筋損傷，腰椎骨折も問

題となる．骨盤レベルでは骨盤骨折に注意が必要である．腹腔内圧が上昇すると腹壁の脆弱な部位から腹腔内内容物が脱出することがあり，腹壁ヘルニアとよばれる．一方，間接的外力では，筋線維の断裂，筋腱接合部での断裂が生じ，肉離れ(muscle strain)や筋断裂(muscle tear)とよばれる．腹部では特に腹直筋に多い．腹直筋を包む腹直筋鞘内に血液が貯留すると，腹直筋鞘血腫(rectus sheath hematoma；RSH)とよばれる．

　通常，理学所見，受傷機転を含めた病歴の確認で診断は容易につくことが多いが，まれに痛みや腫脹が強く，急性に経過することがあり，内臓疾患，血管疾患を否定する必要がある．四肢の筋損傷ではMRIが撮像されることが多いが，腹部では超音波検査，CTが多く，急性期で，小児や女性でなければCTが第一選択となる．

　血腫が大きい，バイタルが安定しないなどではダイナミック造影CTを施行する．造影後は造影効果を認めないが，仮性動脈瘤，造影剤の血管外漏出が確認されることがある．MRIでは筋肉の腫大と浮腫を認めるが，血腫では急性期ではT1強調像で筋肉と同程度を示すが，亜急性期以降では高信号を呈する(図2，参考症例)．

● 治療法

　筋損傷は保存的治療となる．血腫を伴う場合には抗凝固薬使用や凝固能異常の有無を確認し経過観察する．血腫が大きい，増大傾向がある，バイタルが安定しない場合には造影CTを施行し，仮性動脈瘤，造影剤の血管外漏出を確認し，血管内塞栓術，外科的血管結紮術を考慮する．上腹部での筋損傷に伴う血腫ではタンポナーデ効果が働くが，下腹部では結合織が疎で血腫が大きくなることがある．　　　　　　　　　　　　　　　　　　　(稲岡　努)

図2　参考症例(60歳台，男性)

腹部MRI T1強調像　　　　　　　　　　　　　　　T2強調像

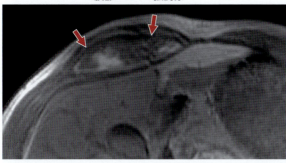 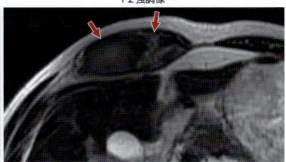

10日ほど前にくしゃみをした後から右上腹部に痛みと腫瘤を自覚．
右上腹部が腫脹し，右腹直筋が両側凸レンズ状に腫大している．内部はT1強調像で不均一な高信号，T2強調像で低信号を示す(➡)．腹直筋損傷による腹直筋鞘血腫と考えられた．

◇ 文献
1) Matalon SA, et al. Don't forget the abdominal wall: imaging spectrum of abdominal wall injuries after nonpenetrating trauma. RadioGraphics 2017; 37: 1218-35.
2) Guermazi A, et al. Imaging of muscle injuries in sports medicine: sports imaging series. Radiology 2017; 282: epub.
3) Hatjipetrou A, et al. Rectus sheath hematoma: a review of the literature. Int J Surg 2015; 13: 267-71.

インターベンション治療
（低侵襲治療）

1. 血管系IVR

実質臓器損傷に対する経皮的止血術
Percutaneous hemostasis for parenchymal organ injury

適応
- CTで血管外漏出所見，仮性動脈瘤，動静脈瘻がある
- バイタルサインが安定
- 1,500 mL/hr以下の輸液において循環動態が安定

施行方法

1. 可及的速やかに大腿動脈より4～5Frショートシースを挿入しておく。
2. 術前のCTがある場合は，術者はthin slice CTで詳細な画像評価を行う。
3. シェファードフック型カテーテルを腹腔動脈や腎動脈などの目的血管に挿入し，撮影することにより破綻部を確認する（本幹からの撮影では，出血部の同定ができないことがある）。
4. マイクロカテーテルを出血部近傍まで進め，出血部の確認を行う。
5. 金属コイル，マイクロカテーテル，ヒストアクリルなどを用いて確実に止血する。
6. 塞栓終了後，母血管から確認造影を行い，止血を確認する。

図1　症例提示（20歳台，男性。交通外傷。救急車で来院）
脾門部に仮性動脈瘤があり，マイクロカテーテルで脾動脈上極枝を選択し金属コイルで塞栓術(isolation)を行った。

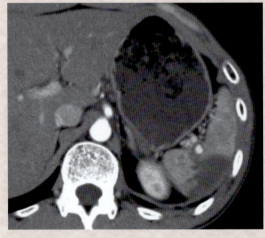

造影CT動脈相横断像

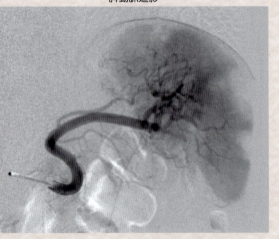

脾動脈造影

　腹部鈍的外傷は腹部臓器いずれにも起こりうるが，特に肝臓，脾臓，腎臓が多い。このなかでも脾臓は他の臓器に比べ疎な組織であることから，脾損傷は転倒や打撲などの比較的小さなエネルギーでも発症する。以前は，手術での治療が主であったが，近年はバイタル安定症例においてnon-operative management (NOM)が主体である。日本外傷学会分類でそれぞれの臓器損傷には深達度によりgradingがなされており，それに加えて活動性出血や，仮性動脈瘤，外傷性動静脈瘻の所見から治療法を判断する。一方，腎臓や副腎といった

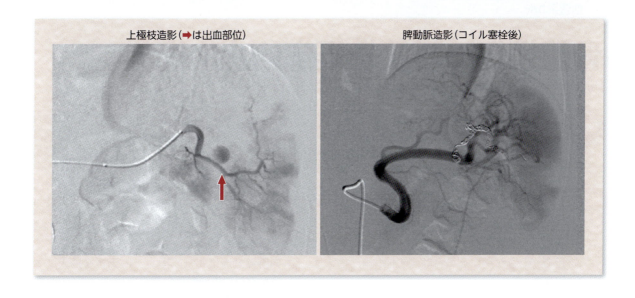
上極枝造影（➡は出血部位）　　　　脾動脈造影（コイル塞栓後）

　後腹膜臓器はCTでは造影剤の血管外漏出所見が確認されても，保存的治療で止血されることがあり，適応については十分検討する必要がある。

● 手技のポイント・留意点

　塞栓術では，バイタルが安定している場合は臓器の機能温存のため選択的に塞栓を行うが，血圧が不安定な症例では時間をかけずに中枢からの塞栓により手技時間の短縮を意識する必要がある。

● 合併症とその対応

　充実性臓器を栄養するend-arteryを塞栓するため，梗塞・壊死は必発であるが，膿瘍形成に対しては抗菌薬投与などで十分に予防する必要がある。可能な限り不必要な塞栓範囲の拡大は慎むべきである。

● 他の治療法との比較（成績）

　開腹適応となる他の腹部臓器障害がある場合や，主要臓器の茎部損傷例ではNOMで完全に管理できるわけではなく，ダメージコントロール手術（damage control surgery；DCS）と併用を考慮する必要がある。NOM失敗の危険因子として，①55歳以上，②脾臓の高度損傷，③大量血腫，④24時間以内に6単位以上の輸血，⑤肝硬変による脾腫，が挙げられている。

● 施行後の経過（治療）

　塞栓後，バイタルが不安定ならば，再出血の可能性があるため追加治療を検討する。塞栓後は，仮性動脈瘤の出現について評価が必要である。　　　　　　　　　　　　（山本真由）

◇ 文献

1) Cullinane DC, et al. Eastern Association for the Surgery of Trauma practice management guidelines for hemorrhage in pelvic fracture--update and systematic review. J Trauma 2011; 71: 1850-68.

1. 血管系IVR

骨盤損傷に対する経皮的止血術
Percutaneous hemostasis for pelvic injury

適応
- CTで血管外漏出所見がある
- バイタルサインが安定
- 1,500 mL/hr以下の輸液において循環動態が安定

施行方法

1. 可及的速やかに大腿動脈より4〜6Frショートシースを挿入しておく。バイタルが不安定でIABOを用いる場合は，原則両側に挿入する。
2. 術前のCTがある場合は，術者はthin slice CTで詳細な画像評価を行う。
3. 最初にOMNI™フラッシュ型カテーテル*を，腹部大動脈下端に留置して撮影する。この際に，外腸骨動脈系からの出血の有無を評価する。
4. 内腸骨動脈にループ型カテーテルを挿入，造影を行い責任動脈の同定を行う。
5. マイクロカテーテルを責任動脈に進め，塞栓する。
6. 最後に再度，骨盤造影を行い出血がないことを確認する。

図1 症例提示（40歳台，男性。転落外傷により救急車で来院）（➡は出血部位）

骨盤骨折分類Ⅲ型の不安定骨折症例。左右腸骨，左恥坐骨骨折，仙骨骨折，第3腰椎骨折を認めた。左上殿動脈，正中仙骨動脈，右外側仙骨動脈（不掲載），左右第3腰動脈からの出血が確認された。左上殿動脈はコイル塞栓を，そのほかはゼラチンスポンジで塞栓を行った。

CT volume rendering像　　　　　　　左内腸骨動脈造影

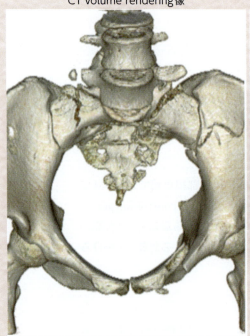
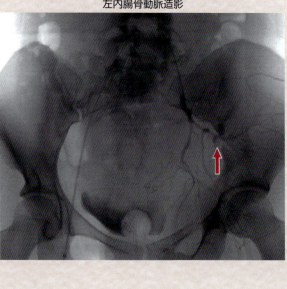

*フラッシュ型カテーテル……ピッグテールカテーテルと異なり，先端が外側に向いていて，対側へのカテーテルの誘導に有用。

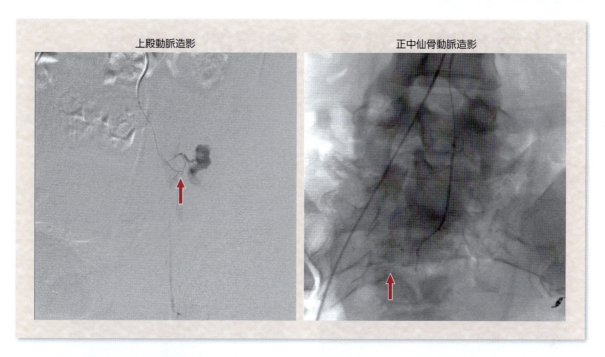

● 手技のポイント・留意点

骨折部位から，損傷血管を推測する。

骨盤内側血管のTAEの際には，対側の血流が優位となり出血が持続する場合がある（cross circulation）ので，緊急時には両側内腸骨動脈をゼラチンスポンジ細片で塞栓する。

閉鎖動脈の恥骨枝と下腹壁動脈の恥骨枝は先天的に吻合しており，内腸骨系から投与した塞栓物質が外腸骨系に迷入することがあるため，塞栓の際には留意が必要である（死冠：corona mortis）。

まれに胎生初期の下肢への主要血管である遺残坐骨動脈が残像しており，内腸骨動脈の塞栓を安易に行うと下肢壊死に繋がるので，塞栓前に血管解剖を検討する必要がある。

● 合併症とその対応

殿筋壊死，膀胱壊死，膀胱直腸障害，神経障害，性機能障害などが報告されているが，重症骨盤外傷自体による影響が大きいといわれている。

● 他の治療法との比較（成績）

骨盤骨折の安定化のために，シーツラッピングやSAM sling，創外固定，pelvic clampなどを併用して骨盤の不安定性を制御する。損傷血管が複数に及び，血圧の安定化が早期に得られないと判断した場合は，救急外科医による骨盤パッキングを先行させることがある。

● 施行後の経過（治療）

治療後は，原則シースを残し再出血時の予防をする。また，多部位の損傷を合併していることが多く，頭蓋内を含めた全身検索を注意深く行うことが肝要である。　　（山本真由）

◇ 文献

1) Cullinane DC, et al. Eastern Association for the Surgery of Trauma practice management guidelines for hemorrhage in pelvic fracture--update and systematic review. J Trauma 2011; 71: 1850-68.

1. 血管系IVR

消化管出血に対する経皮的止血術
Transcatheter arterial embolization for gastrointestinal bleeding

適応
- 動脈性の小腸出血
- 内視鏡で止血困難な動脈性の上部消化管出血，大腸出血

施行方法

1 造影CTが撮影されている場合は造影剤の血管外漏出所見（extravasation）と血管解剖を確認する。

2 セルジンガー法で大腿動脈からシースを挿入し，予想される責任血管の支配血管（腹腔動脈：胃〜十二指腸，上腸間膜動脈：十二指腸〜右半結腸，下腸間膜動脈：左半結腸〜直腸）に造影カテーテルを留置し血管造影を行う。

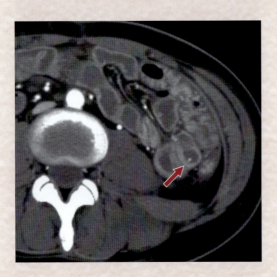

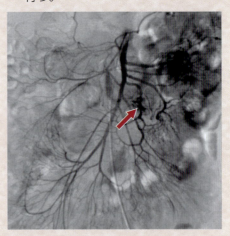

3 マイクロカテーテルをextravasationの近傍まで進め，血管造影を行う。

4 塞栓物質で責任血管を塞栓する。

5 血管造影を行いextravasationがないことを確認する。

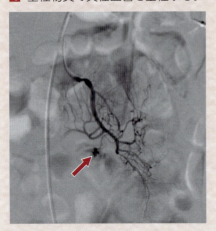

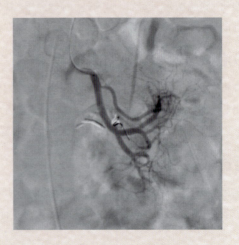

●手技のポイント・留意点

　出血点を正確に同定し、責任血管のみを塞栓することが肝要である。造影CTで造影剤血管外漏出所見（extravasation）が同定されている、あるいは出血部位にクリップが留置されていると、本幹からの血管造影でextravasationが描出されない場合でも、これを目印にマイクロカテーテルを責任血管の近傍まで進め、選択的造影でextravasationが描出されることもある。塞栓物質には金属コイル、n-butyl-2-cyanoacrylatel（NBCA）、ゼラチン細片などが用いられるが[1,2]、視認性に優れ、予定した部位に留置することが比較的容易な金属コイルが選択されることが多い。

●合併症とその対応

　造影剤腎症や血管損傷など血管造影に伴う一般的な合併症を除き、最も問題となる合併症は塞栓に伴う消化管虚血である。部位により塞栓可能な範囲が知られている。胃ではゼラチン細片を使用しても壊死を起こしにくいとされるが、小腸では塞栓範囲を隣接する直動脈3本以下にとどめるべきである。大腸は小腸よりも虚血に弱いため、選択的な塞栓を心がけるべきである。また輸入脚の盲端部など術後部位では側副路が期待できないため治療安全域は狭い。塞栓による血流障害が疑われる場合には、血液検査、動脈血ガス分析および造影CTを行い、消化管壊死が考えられるならば手術を行う。

●他の治療法との比較（成績）

　上部消化管出血では内視鏡による診断および止血を初めに行うべきである。血管塞栓術（TAE）は複数回の内視鏡的止血術で止血が得られなかった場合に適応となる。下部消化管出血では十分な前処置ができず、内視鏡での診断、治療に難渋することがあり、造影CTで責任血管が同定できた場合にはTAEが選択されることもある。小腸出血では緊急小腸内視鏡が施行可能な施設が限られているため、TAEが選択されることが多い。

●施行後の経過（治療）

　顕性消化管出血（吐血、黒色便、血便）の有無をモニタリングし、ヘマトクリット値やヘモグロビン値をフォローする。血圧低下を伴うような再出血が認められた場合は、内視鏡検査あるいは造影CTで出血源の確認を行い、再度止血を行う。止血困難な場合は外科手術も考慮する。手術においても出血部位の同定が重要であり、クリッピングや病変近傍まで挿入されたカテーテルあるいはそこからのインジゴカルミン投与が出血点の同定に役立つことがある。

　　　　　　　　　　　　　　　　　　　　　　　　　　　　　（井上明星）

◇ 文献

1) Navuluri R, et al. Acute lower gastrointestinal bleeding. Semin Intervent Radiol 2012; 29: 178-86.
2) d'Othée BJ, et al. Microcoil embolization for acute lower gastrointestinal bleeding. Cardiovasc Intervent Radiol 2006; 29: 49-58.

1. 血管系IVR

腸間膜虚血に対するインターベンション治療
Endovascular treatment for the acute mesenteric ischemia

適応
- 腸管壊死がないこと。
- 血栓溶解療法では，その禁忌がないこと。

施行方法

上腸間膜動脈塞栓症
上腸間膜動脈（SMA）造影にて，中結腸動脈起始部より末梢に造影欠損像が認められる（A➡）。その末梢側の動脈枝は再び描出され，側副血行路による末梢血流は保たれている。カテーテルの先端を塞栓子内に進め血栓を吸引にて除去（B➡）した後，ウロキナーゼの注入にて血栓はほぼ完全に消失した。

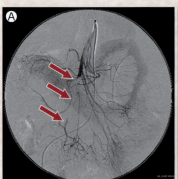
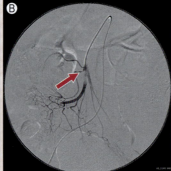

動脈狭窄を伴う上腸間膜動脈血栓症
動脈狭窄を伴う上腸間膜動脈血栓症のため，急性腸間膜虚血に陥った。同部狭窄解除のためバルーン拡張型ステント（➡）を留置し，血流再開に成功した。その後，症状は完全に消失した。

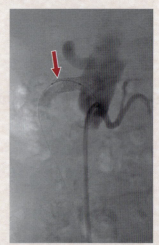

NOMI
NOMIが疑われ血管造影が施行された（A）。上腸間膜動脈の本幹には攣縮による広狭不整（➡）が認められる。また，分枝の描出も不良で狭小化している（▶）。血管拡張剤動注後のDSAではSMA本幹の攣縮はやや改善しており，分枝の描出も改善している（B）。引き続き血管拡張剤が持続動注された。

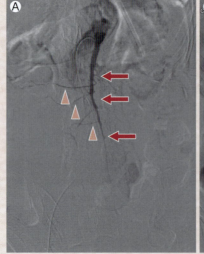
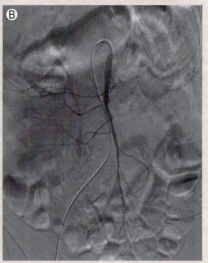

急性腸間膜虚血の原因として，上腸間膜動脈塞栓症および血栓症，非閉塞性腸間膜虚血（NOMI），上腸間膜静脈血栓症が挙げられるが，原因が異なるため，治療法も異なる．しかし，腸管壊死のない症例における治療目標は腸管血流を回復し，腸管虚血からの脱却を図ることである．インターベンション治療中に腸管壊死が疑われた場合，直ちに外科的処置に移行することを考慮しなければならない．

上腸間膜動脈塞栓症

基本的には飛来血栓による動脈閉塞であり，血栓回収・破砕および血栓溶解が有効なIVRである．血栓除去にはなるべく大口径のカテーテルが有効なので，できれば，8 fr シースにて大腿動脈を確保し，シースに6 frのガイディングシースを挿入後，SMA根部に挿入できると，安全かつ容易に手技を運ぶことができる．DSAにて確認後，同部より6 frのガイディングカテーテルをガイドワイヤ誘導下に塞栓子まで進められれば，吸引による血栓回収を施行する．血栓が大きく回収が困難である場合，禁忌でなければ，ウロキナーゼなどをカテーテルから動注し血栓溶解を追加することにより，血栓縮小が期待できる．ロープウェイ型の血栓除去用カテーテルも市販されており，ガイドワイヤを留置した状態で操作できるため，より安全と考えられるが，カテーテルの内腔がより小口径になることが欠点である．

上腸間膜動脈血栓症

可能であればIVRが第一選択とされる．この病態では，背景に動脈硬化によるSMA根部の狭窄および石灰化が存在することから，一般的に血管形成術（PTA）とステント留置（バルーン拡張型）が施行される．必要に応じて，血栓回収や血栓溶解が試みられる．経皮的IVRが困難である場合，いたずらに時間を浪費することなく開腹下に逆行性にSMAの遠位部からアプローチし，ステント留置を施行することも考慮すべきである．

上腸間膜静脈血栓症

経静脈的な抗凝固療法が第一に選択される．しかしながら，改善なく悪化するような症例ではIVRが施行される．上腸間膜静脈（SMV）に直接アプローチする方法とSMA経由で血栓溶解療法を行う方法があるが，後者では非効率的なため使用薬剤の増加，治療時間の延長が危惧される．前者で経皮経肝的アプローチ，開腹手術にてのアプローチ，特殊なアプローチとして肝静脈門脈短絡を作成する方法などがある．これらの方法では血栓回収，血栓溶解，ステント留置などが可能である．

NOMI

NOMIに対する第一選択治療はSMAへの血管拡張剤の動注療法である．診断法のゴールドスタンダードである血管造影に引き続き同治療が施行される．投与薬剤としてはプロスタグランジンE_1（20 μgボーラス投与，その後60〜80 μg/24時間），パパベリン塩酸塩（30〜60 mg/時）などが使用される．

（金崎周造／山崎道夫／井本勝治）

◇ 文献

1) Tilsed JV, et al. ESTES guidelines: acute mesenteric ischaemia. Eur J Trauma Emerg Surg 2016; 42: 253-70.
2) Klar E, et al. Acute mesenteric ischemia: a vascular emergency. Dtsch Arztebl Int 2012; 109: 249-56.
3) Beaulieu RJ, et al. Comparison of open and endovascular treatment of acute mesenteric ischemia. J Vasc SurgJ Vasc Surg 2014; 59: 159-64.
4) Acosta S, et al. Modern treatment of acute mesenteric ischaemia. Br J Surg 2014; 101: e100-8.
5) Bobadilla JL. Mesenteric ischemia. Surg Clin North Am 2013; 93: 925-40, ix.
6) Blauw JT, et al. Retrograde open mesenteric stenting for acute mesenteric ischemia. J Vasc Surg 2014; 60: 726-34.

1. 血管系IVR

内臓動脈瘤破裂に対する経皮的止血術
Embolization for ruptured visceral aneurysm

適応
- 破裂動脈瘤
- 症候性動脈瘤
- 仮性動脈瘤
- 2cm以上(または親動脈の3倍以上), 増大傾向, 妊娠希望者

施行方法

総肝動脈瘤破裂に対するisolation法による塞栓

1 術前ダイナミック造影CTの撮影。

2 3D再構成画像の作製。瘤径, 形状, 部位, 側副路の有無, ワーキングアングルなどを評価する。

3 大腿動脈からシース・親カテーテルを挿入し, 血管造影(腹腔動脈造影)を施行。

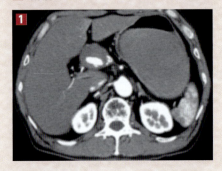
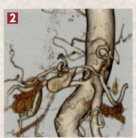
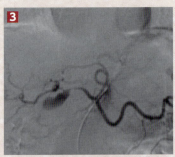

4 マイクロカテーテルを動脈瘤の遠位側まで挿入し, 金属コイル(離脱式マイクロコイル)を近位側にかけて複数個留置し, isolation法にて総肝動脈を塞栓。

塞栓後の造影にて, 瘤部の総肝動脈の血流は消失。肝臓への血流は左胃動脈→右胃動脈→肝動脈の側副血行路が発達している。肝梗塞は出現しなかった。

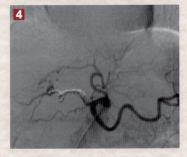

● 手技のポイント・留意点

塞栓物質:主として金属コイル(離脱式コイル, プッシャブルコイル)を使用する。まれに, ステントグラフト, バスキュラープラグ, NBCA, ゼラチンスポンジなどを使用する。

塞栓方法:Packing法, isolation法, packing + isolation法, ステントグラフト内挿術, ステント併用packing法などがあり, 症例に応じて塞栓方法を決定する。複数経路からアプローチして, ダブルカテーテル法, バルーンアシスト法(バルーンカテーテル併用による血流コントロール, コイルの逸脱防止)などを行うこともある。

治療方法の選択(図1):動脈瘤の病態(真性or仮性), 形態(囊状or紡錘状, 広基性or狭基性), 末梢臓器の虚血耐性, 側副血行路の程度を考慮して決定する。仮性瘤ではpacking法は出血を助長するので禁忌である。親動脈を塞栓しても末梢臓器が虚血に強い場合や側副血行

図1　塞栓方法

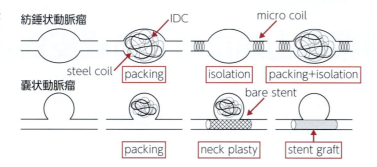

路の発達が期待できる場合はisolation法が行われることが多い。末梢臓器が虚血に弱い場合は，ステントグラフト内挿術を考慮するが，困難な場合は手術法などを含め慎重な治療選択が必要となる。

●合併症とその対応

瘤部においては，術中操作に伴う瘤破裂，塞栓後のcoil compactionによる再開通がある。末梢においては，末梢臓器の虚血に伴う壊死・膿瘍形成などがある。

●他の治療法との比較（成績）

ステントグラフト内挿術（図2）：末梢血流を温存できる利点があるが，シャフトが硬いデバイスを挿入する必要があるため，留置可能な病変部位には制限がある。バイアバーン®は，緊急止血術として用いるステントグラフトとして2016年3月に保険適応となった。
外科的治療：末梢臓器の血流温存が必要な場合で，ステントグラフト内挿術が困難な場合は，開腹下に瘤切除＋血行再建術が選択される。

●施行後の経過（治療）

通常は合併症を生じないので，術数日後に退院可能となる。末梢臓器虚血をきたした症例では，膿瘍や敗血症が出現しないよう注意する。退院後は，定期的にダイナミック造影CTやダイナミック造影MRIを行い，再開通の有無をフォローする。コイルによる金属アーチファクトが強い症例では，ダイナミック造影MRIは有用である。

〔西田典史〕

図2　参考症例

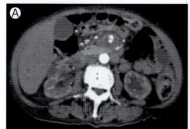 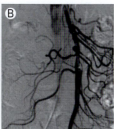 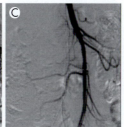

造影CT（A）：上腸間膜動脈解離・仮性動脈瘤・切迫破裂。
上腸間膜動脈造影（B）：右結腸動脈分岐直前に動脈瘤を認める。
ステントグラフト留置後の造影（C）：動脈瘤は消失，右結腸動脈と3～5空腸枝はカバードステントで覆われたが，他枝末梢からの側副血流にて造影されている。腹痛などの症状出現はみられなかった。

◇ 文献

1) Pitton MB, et al. Visceral artery aneurysms: Incidence, management, and outcome analysis in a tertiary care center over one decade. Eur Radiol. 2015; 25: 2004-14.
2) 藤井　琢，ほか．当施設における腹部内臓動脈瘤（外傷性瘤・腎動脈瘤を除く）に対する治療戦略と成績．日本血管外科学会雑誌 2013; 22: 876-80.

1. 血管系IVR

産婦人科緊急出血に対する経皮的止血術
Interventional radiology for emergency gynaecologic and obstetric bleeding

適応
- 外科的治療が第一選択とならない産科出血，婦人科出血性疾患
- 術後腹腔内出血

施行方法
1. 片側，あるいは循環動態不良の場合は両側鼠径部に5Fショートシースを留置
2. 5Fカテーテルを用いMohri法で両側内腸骨動脈あるいは分枝を選択，塞栓する。超選択的塞栓時，血管攣縮時，NBCA使用時はマイクロカテーテルを使用する。
3. TAE無効時は子宮破裂，塞栓血管再開通，側副血行路を検索する。

図1 弛緩出血にて他院より搬送

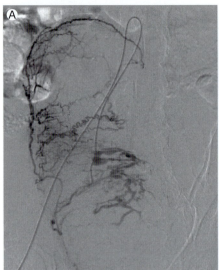
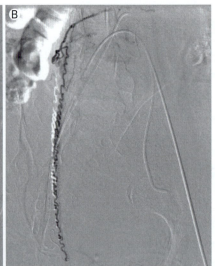
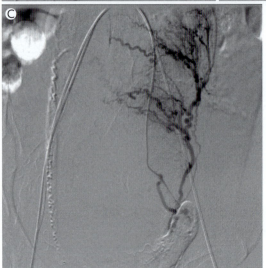

出血量7,300cc，来院時Hb 7g/dL，血小板4.3万/μL，フィブリノゲン86mg/dL，DICスコア12点。
まず右総大腿動脈よりシースを挿入。子宮動脈に高度の攣縮が認められる(**A**)。両側子宮動脈をゼラチンスポンジ細片にて塞栓したが，内診にて出血持続が確認され，止血に難渋すると判断，左総大腿動脈からもシース挿入。右子宮円索靱帯動脈造影にて子宮動脈との吻合がみとめられたため，ゼラチンスポンジ細片にて塞栓。しかし止血が得られず，再度両側子宮動脈を造影したところ，攣縮解除と再開通が認められたため(**C**)，ゼラチンスポンジ細片にて塞栓。止血が得られた。

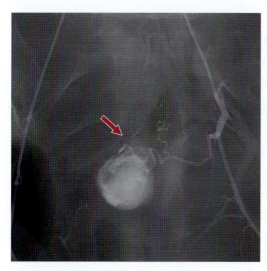

図2 帝王切開時の子宮動脈損傷による仮性動脈瘤

マイクロカテーテルを仮性動脈瘤内まで挿入し，33%NBCA 5.4mLにて仮性瘤内を充填，さらに流出動脈，流入動脈を塞栓した。損傷部には複数の細かな血管が関与しており（➡），これらの血管もNBCAを流入させ塞栓する必要がある。

● 手技のポイント・留意点

　循環動態が切迫している状況では，カテーテル挿入に時間を費やすことは致命的となりうるため，内腸骨動脈分枝が出血源の場合は中枢側からの塞栓が許容される。カテーテル挿入のレベルは，循環動態と術者の経験や技術を総合的に判断し，決定する。循環動態が危機的な場合はresuscitative endovascular balloon occlusion of the aorta（REBOA）を考慮する。産婦人科出血性疾患の血管塞栓術（TAE）において側副血行路の知識は必須である（表1）。手技施行前のCTアンギオグラフィが出血に関与する血管の把握に有用である。

　塞栓物質はゼラチンスポンジ細片が第一選択であるが，産道裂傷などで血管損傷が大きな場合，ゼラチンスポンジ無効時，high flowのAVFはNBCAの使用を考慮する。NBCAを使用する際は，術者が十分な使用経験を有することが望ましい。金属コイルは側副血行路からの再出血のリスクがあり，末梢側のプロテクト目的や太い血管の損傷時以外は安易に使用しない。悪性腫瘍出血は，側副血行路が関与する可能性が高く，またゼラチンスポンジ塞栓後の再出血の頻度が高いとされている。産科出血はDICに陥りやすく，特に弛緩出血は羊水塞栓が背景にある場合があり，迅速な手技を心がけると同時に新鮮凍結血漿（FFP）など凝固因子補充を最優先する。また産科出血においては，血管外漏出所見がなくとも両側内腸骨動脈前枝あるいは子宮動脈を塞栓する。

● 合併症とその対応

　皮膚殿筋障害，神経障害，子宮壊死，膀胱壊死，Asherman症候群が報告されている。妊孕性に関しては，正常妊娠分娩の報告が多数ある一方，卵巣機能低下，癒着胎盤のリスクも示唆されている。

（ウッドハムス玲子）

表1 産婦人科出血性疾患に関与する内腸骨動脈分枝以外の側副血行路

- 卵巣動脈
- 上直腸動脈
- 正中仙骨動脈
- 腸骨回旋動脈
- 子宮円索靱帯動脈
- 下腹壁動脈

◇ 文献

1) Salazar GM, et al. Transcatheter Endovascular techniques for management of obstetrical and gynecologic emergencies. Tech Vasc Interv Radiol 2009; 12: 139-47.
2) Pisco JM, et al. Internal Iliac Artery: Embolization to Control Hemorrhage from Pelvic Neoplasms. Radiology 1989; 172: 337-9.
3) Poggi SH, et al. Outcome of pregnancies after pelvic artery embolization for postpartum hemorrhage:retrospective cohort study. Am J Obstet Gynecol 2015; 213: 576.e1-5

1. 血管系IVR

腫瘍出血に対する経皮的止血術
Transcatheter arterial embolization for oncologic bleeding

適応
- 腫瘍に伴う出血性病変
- 特に動脈性出血の場合には積極的に適応を考慮。静脈性出血でも腫瘍への流入血流を減弱させることにより間接的に止血が可能な場合もある。

施行方法

1. 通常の動脈からの血管造影手技に準じて行う。造影CTなど術前画像で出血している部位を評価し、血管造影時に造影剤の血管外漏出所見を確認し、破綻血管をできる限り選択的に塞栓する。
2. 肝細胞癌破裂出血においては、肝機能が良好な場合、塞栓物質として、通常の治療として使用する、抗癌剤を混和させたリピオドール®ならびにゼラチンスポンジ細片を用いて、出血をきたしている病変を中心に塞栓することがある。ただし肝機能不良例ではゼラチンスポンジ細片のみで塞栓する。

図1 急性腹症で救急受診　C型肝炎の既往（60歳台、男性）

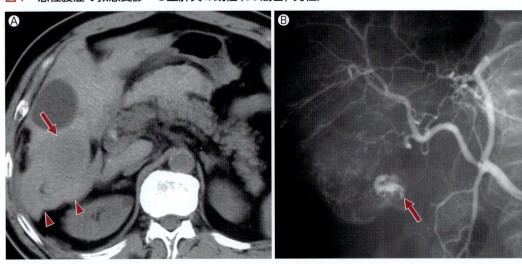

A：非造影CT：肝右葉S6に5cm大の腫瘍を認める（➡）（腹側には囊胞を認める）。肝表面には肝実質と同程度のCT値を有する腹水、血性腹水（▶）を認める。
B：総肝動脈造影：S6に腫瘍濃染ならびに造影剤の血管外漏出所見（➡）を認める。
C：マイクロカテーテルを使用し、腫瘍を栄養する血管A6を選択した。腫瘍濃染ならびに造影剤の血管外漏出所見（➡）を認めた。肝機能が良好であったため、A6よりリピオドールとファルモルビシン®を混和させたエマルジョンとゼラチンスポンジ細片により選択的塞栓術を施行した。
D：治療1週間後の非造影CTでは腫瘍へのリピオドールの集積は良好（➡）で、一部腹腔内へリピオドールの漏出（▶）を認めた。

　さまざまな悪性腫瘍で周囲臓器への浸潤や破裂による出血が起こることがある。腫瘍浸潤や腫瘍破裂に伴う出血性進行癌例では、手術などの根治的治療が困難な場合が多く、また化学療法や放射線治療などの姑息的治療では止血が間に合わないことがあり、塞栓術が低侵襲かつ有用な治療法として報告されている[1,2]。

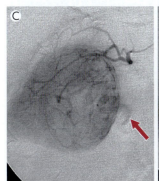
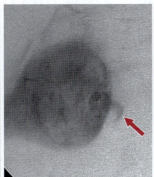
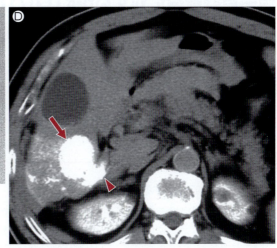

● 手技のポイント・留意点

　血管塞栓術における最も重要なポイントはいかに合併症なく止血を達成できるかという点である．まずは出血部位の同定が肝要で，造影CTは出血部位やその近傍の血管解剖の把握と同時に，破綻血管や病変の同定が可能な場合もあり，非常に有用である．

　塞栓物質にはゼラチンスポンジ，金属コイル，NBCAを中心に多種あるが，病態，破綻血管の解剖学的部位，カテーテルの位置などさまざまな状況を考慮して選択する必要があり，状態が不良な場合には特に塞栓は必要最小限でおさえるべきである．また不用意な中枢塞栓は側副路の発達を惹起し，止血を達成できない場合があるので注意する．さらに凝固能に異常をきたしている場合NBCAによる塞栓が有用なことがある．

● 合併症とその対応

　最も考えられる重篤な合併症は，塞栓に伴う標的臓器やその周囲臓器の虚血である．そのため非責任血管の塞栓は必要最小に抑える必要があり，また塞栓物質の逸脱には十分注意する．例えば消化管への腫瘍浸潤などで消化管出血をきたしている場合には，塞栓術により腸管壊死・穿孔などが起こる可能性がある．これら合併症が起きた場合，塞栓術によりバイタルサインの改善が得られ追加処置が可能となった後に，タイミングを逸することなく虚血を起こしている臓器に対して外科的切除術などを行うことも必要である．

● 施行後の経過（治療）

　活動性動脈性出血に対する塞栓術が成功すると，速やかにバイタルサインの回復・安定が得られる．腫瘍出血をきたすほどの腫瘍の進行状況であることを考えると，腫瘍の進行や塞栓術に伴う腫瘍壊死に伴う再出血の可能性も高いことを患者や家族へ十分に説明する必要がある．

（穴井　洋）

◇ 文献

1) Pereira J, et al. Management of bleeding in patients with advanced cancer. The Oncologist 2004; 9: 561-70.
2) Revel-Mouroz P, et al. Hemostastic embolization in oncology. Diagn Interv Imaging 2015; 96: 807-21.

1. 血管系IVR

破裂胃静脈瘤に対するB-RTO（バルーン閉塞下逆行性経静脈的塞栓術）

B-RTO (balloon-occluded retrograde transvenous obliteration) for ruptured gastric varix or the gastric varix with danger of rupture

適応
- 破裂胃静脈瘤（緊急例・待機例）
- 破裂の危険性がある胃静脈瘤

かつ胃腎短絡や胃横隔膜短絡などのB-RTOが施行可能な血管形態である。

施行方法

破裂胃静脈瘤に対するB-RTO

1. 緊急内視鏡検査を施行。胃静脈瘤からの出血が疑われるが，活動性出血は認めなかった。
2. 術前ダイナミック造影CTを施行。胃腎短絡を排血路とする胃静脈瘤を認める。
3. B-RTO：大腿静脈（もしくは内頸静脈）から左腎静脈へ形状付シースを挿入。

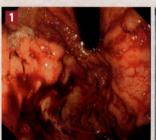
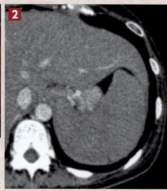

4. バルーンカテーテルを胃腎短絡へ先進させ，バルーンを拡張させて用手的にB-RTV（バルーン閉塞下逆行性静脈瘤造影）を施行。
5. B-RTVにて胃静脈瘤の描出を確認。ただし，B-RTVにて他の側副血行路が存在するために胃静脈瘤が描出されない場合は，バルーンカテーテルをさらに先進させる，あるいは側副血行路を塞栓させる。
6. 硬化剤（5％EOI；オルダミン®1バイアル（10mL）に同量の造影剤（10mL）を混和して作成）を胃静脈瘤まで注入。EOI投与前には，溶血性腎障害予防としてハプトグロビン（4,000単位）を点滴投与。EOI注入後はバルーンを拡張持続させて15時間留置し，その後，短絡路の血流消失を確認してバルーンカテーテルを抜去。

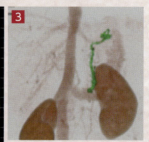
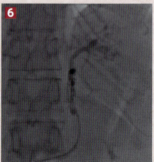

● 手技のポイント・留意点

　B-RTOは排血路の血流を遮断して行うので，術中術後に門脈圧の上昇を引き起こす。よって静脈瘤出血が持続している状況下では，出血を助長させてしまう。術前には緊急内

視鏡検査を施行して胃静脈瘤出血の有無を確認し，出血がある場合は一時的な内視鏡的止血術を行う。困難な場合はSBチューブや単バルーンを挿入して一時止血を行う。

術前ダイナミック造影CTはB-RTOのマッピングとしてきわめて有用であり，胃静脈瘤と排血路の形態や血管径，他の側副血行路の存在の有無を把握する。

B-RTVにて他の側副血行路が存在するために胃静脈瘤が造影されない場合は，カテーテルの先進，50％ブドウ糖液や硬化剤の分割注入，金属コイルによる側副路の塞栓，EOIの重力を利用した左下斜位への体位変換などの工夫を行って，硬化剤を胃静脈瘤まで注入させる。

バルーンカテーテル抜去は，短絡路の血栓化を確実にして肺血栓塞栓の発現を防ぐために，通常EOI注入6〜24時間後に行う。最近は金属コイルやバスキュラープラグを併用してEOI注入後30分程度に抜去することも試みられている。

● 合併症とその対応

緊急B-RTOは，カテーテル操作や造影剤の用手圧入などのために術中出血を起こすリスク（特に肝機能障害が強い症例にて）があり，内視鏡医のバックアップが整った体制で実施すべきである。

溶血やヘモグロビン尿（70％）による腎尿細管障害が起こりやすいので，予防的にハプトグロビンの静脈内投与を行う。

短絡路血栓の流出とそれによる肺血栓塞栓や，EOIによる肺水腫やショックが，まれであるが報告されている。

経過中に門脈圧亢進による食道静脈瘤の増悪（10〜72％）や腹水の増悪（9％）を起こすことがあり，定期的な経過観察が必要である。

● 他の治療法との比較（成績）

内視鏡的硬化療法単独は，B-RTOと比較して再出血率は高く，生存率は低い。

経皮経肝的静脈瘤塞栓術（percutaneous transhepatic obliteration；PTO）は，B-RTO困難な短絡路をもつ症例に対しても可能であるが，B-RTOと比較して再出血率は高く，腹水が存在する場合は困難である。

Transjugular intrahepatic portosystemic shunt（TIPS）は，門脈圧を低下させる治療であるが，TIPSのみでは再出血率は高く，通常PTOを併せて施行する。保険適応外診療である。

● 施行後の経過（治療）

B-RTO後の胃静脈瘤再出血はまれ（4％）であるが，肝硬変症や食道静脈瘤などに対して超音波検査やCT検査，上部内視鏡検査などによる定期的な経過観察が必要である。

〔西田典史〕

◇ 文献

1) Kageyama K, et al. Risk factors for rebleeding and prognostic factors for postoperative survival in patients with balloon-occluded retrograde transvenous obliteration of acute gastric variceal rupture. . Cardiovasc Intervent Radiol 2014; 37: 1235-42.
2) Akahoshi T, et al. Impact of balloon-occluded retrograde transvenous obliteration on management of isolated fundal gastric variceal bleeding. Hepatol Res 2012; 42: 385-93.
3) Park JK, et al. Balloon-occluded retrograde transvenous obliteration (BRTO) for treatment of gastric varices: Review and meta-analysis. Dig Dis Sci 2015; 60: 1543-53.

1. 血管系IVR

破裂性腹部大動脈瘤に対するステントグラフト内挿術
Endovascular repair for ruptured abdominal aortic aneurysm

適応
- 破裂性腹部大動脈瘤
- Fitzgerald分類Ⅰ～Ⅳ
- 解剖学的にステントグラフト内挿術（EVAR）の適応を有する。

施行方法 ▶

1 血行動態が不安定な場合は局所麻酔下に直ちに大腿動脈経由で大動脈をバルーン遮断する。バルーンは血流で押されやすいためなるべくstiffワイヤを使用し，シースをバルーン近傍まで進めて安定させる。必要に応じて上肢からの挿入も考慮する。

2 大動脈バルーン遮断後に反対側のアクセス血管からメインボディを挿入する。

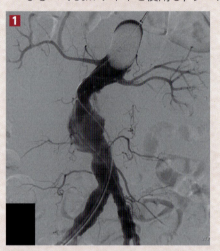

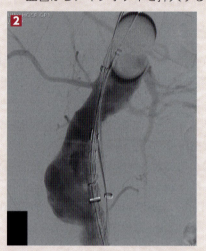

3 大動脈バルーンによる大動脈遮断を維持しながらステントグラフト留置を完了する。

4 最終造影で大動脈瘤が空置されたことを確認し手技を終了する。

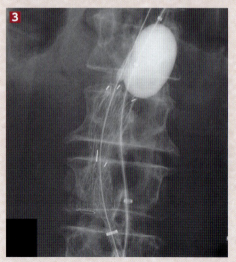

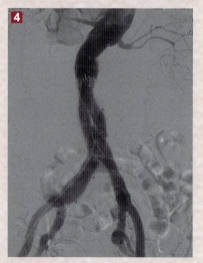

● 手技のポイント・留意点

　麻酔導入，特に筋弛緩薬投与後に筋緊張がとれて血行動態が悪化することが多い。そのためまず局所麻酔下に経大腿動脈あるいは上腕動脈から5Frシースとワイヤのみ挿入し，麻酔導入に伴うショックに備える。血行動態が安定していれば通常通りEVARを施行するが，不安定な場合はバルーンによる大動脈遮断を行う。大動脈をバルーン遮断したまま反対側の大腿動脈からステントグラフトのメインボディを挿入し展開する。バルーンが腎動脈上にある場合はなるべく腎阻血を回避するため腎動脈下に移動させるか，手術を速やかに進める。大動脈の高度屈曲などで対側脚へのカニュレーションに難渋する場合は，上腕動脈経由でガイドワイヤを降ろし，プルスルーのシステムを構築しデバイス挿入することも考慮する。腎動脈上バルーンの遮断時間は1時間を超えないように留意する。

● 合併症とその対応

　来院時ショックバイタルの患者に対して輸液，昇圧剤を投与するとより出血し凝固障害が進行する悪循環に陥るので，患者の意識がある限り術前の低血圧に対しては寛容であるべきである。

● 他の治療法との比較（成績）

　英国を中心とした30施設で破裂性腹部大動脈瘤（RAAA）患者をステントグラフト内挿術（EVAR）275名と人工血管置換術（OR）261名とに無作為に分けて比較検討したIMPROVE Trialでは，EVAR群とOR群の30日死亡率は36.4％と40.6％で両群間に統計学的な有意差は認めなかったが，EVAR群で入院期間短縮，費用の削減が認められた。

● 施行後の経過（治療）

　RAAAに対するEVARでは術後に腹腔内または後腹膜血腫が残存するため，腸骨静脈圧排に起因する深部静脈血栓症や，大量補液後の腸管浮腫に起因する腹部コンパートメント症候群（ACS）を発症することがある。ACSのゴールデンタイムは短いので，EVAR終了後直ちに腹部触診と膀胱内圧測定で開腹・除圧術の要否を判断する。

（福島宗一郎／金岡祐司／大木隆生）

◇ 文献

1) Ohki T, et al. Endovascular graft repair of ruptured aortoiliac aneurysms. J Am Coll Surg 1999; 189: 102-12
2) IMPROVE Trial Investigators, Powell JT, et al. Endovascular or open repair strategy for ruptured abdominal aortic aneurysm: 30 day outcomes from IMPROVE randomised trial. BMJ 2014; 348: f7661.
3) Reimerink JJ, et al. Endovascular repair versus open repair of ruptured abdominal aortic aneurysms: a multicenter randomized controlled trial. Ann Surg 2013; 258: 248-56

1. 血管系IVR

大動脈解離の腹部合併症に対するステントグラフト内挿術
Thoracic endovascular aortic repair for the treatment of malperfusion due to acute aortic dissection

適応
- 合併症を有するB型急性大動脈解離（図1）
- 合併症は以下のように定義される。
  ① 破裂，切迫破裂，大動脈急速拡大
  ② 臓器虚血
  ③ コントロール不能の高血圧
  ④ 持続疼痛
  また多数のエビデンスが集積され，発症15日～6週間の亜急性期にステントグラフトが施行される症例が増加している。このことから合併症の定義として上記症状，病態に加え，
  1. 急速な偽腔拡大（22mm以上），
  2. 最初の2週以内に10mm以上の拡大，
  3. エントリーテア10mm以上，複数のエントリー，
  4. 偽腔内の部分血栓化
  を考慮して治療適応を判断している。

施行方法
1. 全身麻酔導入下で、大腿動脈を開創。シース、ハードガイドワイヤを挿入。
2. 大動脈造影にて弓部～腹部大動脈、腹部分枝の状態を確認。
3. ステントグラフトをエントリー近位側に運び、エントリーとの位置確認の大動脈造影施行。
4. 大動脈ステントグラフトを留置し、必要に応じてバルーンアタッチ必要性を考慮する。
5. 確認造影を行い終了する。

図1 高血圧の既往を有するB型急性大動脈解離（30歳台，男性）
高血圧の既往あり，突然発症する背部痛，腹部への疼痛の移動あり。造影CTにて遠位弓部にエントリー有する偽腔開存型の解離を認める。真腔は虚脱し，腹部分枝抹消の血流不良を認める。
造影CT動脈相（A）：遠位弓部から偽腔開存型の急性動脈解離を認め，真腔は著明に狭小化している。
同，（B）：腎動脈レベルにおいても真腔は狭小化しており，解離が左腎動脈末梢まで及んでいる。

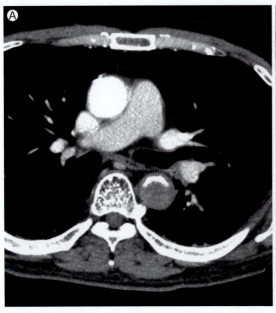
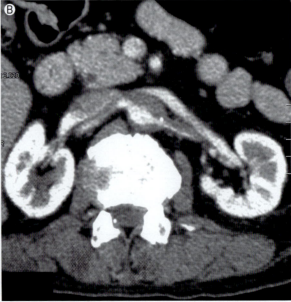

手技のポイント・留意点

　急性B型大動脈解離においては真腔狭窄に伴うdynamic obstruction，解離の血栓化が分枝へ波及して起こるstatic obstructionがあり，エントリーの位置と合わせて三次元画像などを用いて的確に把握すること．

　ステントグラフト内挿術の目的は，
①亀裂エントリーをカバーする
②破裂を治療または予防
③臓器，下肢血流を再建する
④真腔の血流を再開する
⑤偽腔の血栓形成を促す
であると考えられる．このことを考慮しながらデバイス選択，サイズ選択を決定していく．特に過剰なオーバーサイジングは術後合併症につながるため，計測は真腔の円周をもとに算出するなど正確を期すべきである．

合併症とその対応

　アクセスルートの損傷やステントグラフト留置後の逆行性の上行大動脈解離などが注意を要する．このような合併症が生じた際には，開胸外科手術への移行を血管外科医とともに適切に判断する．またステントグラフト遠位側は解離を生じた部位にランディングすることになることから，留置後の血流状態と負わせて追加留置などを考慮する．

他の治療法との比較（成績）

　経過観察が可能か慎重に適応を考慮する必要がある．また治療適応になった際には外科的人工血管置換術も選択肢に入るが，術後の予後不良であり，ステントグラフト内挿術が選択されることのほうが近年主流となりつつある．

施行後の経過（治療）

　疼痛など患者の症状観察とともに血圧管理，全身管理を集中的に行う．綿密な画像上での経過観察が必須である．

〈福田哲也〉

◇ 文献

1) Trimarchi S, et al. Importance of refractory pain and hypertension in acute type B aortic dissection: insights from the International Registry of Acute Aortic Dissection (IRAD). Circulation 2010; 122: 1283-9.
2) Song JM, et al. Long-term predictors of descending aorta aneurysmal change in patients with aortic dissection. J Am Coll Cardiol 2007; 50: 799-804.
3) van Bogerijen GH, et al. Predictors of aortic growth in uncomplicated type B aortic dissection. J Vasc Surg 2014; 59: 1134-43.
4) Evangelista A, et al. Long-term outcome of aortic dissection with patent false lumen: predictive role of entry tear size and location. Circulation 2012; 125: 3133-41.

2. 非血管系IVR

ロングチューブ挿入
Transnasal intestinal long tube

適応
- 循環障害を伴わない単純性小腸閉塞症
- 胃管による減圧が無効例

施行方法

X線透視下挿入法
1. 鼻腔粘膜を十分麻酔し，チューブを挿入。
2. 胃まで進め，右側臥位として胃を通過させる（ポイント参照）。
3. トライツ靭帯を越すことを第一目標とし，余力があれば可及的に閉塞近くまで進める。
4. 先端のバルーンを膨張させ，少量の造影剤を注入して確認する（**A**）。翌日の単純X線写真（**B**）で，小腸の拡張は改善，造影剤が結腸内に認められる。

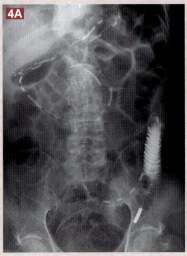
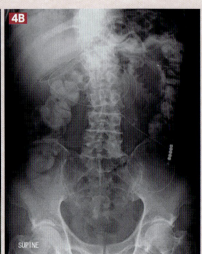

ポイント！胃の通過
CTを用いた側臥位角度の計測
5. 背臥位のまま胃内へ進めると，先端は矢印のように進み，穹窿部でとぐろを巻く。
6. 先端子の錘を幽門側へ倒すための角度を測る方法。本例では側臥位では不十分で，腹臥位気味にする必要があることがわかる。

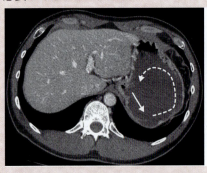
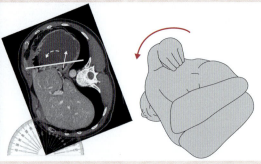

●手技のポイント・留意点

①CTの活用
以下の項目を確認しておく。

・閉塞部位と原因，腸管虚血の有無
・消化管の手術後であれば再建方法（輸入脚の有無）
・食道裂孔ヘルニアや回転異常の有無，拡張腸管の走行
・側臥位角度の計測

②胃の通過

　胃穹窿部に到達したら，一度ワイヤを抜去し胃内容を吸引する。嘔吐，誤嚥を防止するほか，管腔を狭くし，たわみを生じにくくするためである。次にあらかじめCTで計測した角度の右側臥位をとる。透視は側面視となるが，腹壁側を先端子が進めば幽門側へ向かっている。ある程度進めて背臥位に戻し，先端位置を確認，幽門輪から十二指腸へ進める。

③ガイドワイヤの活用

　幽門輪を超え，チューブに屈曲が形成されるにつれ，鼻腔で押しても先端が進まなくなる。この力やたわみを先端に伝えるのはガイドワイヤの仕事である。ワイヤをチューブ先端まで進め，勢いよく引くことで力やたわみが先端に伝わりチューブが進む。チューブは緩徐に進め，ワイヤの出し入れを繰り返すのがコツ。

④胃内のたわみ

　胃内のたわみは手技の大敵であるが，大抵形成されてしまう。胃内を常に意識する，途中でワイヤを抜去，再挿入する際はいったんチューブを引いてたわみをとる，何よりゆっくり挿入することである。

⑤体位変換の活用

　イレウス管の方向を決めるのは先端子の錘である。進めたい方向が低く（重力側）なるように適宜体位を調整する。

●合併症とその対応

①ガストログラフィン

　肺内に入ると，重篤な誤嚥性肺炎，肺水腫が生じる。不用意に胃内で造影剤を使用しない。Treitz靭帯を超えても最小限に抑え，胃への逆流に注意すること。腸管の走行を確認するだけなら，空気を陰性造影剤として代用できる状況も多い。

②消化管穿孔

　ガイドワイヤによる穿孔が生じうる。親水性のワイヤは頻繁に濡らして滑りを保つこと，むやみにワイヤを先進させないこと。

③その他

　留置後の腸重積，電解質異常など。

●施行後の経過（治療）

　翌日，腹部単純X線写真を撮影し，評価する。結腸に造影剤が進んでいる場合は保存的治療が成功する可能性が高い。

（谷掛雅人／早川克己）

◇文献

1) 上泉洋，著．白日高歩，編．イレウスチューブ 基本と操作テクニック．東京：医学書院；2004．
2) Chen XL, et al. A prospective randomized trial of transnasal ileus tube vs nasogastric tube for adhesive small bowel obstruction. World J Gastroenterol 2012; 18: 1968-74.
3) Branco BC, et al. Systematic review and meta-analysis of the diagnostic and therapeutic role of water-soluble contrast agent in adhesive small bowel obstruction. Br J Surg 2010; 97: 470-8.

経皮的膿瘍ドレナージ
Percutaneous abscess drainage

● 膿瘍の診断

　熱発があり，疼痛を訴える部位に被膜の比較的厚い液体貯留があれば，診断は容易である。膿瘍のCT所見は中心部が低吸収域で造影効果がなく，辺縁部のみ造影効果を示す腫瘤であるが，特異性はなく，リンパ節転移，癌浸潤(胆嚢癌の肝直接浸潤など。図1,2)，血腫などとの鑑別が困難なこともしばしばあり，MRIにて鑑別できるのは血腫だけである。また，痛みを訴えることができない症例(脳梗塞や糖尿病などによる神経障害)や慢性炎症症例，腎機能障害症例，多発肝転移や癌性腹膜炎症例では膿瘍を診断することは難しい。そのような場合には21〜23Gの細径針による試験穿刺も考慮する。

● アプローチルートとモダリティの選択

　膿瘍の局在により穿刺経路および誘導画像モダリティが異なってくる。腸管や血管を穿刺しないでよいルートを選択する。基本的には超音波誘導下で行い，それができない場合にはCT誘導下となる(骨盤内，特にDouglas窩膿瘍，腸腰筋膿瘍など。図3,4)。穿孔性腹膜炎にて大量の腹腔内空気貯留を認める場合や膿瘍内に空気貯留を認める場合にはCT画像にて腸管・血管がないことを確認し，X線透視下で行う場合もある(図5)。虫垂周囲膿瘍など穿刺部と膿瘍との間に腸管が存在するような場合でも，超音波探触子で腸管を押しどけて穿刺ルートが得られる場合もある(図6,7)。逆に腸管癒着が激しい場合には膿汁が漏出しないので，あえて腸管を貫いて穿刺することもある。

　膿瘍はCTで低吸収域として描出されるが，超音波では低エコーとして描出される以外に点状の高エコーが混じったり，気泡を含む場合には音響陰影を引き，内部がまったく確認できなくなる場合がある(図8)。確信が持てない場合にはCT誘導下に切り替える。

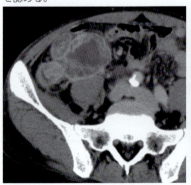

図1　虫垂炎による膿瘍
40歳台，男性。腹痛。右腸腰筋前方に厚く不整な壁を有する低吸収域を認める。接する腸管には粘膜下浮腫による壁肥厚を認める。

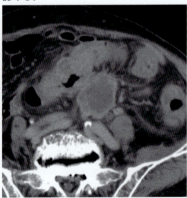

図2　S状結腸癌腸間膜リンパ節転移
80歳台，女性。S状結腸の壁肥厚を認め，その背側に不整な壁を有する低吸収域を認める。

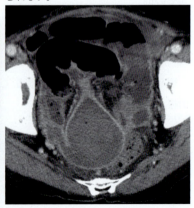

図3　虫垂炎によるDouglas窩膿瘍
60歳台，女性。膿瘍の前方には拡張腸管が認められ，前方からの穿刺ルートは得られない。

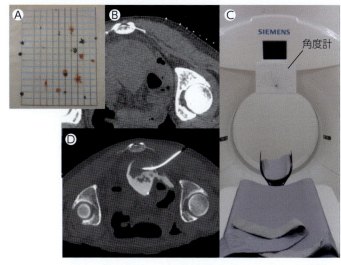

図4 CT下Douglas窩膿瘍ドレナージ（図3と同じ症例）

腹臥位にて患者が動かないよう固定。マーキングシート（**A**）を右臀部に貼りスキャンを施行（**B**）。穿刺部とルートを決定，XY軸の角度と体表から膿瘍までの距離を計測，22Gカテラン針にて局所麻酔しながら，試験穿刺（CTガントリーに角度計を貼り針の角度を合わせる：**C**）。角度と深度の補正を行い，18GPTC針にてあらかじめ決めてあった深度まで穿刺，スキャンを行い，刺入を確認したら内筒を抜去，吸引にて膿汁を確認，空間的にガイドワイヤ先端部分が充分膿瘍内に入るまで挿入，外筒針を抜去，ドレナージカテーテルを挿入，膿汁を充分吸引後，希釈した造影剤を吸引下膿汁の半分程度注入し，再度スキャンを行う（**D**）。膿瘍の広がりとカテーテルの位置を確認，ドレナージ効果がもっとも高いと考えられるポジションに補正し，皮膚刺入部を1針縫合固定し，手技を終了する。右臀筋を貫いて膿瘍を穿刺，ドレナージを行うため，滑りやすいカテーテルとストレート型ガイドワイヤ（図10）を使用している。

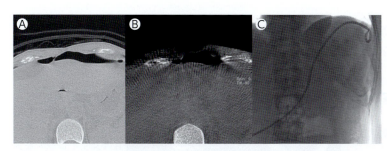

図5 X線透視下穿刺ドレナージ

50歳台，男性。胃癌穿孔による汎発性腹膜炎。CT（**A**）にて心窩部に腹腔内遊離ガス像を認める。コンビームCT（**B**）にて腹腔内遊離ガスの局在を確認，穿刺を行い，ドレナージカテーテルを左横隔膜下腔に留置した（**C**）。肋間を貫いていないので膿胸となる心配はない。

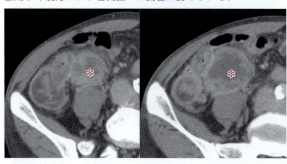

図6 図1と同じ症例

膿瘍（＊）前方および右側壁には腸管が認められる。

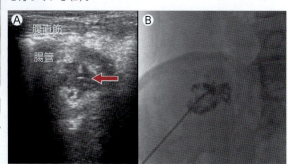

図7 図1，6と同じ症例

（**A**）超音波探触子にて膿瘍前方にある腸管を圧排させ穿刺ルートを確保，穿刺を施行（➡は膿瘍内の穿刺針先端），ドレナージを行っている（**B**）。

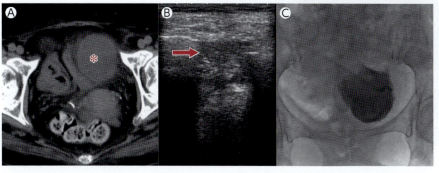

図8 S状結腸癌穿孔術後膿瘍

CT（**A**）では低吸収域（＊）として描出されているが，穿刺時の超音波では低エコーではなく，いわゆるcoarse echoを呈している（**B**）。**C**はドレナージ後の造影。

禁忌

抗凝固薬，抗血小板薬服用のチェックは必ず行う。近年，これらの服用者に対する観血的処置による死亡や高度障害症例が急激に増加している（表1）。INR 1.4以下を適応としているが，静脈ルートの皮膚穿刺部からの出血が3分以上止まらない症例などは危険であり，あえてドレナージは施行しない。INR 1.4を少し超えるような場合には新鮮凍結血漿（FFP）を投与してから施行する。

ドレナージカテーテルとガイドワイヤの選択

膿瘍の部位・大きさ，膿汁の粘調度に応じたドレナージカテーテルの選択を行う。膿瘍周囲が腸管でカテーテルによる圧迫壊死の可能性がある場合には軟らかいウレタン製のカテーテル（図9）を用いる。逆に被膜が厚く，挿入に難儀しそうな場合，膿瘍への到達ルートが長い場合や，ルート上に厚い筋肉などがある場合にはシリコンコーティングした滑りやすい塩化ビニルのカテーテルを用いる（図10）。膿瘍と腹壁との間に癒着がなく，支持組織のないルースな経路の場合にはカテーテル挿入時のガイドワイヤの滑脱を防ぐため，硬いストレート型のガイドワイヤを使用する（図10）。膿瘍の粘調度が高い場合にはなるべく大口径のカテーテルを選択する（図11）。

傍結腸溝などを穿刺後，横隔膜下腔やDouglas窩への誘導を行う場合にはシーキングカテーテルと親水性ポリマーコーティングガイドワイヤ（ラジフォーカス®ガイドワイヤ）を用いる。

表1　抗凝固薬投与下の医療事故が医療事故全体において占める割合

転帰	医療事故全体（%）	抗凝固薬（%）
死亡	6.8	15.5
障害残存（高）	11.7	26.0
同　　（低）	29.5	28.7
障害残存なし	27.8	11.0
障害なし	20.4	13.3
不明	3.7	5.5

（日本医療機能評価機構 医療事故防止事業部．医療事故情報収集等事業第31回報告書．http://www.med-safe.jp より引用）

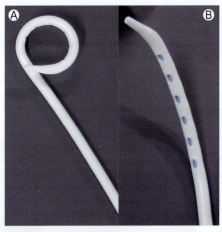

図9　10.2Frウレタン製ピッグテイルカテーテル（A）

Bはスタイレットを挿入し，ピッグテイル部分を引き延ばした状態，この状態でガイドワイヤに沿わせて挿入する。膿瘍周囲が腸管でカテーテルによる圧迫壊死の可能性がある場合に用いる。

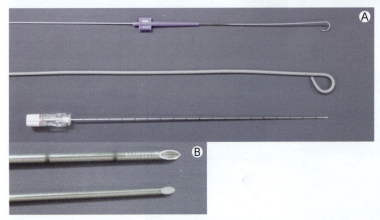

図10　膿瘍の被膜が厚かったり，アプローチルートが長く，挿入に難儀しそうな場合に用いるドレナージキット

（A）上からストレートタイプのガイドワイヤ，7Fr.塩化ビニル製ピッグテイルカテーテル，18G穿刺針。ガイドワイヤは先端部分のみ軟らかくJ型になっており，それ以外は直線上の針金になっている。カテーテルは先端25cm部分がシリコンコーティングされ，滑りがよくなっている。手前部分にはメッシュ状のブレードが壁内に入っており，屈曲による断裂を防いでいる。穿刺針外筒先端部分には超音波で見やすくするため，切り込みが入れられている（B）。

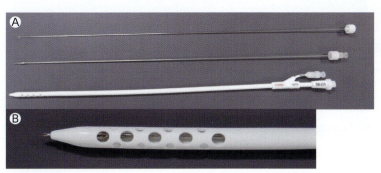

図11 16 Fr. サンプチューブ（ウレタン製）
膿汁が粘稠で大量の場合に用いる。

● 穿刺の実際

　超音波誘導の場合には穿刺用超音波探触子を体表に圧着させ，良好な視野が得られる部位を選びマーキング，皮膚，筋膜，腹膜など痛みを感じる部位に浸潤麻酔を行い，穿刺時に痛みによる動きが起きないようにする。また，局所麻酔剤は穿刺直前にシリンジに吸うと気泡が混じたまま浸潤麻酔されるため，超音波画像が得られなくなることがあるので，一番先にシリンジに入れ気泡を抜いておく。穿刺時には穿刺用超音波探触子と穿刺針の軸がずれないようしっかり固定する。ずれると画像上，針先端が確認できなくなるためである。被膜を破るときに抵抗があるのでしっかり押し切って先端が内腔に入るのを確認する。

　CT誘導下の場合，穿刺にあたり患者が動かないようにしてマーキングを行い，CTにて深度・角度・方向を決定，局所麻酔時に試験穿刺を行い，方向などの補正を行って穿刺を行う（図4）。

①肝膿瘍・横隔膜下膿瘍

　肋間からの穿刺は壁側胸膜を貫通することになり，膿汁が漏出した場合には膿胸となるので，可能な限り心窩部・季肋部より穿刺を行う（図12）。肋間穿刺となる場合には肺が進入し難い前方部分からなるべく穿刺する。肝膿瘍で成熟せず，多房性の場合には一番大きい部分を穿刺する（図13）。

図12　経皮的肝膿瘍ドレナージ
膿汁が漏出したときに膿胸とならないよう，心窩部から穿刺，ドレナージを行っている。

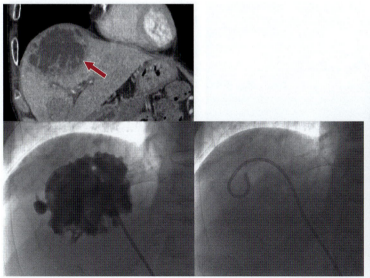

図13　肝複雑膿瘍
肝膿瘍で成熟せず，多房性の場合には一番大きい部分（＊）を穿刺する。

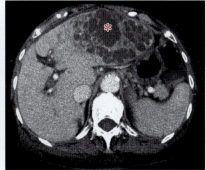

②膵周囲膿瘍

膵炎後や胃癌の広範郭清後に生ずることが多い。腹壁に接するものであれば、超音波誘導下で穿刺を行うが、縫合不全で空気などが混ざっている場合には超音波は使えず、CT誘導下となる(図14)。

③虫垂周囲膿瘍

右前腸骨稜、右腸腰筋前方(図1,6,7)、右骨盤内～Douglas窩、盲腸・上行結腸背側、右傍結腸溝～モリソン窩に発生する。ほとんどのものは超音波下に穿刺可能であるが、骨盤内の場合はCT下になる(図3,4)。

④骨盤内膿瘍

虫垂炎以外に術後でも発生する。CT下穿刺になるがその場合には腹臥位にし、臀部から穿刺を行う(図3,4)。側臥位での穿刺は固定が難しいので避けるべきである。仰臥位しか取れない場合には開脚位にし、会陰からの穿刺も可能ではあるが、針の進入方向がZ軸になること、開脚位の固定が悪いと穿刺部がずれるなど技術的難度は高くなる。

⑤腸腰筋膿瘍

通常は化膿性椎間板炎の炎症波及により引き起こされる。CT下穿刺が必要になる(図15)。

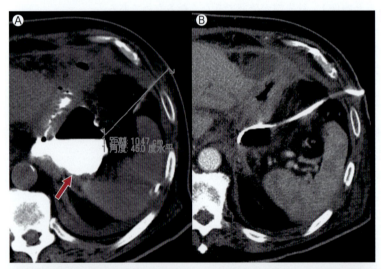

図14 胃全摘後吻合離開CT下ドレナージ症例

離開部から経口造影剤(ガストログラフィン)が左上腹部に漏出している(A)。左下部肋間より穿刺ルートを設定、CT誘導下にドレナージを施行した(B)。

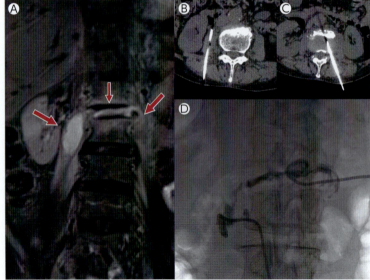

図15 L2椎間板炎に起因する両側腸腰筋膿瘍

70歳台、女性。前日からの発熱にて来院、肝障害を認め、CT、MRCPを施行するも原因はっきりせず。6日後、菌血症となり再度、CT施行したところ、右腸腰筋膿瘍が指摘された。抗菌薬にてコントロールできず、16病日にドレナージが依頼された。MR-STIR冠状断像(A)では高信号化したL2椎間板(→)から両側腸腰筋内に進展する膿瘍(➡)が認められる。L1,2椎体も高信号化し椎体炎を伴っている。CT誘導下に、腹臥位にて背側より右腸腰筋膿瘍およびL2椎間板の経皮的ドレナージが施行された(B,C)。造影を行うとこれらが交通していることがわかる(D)。

⑥複雑腹腔内膿瘍・汎発性腹膜炎

　傍結腸溝もしくは腸骨稜に存在する少量液体貯留から目的とする部位までの到達ルートをCTにて確認，穿刺部は超音波下に穿刺，その後は造影を行いながらシーキングカテーテルと親水性ポリマーコーティングガイドワイヤにて目的部位まで誘導し，ドレナージカテーテルを留置する（図16，17，18）。

（水沼仁孝）

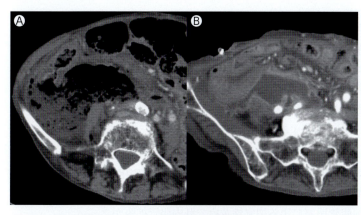

図16　横行結腸癌による上行結腸後腹膜穿孔術後ドレナージ症例
術前の造影CT動脈相横断像（**A**）：上行結腸の後壁が欠損，同部から後腹膜腔に糞便が拡がっている。
術後18日目の造影CT動脈相横断像（**B**）：穿孔し糞便が存在していた部位に膿瘍が形成されている。

図17　横行結腸癌による上行結腸後腹膜穿孔術後ドレナージ症例（図16と同じ症例）
右傍結腸溝（＊1）の液体貯留を超音波下に穿刺，シーキングカテーテルと親水性ポリマーコーティングガイドワイヤにて右腸骨稜の液体貯留（＊2）およびDouglas窩（＊3）をドレナージすることとした。

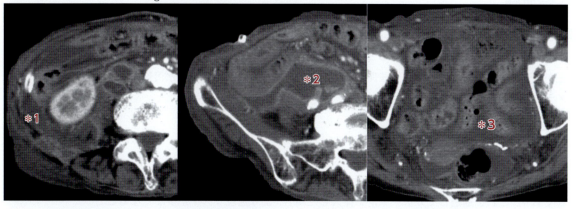

図18　横行結腸癌による上行結腸後腹膜穿孔術後ドレナージ症例（図16，17と同じ症例）
（**A**）右側腹部より右傍結腸溝の少量の液体貯留を18G PTC針にて穿刺（➡は針，▶は穿刺針先端部）。シーキングカテーテルと親水性ポリマーコーティングガイドワイヤにて右腸骨領域の膿瘍へ誘導（**B**），同部に10.2Frピッグテイルカテーテルを留置（**C**）。次に造影を行ってDouglas窩までのルートを確認，同じようにDouglas窩まで到達，同じ穿刺孔から2本のガイドワイヤを挿入し，ピッグテイルカテーテルをそれぞれ右腸骨領域とDouglas窩に留置した。

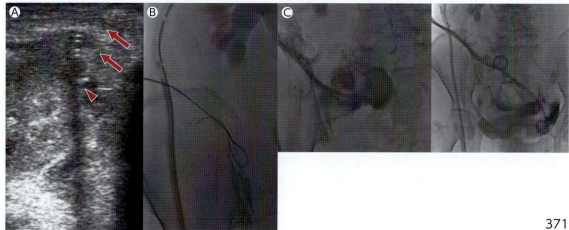

2. 非血管系IVR

経皮経肝胆道ドレナージ(PTCD・PTGBD)
Percutaneous transhepatic cholangial drainage・Percutaneous transhepatic gallbladder drainage

● 適応と禁忌

経皮経肝胆管ドレナージ(percutaneous transhepatic cholangial drainage；PTCD)(＝percutaneous transhepatic biliary drainage：PTBD)

　閉塞性黄疸，化膿性胆管炎が適応となるが，現在では内視鏡的逆行性胆道ドレナージ(endoscopic retrograde biliary drainage；ERBD)がまず試みられ，成功しなかった場合に行われる．禁忌は経皮的膿瘍ドレナージと同じく，凝固障害症例は禁忌である．また，腹水貯留症例も腹壁と肝漿膜との間でカテーテルが逸脱するので禁忌となる．

経皮経肝胆嚢ドレナージ(percutaneous transhepatic gallbladder drainage；PTGBD)(＝percutaneous transhepatic cholecystostomy)

　疼痛・熱発が続く急性胆嚢炎および下部胆管閉塞による閉塞性黄疸で肝内胆管拡張が乏しい症例が適応となる．禁忌は前項目のPTCDと同様である．

● 前処置

　腹膜穿刺による迷走神経反射を抑制するため，硫酸アトロピン0.5 mgを前投与(筋注)する．胆汁が大量にドレナージされると肝臓への血流が増加，一時的に体循環量が減少し血圧が低下することがあるので血管確保・補液は必須で，糖尿病がなければ，水溶性副腎皮質ステロイド500 mgを前投与しておく．

● 方法

PTCD

　上腹部において心窩部は呼吸移動が最も少ないこと，肝左葉外側区は鎌状靭帯で固定されており，これを通過してカテーテルを挿入した場合，より逸脱リスクが少なくなることより，B3起始部の穿刺が推奨される(図1～3)．右側胸壁肋間からの穿刺は呼吸移動によるカテーテル逸脱が起こりやすいこと，起きた場合には胸腔に胆汁が漏れ，胆汁性胸膜炎になる危険性があるので推奨されない．ワンステップ法とツーステップ法があり，前者は通常，18G PTC針で穿刺，0.035 inchガイドワイヤを挿入，外筒針抜去後，7Frドレナージカテーテルを留置する(前項 図10)．後者は21G PTC針で穿刺，0.018 inchガイドワイヤを挿入，外筒針抜去後，スタイレットを挿入した5Frカテーテルを挿入する．これはガイドワイヤの腰が弱く，肝臓を押し切れないためで，スタイレットは肝内胆管穿刺部まで挿入し，その後はカテーテルのみを胆管内に挿入．その後，0.035 inchガイドワイヤを挿入，セルジンガー法で7Frカテーテルを留置する．

PTGBD(図4)

　右下部肋間から超音波にて胆嚢を長軸で観察し，胆嚢体部を穿刺できるポジションを探す．穿刺部が定まったら消毒，その後，皮膚から肝漿膜まで局所麻酔を行い，穿刺部をメ

図1 胆嚢癌・肝十二指腸間膜リンパ節転移による閉塞性黄疸症例

80歳台，男性。
A：**MRCP-MIP像**：中部胆管レベルに絞り込み型の狭窄を認める。
B,C：**FISP冠状断像**：胆嚢体部内腔に雪だるま状の隆起性病変あり（B⇒），肝十二指腸間膜内リンパ節腫大（C⇐）を認める。

図2 胆嚢癌・肝十二指腸間膜リンパ節転移による閉塞性黄疸症例（前項 図16と同じ症例）

造影CT門脈相横断像：肝円索（⇐）を取り巻く脂肪織が肝鎌状靭帯（A），その頭側が臍部（B），さらにその頭側にB3起始部が認められる（C↓）。

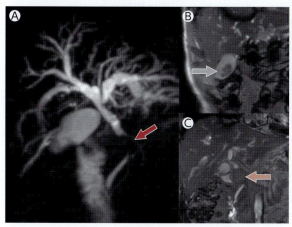

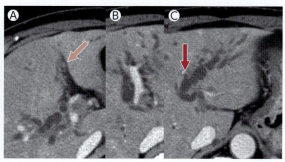

図3 胆嚢癌・肝十二指腸間膜リンパ節転移による閉塞性黄疸症例（前項 図16と同じ症例）

超音波下にB3起始部を穿刺（A），7Frピッグテイルカテーテルを留置（B）。

図4 PTGBD施行方法のシェーマ

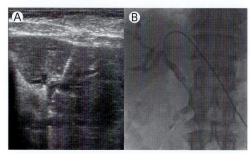

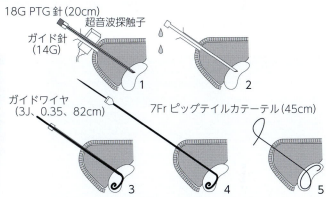

（胆嚢のIVR．消化器病セミナー1998；70：173-81．より引用）

スにて鋭的に肋間筋まで切離，ガイド針（14G）を皮下まで挿入し，超音波探触子と合わせ，しっかり固定する。18G PTC針を超音波下に胆嚢内腔まで一気に刺入（図5A），内筒抜去し，吸引にて胆汁（膿汁）を確認，減圧のため，10〜20mLを吸引する。ガイドワイヤの直線部分の先端が胆嚢内腔に入るまで挿入，その空間的位置を保ちながら，外筒を抜去，そのときは皮膚刺入部で助手にガイドワイヤをしっかり把持させる。ガイドワイヤに沿わせ7Frピッグテイルカテーテルを挿入，胆嚢内腔でループを形成させ，先端を頸部方向に留置する（図5B）。ループを形成させるのは呼吸性移動による逸脱を防ぐためである。

● 留置後の合併症

ドレナージカテーテル逸脱による胆汁性腹膜炎，出血が最も留意すべき合併症である。対象症例は高齢者が多く，せん妄状態となり，術直後に起立歩行しようとしたり，カテーテルを自己抜去することがあるのでベッド上安静がとれそうにない症例は対象としない方

が無難である．挿入時の操作による胆管壁接触による出血は安静で対処可能であり，門脈穿刺による場合はより大きな径のカテーテルに交換，圧迫止血を図ることができる．動脈出血の場合には経カテーテル的血管塞栓術が必要となる．出血点のほとんどは肝内動脈とカテーテルの交差部である（図6）．

急性胆嚢炎に対するPTGBD施行症例では疼痛消退後，一度退院させ，一定の期間をおいて予定手術とする場合がある．そのような場合には通常の生活に戻るのでカテーテルの逸脱が起きやすい．胆汁の漏出がなければ問題はなく，漏出し腹膜炎状態となった場合には緊急手術が必要となる．

● ドレナージ後

減黄後も高齢などの理由で外瘻のままとなる場合，PTCDカテーテルは2カ月ごとに交換を行って内腔の疎通性を確保する．PTGBDの場合，胆嚢が虚脱しているため，ガイドワイヤを用いてもカテーテルの再挿入は不可能である．

内瘻化するときにはシーキングカテーテルと親水性ポリマーコーティングガイドワイヤ（商品名テルモ ラジフォーカス®ガイドワイヤ）もしくはジャグワイヤを用いて十二指腸まで到達，メタリックステントもしくは内外瘻カテーテルを留置する（図7）．PTGBDルートからの内瘻化を行う場合には皮膚刺入部から胆嚢頸部まで7～8Frのショートシースを挿入してから行う（図8）．

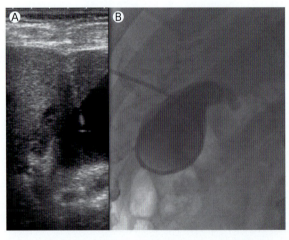

図5 胆嚢結石胆嚢管嵌頓による急性胆嚢炎
70歳台，男性．
A：超音波誘導下で胆嚢体部に向け18G PTC針を穿刺したところ．
B：ドレナージカテーテル留置後の造影．カテーテルは内腔でループを形成させて留置されている．結石嵌頓による胆嚢管閉塞のため，肝外胆管は描出されない．

図6 PTCD後胆道出血（胆嚢癌・肝十二指腸間膜リンパ節転移による閉塞性黄疸症例，前項 図16と同じ症例）
DSA肝動脈造影：ドレナージカテーテルと交差する部位に仮性動脈瘤を認める（A,B）．マイクロカテーテルを進め，遠位，瘤内，近位塞栓を施行した（B,C）．

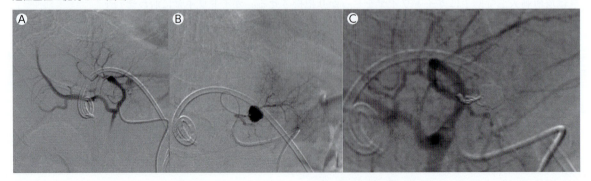

切石を行う場合にはまず，Vator乳頭を拡張させる必要があるので硬膜外麻酔を行い，1cm径の耐圧バルーンカテーテルで乳頭部を拡張する．結石が1cm以下の小さいものであれば，スティッフガイドワイヤを十二指腸水平脚まで挿入，径2cmまで膨らませることができるマルチパーパスのバルーンカテーテルで結石を十二指腸内に押し出す．そのとき，バルーンは空気で膨らませる．径が1cm以上の大きい結石の場合には胆道鏡を用い，電気水圧衝撃波で破砕，水流で破片を十二指腸へ押し流し，残ったものはバルーンカテーテルで押し出す（図9，10）．

（水沼仁孝）

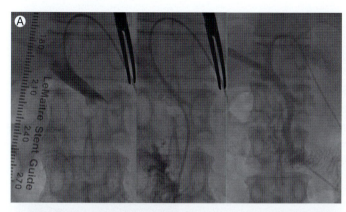

図7　メタリックステントによる内瘻化
50歳台，男性．膵癌による中部胆管閉塞症例．シーキングカテーテルと親水性ポリマーコーティングガイドワイヤを用い，十二指腸までカテーテルを挿入，その後，スティッフガイドワイヤに沿わせ，メタリックステントを留置した．

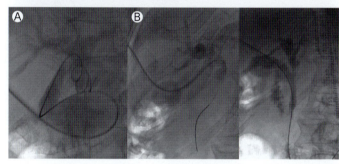

図8　PTGBDルートからのメタリックステント挿入による内瘻化
60歳台，男性．膵頭部癌による閉塞性黄疸に対しPTGBDが施行されている．ショートシースを胆嚢内まで挿入，その後，シーキングカテーテルと親水性ポリマーコーティングガイドワイヤにて胆嚢管を通過（**A**），十二指腸まで到達（**B**），ルートを直線化後，メタリックステントを挿入した．

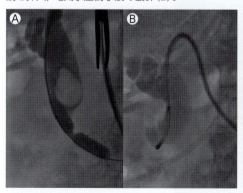

図9　PTCDルート経由での総胆管結石切石症
80歳台，女性．硬膜外麻酔施行後，1cm径の耐圧バルーンカテーテルで乳頭部を拡張（**A**），次に胆道鏡を挿入，電気水圧衝撃波で破砕（**B**）．

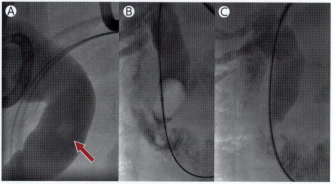

図10　PTCDルート経由での総胆管結石切石症例（図9と同じ症例）
胆道鏡にて破砕し，大きな結石影は消失，小さな破片が残存（**A↑**），バルーンカテーテルにてそれを十二指腸内に押しだし（**B**），総胆管内に遺残結石を示唆する造影欠損は消失した（**C**）．

◇ 文献

1) 水沼仁孝, ほか. 腹腔ドレナージの工夫 CTによる腹腔内膿瘍の診断とドレナージ法の選択. 腹部救急診療の進歩1986; 6: 465-71.
2) 水沼仁孝, ほか. 超音波誘導下経皮経肝胆嚢ドレナージ(US guided PTGBD)-方法と成績-. 日本医放会誌 1986; 46: 873-9.

2. 非血管系IVR

バリウムパッキング
Barium packing (Therapeutic barium enema)

適応
- 大腸憩室出血であること（CT診断で他の疾患を除外すること）
- 体位変換可能
- Vital sign安定

施行方法

1. 注腸検査用硫酸バリウム製剤75W/V% 800〜1,200mLを注腸バックに準備。
2. 可能であれば鎮痙剤（ブスコパン® or グルカゴン）を投与。
3. 直腸診にてチューブ留置可能か判断し、肛門が緩い場合には24Fr尿道バルーンカテーテルを注腸チューブとして使用。
4. チューブ挿入後、腹臥位頭低位にし、X線透視下に造影剤の注入を開始。注腸バックの高さは患者から1m程度とし、大腸内腔の圧が収縮期血圧を超えないようにする。

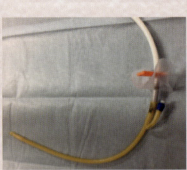

5. 脾曲部から横行結腸に充分バリウムが貯留したら水平位とし、右側臥位から仰臥位へ変換し、肝曲部にバリウムが貯留したら頭高位とし、盲腸までバリウムを進展（充盈法）。途中で不足した場合にはバリウムを追加する。

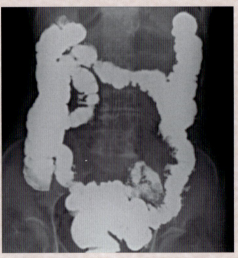

6. 仰臥位および腹臥位にて各約10〜15分間停滞させる。
7. 直腸内にあるバリウムのみ回収し、終了。

●手技のポイント・留意点

　今までのバリウムパッキングの報告は，上部消化管造影用の高濃度（200〜240 W/V%）硫酸バリウムを用いたものが多い。これは粘稠性が高いため，注腸に用いる場合，逆行性に進展し難い。わが国の注腸検査用として保険償還となる通常濃度（70〜100 W/V%）硫酸バリウムのほうが逆行性進展を得やすく，また，保険適応ともなる。高齢者の場合，圧がかかるとバリウムが肛門から漏れてしまうことが多く，バルーンを積極的に用いる。停滞させる時間は患者の様子を見て適宜調節する。その際，出血を疑う憩室領域に十分量のバリウムが貯留するように体位を調節する。体位変換時に気分不快を訴えることもあり，輸液ルートは必須である。

●合併症とその対応

　注腸検査の際にみられる合併症と同様で，穿孔，腸閉塞，憩室炎，虫垂炎，チューブ挿入に伴う直腸裂傷，アレルギーなどが起こりうる。文献検索の結果，腸閉塞と穿孔がそれぞれ1例ずつ報告されている[1,2]。それぞれに準じた治療を行うが，バリウム腹膜炎は予後不良のため，早急な対応が望ましい。

●他の治療法との比較（成績）

　大腸憩室出血は保存的治療で70〜80％が止血されるが，これまでは内視鏡的止血術，血管塞栓術，外科手術が選択されてきた。内視鏡によるバンドやクリッピングによる再出血は11〜22％とされている。塞栓術と外科手術の止血効果は高いが，血管造影時に出血点が不明なことも多く，術後合併症のリスクも高く，大腸全摘となる可能性もある。

　バリウムパッキングによる初回止血率は80〜94％。再出血後も容易に再施行でき，最終的な止血率は100％に近い。高濃度バリウムによるランダム化比較試験にて再入院率，輸血量，CF率，入院期間が有意に低下した報告もある[3]。

●施行後の経過（治療）

　施行後はバリウムと血便が混じったピンク色の排便がみられ，徐々に通常便に移行するが，鮮血色になった場合は再出血と判断する。再出血した場合には，再度バリウムパッキングを施行する。パッキング施行後から数日経過している場合には，腹部単純X線写真にてバリウムの停滞状況を把握した上で，他の止血術も考慮してよい。入院中の画像フォローは，症状がなければ特に必要ではない。

　退院後に大腸内視鏡で腫瘍性病変の潜在がないか確認する。

（藤塚進司／土屋洋輔／水沼仁孝）

◇文献
1) Matsuura M, et al. Effectiveness of therapeutic barium enema for diverticular hemorrhage. World J Gastroenterol 2015; 21: 5555-9.
2) 新村秀樹, ほか. 大腸憩室出血に対する内視鏡的バリウム充填療法の経験. 第102回日本消化器内視鏡学会関東支部例会; 会議録92.
3) Nagata N, et al. High-dose barium impaction therapy for the recurrence of colonic diverticular bleeding. A randomized controlled trial. Annals of Surgery 2015; 261: 269-75.

内視鏡的インターベンション(総論)

　腹部救急疾患に対する治療として,種々のインターベンション治療が行われる。内視鏡的インターベンション,非内視鏡的インターベンションのいずれを選択することも可能な病態もあるが,内視鏡のメリットである消化管内腔や病変部を直視できることや,胆管,膵管ではより新たなルート設置の必要のない生理的な経乳頭的アプローチが可能になるといった点で,内視鏡的インターベンションが非常に有利な状況がある。本稿で述べられる内視鏡的インターベンションは,主に内視鏡の優位性が明らかな手技についてまとめたものである。

● 内視鏡治療を安全に実施できる体制

スタッフ体制

　これらの手技は準緊急や待機治療として行われる場合もあるが,緊急治療として休日,夜間に行われる場合も多い。特に休日,夜間に行う場合には,まず重要なこととして複数のスタッフ体制が整うことが不可欠である。また,なかには消化管ステント留置,胆管/膵管ドレナージなどX線透視を要する手技もあり,このような治療手技では医師,看護師に加えて放射線技師も必要となる。

処置具の準備

　適切な内視鏡と必要と思われる処置具を確実に揃えておくことが重要となる。心肺モニターや救急カート(収納物品の定期的チェックが重要)も適切な位置に配置する。

不成功時を想定した他科連携

　内視鏡的インターベンションが不成功となる場合も想定して,放射線科や外科とも連絡をとり,非内視鏡的インターベンションや外科的治療に移行する体制を整えておく。このような条件は必須であり,これらを整えることのできない施設では行うべきではない。

● 救急疾患に対する内視鏡治療

患者条件

　救急疾患に対する内視鏡治療は,期待できる有用性が内視鏡に伴う危険性を上回っていることが条件となり,ショック状態,腹膜炎などにより全身状態が著しく不良な場合には行い難い。特に経口的に内視鏡が留置される上部消化管の止血術や内視鏡的逆行性胆道膵管造影(ERCP)に際しては,全身管理も困難なうえ誤嚥のリスクなどもあり十分な注意を要する。

迅速かつ適切な判断の重要性

　すべての手技に共通して,手技前・後はもちろん,手技中に呼吸抑制やショックなどが生じる場合には非常に危険性が高く,術者,介助者は絶えず患者の表情やモニターに注意を払うことはもちろん,ときには手技が完遂していなくても迅速に内視鏡を抜去し手技を終える決断も重要である。前述したとおり,誤嚥のリスクなどが著しい場合には気管挿管を行ってから内視鏡手技を行わなければならない場合もある。このように緊急内視鏡を行う

内視鏡医は十分な技術を保有していることに加え，いつでも迅速かつ適切な判断を下せる能力も求められる．

また例えば上部消化管の止血術などの際に，食物残渣や凝血塊などが充満している場合もあるが，病変の視認が困難な状態でいたずらに手技を継続すべきでなく，体位変換や胃洗浄などを試みることも考慮すべきである．いずれにせよ，無意味な観察などで時間をかけることは避けるべきである．患者の状態が安定しない場合には，局所麻酔薬のみで内視鏡挿入を行う場合もあるが，一方で体動や不穏により内視鏡処置に支障をきたすようであれば，必要に応じてある程度の鎮静薬などの使用はやむを得ない．その場合にもバイタルサインのモニタリングは重要である．

● 高齢者に対する緊急内視鏡治療

近年高齢化社会となり，後期高齢者や超高齢患者が緊急内視鏡を必要とすることも少なくない．日本消化器内視鏡学会による偶発症調査(2008〜2012年)によれば，70歳以上の死亡割合は，治療内視鏡で72％(121／167)，前処置で71％(5／7)と大多数を占めていた[1]．患者が高齢者であれば，若年者より内視鏡的インターベンションのリスクは高くなる．後期高齢者，超高齢者においては循環不全により，脳梗塞や心筋梗塞を誘発する危険性も高くなるなど，仮に内視鏡治療が成功しても，別の疾患を惹起して致命的となる可能性がある．また何より重要なことは，本人(可能であれば)や家族に対して十分なインフォームドコンセントを行うことであり，予定する内視鏡的インターベンションのリスクとベネフィット，代替治療などについて十分な説明を行う．

● 術後の注意点

内視鏡的インターベンションが完遂できた場合でも，術後も引き続きバイタルサインを頻回にチェックし循環／呼吸状態が安定していることを確認する．また偶発症のチェックも平行して行っていく．万が一予想外の症状が発現した際には，偶発症の発生をきたしていないかどうか，必要な検査を迅速に追加し確認する．また循環動態の安定が得られるまで適切な輸液を継続する．出血や胆管炎が再度発生した場合には再度内視鏡的インターベンションを行うことも考慮するが，内視鏡的インターベンションの効果が期待できないと判断された場合には速やかに有効と考えられる代替治療を施行することを考慮すべきである．

(前谷　容)

◇ 文献

1) 古田　隆，ほか．消化器内視鏡関連の偶発症に関する第6回全国調査報告2008年〜2012年までの5年間．日本消化器内視鏡学会雑誌 2016; 58: 1466-91.

3. 内視鏡的インターベンション

食道静脈瘤に対する内視鏡的硬化療法
Endoscopic injection sclerotherapy for esophageal varices.

適応
- 出血所見あるいは出血既往があるもの[1]。
- 出血リスクが高いもの：F2以上（右写真）もしくは発赤所見（red color sign；RC sign）があるもの[1]。

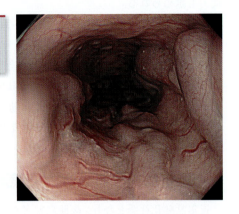

施行方法

1 静脈瘤を穿刺し，穿刺針内へ血液が逆流することを確認後，X線透視下に水溶性造影剤を混和したethanolamine oleate（EO）を供血路まで注入する（EO法）。

2 EO法で静脈瘤を血栓化後，polidocanol（aethoxysklerol；AS）を血管外（残存細血管）に注入する（AS法）。

3 食道胃接合部から口側5cmまでの下部食道粘膜を，アルゴンプラズマ凝固法（argon plasma coagulation；APC）で全周性に焼灼し，人工的に潰瘍を形成させる（APC法）。粘膜層から粘膜下層が線維化組織に置き換わり，静脈瘤の再発を抑制することができる。

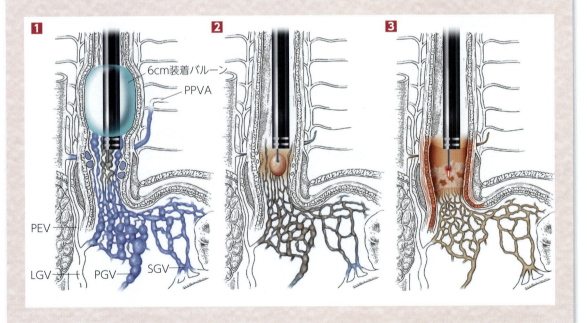

● 手技のポイント・留意点

内視鏡的硬化療法（endoscopic injection sclerotherapy；EIS）は，1週ごとに行う。通常はEO法2回，AS法1回，APC法1回である。

EO法では，EOが確実に静脈瘤内から供血路まで注入されたことを確認するために，X線透視下に行う[3]。また，壁外シャントが存在し，EOが大循環に流出し供血路に注入できない場合は，エタノールを0.5mLずつ注入することで（総量3mL以下），シャント閉塞を図る[2]。

出血例では，装着バルーンで出血点の圧迫止血を行ってから，穿刺を行う。

1回の治療でのEO総投与量は0.4mL/kg以下，AS総投与量は20mL以下とする。また，ASは1穿刺2mL以下とする[1]。

● 合併症とその対応

EO法では，溶血やヘモグロビン尿に注意を払い，溶血予防としてハプトグロビン投与も考慮する。また，EOが血管外に漏れた場合，深い食道潰瘍や縦隔炎を生じることがある。食道潰瘍に対して酸分泌抑制薬や粘膜保護薬の投与，縦隔炎に対して抗菌薬の投与を考慮する。

AS法でも，ASを筋層以深に注入すると，縦隔炎の危険性がある。

● 他の治療法との比較

内視鏡的静脈瘤結紮術（endoscopic variceal ligation；EVL）は簡便であり，特に出血例に対して広く普及している。しかし，EVL単独では再発率がEISよりも高い。したがって，EVL後は，AS法やAPC法の追加を行うことが望ましい。

● 施行後の経過

内視鏡検査は，治療終了1～3カ月後に行い，残存静脈瘤がなければ以後は6～12カ月ごとに行う。形態の再発やRC signが出現した際には再治療を行う。

（引地拓人／渡辺　晃／小原勝敏）

◇ 文献

1) 中村真一, ほか. 食道・胃静脈瘤に対する治療. 日本消化器内視鏡学会, 監修. 消化器内視鏡ハンドブック改訂第2版. 東京: 日本メディカルセンター; 2017. p199-210.
2) 小原勝敏. 食道静脈瘤に対する内視鏡治療. 画像で学ぶ静脈瘤治療〜EIS/CA法. 東京: なるにあ; 2013. p22-47.
3) 小原勝敏. 胃食道静脈瘤の治療法/門脈血行動態の把握に基づいた治療 ①硬化療法. Mebio 2002; 19: 8-15.

3. 内視鏡的インターベンション

胃静脈瘤に対する内視鏡的塞栓療法
Endoscopic obliteration for gastric varices

適応
- 出血例[1,2)]
- 静脈瘤上にびらん，潰瘍を認めるもの[1,2)]
- 6カ月以内に急速に増大したもの[1,2)]

施行方法

1 胃穹窿部後壁に結節状の静脈瘤を認める。
2 表面に赤色フィブリン栓を認める。
3 23G5mmの局注針で静脈瘤を穿刺し，62.5％ヒストアクリル混合液（リピオドール®0.3mL＋ヒストアクリル0.5mL）を注入する。
4 注射用蒸留水2.0mLを追加入する。

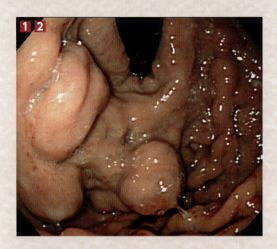
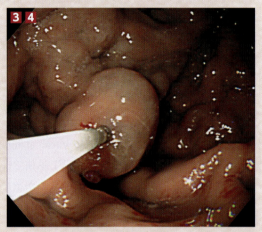

5 静脈瘤および周囲の血管が鋳型状に塞栓される。
6 1週間後。阻血状態を反映し，静脈瘤表面に網目状の発赤模様を認める。

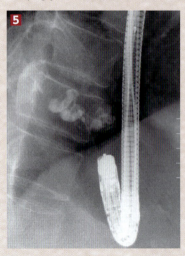
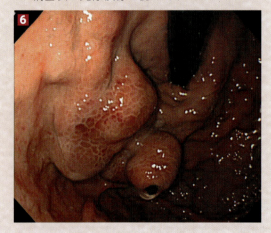

●手技のポイント・留意点

先端アタッチメントや内視鏡装着バルーンは用いない。可能な限りX線透視下で行う。

ヒストアクリル混合液の濃度は60〜90％が推奨されている。62.5％の場合，2.5mLのシリンジ内にリピオドール0.3mLを吸引後，ヒストアクリル0.5mL(=1A)を吸引し混和する。複数本使用することが多いので，リピオドールを吸引したシリンジを2本程度準備しておく。ヒストアクリルは使用直前に吸引する。

注射用蒸留水(50％ブドウ糖液や生理食塩水を用いる場合もある)を満たした静脈瘤穿刺針と接続する。出血例では，出血点近傍(出血点の5mm左側が最適)を穿刺，血液の逆流を確認した後，ヒストアクリル混合液をすみやかに注入する。その後，穿刺針内のヒストアクリル混合液をすべて注入するために，注射用蒸留水のシリンジ(5mLがよい)に交換し，2.0〜3.0mLを3〜5秒かけて注入し，約10秒後に抜針する(三方活栓を介してヒストアクリル混合液と注射用蒸留水のシリンジを接続する方法もある)。決して慌てないこと。針が抜けなくなることはない。

待期例では血行動態を考慮し，右奥(排血路側と推定)から開始し，左手前(供血路側と推定)に向かい，穿刺，注入してもよい。

止血が不十分であれば，再度繰り返す。抜針後に多少，漏出性出血を認めるが，おおむね自然止血する。止血が確認できたら，すみやかに終了とする。

漏出してきたヒストアクリルを吸引すると鉗子孔や，レンズを損傷し，修理が必要なので十分注意すること[2,3]。

●合併症とその対応

ヒストアクリルの組織障害性はほとんどないが，周囲の脈管に流出，逸脱し，塞栓症を起こすことがある。肺塞栓，脾梗塞などの報告があり，注意を要する。なお，本薬剤による内視鏡治療の有用性は確立しているが，その使用は限定的とし，熟達した専門医が行うべきである。

●他の治療法との比較(成績)

ヒストアクリルによる内視鏡的塞栓療法は胃静脈瘤出血に対する第一選択となっている。ヒストアクリルはいわゆる組織瞬間接着剤で，血液や組織と接触すると直ちに重合体を形成し，出血点の近傍の血管内に注入することで比較的容易に止血が得られる。一時止血後の追加治療や待期例に対しては，バルーン閉塞下逆行性経静脈的塞栓術(B-RTO)が考慮される。

●施行後の経過(治療)

肝病態や門脈圧亢進症の悪化により，胃静脈瘤は再発する可能性がある。定期的(6カ月ごと)に内視鏡検査を行う。再発，特に出血を繰り返す場合には血行動態や肝予備能に基づき，B-RTOや外科手術を考慮する。

〈中村真一／岸野真衣子〉

◇ 文献

1) 日本門脈圧亢進症学会, 編. 門脈圧亢進症取扱い規約 第3版. 東京: 金原出版; 2013. p37-62.
2) 中村真一, ほか. 食道・胃静脈瘤に対する治療. 日本消化器内視鏡学会卒後教育委員会, 責任編集. 消化器内視鏡ハンドブック 改訂第2版. 東京: 日本メディカルセンター; 2017. p199-210.
3) 小原勝敏. 胃静脈瘤に対する内視鏡治療とIVR. 消化器内視鏡 2017; 29: 424-9.

3. 内視鏡的インターベンション

内視鏡的止血術
Endoscopic hemostasis

適応
- 非静脈瘤性上部消化管出血
- 黒色便，経鼻胃管からの血液，BUN/クレアチニン比30以上
- 安定化したバイタルサイン

施行方法

クリップ止血法

1 出血部位や露出血管を直接把持して止血する。出血点を正確に同定する。

2 特に後壁は視野確保が難しく，フード装着は有効である。

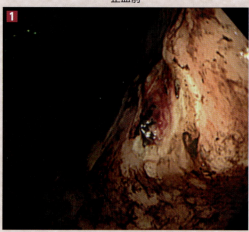
止血前

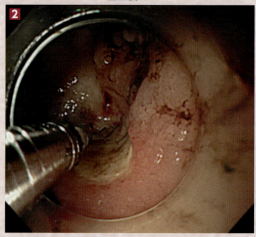
止血後

アルゴンプラズマ凝固法（APC）

イオン化されたアルゴンガスを放出するのと同時に高周波電流を放電することでプラズマビームを発生させ止血する。毛細血管拡張の止血などに用いられる。プローブ先端は，粘膜とはわずかな間隙を置く。

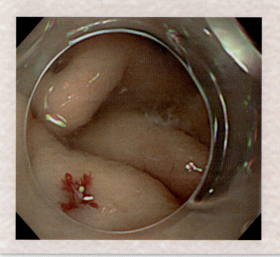

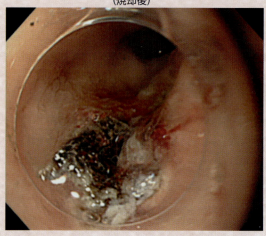
（焼却後）

● 手技のポイント・留意点

　まず，バイタルサインが不安定な場合，内視鏡介入前に，輸液による安定化を優先させたほうがよい[1]．緊急内視鏡は24時間以内の施行が勧められる．内視鏡処置では，止血点を正確に指摘することが肝要となる．上部消化管内視鏡の場合，固定した止血点を鉗子孔のある画面7時に位置させ，近接かつ垂直方向からアプローチできるように内視鏡を操作したほうが，有効な処置を行いやすい．できれば，左手一本で安定するよう，術者の立ち位置や内視鏡を持つ手の高さ，検査台の高さなどを調整したほうがよい．先端フードは視野確保や圧迫止血に用いることもできる．止血処置中は，再出血を誘発することがしばしばあり，全身状態の悪化を招くこともあるため，十分な輸液や血液製剤，人員の確保が望ましい．

● 合併症とその対応

　止血デバイスや熱変性による穿孔が起こりうる．また，残渣や血液が貯留しているため，特に高齢者では誤嚥性肺炎に注意が必要になる．内視鏡で止血困難な場合は，interventional radiology（IVR）や外科手術による治療を検討する．

● 他の治療法との比較（成績）

　各止血法の特徴を表1に示す．薬剤散布法を除けば，いずれの方法も止血率は同程度である．再出血はエタノール局注療法のみ12～30％程度と，他の方法で報告される2～10％より，高い再出血率が報告されている．

● 施行後の経過（治療）

　内視鏡的止血術後3日以内に再出血が起こることが多い．止血術後はプロトンポンプ阻害薬（PPI）を投与し，24時間以内の再検査（second-look内視鏡）が行われることが多い．止血が得られれば，止血後24時間後以降に経口摂取を再開できる． 　　　　（小林祥司／佐藤　公）

表1　各止血法の特徴と使い分け

		特徴	使い分け
機械的	クリップ止血法	組織の変性がほとんどない （クリップによる筋層の断裂に注意） クリップによる視野の妨げに注意 介助者が操作するのにやや慣れが必要	ピンポイントの出血点に使用
局注法	純エタノール	局注針と注射器だけで行える 過剰投与による二次性潰瘍や穿孔に注意	ピンポイントの出血点に使用
	HSE局注	局注針と注射器だけで行える 強力な脱水固定作用はなく，追加治療が必要	激しい出血の勢いを減弱させ，他の止血法を追加
熱凝固法	ヒータープローブ法	接線方向の病変でも処置可能	ピンポイントの出血点に使用
	APC	凝固層が浅く，広範囲の焼灼に有効 深い部位の焼灼には向かない	広範で浅い部位からの出血に使用
	止血鉗子	過度の通電による遅延性穿孔，ペースメーカーの誤作動に注意	ピンポイントの出血点に使用 腫瘍出血にも有用

（文献2より改変）

◇ 文献
1) 藤城光弘, ほか. 非静脈瘤性上部消化管出血における内視鏡診療ガイドライン. Gastroenterological Endoscopy 2015; 57: 1648-66.
2) 吉田貴史, ほか. 胃・十二指腸出血における止血法と処置具の使い分け総論. 消化器内視鏡 2015; 27: 1227-31.

3. 内視鏡的インターベンション

内視鏡的逆行性胆道ドレナージ
Endoscopic retrograde biliary drainage

適応
- 急性胆管炎
- 閉塞性黄疸
- 胆管狭窄

施行方法

1 十二指腸乳頭から造影用カテーテルを胆管に深部挿管（ガイドワイヤあり・なし）

2 内視鏡的乳頭切開術（endoscopic sphincterotomy；EST）を施行。出血傾向があればESTは行わない。

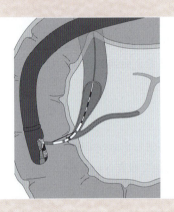
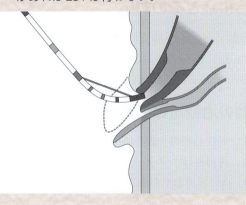

3 原因が胆管結石の場合は結石除去。
4 原因が胆管狭窄による閉塞性黄疸，肝障害であればプラスチックステント（plastic stent；PS）による内瘻化もしくは一時的経鼻胆道ドレナージ（endoscopic nasobiliary drainage；ENBD）。胆管結石の場合も結石遺残，胆管炎遷延の恐れがある場合はPSもしくはENBD
5 切除不能悪性胆管狭窄は金属ステント留置でもよい。

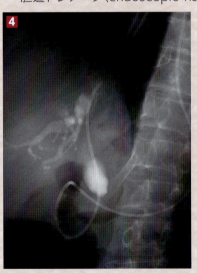
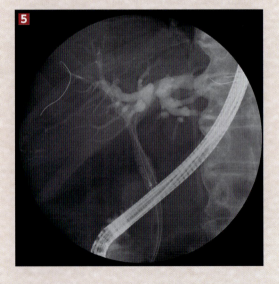

● 手技のポイント・留意点

　胆管深部挿管にあたり胆管走行をイメージしてカテーテルの軸を胆管走行軸に合わせるようにする。造影法とガイドワイヤ法のどちらも胆管軸を合わせる基本は同じである。深部挿管が得られない場合は乳頭に対する位置取り（近接，遠景），カテーテル（sphincterotome，口径や先端形状の異なる造影用カテーテル），患者の体位変換（左側臥位と腹臥位の入れ替えなど）など工夫する。膵管造影，2回以上の挿管操作は術後膵炎のリスクとなるので挿管困難例としてプレカットの追加を含めて上級医に交代する。

　ESTを行わない場合はPS外径7Fr以下を選択しないと，ステントによる膵管閉塞で膵炎を発症する可能性あり。ESTは共通管を切り開くことにより膵管開口部を解放する役割がある。

● 合併症とその対応

膵炎：膵管造影，膵管への頻回のカニュレーションをした場合は膵炎予防目的に自然逸脱型膵管ステントで膵管内圧減圧を図る。術後急性膵炎は重症化すると致死的となるため，24～48時間ごとに重症度診断を繰り返し急性膵炎ガイドラインに準拠した治療を行う[1]。

出血：EST後出血に対しては高張Naエピネフリン局注，クリップ止血などで対応する。カバード金属ステントによる拡張力で圧迫止血することも可能。

穿孔：EST穿孔は胆管ドレナージや保存的治療で対応可能なことが多いが，内視鏡による消化管穿孔の場合は外科的手術を要することが多い。穿孔時には消化器外科医と連携をとり手術的治療の遅れがないことを心がける。

● 他の治療法との比較（成績）

　経皮経肝ドレナージも施行されるが合併症がやや多く，かつ，入院期間も長くなるので内視鏡的なドレナージが推奨される。新たな方法として超音波内視鏡下胆管ドレナージが行われるようになったが，使用機器・器具の取り扱いの習熟が必要であり専門的施設で行われるべきである。

● 施行後の経過（治療）

　原因が胆管結石の場合，結石除去終了すれば追加ドレナージの必要はない。切除不能悪性胆道狭窄の場合はステントによる内瘻化を行う。ステントの種類・本数は狭窄部位，想定される予後，化学療法の予定などにより取捨選択する。良性狭窄はその原因にもよるがバルーン拡張を行い開存維持が必要な場合はPSを留置する。

（露口利夫）

◇ 文献

1) 急性膵炎診療ガイドライン2015改訂出版委員会，編．急性膵炎診療ガイドライン2015．東京：金原出版；2015．

内視鏡的逆行性膵管ドレナージ
Endoscopic retrograde pancreatic drainage

適応
- 膵仮性嚢胞や膵液瘻（膵性胸水や膵性腹水含む）
- 膵管狭窄による有症状慢性膵炎
- 外傷性膵管損傷

施行方法

膵管のドレナージ方法として，外瘻である経鼻膵管ドレナージ術と内瘻である膵管ステント留置術がある。経鼻膵管ドレナージは排液量が確認でき，造影が可能などの長所があるが，鼻から管を出すという患者への負担やチューブ屈曲・破損などの短所がある。膵管ステントは患者への負担が少なく長期留置が可能だが，ステント閉塞の有無の判断をするのが難しい[1]。

1 膵液瘻の症例。内視鏡的逆行性胆道膵管造影（ERCP）を行い，膵管造影で造影剤の膵管外漏出部を確認。

2 膵管破綻部より末梢膵管に7Fr膵管ステントを留置。

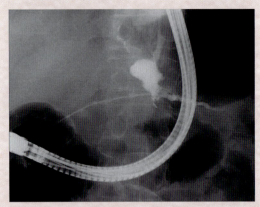
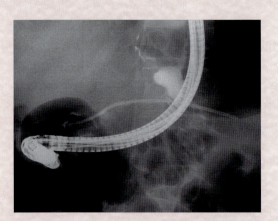

3 1週間後のERCPで造影剤の膵管外漏出が残存していたため（左），口径を太くして10Fr膵管ステントを留置（右）。

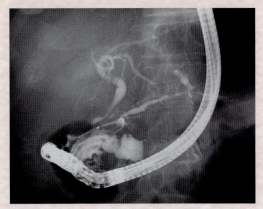
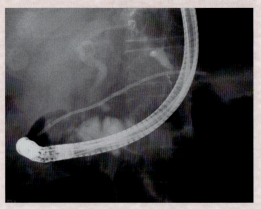

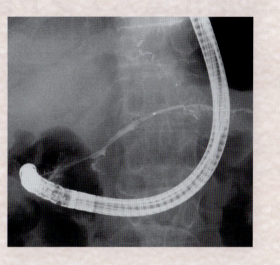

4 2週間後のERCPで造影剤の膵管外漏出の消失を確認。ステント抜去した。

● 手技のポイント・留意点

　7Fr以上のドレナージチューブやステントを留置する際には，前処置として内視鏡的膵管口切開術を行う。膵石が膵管狭窄の原因となっている場合には，膵石除去を行う。

● 合併症とその対応

　主な合併症は術後膵炎である。慢性膵炎例では重症化することは少ないが，正常膵が背景の場合には十分な膵炎対策が必要である。膵管ステント閉塞に伴い，膵膿瘍を形成することもある。膵管ステントの場合はドレナージ状況がモニタリングできないため，発熱・腹痛などの症状からドレナージ不良が疑われる場合にはステント交換，もしくは経鼻膵管ドレナージへ変更する[2]。

● 他の治療法との比較（成績）

　膵性胸水や膵性腹水に対しては経皮的ドレナージの併用も有用である。また，膵仮性嚢胞や膵液瘻に対しては経消化管的超音波内視鏡下ドレナージも行われている。経乳頭的ドレナージが困難な場合には有用である。

● 施行後の経過（治療）

　長期の経鼻膵管ドレナージは患者本人への負担もあるため，CTなどで評価し1～2週間で膵管ステントへの変更を検討する。その後は随時CTやMRCPで病態を評価し，膵管ステント抜去のタイミングを検討する。膵仮性嚢胞や膵液瘻の場合は3～6カ月間留置することが多いが，膵管狭窄を伴う慢性膵炎の場合は1年内の留置を目安としている。

（岡野直樹／伊藤　謙／五十嵐良典）

◇ 文献

1) 三村享彦, ほか. 膵管狭窄例への内視鏡的ドレナージの適応と手技の実際. 胆と膵 2013; 34: 961-7.
2) 五十嵐良典, ほか. 内視鏡的膵管ドレナージ術. Gastroenterol Endosc 2004; 46: 2582-8.

3. 内視鏡的インターベンション

上部消化管ステント留置
Stent placement for esophageal and gastroduodenal obstruction

適応
- 悪性食道・噴門部狭窄
- 悪性幽門・十二指腸狭窄
- 悪性食道瘻孔(瘻孔閉鎖目的)

施行方法

食道ステントの留置手技
1. 内視鏡下にガイドワイヤを狭窄部に通過させる。
2. ガイドワイヤを残し、内視鏡を抜去する。引き続きステントのデリバリーシステムをガイドワイヤに沿わせて挿入する。
3. 狭窄部でステントを展開する。

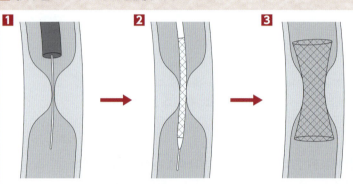

留置されたステント

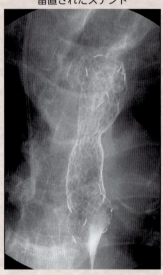

幽門・十二指腸ステントの留置手技
1. 内視鏡下にガイドワイヤを狭窄部に通過させる。
2. 内視鏡下にステントのデリバリーシステムを進め、狭窄部を通過させる。
3. 狭窄部でステントを展開する。

留置されたステント

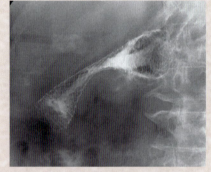

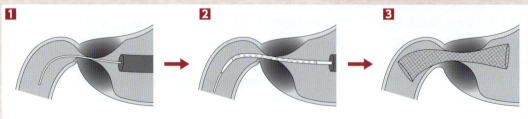

●手技のポイント・留意点

食道・幽門：通常，食道・幽門用の自己拡張型金属ステント（self-expandable metallic stent；SEMS）のデリバリーシステムは太く，内視鏡の鉗子チャンネルには入らないためX線透視下の留置となる．解剖が直線的かつ平面的であるため位置合わせは容易である．頸部〜胸部上部食道の場合，上食道括約部（食道入口部）から狭窄口側までの距離が20mmは必要となる．

幽門・十二指腸：専用のSEMSのデリバリーシステムはthrough-the-scope対応であり，処置用のスコープであれば鉗子チャンネル内を通過するため，X線透視／内視鏡併用下の留置が可能である．食道と異なり，屈曲部が存在し，背腹方向へ走行するため，狭窄部が最も長く描出される角度にX線管球を合わせた状態で留置手技を行うことが望ましい[1]．留置部に強い屈曲が介在する場合には，柔軟性の高いステントの使用が好ましい．

●合併症とその対応

最も重大な合併症は穿孔であり，特に幽門・十二指腸穿孔に対しては外科的手術を行わないと汎発性腹膜炎となり致命的となる場合もある．食道穿孔や瘻孔形成に対しては，covered SEMSにより閉鎖が期待できる場合がある．

幽門・十二指腸の場合，疼痛はあまり問題とならないが，頸部〜胸部上部食道にステントを留置した場合には強い疼痛や違和感が高率に発生する．治療前に十分な説明を行っておくことは不可欠であるが，時間が経過しても症状が改善せず留置したステントを抜去せざるを得ない場合もある．

最も頻度の多い合併症であるステントの閉塞や逸脱に対しては，ステントの追加留置を行うことで多くは治療の継続が可能となる．

●他の治療法との比較（成績）

食道狭窄に対して食事摂取を可能にする他の方法としては，外科的バイパス手術，放射線化学療法などがある．外科的食道バイパス手術は侵襲性の点で行い難く，放射線化学療法は効果発現まで時間がかかる欠点がある．胃瘻造設は経腸栄養ルート設置法として有用であるが，食事の経口摂取を可能にするわけではない．

幽門・十二指腸狭窄に対する他の方法として胃空腸バイパス術がある．バイパス術と比較してステント留置術は短期成績に優れるが（食事再開までの期間や在院日数が短い），一方で経時的にステント閉塞や逸脱といった後期合併症の発生リスクが増加する点が問題となる[2]．

●施行後の経過（治療）

留置したステントは2〜3日以内に拡張状態が得られることが多いため，経時的に腹部単純X線写真を撮影し拡張程度を確認する．その後も，可能な限り症状の問診やX線写真によるステントの評価を継続する．閉塞症状が再度発現するようであればステント閉塞の可能性も考え，内視鏡検査やX線造影検査によりステントの通過を評価する． 　　（前谷　容）

◇ 文献

1) Maetani I. Placement of self-expandable metal stents for gastric outlet obstruction. Video Journal and Encyclopedia of GI Endoscopy 2013; 1: 196-8.
2) Maetani I. Self-expandable metallic stent placement for palliation in gastric outlet obstruction. Ann Palliat Med 2014; 3: 54-64.

3. 内視鏡的インターベンション

経肛門イレウス管留置
Colorectal intubation

適応
- 大腸腸管狭窄や閉塞性大腸癌で腸管内減圧術が必要
- 左側結腸の病変が良い適応。右側ではオーバチューブの使用など
- 大腸内視鏡検査困難,あるいは腹膜炎や出血がある場合は禁忌

施行方法

経肛門イレウス管は,減圧チューブとガイドワイヤのセットが基本で,直接挿入タイプのデニス™コロレクタルチューブ,ダイレーターによる狭窄拡張後に挿入するタイプのクリニーイレウスチューブ®などがある。

1 狭窄の軸とガイドワイヤの軸が同じ向きになるようにスコープを保持し,狭窄部の内腔へ向かってガイドワイヤを挿入する。

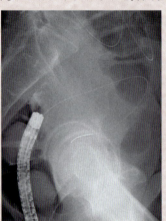

2 シース(ERCP用造影チューブ)を通し狭窄部の口側の造影を行い,腸管走行を確認。

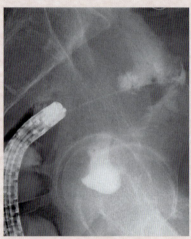

3 ガイドワイヤに沿ってイレウス管をバルーン部が狭窄部位を越えるまで挿入。

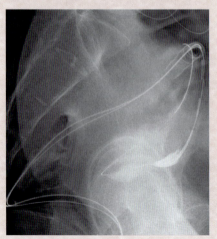

4 バルーン(➡)に滅菌蒸留水を2〜30 mLほど注入して拡張し,確実に狭窄部に引っかかりイレウス管が抜けてこないことを確認。

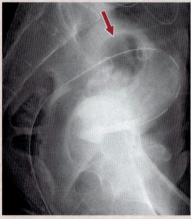

(小泉浩一,ほか.大腸イレウスに対する経肛門イレウス管とステント留置術.消化器内視鏡 2017; 29: 565-8.より許可を得て引用)

● 手技のポイント・留意点

手技はX線透視下に内視鏡を用いて施行する。細径内視鏡[1]とCO_2送気の使用が望ましい。

イレウス管は比較的ソフトで，挿入時にはループを作って伸びやすいため，随時用手圧迫などで，可能な限り直線的，もしくは小ループで小刻みに挿入する。

● 合併症とその対応

比較的高い頻度で穿孔が報告されている[2]。穿孔はガイドワイヤ操作時に多いので，ガイドワイヤ操作は無理をしないで慎重に行う。洗浄時も洗浄液の注入は少量ずつ，症状を確認しながら行う。

● 他の治療法との比較（成績）

ステントは早期に食事再開・一次退院可能となることが多いが，至適な長さのステントを事前に準備する必要があるので，夜間緊急時などは本法のメリットがある。

● 施行後の経過（治療）

イレウス管挿入直後は便が充満しており，チューブの留置のみでは便の排出は期待できないため，留置後は塩類下剤やルビプロストンなど，便の軟化剤の投与や洗浄などの管理が必要である。

① 挿入当日：洗浄用のシリンジを用い吸引口から吸引と，少量の等張の腸管洗浄液を腹満・腹痛を訴えない程度の少量から注入，腸管を損傷しないよう，軽い陰圧で吸引を継続して減圧を行う。吸引できなくなったら，さらに少量注入後30分から1時間のクランプ後に解放して排出，を繰り返す。注入量は，徐々に2〜300mLまで増量して洗浄を繰り返し，イレウス管に排液バッグを接続する。自然解放で排出を待つが，特に洗浄はじめは残渣によるつまりのために排出不良となるので，ミルキングやシリンジによる注吸入で排出を促す。

② 2日目以後：イレウスが改善し，水様便の自然排出になるまで2L/日ほどの腸管洗浄剤で洗浄をくり返し，改善後も1日1回は洗浄を行う。

③ 留置中は，定期的に腹部X線を撮影し，チューブの位置確認や腸管の減圧の状況を確認する。

④ 穿孔を疑う腹痛・発熱など異常を認めた場合や減圧不十分で症状改善しないときは緊急手術の必要性を検討する。

原則として，減圧後に待機的手術を行う。閉塞性腸炎を併発した場合は，閉塞性腸炎の改善が見込まれれば待機的に外科切除を検討する。

〈小泉浩一〉

◇ 文献

1) 阿部孝広，ほか．経肛門的イレウス管留置困難例に対する安全な挿入法についての検討．Gastroenterological Endoscopy 2014; 56: 2190-5.
2) 宇野彰晋，ほか．大腸癌イレウスに対する減圧法の検討-経肛門的イレウス管の功罪-．日本腹部救急医学会雑誌 2012; 32: 1137-42.

3. 内視鏡的インターベンション

大腸ステント留置
Colonic stent

適応
- 大腸または他の悪性疾患による大腸狭窄
- 緩和目的またはBTS/bridge to surgery（術前）

施行方法

1. はじめに大腸内視鏡を狭窄部まで挿入し，狭窄が悪性疾患であることを診断，狭窄部肛門側に金属クリップにてマーキングして透視下に狭窄部位が明確にわかるようにする。内視鏡鉗子孔よりシースを通しガイドワイヤを狭窄部より口側に挿入する。

2. ガイドワイヤを狭窄部より十分口側に進めた後にシースを抜去，透視下に大腸ステントのデリバリーシステムを，内視鏡の鉗子孔を通して狭窄部を通過させる。

3. 内部マーカーで狭窄の位置を確認しながら適切な位置で大腸ステントをリリースし留置する。

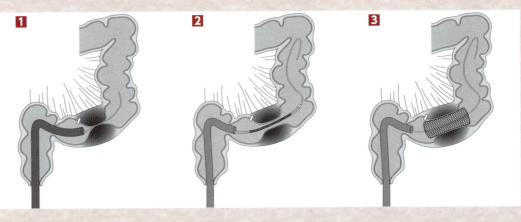

4. 一般的には留置数時間後に単純X線検査で異常のないことを確認してから飲水開始，翌日にも単純X線検査で異常のないことを確認してから食事摂取を開始する。右図は留置翌日の腹部単純X線写真，➡が大腸ステント。

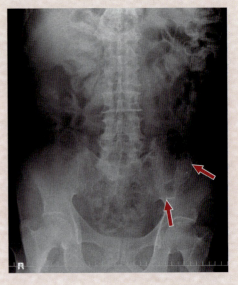

●手技のポイント・留意点

主なポイントは，①留置は良好な視野で行い，出血などで視野不良の場合は無理しない，②必ず内視鏡および透視併用下で施行し，留置前にガイドワイヤにより狭窄部を通過させる，③狭窄部位の拡張やブジーは行わない，④必要に応じて狭窄部位の肛門側にマーキングをする，⑤予防的な留置は行わない，などである．詳細は大腸ステント安全手技研究会のホームページ（http://colon-stent.com）に公開されている大腸ステント安全留置のためのミニガイドラインを参考にしていただきたい．

●合併症とその対応

大腸ステント留置成功率は約9割で，留置が可能であればほぼ全例で良好な減圧が可能である[1,2]．しかし留置時の早期合併症が穿孔率5％，逸脱率3％程度にあり留置時に十分説明する必要がある．また，留置後晩期でも穿孔率4％，逸脱率10％，再閉塞率が10％，死亡率が0.5％である[1,2]．そのため留置後も腹部単純X線検査などでの定期検査を含めた経過観察は非常に重要である．また大腸の穿孔発生時には早急な外科的対処が必要となるので内視鏡治療施行医師と外科医との連携も重要である．

●他の治療法との比較（成績）

基本的には従来人工肛門造設の適応である患者に行う手技である．人工肛門造設と比較して本手技は低侵襲に早急な大腸減圧が可能であるが，長期の留置では穿孔・逸脱・再閉塞など3～4割の合併症が発生することには留意が必要である．

●施行後の経過（治療）

緩和目的の留置の場合には，留置後に化学療法や放射線療法が施行されることもあるが，その安全性は確立していないので適応は慎重にすべきである．理論的に化学療法や放射線療法で腫瘍が縮小すれば穿孔の可能性がある．2012年12月付の厚生労働省・医薬品・医療機器等安全性情報[3]でもステント留置前に放射線療法または化学療法を施行している患者への消化管ステントの適用は慎重に行うように勧告している．特にステント留置後に投与すると穿孔のリスクが高まるとの報告が非常に多いベバシズマブは使用しないほうがよい．また同じ血管内皮細胞増殖因子（VEGF）の受容体（VEGFR）の阻害薬であるレゴラフェニブ，アフリベルセプト，ラムシルマブなどもステント留置後の投与に関しても慎重になる必要がある．

（斉田芳久）

◇文献

1) 斉田芳久．大腸狭窄に対するステント治療の現状と展望．Gastroenterol Endosc 2013; 55: 3-11.
2) Khot UP, et al. Systematic review of the efficacy and safety of colorectal stents. Br J Surg 2002; 89: 1096-102.
3) 平成24年11月7日付け 薬食安発1107第1号・薬食機発1107第1号，厚生労働省医薬食品局安全対策課長，審査管理課医療機器審査管理室長連名通知 消化管用ステントに係る使用上の注意の改訂について．

3. 内視鏡的インターベンション

大腸憩室出血に対する止血術
Hemostasis for colonic diverticular bleeding

適応
- 大腸憩室出血
- 内視鏡検査を施行しうる全身状態の患者

施行方法

1 透明フードを装着した大腸内視鏡を挿入。

2 憩室を翻転観察し出血点を検索する（➡は出血点）。

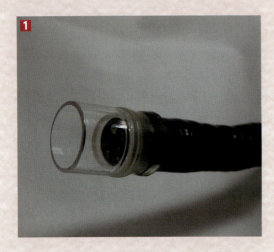

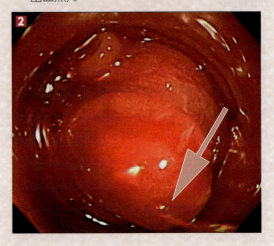

3 クリップ法による止血。

4 結紮法（EDSL法）による止血。

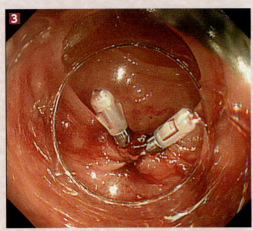

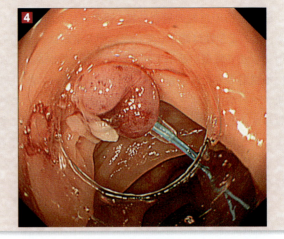

●手技のポイント・留意点

　出血源検索には透明フードを用いた翻転観察が有用。可能であれば腸管洗浄剤で前処置を行う。クリップ法では直接露出血管へクリップをかけるほうが再出血は少ないが，不可能な場合は憩室全体をクリップで縫縮する。結紮法にはendoscopic variceal ligation（EVL）デバイスを用いたendoscopic band ligation（EBL）法[1]と留置スネアを用いたendoscopic detachable snare ligation（EDSL）法がある[2]。EBL法では出血源確認後内視鏡を抜去しEVLデバイスを装着する。いずれも十分にフード内に憩室を吸引し結紮する。クリップ法に比べ結紮法は再出血率が低い[3]。

●合併症とその対応

　結紮法では長期のステロイド投与例など創傷治癒が遅延している例で穿孔の報告がある。穿孔の際は外科的手術を行う。結紮後に憩室炎を起こすことがあり，抗菌薬投与を行う。

●他の治療法との比較（成績）

IVR：ショックなど全身状態が悪い患者や内視鏡的止血術が奏効しない場合に行うことが多い。
バリウム充填：高濃度のバリウムを注腸することにより，止血効果を有する。内視鏡で責任憩室が不明であったり，内視鏡的止血術が奏効しない場合に行うことが多い。
外科手術：他の方法にて止血が不可能な場合に行う。

●施行後の経過（治療）

　再出血が認められた際には再度内視鏡止血術を考慮する。止血困難な場合はIVRやバリウム充填法を行う。内科的治療が無効な場合は外科的切除を行う。
　結紮法では処置後1カ月ほどで憩室は瘢痕化し消失するため同部位からの出血はない。

（奈良坂俊明／圷　大輔／溝上裕士）

◇ 文献

1) Witte JT. Band ligation of colonic bleeding: modification of multiband ligating devices for use with a colonoscope. Gastroinest Endosc 2000; 52: 762-5.
2) Akutsu D, et al. Endoscopic detachable snare ligation: a new treatment method for colonic diverticular hemorrhage. Endoscopy 2015; 47: 1039-42.
3) Setoyama T, et al. Endoscopic band ligation (EBL) is superior to endoscopic clipping for the treatment of colonic diverticular hemorrhage. Surg Endosc 2011; 25: 3574-8.

適切な診断のために
押さえておきたい知識

初療診察時，超音波で押さえるべき所見

　超音波検査は，患者の移動なしにベッドサイドで施行できる利点がある。手掌サイズの超小型超音波診断装置は，災害や事故現場，在宅医療，救急車やドクターヘリ内で普及しつつある。

　また，POCUS（point of care ultrasound）とは，臨床上重要と判断されたものを中心に限定的に行う超音波検査法で，簡便に迅速に施行できる。例えば，臨床所見から急性胆囊炎を疑った場合は，胆囊～胆管を中心に検索して，他は省略する場合があるので，通常超音波検査とは異なる。超小型超音波装置とPOCUSの普及で救急医療現場における超音波検査の新たな役割が出現している[1]。

● 胆囊腫大

胆囊腫大の超音波所見

①急性胆囊炎：胆囊腫大＋広範囲胆囊壁 均一肥厚（図1）
②胆管閉塞：胆囊腫大＋胆管拡張

　炎症部位には，壁肥厚（胆囊壁肥厚：胆囊炎，胆管壁肥厚：胆管炎）がある。
　なお，慢性胆囊炎では，胆囊は萎縮し，胆囊壁は肥厚する。胆囊癌では，胆囊壁の一部～全体が凹凸し肥厚する。

● 胆管拡張

胆管拡張の超音波所見

①総胆管：正常平均径（約4mm），軽度拡張（7～11mm），拡張（11mm以上）
②肝内胆管：正常（1mm以下）。肝内胆管拡張があれば，門脈と併走する管腔構造を認める。二重平行徴候parallel channel signとよばれる（図2）。

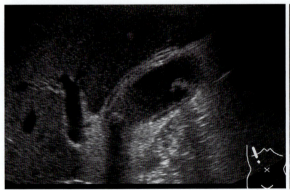

図1　急性胆囊炎　Bモード超音波画像
胆囊が腫大し，均一壁肥厚を伴う。2個の結石を認められる。

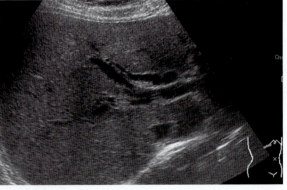

図2　肝内胆管拡張　Bモード超音波画像
parallel channel sign：門脈と併走する拡張胆管が管腔構造として認められる。

胆管拡張があれば，胆管結石，胆管炎，胆管癌，周辺臓器の腫瘍などによる胆管圧排（膵頭部癌，肝門部転移性リンパ節腫大など）を疑い，原因検索が必要である。

● 腹水貯留の有無

妊娠可能年齢女性（特に排卵期）では，Douglas窩に生理的に少量の腹水が認められるが，腹腔内の液体貯留（echo-free space）は病的である。

腹水の原因別種類
① 漏出性：低蛋白血症など
② 滲出性：炎症・感染症，腸閉塞，癌の腹膜播種など

腹水の性状は超音波下に穿刺し，精査することができる。腹水の性状（血清，膿性など）が緊急手術の適応判断の材料になる。

● FAST

FAST（focused assessment with sonography for trauma）は，体幹部外傷の初期診療における超音波による腹腔と胸腔の液体貯留の有無を迅速に検索するプロトコルであり，POCUSの一つである。日本救急医学会では，心膜腔，Morison窩，右胸腔，脾周囲，左胸腔，Douglas窩の順に液体貯留（echo-free space）の有無を観察する。

● EFAST

EFAST（extended focused assessment with sonography for trauma）は，FASTに加えて，左右前胸壁の観察から気胸の有無を判断する。　　　　（白川崇子／古川　顕／太田智行）

◇ 参考文献

1) 太田智行, ほか. Focused ultrasound examination（的を絞った超音波検査）は日本で普及するか. 日本救急医学会誌 2017; 20: 499-507.

イオン性ヨード造影剤（ガストログラフィン・ウログラフィン）の危険性：ガドリニウム造影剤の危険性を含めて

　イオン性造影剤は以前には血管内注入に使用されていたが，現在は保険適用外となり，血管内投与は禁忌である．ガストログラフィンは日本における唯一の水溶性消化管造影剤であり，その特徴をよく知って使用することが副作用の減少につながる（表1）．ガストログラフィンの特徴は，ヨード性造影剤であること，イオン性であること，高浸透圧性であり，かつ，高濃度であることである（表2）．これまで報告されている副作用は，アレルギーによるものと高張性に起因するものとの二つに大きく分けられる．

● アレルギーによる副作用（アナフィラキシー様の副作用）

　消化管に投与された造影剤は1～2%が血中に吸収されて腎排泄されるので，当然のことながらアナフィラキシー様の副作用が生じるが，その報告はきわめて少ないのが現状である．頻度は不明であるが，生じた場合には重篤な場合が多いとの報告がある．

表1　ガストログラフィンの性質

成分・含量	アミドトリゾ酸59.73g，メグルミン15.924g，水酸化ナトリウム629mg（ナトリウム塩10%・メグルミン塩66%）
ヨード濃度	370mg/mL（100mL中のヨード含有量：37g）
添加物	エデト酸カルシウムナトリウム水和物，サッカリンナトリウム水和物
浸透圧比	約9倍（生理的食塩水に対する比）
粘稠度	9.6mPa·s, 37℃
比重	41.428
pH	6.0～7.0

（文献1より作成）

表2　消化管造影剤であるバリウムと比較しての長所・ガストログラフィンの特徴からくる短所

長所	短所
①漿膜への刺激性が少ない． ②蠕動運動を亢進させる． ③腹腔内へ漏出しても血中に吸収される． ④内視鏡検査の障害とならない． ⑤高浸透圧性であるため，腸管内への水のしみ出しを誘発する．これは，メコニウムイレウスの治療に応用されている．	①ヨード性造影剤であるから，腸管から吸収されて血中へ入る． ・1～2%が血中に吸収されて腎排泄される． ・アレルギー様の副作用（アナフィラキシー様の副作用）が生じる． ・バリウムに比べて粘膜への付着が不良である． ②高浸透圧性造影剤であることから， ・下痢を起こしやすい． ・腸管蠕動運動の促進． ・腸管内への水のしみ出しを誘発するので，脱水や電解質異常の原因となる．乳幼児，高齢者の場合には特に脱水にならないように注意． ・肺へ誤嚥された場合への肺浮腫，誤嚥性肺炎が報告されている．誤嚥のリスクのある患者や，乳幼児，高齢者の場合には使用を控える．

【臨床的に注意するべきこと】
・血管内投与やCT造影の場合と同様に，ヨード性造影剤や喘息などの副作用に関する問診を経口投与に際しても行うこと，行う必要がある。
・ヨード造影剤の重篤副作用歴のある症例には，ステロイド前投薬を行うこと。
・ハイリスク症例には投与後の経過観察をCT検査と同様に行うこと[2]。

● 高張性に起因する副作用

　消化管に入った造影剤は高浸透圧性のため，腸管外(血管内)からの腸管内への大量の液体のシフトが生じている。その結果として，脱水(ヘマトクリットの上昇，血清浸透圧の上昇)，腸管内液体の急激な増加からの下痢が起こる。

　臨床的に注意するべき症例として，高齢者や乳幼児における脱水，電解質異常(脱水にてバランスを崩しやすいため，脱水にならないように特に注意を払う必要がある[3])。外傷患者で循環血液量減少(hypovolemia)が疑われる患者。

高浸透圧性のもたらすもの：誤嚥
・高浸透圧であり，肺に入ると肺浮腫の原因となる。
・誤嚥しやすい患者では肺に入りやすいので，誤嚥性肺炎のみならず肺浮腫を起こす。致命的になる場合もあり，重篤な副作用も報告されている[4-6]。
・誤嚥しやすい高齢者，食道閉鎖や狭窄が疑われる新生児では，ガストログラフィンの使用にはきわめて慎重になるべきである。

【実践的対処法】バリウムを使用。適応外使用にはなるが，非イオン性低浸透圧性造影剤・等浸透圧性造影剤の使用を推奨[7]。

それ以外に注意すべき事象：Precipitation(沈殿・析出の現象)

　沈殿・析出とは，固体以外の状態にある物質が固体として現れる現象である。

　臨床報告として，SB tube balloonがガストログラフィンで固まってバルーン部分がdeflateできなくなった，抜けなくなった[8]。胃切後の残胃造影にて，1日後も造影剤が固まって残胃から流出せず，再手術にてガストログラフィン胃石と粘膜びらんと活動性出血をきたした[9]，ガストログラフィンによる胃切除胃石の1例，などがある[10]。

● 最後に

　ガストログラフィンは非常に使用頻度の高い消化管造影剤である。その特徴や利点・欠点をよく知ったうえで使用することが，副作用を減らして安全な検査を遂行するために肝要である。

(早川克己)

◇ 参考文献

1) 水溶性消化管造影剤(アミドトリゾ酸ナトリウムメグルミン液)ガストログラフィン®経口・注腸用 添付文書．バイエル薬品株式会社．
2) Davis PL. Anaphylactoid reaction to the nonvascular administration of water-soluble iodinated contrast media. AJR 2015; 204: 1140-5.
3) 木村 健，ほか．注腸造影に用いられる高張造影剤の生体に及ぼす影響．日本小児外科学会雑誌 1976; 12: 299-303.
4) Donnelly LF, et al. Aspirated Contrast Material Contributing to Respiratory Arrest in a Pediatric Trauma Patient. AJR 1998; 171: 471-3.
5) Trulzsch DV, et al. Gastrografin-induced aspiration pneumonia: a lethal complication of computed tomography. Southern Med J 1992; 85: 1255-6
6) Friedman BI, et al. Gastrografin aspiration in a 33/4-year-old girl. Pediatric Radiol 1986; 16; 506-7.
7) ACR committee on drug and contrast media: ACR Manual on Contrast Media version 10.1(2015)
　http:www.acr.org//quality_safety/ resource/
8) Hughes TB, et al. Precipitation of contrast medium causing impaction of Sengstaken-Blakemore oesophageal tube. Med J Australia 1970; 10: 60-1.
9) Gallitano AL, et al. Near-fatal hemorrhage following gastrografin studies. Radiology 1976; 118: 35-6.
10) 清水謙司，ほか．ガストログラフィンによる胃切除後胃石の一例．日消外会誌 2005; 38: 1420-23.

救急における小児と女性の医療被ばく

●日常のX線検査の被ばく量では中絶の必要なし

　国際放射線防護委員会(International Commission on Radiological Protection；ICRP)によれば，妊娠中どの時期でも胎児被ばく線量が100mGy以下の場合は妊娠中絶の必要はない[1]。日本産科婦人科学会は，その半分に相当する50mGy未満被ばく量では奇形発生と被ばく量間に関連は認められず安全域であると示している[2]。

　日常のX線検査で胎児被ばく線量が50mGyを超過する例を示すが，単純撮影と頭部CTでは現実的にありえない(図1)[3]。ここで注意が必要なのは骨盤CTである。骨盤CTは2スキャンで勧告に到達する懸念がある。このため，もし仮に多発外傷などで妊婦に腹部CTを行う場合は，造影CT1回のみが許容範囲と考えられる。ルーチンの単純・造影CTや造影早期・晩期など多相撮影を行ってはならない。

図1 胎児被ばく線量が50mGyを超えると仮定される検査の種類と検査回数

胸部単純X線撮影	腹部単純X線撮影	頭部CT検査	骨盤部分を含む腹部CT検査
0.01mGy*	1.4mGy*	0.005mGy*	25mGy*
5,000枚	35枚	1万回	2回

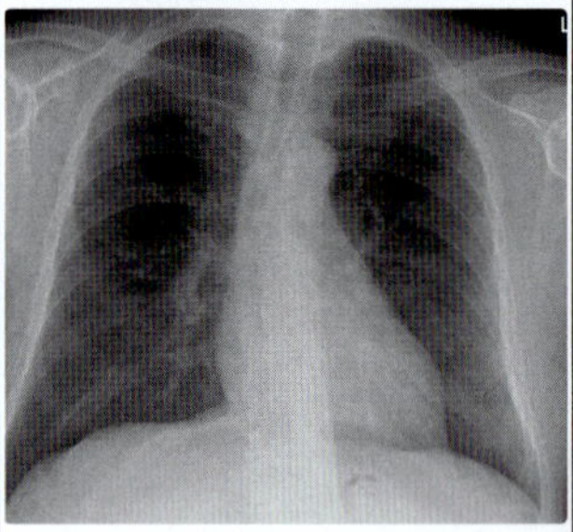

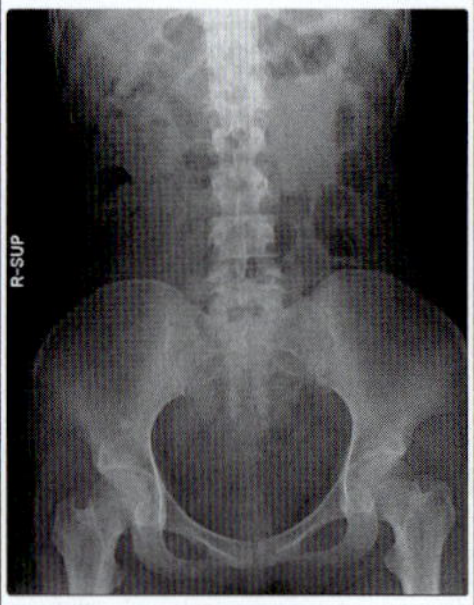

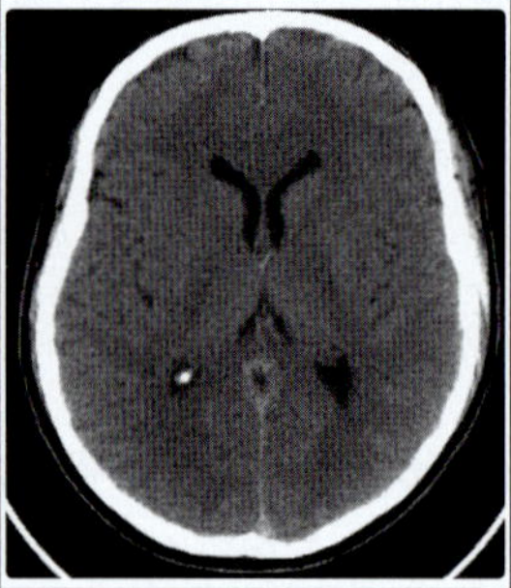

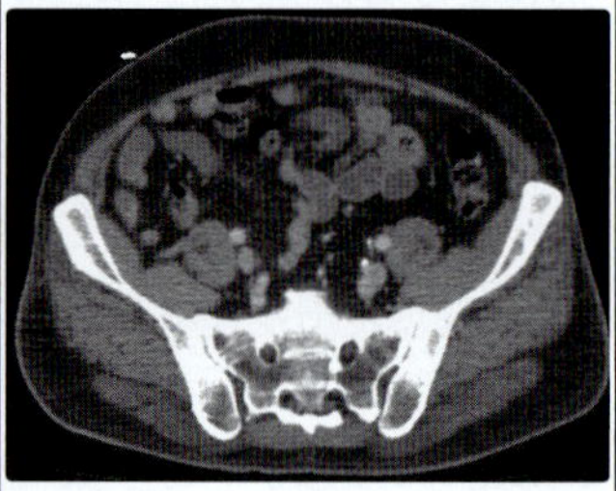

＊：文献3

●妊娠週数と放射線被ばくの影響

妊娠の時期の問題

　妊娠初期(8〜15w)は放射線に対する感受性が高く，妊娠中期(16〜27w)は感受性が低くなる。ICRPによれば妊娠初期〜中期の100mGy以上の被ばくは知能指数低下のリスクがあり，1Gy (1,000mGy)以上の被ばくで重篤な精神発達遅滞，小頭症などの中枢神経奇形が発生する可能性があると述べている。前述のごとく妊娠中の100mGy以下の被ばくでは妊娠中絶の必要なしとICRPは勧告している(ICRP84)[1,3]。

小児がんのリスク

　妊娠初期〜後期での10mGy以上の被ばくで，リスクが1.4倍になるとされるが個人レベルではほとんど問題にならない。奇形の発症や発がんが「ない」という視点からのリスクと被ばく線量の関係を表1に示す[1]。

表1 奇形の発症や発がんが「ない」視点からのリスクと被ばく線量の関係

胎児線量 (mGy)	奇形がない確率	がんがない確率 (0〜19歳)
0	97%	99.7%
1	97%	99.7%
5	97%	99.7%
10	97%	99.6%
50	97%	99.4%
100	97%	99.1%

(文献1より引用)

● 小児CTの被ばく低減：正当化と最適化が全世界共通の2大原則

検査の正当化とは"本当に必要な検査だけを行う"。検査の最適化とは"患者の体格に見合った線量で検査を行う"ことを意味する。

小児CTの適応については，診断ガイドラインの必要性が叫ばれており，その利用により不必要な検査を減らすことができると期待されている。わが国には「画像診断ガイドライン2016年版」があり，以下日常で高頻度に遭遇する2つのカテゴリーを紹介する[4]。

「軽度の頭部外傷を有する小児患者においてCTを推奨するか？」の問いに対し，ガイドラインは「発がんの可能性などを根拠に適応のない症例にCT検査は行ってはいけない」と解答している[4]。適応の有無についてはCHALICE rule（5分以上の意識消失，5分以上の健忘，傾眠傾向，3回以上の嘔吐，虐待の疑いなど12項目）と，PECARN rule（2歳未満 GCS=14，意識変容，頭蓋骨骨折の触知，前頭部以外の皮下血腫，5秒以上の意識消失など。2歳以上 GCS=14，意識変容，頭蓋骨骨折の所見，意識消失，嘔吐など）を提示してこれを満たす場合のみCTを行うことを推奨しているので確認されたい[4]。

また腹部に関しては「小児の急性虫垂炎の画像診断法ではどのような検査法を推奨するのか？」の問いに対し「超音波を最優先に推奨，CTはその次に推奨」と解答している[4]。

不適切なCTのオーダーを減らし頭部はMRI，腹部はUSへ回したいが，MRIでは患児の鎮静が必要で，これがもうひとつの大きな問題点となる。CTは予約外，時間外もほぼ対応可能で鎮静なしでも撮影できるため安易にCTへ流されがちであるが，ガイドラインの推奨に準拠するよう努力するべきである。

● 検査の最適化：診断参考レベルの使用

わが国には2015年6月に医療被ばく情報ネットワーク（Japan Network fot Reseach and Information on Medical Exposure；J-RIME）により診断参考レベル（Diagnostic Reference Levels 2015；DRLs 2015）が公表され，そのなかに小児CTの被ばくの推奨が記載されている（http://www.radher.jp/J-RIME/report/DRLhoukokusyo.pdf）。これは日本国内の小児CTの被ばく線量の大規模調査結果に基づいて設定された上位3/4の値である。各施設の被ばく線量設定がこの値より高い場合は，該当施設がそれ以下に自主的に線量を下げることを推奨した値である。**表2**にその値を示すので各施設はDRLs 2015値と比較されたい。

（宮嵜　治）

表2 わが国の小児CT検査の診断参考レベル
（http://www.radher.jp/J-RIME/index.htmlよりダウンロード可能）

	1歳未満		1～5歳		6～10歳	
	CTDI$_{vol}$	DLP	CTDI$_{vol}$	DLP	CTDI$_{vol}$	DLP
頭部	38	500	47	660	60	850
胸部	11 (5.5)	210 (105)	14 (7)	300 (150)	15 (7.5)	410 (205)
腹部	11 (5.5)	220 (110)	16 (8)	400 (200)	17 (8.5)	530 (265)

CTDI$_{vol}$[16 cm（32 cm）, mGy]、DLP（mGy・cm）

◇ 文献

1) International Commission on Radiological Protection: Annals of ICRP Publication 84 Pregnancy and medical radiation（1st edition）（J. Valentin）, Pergamon, Elsevier Science Ltd. Oxford UK, 2000
2) 日本産科婦人科学会, 日本産婦人科学会. CQ103 妊娠中の放射線被曝の胎児への影響の説明は？. 産婦人科診療ガイドライン-産科編2014. http://www.jsog.or.jp/activity/pdf/gl_sanka_2014.pdf. p58-61.（最終アクセス2017年9月18日）
3) ICRP. ICRP84, Pregnancy and medical radiation. Free educational download, http://www.icrp.org/page.asp?id=35（最終アクセス2017年9月18日）
4) 日本医学放射線学会. 画像診断ガイドライン2016年版. 東京：金原出版株式会社; 2016.

腹痛で医療訴訟となった疾患の紹介

　絞扼性腸閉塞症や急性膵炎などの急性腹症の処置や手術に関する医療訴訟は少なくない[1]。本稿では，日常診療で遭遇する急性腹症の対応を巡って，訴訟になった症例，注意が必要な病態を紹介する。

● Complicated Appendicitis
（大阪地検 平成23年10月26日不起訴なるも検察審議会で不起訴不当【刑事】）

　40歳台，男性。良性脳腫瘍の手術既往，広汎性発達障害あり。嘔吐，腹部不快感を訴え救急受診。当直医が診察し，感冒による胃炎と診断，内服処方で帰宅。翌日，自宅で腹痛の訴えの後，心肺停止となり，死亡。病理解剖の結果，壊死性虫垂炎穿孔，腹膜炎による敗血症性ショックと判断された。

　遺族は業務上過失致死にて刑事告訴。嫌疑不十分にて不起訴（大阪地検）となり，大阪第3検察審議会で不起訴不当を議決した。

　膿瘍形成や汎発性腹膜炎による敗血症性ショックや肝不全（門脈炎）で死に至るComplicated Appendicitis（穿孔性・壊疽性虫垂炎）という重篤な概念が医療者および一般的にも理解されていない。また，本症例のように，病歴を十分に聴取できない患者には，より慎重な診断が求められる。

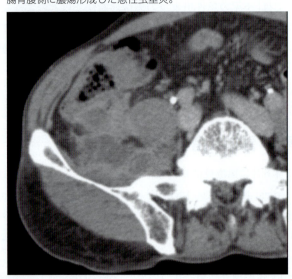

図1 腹部造影CT平衡相
腸骨腹側に膿瘍形成した急性虫垂炎。

● 敗血症につながる腹膜炎を見逃さない
（名古屋地裁 平成24年5月21日和解【民事】）

　60歳台，男性。急性心筋梗塞に対するバイパス術後。術中合併症で，脊髄障害による両下肢麻痺と直腸障害あり。腹痛で病院受診し，上部消化管内視鏡で胃炎と診断。腹痛は持続したが，ほかの追加検査は行わなかった。4日後，激しい腹痛で再受診。炎症反応が高値で，約10時間後には腹部膨満が著明となった。腹部単純X線写真でイレウスと診断したが，腹部診察は行われず，利尿薬のみが投与された。その後も腹痛は持続し，翌日，人工透析を施行。1時間後に血圧低下し，透析終了後に腹部CTを施行したところ直腸穿孔による汎発性腹膜炎であった。約3時間後に緊急手術を施行したが，その4日後に敗血症性ショックおよび多臓器不全により死亡した。

　腹膜炎が疑われる症状であり，腹部に関する急性で重大な病気に罹患していた可能性

を排除できない場合にはCT検査をすべき注意義務があった．双方が私的鑑定書を提出し，裁判所が和解勧告し，2,500万円で和解となった．

図2　腹部単純写真
著明な腸管拡張，football sign（air-dome sign）および左下腹部にdouble wall signを認める．

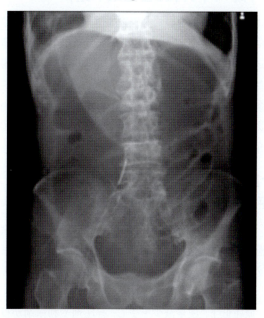

● 腸閉塞：絞扼性腸閉塞症か否かを見分ける
（東京地裁 平成21年10月9日判決【民事】）

腹痛にて深夜に救急搬送．当直医の診察を受け，点滴後に徒歩で帰宅．約3時間後に腹痛を訴え，再び救急搬送．

その約4時間後に病院内のトイレで意識消失，ショックとなり入院．その後，腹痛は持続し，傾眠傾向，下顎呼吸となり，最初の救急搬送から約12時間後に死亡．

解剖の結果，捻転した腸管の出血性壊死と暗赤褐色腹腔液700 mLが確認され，絞扼性腸閉塞による死亡と判明した．絞扼性腸閉塞を疑わせる症状と経過から，入院時の時点で適切な検査を行っていれば救命できた相当程度の可能性があり，注意義務違反の過失があった．

図3　腹部造影CT動脈相
右腹部小腸の造影効果の低下，whirl sign, dirty fat signおよび腹水を認める．

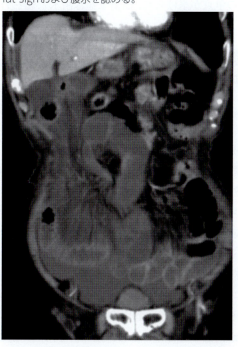

● 急性膵炎：すぐ適切な治療を開始しないと病態は悪化する
（名古屋地裁 平成16年9月30日判決【不明】）

60歳台，男性。総胆管結石に対して内視鏡的逆行性胆道膵管造影（endoscopic retrograde cholangiopancreatography；ERCP）施行後から腹痛出現。膵管造影を行っていたため，急性膵炎と判断し，ガベキサートメシル酸塩とウリナスタチンを開始するも腹痛持続。2日後にはショックとなり，集中治療室に収容されるも死亡。

総胆肝結石の診断に不必要と考えられる膵管造影を圧入して行っていたこと[2]，ならびに発症後，必要と考えられる頻回の血液検査やCTによる厳重なフォロー，ならびに早期からの十分な介入がなされなかったと判断され，過失となった。

● 腹部出血・血管疾患を見落とさない
（大阪地裁 平成15年9月29日判決【不明】）

80歳台，男性。C型肝炎，肝硬変。肝細胞癌に対して肝部分切除術が実施された。胆嚢結石もあり，胆摘術も併せて行われた。胆嚢底部を肝床部から剥離するに際し，肝硬変による出血傾向などのため，数百mlの出血が生じたが，結紮，電気メス，圧迫などによって止血し，閉腹した。

翌日にかけて，血圧低下，尿量減少を生じ，昇圧剤や利尿剤が投与されたが改善せず，同日午前の血液検査でHb低下等が認められたが，ドレーンからの排液がそれほどなかったこともあり，術後出血を疑わなかった。同日午後，ドレーンから継続的に血性排液があったため，術後出血と診断，再開腹止血術が行われた。患者は止血術後も肝不全等の重篤な状態が続き，腎不全および肝不全を直接死因として死亡した。術後管理において術後出血の徴候となる所見を看過し，診断及び再開腹止血術の実地を早期に行うことができなかった過失など複数の争点が挙げられ，賠償金額は請求7,964万円に対し，一部認容され3,754万円となった。

● 外傷：診断とともに治療順位を考慮する
（大阪高裁 平成15年10月24日判決【不明】）

30歳台，男性。単独交通事故。来院時Japan Coma Scale（JCS）30のほかバイタルサインは安定しており，担当した脳神経外科医は頭蓋内病変を疑って頭部CTを施行したが異常なし。体表面の外傷として頬から顎にかけて，および左鎖骨部から頸肋部にかけて打撲痕がみられた。胸腹部単純X線写真は異常なし，血液検査ではCPK軽度上昇を除いて異常値はなく，消化器外科医の診察で腹腔内出血も否定された。経過観察目的で一般病棟に入院したが，来院から約2時間後に容態が急変し，心嚢穿刺を含む救急蘇生を行ったが改善せず，受傷から3時間半後に死亡。死体解剖の同意は得られなかったが，死亡に至るまでの状況からは外傷性急性心タンポナーデが疑われた。

2次救急医療機関に求められる一般医療水準は，担当医の専門科によって注意義務の内容が異なるわけではない。高エネルギー外傷患者には（たとえ脳神経外科医であっても）初診時から超音波検査を実施し，心嚢内出血の有無を確認したうえで必要な措置を講じるべきであり，それが困難な場合には直ちに循環器専門医の協力を求めるか，3次救急医療機

関に転送することが必要であった。本件では賠償金額6,645万円の請求に対し，4,139万円の判決となった。

● 心筋梗塞，大動脈解離をいつも考慮する
（札幌地裁 平成26年9月17日判決【不明】）

50歳台，男性。既往に高血圧。食事中に強い腹痛を訴えて救急搬送。腹部X線検査で血管の蛇行を認めた。胸部X線検査，心電図，腹部エコーは施行しなかった。その後DeBakey I 型大動脈解離による心タンポナーデで死亡した。

腹痛が主訴でも循環器疾患の可能性がある。しかし腹痛をきたす疾患は多岐にわたっており，腹痛を訴える患者すべてに対し，痛みの程度や身体の状況などを踏まえることなく，一律に胸部精査を行う義務があるとはいえず，過失とはならなかった。

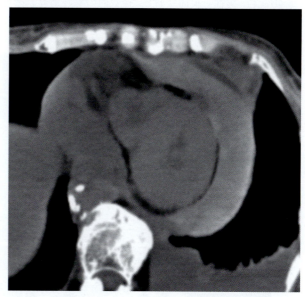

図4　死後CT
大動脈解離による心タンポナーデ

● おわりに

いずれも身近な救急疾患であり，とても他人事とは思えない症例ばかりである。判例における書証には診療ガイドラインが用いられることが多く，それを逸脱した診療の場合には十分な考慮に基づく診療が求められ，安易に良かれと思って施行した医療行為が，訴訟・判決においては不利なこともあると考えられる。画像診断は急性腹症に欠かせないものとなっているが，今一度その適応，鑑別・除外すべき疾患について考え，検査オーダーをしたい。なお，提示した画像は当該症例のものではなく，類似病態の画像を那須赤十字病院放射線科 水沼仁孝先生から提供していただいた。

（和田慎司／藤塚進司／水沼仁孝）

◇ 参考文献

1) 中村伸理子, ほか. 急性腹症診療における医療訴訟と医療水準. 日本腹部救急医学会雑誌 2013; 33: 23-9.
2) Martin L, et al. Prevention of post- ERCP pancreatits: a comprehensive review. Gastrointenstinal endoscopy 2004; 59: 845-964.
3) Murata A, et al. Age-related differences in outcomes and etiologies of acute abdominal pain based on a national administrative database. Tohoku J Exp Med 2014; 233: 9-15.
4) Katz DS, et al. Imaging of abdominal pain in pregnancy. Radiol Clin North Am 2012; 50: 149-71.

5. 発症状況から想定すべき疾患

発症状況から想定すべき疾患

● お酒を呑んでむせかえり突然の胸痛を訴える中年男性：
  Boerhaave症候群（特発性食道破裂）

CASE

40歳台，男性。夜間飲酒し，複数回の嘔吐あり。その後，飲水をした際に急激な側腹部痛および呼吸苦を自覚し，救急搬送された。

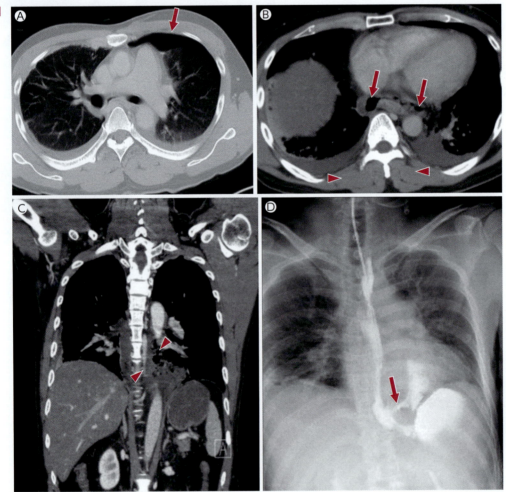

図1

画像所見
胸部CT肺野条件（A）：左気胸（➡）および両側胸水（▶）を認める。
胸部CT縦隔条件（B）：縦隔気腫（➡）および両側胸水（▶）を認める。
胸腹部CT冠状断像（C）：縦隔内左側に気腫（➡）および液体貯留（▶）を認める。特発性食道破裂が疑われる。
食道造影（D）：下部食道左側より胸腔内へ造影剤漏出を認める（➡）。食道穿孔・破裂と考えられる。
臨床経過およびCT所見より特発性食道破裂が疑われた。食道造影検査にて穿孔部位を同定し，左開胸による食道穿孔部修復術および胸腔・縦隔ドレナージ術が行われた。

解説

Boerhaave症候群（特発性食道破裂）は，嘔吐直後の胸痛，上腹部痛で発症し，飲酒に伴うことが多い．好発年齢は30〜50歳代で，男女比は15：1と中年男性に圧倒的に多い．嘔吐時には食道内容の増加と咽喉頭部の筋収縮により，食道内圧の急激な上昇が生じるため，筋層の薄い下部食道において穿孔・破裂しやすい．特に左側では周囲に支持組織も少ないため好発部位となる．

画像所見

画像にて縦隔気腫，胸水，縦隔内および胸腔内の食物残渣を指摘することで診断に至る．
胸部単純写真：胸水を反映した下肺野の透過性低下を認める．
胸部CT：肺野条件にて縦隔気腫や気胸，縦隔条件にて胸腔内の液体貯留を認める．血腫や食物残渣により，液体内に高濃度域が混在する．造影CTにて膿瘍形成の有無を判断する．
食道造影：穿孔部位の同定が可能で，治療方針を決定できる．誤嚥に注意が必要．

治療

胸腔内へ穿破している場合は外科的治療が必要となる．穿孔部の損傷程度により，食道修復術や食道離断術などが選択される．炎症が縦隔に限局している場合は，胸腔ドレナージおよび抗菌薬投与の保存的加療が選択される場合もある．

● 深夜，妊娠可能年齢女性，就眠中の突然の腹痛（性交後）：黄体出血

> **CASE**
> 20歳台，女性．性交中に下腹部痛を自覚．その後，就寝したが痛みが増悪し，夜間救急を受診した．

図2

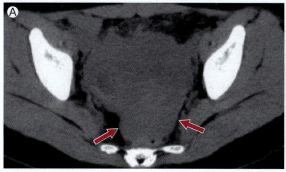
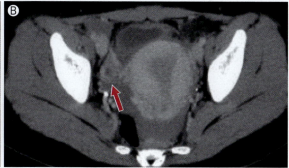

> **画像所見**
> 非造影CT（A）：骨盤内に高吸収な液体貯留（➡）あり，血性腹水が疑われる．
> 造影CT門脈相（B）：子宮右側に緊満感の乏しい嚢胞構造（➡）を認める．明らかな造影剤の血管外漏出所見は認めない．
> 妊娠可能年齢女性の下腹部痛で，血性腹水を伴っていた．妊娠反応は陰性で異所性妊娠破裂は否定され，性交渉中より痛みが出現したというエピソードより黄体出血の診断となった．血圧低下はみられず，Hb低下も軽度であり，保存的加療にて軽快した．

解説

卵巣出血には卵胞由来，黄体由来の出血があり，特に黄体由来の出血の割合が多い（70〜80％）。そのため，月経周期の中期から後期に多くみられる。出血が卵巣内にとどまる卵巣内出血，腹膜腔に破裂する腹腔内出血に大別され，出血の程度により緊急度，重症度が異なる。腹腔内出血の場合は画像所見が異所性妊娠破裂と類似しており，妊娠反応の有無で鑑別を行う。

出血の原因としては，体外からの圧迫（性交）や採卵後，出血傾向などがあり，急性腹症として受診する場合は「性交時または性交後から自覚した下腹部痛」がほとんどである。

画像所見

腹腔内出血を伴う場合は，非造影CTにて骨盤内に高吸収の血性腹水を認める。造影CTでは出血後の卵胞，黄体は緊満感を欠いた嚢胞として認識され，壁の濃染を伴う。活動性出血時には造影剤漏出所見を認める。

MRIではT1強調像にて骨盤内は高信号を呈し（血性腹水），黄体が虚脱した嚢胞構造として同定される（図3）。

治療

卵巣内出血は保存的加療により自然軽快するが，ショックを伴う腹腔内出血の場合は外科的手術により止血術や卵巣部分切除などが行われる。

図3　骨盤MRI（T1強調像：A，T2強調像：B）（20歳台，女性）
A：性交後から出現した下腹部痛あり，救急受診。骨盤内に高信号の液体貯留（➡）を認め，血性腹水が疑われる。
B：骨盤内右側に虚脱した嚢胞構造（➡）あり，卵巣出血が疑われた。貧血の進行あり，緊急手術にて右卵巣出血の診断となり，右卵巣部分切除術が施行された。

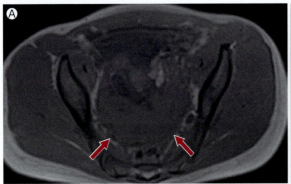 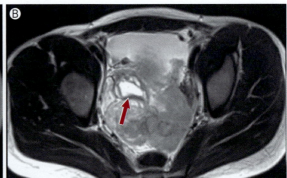

● 血液検査で異常値のない女性の左下腹部痛：骨盤うっ血症候群

CASE

50歳台，女性。以前より左下腹部痛を自覚していたが，痛みが増悪したため救急受診した。腹部所見や血液検査では有意な所見はみられなかった。

図4

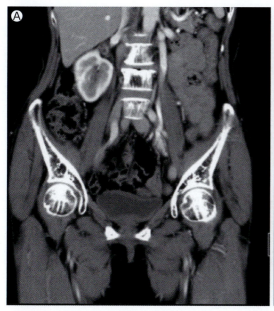
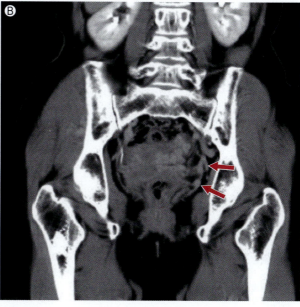

> **画像所見**
> **腹部造影CT動脈相（冠状断）（A）**：拡張した左卵巣静脈を認める。左腎静脈からの逆流により動脈相でも卵巣静脈が造影されている。
> **腹部造影CT平行相（冠状断）（B）**：平行相にて子宮左側に拡張（➡），蛇行した左卵巣静脈の発達（▶）を認める。画像所見からは骨盤うっ血症候群として矛盾しない。

解説

　骨盤うっ血症候群は女性の6カ月以上持続する非周期的な骨盤に限局した痛みとして知られている。閉経前の経産婦に多く，増悪因子としては長時間の立位，夕方，性交，月経，妊娠などがある。卵巣静脈や骨盤内静脈の拡張，逆流が特徴的な所見であり，骨盤内静脈の弁機能不全や妊娠に伴う静脈の機械的圧迫，プロゲステロンによる血管拡張作用が原因といわれている。解剖学的な違いにより，左卵巣静脈のほうが右卵巣静脈より逆流しやすく，症状を呈しやすい。

　一方で，左卵巣静脈の拡張は経産婦の40〜60％，未産婦の5〜10％にみられるため，画像所見のみでの診断は困難であり，症状と併せた評価が必要となる。

画像所見

　腹部エコーでは骨盤内静脈の蛇行，拡張（6mm以上）を認め，バルサルバ手技にて静脈瘤内の血流増加および逆流を観察できる。

　CT，MRIでは同側に4本以上の骨盤内静脈を認める，もしくは，左卵巣静脈径が8mm以上であることが特徴となる。静脈造影検査では卵巣静脈径は10mm以上を有意とする。

治療

　漢方などによる内科的治療や卵巣静脈塞栓術，卵巣静脈結紮術などがある。　　（三浦剛史）

◇ 文献

1) Phillips D, et al. Pelvic Congestion Stndrome: Etiology of Pain, Diagnosis, and Clinical Management. J Vasc Interv Radiol 2014; 25: 725-33.
2) Ignacio EA, et al. Pelvic Congestion Syndrome: Diagnosis and Treatment. Semin Intervent Radiol 2008; 25: 361-8.

索引

あ

悪性リンパ腫 58
　(小腸) 55
　(腸) 58, 117, 139, 140
　(脾) 229
　(腎) 272
　バーキットリンパ腫 58
　非ホジキンリンパ腫 58
　濾胞性リンパ腫 118
アニサキス症 154, 126, 127
アルゴンプラズマ凝固法（APC） 380, 384

い

胃
　胃潰瘍穿孔 171
　胃癌 160, 289, 63, 66, 124, 170, 195, 211, 370
　胃癌術後出血 289
　胃癌穿孔 160
　胃軸捻転 67, 66, 111
　胃十二指腸炎 123
　胃十二指腸潰瘍 66, 123, 159, 161, 171
　胃食道静脈瘤 195, 203, 381
　胃静脈瘤 358, 382, 69, 203, 381
　胃静脈瘤に対する内視鏡的塞栓療法 382
　胃石 174, 403
　胃穿破 210
　胃大網動脈瘤 206
　胃破裂 158, 210, 66
　胃瘻 291, 60, 66, 391
　——造設時の医原性大腸穿通・瘻孔形成 291
　悪性食道・噴門部狭窄 390
　悪性幽門・十二指腸狭窄 390
　急性胃拡張 65
　急性胃粘膜病変 123, 23
　特殊な胃腸炎 125, 126, 127, 128
　特発性胃破裂 158
　破裂胃静脈瘤に対するB-RTO 358
遺残坐骨動脈 347
異所性妊娠 254, 19, 26, 261, 263, 411
異物 174, 37, 66, 148, 165, 179
　異物肉芽腫（ガーゼオーマ） 179
　義歯 176
　魚骨 174
　経尿道異物 178
　ゴム手袋 176
　ジェットスキーによる直腸損傷 177
　穿通異物 178
　直腸異物 177
　爪楊枝による小腸穿孔 174
　ボタン電池 175
医療訴訟 406, 294, 297
医療被ばく 404

う

運動後急性腎不全 279

え

エストロゲン産生腫瘍 267
壊疽性胆嚢炎 239
エルシニア腸炎 137, 23, 139

お

横隔膜
　横隔膜下膿瘍 369
　横隔膜損傷 336, 109
　横隔膜ヘルニア 106, 108, 111, 336
横行結腸
　横行結腸間膜ヘルニア 91
　横行結腸間膜裂孔ヘルニア 91, 90
　横行結腸癌 184, 371, 52
黄色肉芽腫性腎炎 275
黄色肉芽腫性胆嚢炎（XGC） 237, 241
黄体出血 263, 411

か

外ヘルニア 85, 97, 98, 99, 100, 101, 102, 103, 33, 37
核酸アナログ製剤 235
ガストリン産生腫瘍 123
仮性動脈瘤・仮性瘤 257, 292
　(胃) 289
　(肝) 313, 344, 352
　(胸部) 231
　(筋) 34
　(子宮) 257, 355
　(腎) 300, 320, 344
　(膵) 247
　(胆) 292, 296, 374
　(腹腔) 209, 334
　(脾) 211, 287, 314, 344
化膿性肉芽腫性疾患 115, 251
カバードステント 209, 247, 288, 296, 353
ガベキサートメシル酸塩 408
下腰三角 97, 101
カルチノイド 118
カンピロバクター 138, 139
肝
　肝鎌状靭帯裂孔ヘルニア 92
　肝硬変 47, 108, 112, 113, 118, 199, 203, 286, 345, 359, 408
　肝細胞癌 228, 196, 296, 356, 408
　——の破裂 228
　肝性脳症 235
　肝損傷 312, 316, 318, 322, 336
　肝嚢胞破裂 116

肝膿瘍······································· 369, 142, 287
　　生体肝移植術後合併症························· 305
　　胆汁うっ滞性肝障害····························· 242
関節リウマチ······································ 125, 186
感染性動脈瘤···224
漢方薬（サンシシ）··································· 183
間膜軸性捻転·· 68
嵌頓ヘルニア·· 85
乾酪性肉芽腫·· 134

き

気腫性胃炎·· 123
気腫性胆嚢炎·· 240
寄生虫·· 154
偽性腎不全··· 114, 324
偽性腸閉塞（症）···························· 52, 36, 49, 186
機能性イレウス···································· 30, 173
機能的胃拡張·· 66
偽ポリポーシス·· 132
急性陰嚢症·· 83
急性巣状細菌性腎炎································· 274
急性大腸偽性腸閉塞症···························· 49, 53
巨大Meckel憩室·· 61
胸腹膜裂孔ヘルニア·································· 107
筋腫核·· 257, 258
筋損傷·· 340
筋断裂··· 233, 341
筋膜炎·· 285

け

経肛門イレウス管留置································ 392
憩室炎··· 152, 15, 30, 49, 61, 122, 166, 173, 272, 377, 397
経消化管の超音波内視鏡下ドレナージ··········· 389
血管塞栓術（TAE）（カテーテル的動脈塞栓術，
　　経動脈的血管塞栓術，経皮的血管塞栓術）··· 116, 124,
　　125, 153, 195, 196, 197, 199, 200, 205, 214, 228, 290,
　　294, 296, 300, 311, 313, 314, 317, 321, 323, 331, 339,
　　347, 349, 355
経皮経肝硬化療法（PTS）··························· 203
経皮経肝胆道（胆管，胆嚢）ドレナージ（PTBD）
　　··· 296, 372, 306
経皮経肝的静脈瘤塞栓術（PTO）·············· 203, 359
経皮経肝（的）ドレナージ························ 64, 387
経皮的血管形成術······································ 219
経皮的止血術······· 344, 346, 348, 352, 354, 356, 28, 290
経鼻膵管ドレナージ·································· 388
経鼻胆道ドレナージ（ENBD）····················· 386
経皮的膿瘍ドレナージ·························· 366, 372
痙攣性イレウス·· 52
血管炎·· 127, 84, 211, 215, 222
血管形成異常······································ 199, 198
血管性イレウス·· 52
血管の収束····························· 87, 90, 91, 94, 96, 105
血栓性静脈炎·· 148
血栓溶解療法·· 350
結節性硬化症·· 230
結節性多発動脈炎····································· 278

結腸
　　結腸憩室炎·· 122
　　結腸軸捻転·· 75
　　結腸腹膜垂炎······································· 121
　　中結腸動脈瘤······································· 213
　　中毒性巨大結腸（症）····················· 135, 142, 144
限局性回腸炎·· 122
原発性軸捻転症·· 80

こ

コイル塞栓········ 204, 209, 211, 212, 215, 287, 292, 335,
　　345, 346
高K血症治療薬·· 169
高血圧····················· 191, 202, 211, 233, 278, 362, 409
膠原病腸病変·· 127
好中球減少性腸炎····································· 140
広汎性発達障害··································· 148, 406
誤嚥······································ 365, 378, 385, 403, 411
股関節インプラント手術··························· 310
抗凝固薬·························· 201, 45, 232, 233, 341, 368
　　——による小腸壁血腫···························· 201
抗凝固療法·············· 44, 66, 182, 188, 206, 232, 233, 351
抗菌薬起因性腸炎································ 141, 144
抗血小板薬······································ 201, 232, 368
抗血栓療法·· 188
絞扼性小腸閉塞···························· 17, 23, 80, 90, 95
絞扼性腸閉塞（症）··············· 30, 32, 37, 92, 94, 96, 130,
　　185, 406
絞扼性ヘルニア···································· 85, 102
腰ヘルニア··· 101, 97
骨髄線維症·· 229
骨盤うっ血症候群································ 269, 412
骨盤骨折······································ 322, 346, 324, 338, 341
骨盤損傷に対する経皮的止血術··················· 346
骨盤内炎症性疾患····································· 249
骨盤放線菌症··· 251

さ

サイトメガロウイルス腸炎························· 125
臍ヘルニア·· 97
サラサラ薬に関する出血・血腫··················· 201
サルモネラ······································· 139, 225
サンゴ状結石································· 275, 282, 300
産婦人科救急疾患······· 249, 250, 251, 252, 253, 254, 256,
　　257, 258, 259, 260, 261, 262, 263, 264, 266, 267,
　　268, 269
産婦人科救急出血に対する経皮的止血術········ 354

し

子宮
　　子宮外妊娠································ →異所性妊娠
　　子宮仮性動脈瘤···································· 257
　　子宮奇形·· 253
　　子宮筋腫······················· 258, 259, 82, 258, 272, 309
　　子宮筋腫赤色変性···························· 258, 26
　　子宮広間膜ヘルニア······························· 96

子宮・腟・腎の複合奇形 ……………………… 253
　子宮動脈塞栓術 ………………………………… 260
　子宮内反症 ……………………………………… 260
　子宮内避妊具（IUD） ………………………… 115, 251
　子宮内膜癌 ……………………………………… 119
　子宮内膜症 ……………………………………… 272, 307
　子宮捻転 ………………………………………… 81
　子宮破裂 ………………………………………… 256, 354
　子宮留膿腫 ……………………………………… 252
　子宮留血腫 ……………………………………… 253
　重複子宮 ………………………………………… 253
　有茎性子宮筋腫捻転 …………………………… 258
　有茎性漿膜下子宮筋腫捻転 …………………… 259
刺創 ………………………………………………… 332
実質臓器損傷に対する経皮的止血術 …………… 344
銃創 ………………………………………………… 332, 109
縦走潰瘍 …………………………………………… 129, 146, 302
十二指腸
　十二指腸潰瘍 …………………………… 161, 66, 123, 159, 171
　十二指腸潰瘍穿孔 ……………………………… 161
　十二指腸空腸バイパス手術 …………………… 226
　十二指腸憩室穿孔 ……………………………… 163
　十二指腸静脈瘤 ………………………………… 203
　十二指腸損傷 …………………………………… 298, 326, 318
　十二指腸閉塞症 ………………………………… 31, 66, 227
　悪性幽門・十二指腸狭窄 ……………………… 390
　左傍十二指腸ヘルニア ………………………… 88
　膵頭十二指腸切除（術）（SSPD） … 287, 32, 63, 159, 319
　膵頭十二指腸切除後出血 ……………………… 287
　大動脈十二指腸瘻 ……………………………… 226
　傍十二指腸ヘルニア …………………………… 87, 88, 149
　右傍十二指腸ヘルニア ………………………… 87
集簇腸管 …………………………………………… 85, 88, 96
宿便 ………………………………………………… 51, 169, 170
宿便イレウス ……………………………………… 51
術後合併症 ……… 287, 289, 291, 292, 294, 296, 298, 300,
　　　　　　301, 303, 305, 307, 309, 310, 151, 211, 363, 377
術後吻合部狭窄 …………………………………… 305
術後ヘルニア ……………………………………… 104
腫瘍出血 ………………… 228, 229, 230, 231, 356, 355, 385
　──に対する経皮的止血術 …………………… 356
腫瘍破裂 ………………… 228, 267, 268, 24, 26, 232, 356
消化管
　消化管間質腫瘍（GIST） ……………………… 200, 231
　消化管虚血 ……………………………………… 45, 172, 349
　消化管出血 … 194, 196, 197, 198, 199, 200, 201, 202,
　　　　　　203, 348, 23, 56, 61, 125, 153, 227, 287, 294,
　　　　　　　　　　　　　　　　　　　　　　357, 384
　消化管出血に対する経皮的止血術 …………… 348
　消化管穿孔 … 23, 156, 158, 159, 160, 161, 163, 164,
　　　　　　166, 168, 169, 170, 171, 15, 23, 28, 53, 129, 144,
　　　　　　　　　　　　　　　　　　　　173, 365, 387
　消化管損傷 ……………………………… 326, 328, 330, 28
　消化管閉塞 ……………………………… 45, 55, 56, 58, 61, 72
　上部消化管出血 ………………………… 194, 197, 203, 348, 384
　上部消化管ステント留置 ……………………… 390
症候性動脈瘤 ……………………………………… 352
上行性静脈炎 ……………………………………… 153

小腸
　小腸間膜内ヘルニア …………………………… 94
　小腸間膜裂孔ヘルニア ………………………… 94
　小腸軸捻転 ……………………………………… 79
　小腸損傷 ………………………………………… 328, 28, 308
　小腸内視鏡 ……………………………………… 301, 200, 349
　小腸内視鏡に伴う合併症 ……………………… 301
　小腸閉塞症 …… 31, 32, 36, 44, 17, 21, 23, 36, 39, 41, 48,
　　　　　　　　　　　　　　　　92, 94, 103, 104, 364
　小腸壁血腫 ……………………………………… 201
　爪楊枝による小腸穿孔 ………………………… 174
　抗凝固薬による小腸壁血腫 …………………… 201
　絞扼性小腸閉塞 ………………………………… 17, 23, 80, 90, 95
上腸間膜
　上腸間膜静脈血栓症 …………………………… 182
　上腸間膜動脈解離 ……………………………… 180
　上腸間膜動脈血栓症 …………………………… 181, 28, 190, 351
　上腸間膜動脈症候群 …………………………… 42, 31
　上腸間膜動脈塞栓症 …………………………… 181, 350
小児がん …………………………………………… 149, 404
漿膜下筋腫 ………………………………………… 82
上腰三角 …………………………………………… 97, 101
食餌性腸閉塞 ……………………………………… 40
食道
　悪性食道・噴門部狭窄 ………………………… 390
　悪性食道瘻孔 …………………………………… 390
　胃食道静脈瘤 …………………………………… 195, 203, 381
　食道静脈瘤 ……………………………… 380, 195, 203, 359
　食道静脈瘤に対する内視鏡的硬化療法 ……… 380
　食道ステント …………………………………… 390
　食道穿孔 ………………………………………… 157, 391, 410
　食道裂孔ヘルニア ……………………………… 110, 67, 107, 365
　食道裂孔修復術 ………………………………… 111
　特発性食道破裂 ………………………………… 156, 410
心
　心室瘤 …………………………………………… 278
　心腫瘍 …………………………………………… 278
　心臓弁膜症 ……………………………………… 199
　心不全 …………………………………………… 240
　心房細動 ………………………………… 190, 44, 181, 201, 278
　心タンポナーデ ………………………………… 408
　心筋梗塞 ………………………… 53, 181, 218, 278, 379, 406
　心房細動の腹部合併症 ………………………… 190
　感染性心内膜炎 ………………………………… 189, 225, 278
　急性心筋梗塞 …………………………………… 218, 278, 406
　虚血性心疾患 …………………………………… 202
腎
　運動後急性腎不全 ……………………………… 279
　腎盂癌 …………………………………………… 275
　腎盂腎炎 ………………………………… 273, 20, 27, 149, 271, 275, 277
　腎盂尿管移行部狭窄 …………………………… 272
　腎血管筋脂肪腫（AML）破裂 ………………… 230, 280
　腎血管筋脂肪腫破裂などによる腎周囲・後腹膜出血
　　　　　　　　　　　　　　　　　　　　　　280
　腎梗塞 …………………………………………… 277, 300
　腎細胞癌 ………………………………………… 272, 275
　腎腫瘤 …………………………………………… 230
　腎仙痛 …………………………………………… 272

腎切石術後の腎動静脈瘻 300
腎損傷 320,332,337
腎動静脈奇形などによる血尿 281
腎動静脈瘻 300
腎動脈塞栓術 280
腎膿瘍 273,274
腎不全 125
水腎症 271,149
水尿管 308
造影剤腎症 349
嚢状腎動脈瘤 278
非外傷性腎出血 280,281
傍腎盂嚢胞 281,283
慢性腎不全 169,199,202
神経線維腫症1型（NF-1) 231,200
人工血管置換術 192,221,225,361,363
人工股関節置換術 310
新生児 83,106,151,31,403
新鮮凍結血漿 45,355,368
深部静脈血栓症 182,206,361

す

膵
　膵液瘻 287,289,388
　膵炎合併症 247
　膵温存手術 319
　膵仮性嚢胞 388
　膵管出血 197,23
　膵管ステント 319,388
　膵管内乳頭状粘膜腫瘍 197
　膵癌 26,31,66,211,375
　膵周囲膿瘍 370
　膵腫大 236,245
　膵損傷 318,332
　膵体尾部損傷 319
　膵頭十二指腸切除(術)(SSPD) 287,32,63,159,319
　膵頭十二指腸切除後出血 287
　壊死性膵炎 247,248
　拡大膵体尾部切除 319
　急性膵炎 243,244,245,246,247,248,408,15,53, 60,120,242,296,302,387,406
　高Ca血症による急性膵炎 246
　自己免疫性膵炎 236,245,272
　主膵管狭細型膵炎 245
　浸潤性膵管癌 197
　異所性膵 244,243
　――の膵炎 244
　胆石性膵炎 242
　慢性膵炎 197,243,247,388
　groove 膵癌 124,243
　IgG4関連膵炎 245
水腎症 271,149
ステントグラフト 360,362,215,217,227,352
ストーマ静脈瘤 203

せ

成熟嚢胞性奇形腫 112,265,666,268

正常卵巣 262,26,81,259,265
正常卵巣捻転 262
精巣
　精巣固定術 84
　精巣上体炎 84
　精巣捻転 83
　停留精巣 83
生体肝移植術後合併症 305
正中弓状靭帯圧迫症候群 205,209
正中弓状靭帯関連内臓動脈瘤 204
生物学的製剤 134,187
線状潰瘍 146
全身性エリテマトーデス(SLE) 127,47
全層性損傷 326,330
旋尾線虫 154
セルジンガー法 348,372

そ

造影剤
　造影剤腎症 349
　造影剤漏出 153,207,211,232,294,308,334, 410,412
　造影剤の逆流 269
　造影剤の血管外漏出(extravasation) 18,27,109,194,196,198,202,228,231,288,290, 310,312,318,320,322,338,340,345,348,356,411
　ガストログラフィン 402,51,290,299,365
　ガドキセト酸ナトリウム 20
　ヨードアレルギー 15,27
　ヨード造影剤 151,403
創傷治癒遅延 168,291,397
塞栓物質 207,270,294,300,311,347,348,352, 355,356
鼠径ヘルニア 98,62,71,86,97,99,100

た

体外衝撃波結石破砕術(ESWL) 282
大腿ヘルニア 99,86,97
大動脈
　大動脈炎症候群 222
　大動脈解離 191,362,409,22,188,209,218
　大動脈解離の腹部合併症に対する
　　ステントグラフト内挿術 191
　大動脈グラフト 226
　大動脈十二指腸瘻 226
　炎症性腹部大動脈瘤 223
　糖尿病性ケトアシドーシスに関連した腹部大動脈閉塞 192
　破裂性腹部大動脈瘤に対するステントグラフト内挿術 360
　腹部大動脈閉塞 192
　腹部大動脈瘤 220,360,223,272
　――の切迫破裂 220
　B型大動脈解離 191,363
大腸
　大腸アミロイドーシス 187
　大腸癌 48,31,50,132,168,303,392

大腸憩室出血……………………198,396,199,376
大腸憩室出血に対する止血術…………………396
大腸憩室穿孔………………………………166,152
大腸ステント留置……………………………394
大腸切除後の縫合不全による膿瘍形成………303
大腸閉塞(症)…………48,50,51,30,37,53,76,184
胃瘻造設時の医原性大腸穿通・瘻孔形成……291
急性大腸偽性腸閉塞症……………………49,53
腸管出血性大腸菌………………………139,138
特発性大腸穿孔……………………………164,23
大腸炎
　潰瘍性大腸炎……………………131,50,129,135
　感染性大腸炎…………137,139,140,141,142,23
　虚血性大腸炎………………184,23,50,147,192
　劇症型アメーバ大腸炎……………………142
　膠原線維性大腸炎……………………………146
　抗菌薬起因性急性出血性大腸炎………145,144
　薬剤関連大腸炎……………………143,145,146
　閉塞性大腸炎…………………………50,184,48
大網
　大網梗塞………………………………71,207
　大網捻転……………………………71,24,207
　大網裂孔ヘルニア……………………………90,91
　胃大網動脈瘤…………………………………206
　特発性大網出血………………………………206
高安動脈炎………………………………………222
多胎妊娠…………………………………………261
多断面再構成(MPR)画像………16,74,80,81,108,148,
　　　　　　　　　　　　161,163,216,320,336
多発骨盤内リンパ節腫大………………………229
多発性黄体化卵胞嚢胞…………………………261
多発性骨髄腫………………………………246,140
多発脳梗塞………………………………………278
ダブルカテーテル法……………………………352
多房性嚢胞性腫瘤………………………………264
ダメージコントロール手術…………319,329,345
胆
　胆管
　　胆管炎…………………………64,241,242,386
　　胆管拡張………………26,400,234,236,372
　　胆管狭窄………………………………241,386
　　胆管空腸吻合(RYHJ)…………………306,317
　　胆管閉塞………………………196,372,375,400
　　肝外胆管損傷…………………………………317
　　硬化性胆管炎…………………………………242
　　総胆管結石……………20,26,237,297,375,408
　　IgG 4 関連硬化性胆管炎……………………236
　胆道
　　胆道系炎症疾患………236,237,238,239,240,241,
　　　　　　　　　　　　　　　　　　242,15
　　胆道出血………………………196,296,374,23
　　胆道シンチグラフィ…………………………316
　　胆道ドレナージ(PTGBD)…163,196,248,296,372
　　胆道損傷……………………………………316,292
　　経皮経肝胆道(胆管，胆嚢)ドレナージ(PTBD)
　　　　　　　　　　　　　　　　…296,372,306
　　経鼻胆道ドレナージ(ENBD)…………………386
　　内視鏡的逆行性胆道(胆管)膵管造影(ERCP)
　　　　　　　　　…297,317,319,378,388,408

　　内視鏡的逆行性胆道造影(ERC)……………292
　　内視鏡的逆行性胆道ドレナージ(ERBD)
　　　　　　　　　　　　　　……296,386,372
　胆嚢
　　胆嚢炎………237,239,240,20,26,38,74,224,241,
　　　　　　　　　　　　　242,290,372,400
　　胆嚢癌…………………………66,237,366,373,400
　　胆嚢結石……………………………………374
　　胆嚢腫大……………………………………400
　　胆嚢穿孔……………………………………238
　　胆嚢胆管瘻…………………………………241
　　胆嚢捻転……………………………………73
　　壊疽性胆嚢炎………………………………239
　　黄色肉芽腫性胆嚢炎(XGC)…………237,241
　　気腫性胆嚢炎………………………………240
　　腹腔鏡下胆嚢摘出術………………………292,92
　　――時の動脈損傷による仮性瘤……………292
　　慢性胆嚢炎……………………………237,400
　胆その他
　　胆汁うっ滞性肝障害…………………………242
　　胆汁腫…………………………………………317
　　胆石……30,36,38,66,237,238,240,241,242,292
　　胆石イレウス………………………………38,30
　　胆石性膵炎…………………………………242
　　薬剤性胆汁うっ滞…………………………242
単純性腸閉塞症……………………36,30,32,155,364
タンポナーデ効果…………………………321,323,341

ち

虫垂炎……148,15,23,30,53,58,62,72,102,121,141,
　　　　　　　　　154,249,366,377,405,406
虫垂周囲膿瘍……………………………………370
中毒性巨大結腸(症)…………………135,142,144
中膜残存………………………………………213
腸
　腸炎ビブリオ腸炎………………………………137
　腸閉塞症………30,32,36,38,40,42,44,46,48,50,52,
　　　　　　15,23,66,92,94,96,103,104,227,364,406
　腸結核…………………………………………133
　腸骨動静脈瘻…………………………………216
　腸重積(症)……54,56,58,60,30,33,61,64,137,
　　　　　　　　　　　　　　149,260,365
　腸腰筋膿瘍……………………………………370
腸管
　腸炎・腸管感染症……123,125,126,127,128,129,
　　　　131,133,135,137,139,140,141,142,143,145,
　　　　　　　　　　　　　146,148,152,154
　腸管アミロイドーシス…………………………186
　腸管壊死………47,55,78,87,88,89,90,91,93,94,95,
　　　　　96,103,105,140,181,190,331,350,357
　腸管型Behçet病…………………………………128
　腸管気腫(症)……………………………172,23,34,295
　腸管虚血……180,181,182,183,184,185,30,34,39,
　　　　　　　49,50,52,55,173,294,351,365
　腸管出血性大腸菌………………………139,138
　腸管損傷……………28,165,298,307,330,332,336
　腸管嚢胞状気腫症………………………………172
集簇腸管………………………………………85,88,96

腸管出血性大腸菌··139,138
　特発性腸管気腫·· 23
腸間膜
　腸間膜虚血·····································185,350,180,181,
　腸間膜虚血に対するインターベンション治療········350
　腸間膜血管増生··130
　腸間膜血腫··328,330
　腸間膜脂肪織炎··117,46
　腸間膜損傷··330,28,328
　腸間膜浮腫···················34,54,96,105,117,132
　腸間膜リンパ節炎··137,149
　腸間膜リンパ節膿瘍··137
　急性腸間膜虚血··180,182,185,350
　特発性腸間膜静脈硬化症··183
　非閉塞性腸間膜(腸管)虚血(NOMI)
　　　　　　　　　　　　　　　185,173,182,350
直腸
　直腸静脈瘤··203
　急性出血性直腸潰瘍··202

て

帝王切開··193,256,257,307,355
デタッチャブルコイル··209,214
デブリドマン··285,299,327
デリバリーシステム··390,394
電解質異常··53,66,136,365,403

と

動静脈シャント··216
動静脈奇形(AVM)··199
動静脈瘻··216,313,314,334,344
透析······46,112,164,173,186,202,233,235,279,406
糖尿病······192,23,53,125,173,192,202,240,273,
　　　　　　　　　　　　　　　274,285,366,372
糖尿病性ケトアシドーシスに関連した腹部大動脈閉塞
　　　　　　　　　　　　　　　192
動脈硬化······50,164,202,205,207,209,211,212,223,
　　　　　　　　　　　　225,240,278,300,351
動脈硬化性動脈瘤··225
動脈塞栓(術)······182,188,193,213,228,229,230,
　　　　　　　　　231,232,260,280,288,350
トキシックショック症候群毒素··141
特発性(非外傷性)腹直筋血腫··233
特発性後腹膜出血··232
特発性腸間膜静脈硬化症··183
鈍的外傷······318,320,323,326,333,334,336,340,344

な

内視鏡的インターベンション······378,380,382,384,386,
　　　　　　　　　　　388,390,392,394,396
内視鏡的逆行性膵管ドレナージ··388
内視鏡的逆行性胆道(胆管)膵管造影(ERCP)
　　　　　　　　　　　297,317,319,378,388,408
内視鏡的逆行性胆道造影(ERC)··292
内視鏡的逆行性胆道ドレナージ(ERBD)···296,386,372
内視鏡的硬化単独療法··359

内視鏡的硬化療(EIS)法··203,381
内視鏡的止血術······384,194,199,202,349,377,397
内視鏡的静脈瘤結紮術(EVL)··203,381
内視鏡的乳頭切開術(EST)··317,386
内視鏡的粘膜下層剥離術(ESD)··295
内視鏡的粘膜切除術(EMR)··294
内臓動脈瘤破裂に対する経皮的止血術··352
内腸骨動脈瘤(破裂)··215
内軟骨腫症··267
内ヘルニア········85,87,88,89,90,91,92,93,94,95,96,
　　　　　　　　　　　　64,80,104,165,290
内膜症性嚢胞破裂··266,27,112,265,268

に

肉芽腫性炎症性疾患··129
日本外傷学会臓器損傷分類········313,314,319,320,328,
　　　　　　　　　　　　　331,338,344
尿管結石··282,271
尿管損傷··309,307
尿道留置カテーテル··114
尿膜管癌··284
尿膜管膿瘍··284
尿路奇形··272
尿路結石··············271,273,274,275,277,279,280,281,
　　　　　　　　　　282,284,285,286,15,249
尿路閉塞··273,286
妊娠合併虫垂炎··151
妊娠高血圧症候群··193
妊娠中絶(ターミネーション)··193,404
妊孕能温存··255,267

ね

ネクロセクトミー··248
捻転······67,69,71,73,75,79,81,83,259,262,264,21,
　　　23,31,32,48,61,64,66,94,105,111,122,207,258

の

脳血管障害··202
脳梗塞··22,189,190,232,233,278,366,379
脳腫瘍··406
嚢状腎動脈瘤··278
嚢状動脈瘤··213,225,353
嚢胞性腫瘍··249,253,264,268
嚢胞腺腫··264
嚢胞ドレナージ··116

は

肺
　肺炎球菌··70,315
　肺血栓塞栓症··217,219
　肺動脈血栓塞栓症··149
　肺浮腫··402
敗血症······28,119,125,137,148,152,157,162,164,
　　　　　　　　　225,318,328,353,406
ハウストラ··76,132,133,135

白線ヘルニア……………………………… 100,97
バリウム充填……………………………… 198,397
バリウムパッキング……………………… 376
バルサルバ手技…………………………… 413
バルーンアシスト法……………………… 352
バルーン閉塞下逆行性経静脈的塞栓術（B-RTO）
　　　　　　　　　　　　　　　358,203,383
半月線状ヘルニア………………………… 100
バンパー埋没症候群……………………… 291

ひ

脾
脾梗塞……………………………………… 189
脾腫………………………………… 211,229,345
脾臓摘出後重症感染症（OPSI）………… 315
脾臓捻転…………………………………… 69
脾損傷………………………………… 314,344
脾摘後重症感染症………………………… 70
脾動脈瘤………………………… 210,214,197,205
脾動脈瘤破裂………………………… 210,214
脾膿瘍……………………………………… 189
遅発性脾破裂……………………………… 314
特発性脾破裂……………………………… 229
非外傷性脾破裂…………………………… 229
ビームハードニング……………………… 219
非外傷性腎出血………………………… 280,281
皮下脂肪組織挫傷………………………… 340
非還納性ヘルニア………………………… 85
非心臓CT ………………………………… 218
ヒスタミン中毒症炎……………………… 126
ヒストアクリル…………………………… 344,382
泌尿器系救急疾患…… 271,273,274,275,277,279,280,
　　　　　　　　　　　　281,282,284,285,286
被包化壊死（WON）……………………… 248
被嚢性腹膜硬化症（EPS）…………… 46,112
非閉塞性腸間膜（腸管）虚血（NOMI）… 185,173,182,350

ふ

腹腔鏡下胆嚢摘出術…………………… 292,92
　──時の動脈損傷による仮性瘤……… 292
腹腔動脈解離………………………… 188,208
腹腔動脈瘤（破裂）……………………… 208
腹腔内動脈損傷…………………………… 334
副甲状腺機能亢進症……………………… 246
副甲状腺腺腫……………………………… 246
複雑腹腔内膿瘍…………………………… 371
副腎腫瘍…………………………………… 323
副腎損傷…………………………………… 322
腹直筋鞘血腫……………………………… 340
腹直筋損傷………………………………… 340
腹部コンパートメント症候群（ACS） … 119,248,361
腹部穿通性損傷…………………………… 332
腹部臓器虚血……………… 188,189,190,191,192,193
腹部内臓動脈瘤破裂… 204,206,208,210,212,214,215
腹部放線菌症……………………………… 115
腹壁瘢痕ヘルニア………………………… 102
腹壁ヘルニア………………………… 100,97,165,341

腹膜炎……… 46,112,113,114,115,116,170,210,268,
　　　　　23,34,49,51,53,55,119,127,130,135,148,152,
　　　　　159,160,161,167,239,249,250,252,266,288,291,
　　　　　295,298,303,307,309,314,317,325,328,366,371,
　　　　　　　　　　　　　　373,377,378,391,392,406
　化学性腹膜炎……………………… 266,268
　癌性腹膜炎……………………… 21,24,112,118
　限局性腹膜炎……………………… 148,159
　硬化性腹膜炎……………………………… 46
　細菌性腹膜炎……………………………… 161
　胆汁性腹膜炎……………………… 239,317,373
　特発性腹膜炎…………………………… 113,112
　尿漏出による腹膜炎…………………… 114
　バリウム腹膜炎………………………… 170,377
　汎発性腹膜炎……… 148,152,167,307,371,391,406
　卵巣腫瘍破裂による化学性腹膜炎…… 268
腹膜外膀胱損傷…………………………… 325
腹膜偽粘液腫……………………………… 112
婦人科術後合併症………………………… 307
不妊治療…………………………………… 261
吻合部リーク……………………………… 298
吻合部静脈瘤……………………………… 203
吻合部潰瘍穿孔…………………………… 159

へ

閉鎖孔ヘルニア…………………………… 103,86
閉塞性黄疸…… 236,237,238,239,240,241,242,15,26,
　　　　　　　　　　　　　　　　　372,386
ベバシズマブ……………………………… 168,395
ヘリコバクター・ピロリ菌 ……… 123,144,145
ヘルニア…… 85,87,88,89,90,91,92,93,94,95,96,97,
　　　　　　98,99,100,101,102,103,104,106,108,110,31,33,
　　　　　　　37,62,64,67,71,80,149,165,290,336,341,365
ヘルニア水………………………………… 98,99,103
ヘルニア内容……… 62,85,93,98,99,101,102,103,105,
　　　　　　　　　　　　　　　　108,111,336
ヘルニア嚢………………………………… 85,102
ヘルニア皮膜……………………………… 85
ヘルニア門…………………… 68,85,93,98,102,108

ほ

膀胱
膀胱炎……………………………… 286,145,271
膀胱損傷…………………………………… 324
膀胱尿管逆流……………………………… 272,274
膀胱破裂…………………………………… 114,325
ウレアーゼ産生菌による膀胱炎に合併した
　　高アンモニア血症 ………………… 286
腹膜外膀胱損傷…………………………… 325
縫合不全…………………… 303,47,287,289,370
傍胸骨裂孔ヘルニア……………………… 107
傍腎盂嚢胞……………………………… 281,283
紡錘状動脈瘤……………………………… 212,353
傍ストーマヘルニア……………………… 102
ポリスチレンスルホン酸………………… 169

ま

麻痺性イレウス	52, 308
慢性偽性腸閉塞症 (CIPO)	53

も

盲腸
盲腸捻転	75
傍盲腸ヘルニア	93
門脈圧亢進症	**182, 203**, 211, 383
——に起因する出血	203
門脈炎	148
門脈血栓症	**182**, 118

や

薬剤性胆汁うっ滞	242

ゆ

有茎性ポリープ	58
有茎性子宮筋腫捻転	258
有茎性漿膜下子宮筋腫捻転	259
輸入脚症候群	63

よ

溶血性尿毒症症候群	139
幼虫移行症	154

ら

卵管
卵管内血腫	255
卵管捻転	81
卵管破裂	255
卵管留水腫	81
卵管留膿腫	252
卵巣卵管膿瘍	249
傍卵管腫瘍	81

卵巣
正常卵巣	**262**, 26, 81, 259, 265
正常卵巣捻転	262
卵巣過剰刺激症候群	261
卵巣顆粒膜細胞腫破裂	267
卵巣癌	168, 267
卵巣広汎性浮腫 (MOE)	262
卵巣軸捻転症	262
卵巣出血	**263**, 112, 254, 412
卵巣腫瘍	**264, 267, 268**, 26, 82, 259, 262, 307
卵巣腫瘍捻転	**264**, 26
卵巣腫瘍破裂	**267, 268**, 262
——による化学性腹膜炎	268
卵巣静脈塞栓術	413
卵巣成熟嚢胞性奇形腫	268
卵巣単独捻転	81
卵巣嚢腫	264, 307
卵巣卵管膿瘍	249

り

リピオドール®	194, 207, 294, 356, 383

る

ループス腸炎	127

ろ

ロングチューブ	**364**, 37, 41, 184

A

AAHC	145
abdominal angina	181
Actinomyces israelii	115
Acute focal bacterial nephritis	**274**
acute lobar nephronia	**274**
AFBN	**274**
AGML	23, 123
air cap sign	68
air-dome sign	407
air-fluid level	30, 33, 36, 49
ALPE	279
AML	230, 280
Amyand ヘルニア	86, 98
aneurysmal sac	227
aneurysmal type	281
arteriovenous malformation	**281**
AS法	381
Asherman 症候群	355

B

Ball valve 症候群	60
beak sign	34, 67, 74, 75
beam hardening	219
bear paw sign	276
bell-clapper deformity	83
Billroth Ⅱ法	63
Bochdalek 孔ヘルニア	106
body packer	175
Boerhaave 症候群	**156**, 410
Borchardt 三徴	68
Bouveret 症候群	39, 66
bridge to surgery	394
brown tumor	246
B-RTO	358
bubbly mass and impaction 像	40
buried bumper syndrome	291

C

CHALICE rule	405
Child 変法	63
cirsoid type	281
closed loop	30, 32, 36, 68, 85, 93
Clostridium difficile 腸炎	**143**, 136
clustering	85

cocooning	47
coffee bean sign	75
coil compaction	353
collagen band	146
collar sign	108
colon cut off sign	53
comb sign	127, 129
complicated appendicitis	148, 23, 406
contained rupture	221, 227
cortical rim sign	277
Crohn病	129, 31, 39, 50, 55, 127, 132, 134, 137, 302
cross circulation	347
CTを用いた側臥位角度の計測	364

D

dangling diaphragm sign	86, 109
De Garengeotヘルニア	86, 99
dependent viscera sign	109
DIC-CT	316
Dieulafoy潰瘍	18
dirty fat sign	407
dirty mass sign	51, 164
Dor法	111
double J catheter	271, 277
double rim sign	175
double wall sign	407
Douglas窩膿瘍	115, 366
dynamic obstruction	191, 363

E

EBL法	397
echo-free space	401
EFAST	401
Ehlers-Danlos症候群	214
EOI	358
EO法	380
EVLデバイス	397

F

FAST	312, 338, 401
fat halo sign	132
fat ring sign	118
fat-fluid level	268
FATWO	81
fenestra type	96
FLAIR	21
fibrofatty proliferation	131
Fitzgerald分類	360
Fitz-Hugh-Curtis症候群	250
football sign	407
Fournier壊疽	285
frank rupture	221

G

gas bubble	41, 51

gasless abdomen	30, 37
gastrocolic type	90, 91
GCT	267
groove pancreatitis	243
Grynfeltt-Lesshaft triangle	97, 101

H

halo sign	132
HELLP症候群	193
herald bleeding	227
Herlyn-Werner症候群	253
high-attenuating crescent sign	220
Howship-Romberg徴候	103
hump and band sign	109
hurricane eye	105
Hutchinson手技	57
hyperattenuating ring sign	122

I

IABO	346
IgG4関連硬化性胆管炎	236
IgG4関連疾患	117, 272
impending rupture	220
injurious phase	213
intestinal fecal sign	36, 41
intramesenteric type	91, 94
isolation	204, 207, 209, 210, 247, 287, 331, 335, 344, 352

J

jejuno-jejunostomy mesenteric hernia	105

K

Kaposi肉腫	136
Klebsiella pneumoniae	286

L

Landzart窩	88
La Placeの法則	48
Larry孔ヘルニア	107
Littre hernia	62
LWE (local wound exploration)	330

M

Maffucci症候群	267
Mallory-Weiss症候群	195
malperfusion	209
mantle sign	225
map sign	235
maximum intensity projection	16
Meckel憩室	61, 55, 57, 80, 86
Meckel憩室関連疾患	61
medial island	213
metallic density	175

Mirizzi症候群 ································· 241
misty mesentery ································· 117
MPVR ·· 72
MRSA腸炎 ································ **141**,119,144
mushroom-shaped mesenteric root ········· 105
Mohri法 ··· 354
Morgani孔ヘルニア ································ 107

N

Nissen法 ··· 111
non-operative management (NOM)
 ································ 313,314,317,319,344
NSAIDs潰瘍 ·· 171

O

OHVIRA症候群 ···································· 253
Ogilvie症候群 ························ 37,49,53,136
Ollier病 ·· 267
open-ended obstruction ················ 31,34,36
Osler-Rendu-Weber病 ···························· 199
overhanging edge ··································· 49

P

packing法 ··· 352
parallel channel sign ····························· 400
PECARN rule ······································ 405
pelvic clamp ······································· 347
penetrating atherosclerotic ulcer ············· 227
periportal collar (halo) ·························· 234
Petersenヘルニア ·································· 104
Petit's triangle ······························· 97,101
Peutz-Jeghers症候群 ························· **56**,55
POCUS ·· 400
pouch type ··· 96
PTO ·· 203,359
PTBD ··································· **296**,**372**,306
pseudocapsule ···································· 118
psoas sign ··· 232
PTCD ·· 372
PTGBD ·· 372

R

REBOA ·· 355
red color sign ······································ 380
reparative phase ·································· 213
Richter型ヘルニア ··························· 86,103
Roux-en-Y ························· 63,80,104,306,327

S

sac-like appearance ················· 85,87,88,93,95
SAM (分節性動脈中膜融解) ······· **212**,180,207,208
SAM sling ·· 347
segmental defect ································· 109
self-expanding colonic stent ···················· 49

sentinel loop sign ··································· 53
sinus cutoff sign ·································· 109
small bowel feces sign ·························· 129
smaller SMV sign ·························· 185,190
static obstruction ····················· 191,209,363
step-ladder sign ···································· 37
STIR ······································· 20,27,370
string of beads appearance ············· 207,212
strings-of-pearls ···································· 37
Spiegelヘルニア ······························ **100**,97
Spiegelian hernia belt ··························· 100
swirled mesentery ······························· 105
Syngoシステム ······································ 16

S状結腸
 S状結腸間膜窩ヘルニア ························ **95**
 S状結腸癌 ······································ 367
 S状結腸捻転 ···································· **75**
 S状結腸ポリペクトミー後の出血 ········· **294**

T

target appearance ································· 34
target sign ···································· 55,127
TIPS ··· 359
Toupet法 ··· 111
transition point ··························· 30,37,49,52
transmesenteric type ······················· 91,105
true FISP ·· 20

U

upside down stomach ····················· 68,110

V

Valsalva法 ··· 102
vascular pedicle ·············· 86,87,90,91,94,96,105
volume rendering (VR) ······ 16,72,180,204217,223,
247,338,346
von Recklinghausen病 ·························· 231

W

Waldeyer窩 ··································· 86,87
watertight ·· 337
whirlpool sign ······································ 81
whirl sign ···················· 34,69,71,74,75,79,407
Winslow孔ヘルニア ························· **89**,91
Wunderlich症候群 ······························· 253

X

X線透視下挿入法 ································· 364

Z

Zollinger-Ellison症候群 ··························· 123

腹部救急疾患の画像診断とインターベンション

2018年3月1日　第1版第1刷発行

- ■編　集　水沼仁孝　みずぬま きみよし
　　　　　　古川　顕　ふるかわ あきら

- ■発行者　鳥羽清治

- ■発行所　株式会社メジカルビュー社
　　〒162-0845　東京都新宿区市谷本村町2-30
　　電話　03(5228)2050(代表)
　　ホームページ http://www.medicalview.co.jp/

　　営業部　FAX 03(5228)2059
　　　　　　E-mail　eigyo@medicalview.co.jp

　　編集部　FAX 03(5228)2062
　　　　　　E-mail　ed@medicalview.co.jp

- ■印刷所　三美印刷株式会社

ISBN978-4-7583-1605-7 C3047

©MEDICAL VIEW, 2018. Printed in Japan

・本書に掲載された著作物の複写・複製・転載・翻訳・データベースへの取り込みおよび送信（送信可能化権を含む）・上映・譲渡に関する許諾権は，(株)メジカルビュー社が保有しています．

・JCOPY〈出版者著作権管理機構　委託出版物〉
本書の無断複製は著作権法上での例外を除き禁じられています．複製される場合は，そのつど事前に，出版者著作権管理機構（電話 03-3513-6969，FAX 03-3513-6979，e-mail：info@jcopy.or.jp）の許諾を得てください．

・本書をコピー，スキャン，デジタルデータ化するなどの複製を無許諾で行う行為は，著作権法上での限られた例外（「私的使用のための複製」など）を除き禁じられています．大学，病院，企業などにおいて，研究活動，診察を含み業務上使用する目的で上記の行為を行うことは私的使用には該当せず違法です．また私的使用のためであっても，代行業者等の第三者に依頼して上記の行為を行うことは違法となります．